言語聴覚士のための
運動障害性構音障害学

廣瀬 肇
柴田貞雄 著
白坂康俊

Speech-
Language-
Hearing
Therapist

医歯薬出版株式会社

執筆一覧

廣瀬　肇
柴田　貞雄
白坂　康俊

This book is originally published in Japanese
under the title of:

GENGOCHOUKAKUSHI NO TAMENO UNDOUSHOUGAISEIKOUONSHOUGAIGAKU
(Dysarthria for Speech-Language-Hearing Therapist)

HIROSE, Hajime et al.
HIROSE, Hajime
　Emeritus Professor, University of Tokyo

© 2001 1st ed.

ISHIYAKU PUBLISHERS, INC.
　7-10, Honkomagome 1 chome, Bunkyo-ku,
　Tokyo 113-8612, Japan

序文

　本書は dysarthria についての教科書をつくることをめざして執筆された．19世紀中葉，ドイツの Kussmaul は構音障害―語音をつくる過程の障害―を Dysglossie, Dyslalie, Dysarthrie の3種に分類した．現在のわが国における構音障害の分類はほぼこれに従っているといえよう．

　このうち Dysarthrie（英語では dysarthria）については一般に"ことばの生成に関連した運動を制御する筋・神経系の異常に起因する構音の障害"と定義される．本書でも基本的にこの定義に従って記述を進めることとした．

　"Dysarthria"の邦訳については，長く麻痺性構音障害という用語が用いられてきた．しかし例えば失調性構音障害のように，麻痺によらない構音の障害もこの概念に含まれるところから，用語の不適切性が指摘されてきた．さらに1960年代になって米国の Darley らが筋・神経機構の破綻としての dysarthria と，運動プログラミング機構の障害としての apraxia of speech（発語失行症）を一括して motor speech disorders と定義したことに触発され，このうちの dysarthria を運動障害性構音障害と呼ぶことが一般化したのである．例えば日本音声言語医学会における委員会活動や，あるいは言語聴覚士国家試験出題基準などにおいてこの用語が用いられている現状である．このような背景のもとに本書においては，表題に「運動障害性構音障害」という用語を用い，この病態には狭義の構音の要素のほか，呼吸，発声，プロソディなど，oral speech の各要素の障害を含めて考えることとした．さらに臨床的な立場から，各種の病態において，ことばの障害に併発することの多い嚥下機能の障害についても触れることとした．

　本書においてはまず運動障害性構音障害の臨床の枠組みについて述べたあと，話しことばの生成についての解剖，生理学的事項について解説し，またことばの音に関する基本的知識を整理した．そのうえで各種の神経障害の臨床的特徴について述べ，それぞれに伴う構音障害の病態とその評価，治療・訓練について，できるだけ最近の知見を盛り込むように努めながら記述した．

　本書の執筆にあたって読者対象としては言語聴覚士および言語聴覚士をめざす学生を想定した．その主な理由は言語聴覚士の業務を遂行する上で運動障害性構音障害についての知識が不可欠であると考えたからに他ならない．いうまでもなく言語聴覚士がカバーすべき領域はかなり広く，音声，構音，言語，聴覚，嚥下などの諸機能の病態と，それに対する訓練，治療的アプローチについての基礎知識が要求されている現状である．このうちでも話しことばの生成に直接関与する構音機能についての知識は，言語聴覚士の日常臨床において最も基本的なものの一つであると考えられる．読者諸氏にあっては，言語障害学を医学の一分野としてとらえ，構音訓練を神経機構および運動の病態の理解に立脚する体系として構築していくことを目指していただきたい．そのためには話しことばの生理学，神経学，病理学を学ぶことが不可欠となる．このような見地から，本書においては特に第2章「ことばの産生の仕組み」や第3章「運動障害性構音障害の病態」などを中心にこれらの領域の記述に力点を置くように努めた．本書が言語聴覚士の知識の整理のうえで役立つものになることを期待している．

　さらに本書が言語聴覚士のみならず，この領域の臨床に携わる医師をはじめとする医療関係

者にとって有用なものとなることを願っている．

2001 年 2 月

廣瀬　肇
柴田貞雄
白坂康俊

目　次

序文 iii

第1章　運動障害性構音障害臨床の枠組み　　　　（柴田貞雄）　1

1　運動障害性構音障害とは 2
1　臨床の流れと知識の整理 2
2　定義と種類（範囲） 3
3　「運動障害性構音障害」という呼称について 4

2　Dysarthriaの原因疾患とDysarthria患者数 6
1　錐体路系疾患 7
　　1　脳血管障害　7　　2　中枢神経の脱髄疾患　7　　3　筋萎縮性側索硬化症　7
2　錐体外路系疾患 8
　　1　パーキンソニズム　7　　2　ハンチントン病　8　　3　ジストニア　8　　4　Wilson病　8
3　小脳系疾患 8
4　運動ニューロン疾患および下部脳神経疾患 9
　　1　筋萎縮性側索硬化症　9　　2　球脊髄性筋萎縮症　9　　3　各種ポリニューロパチー　9
　　4　反回神経麻痺　9
5　延髄疾患 10
　　1　多発性硬化症　10　　2　神経ベーチェット病　10　　3　延髄空洞症　10
6　神経筋接合部疾患 10
7　筋疾患 10
　　1　進行性筋ジストロフィー　10　　2　筋緊張性ジストロフィー　11　　3　先天性ミオパチー　11　　4　ミトコンドリア脳筋症　11　　5　多発性筋炎　11

3　症状と検査法 13
1　構音症状 12
2　構音症状の検査 13
　　1　発話特徴抽出検査（聴覚印象評価法）　13　　2　系統的構音・プロソディ検査法　13
　　3　自由発話法―簡易検査―　13
3　構音器官の症状 14
4　構音器官の検査 14
　　1　構音器官の随意運動検査　15　　2　構音器官の部位ごとの検査　15

⑤ 付随する症状 ··· 15
⑥ その他の検査 ··· 15
 ① 神経学的検査 15　② 構音動態検査 15

4 診断 ·· 16

5 リハビリテーション ·· 18
① 基本方針―患者の願いと言語聴覚士の目指す方向 ······································ 18
② リハビリテーションの総合的方策 ··· 18
 ① 医学的治療・管理 18　② 発声発語器官に対する治療 18　③ 訓練 19
 ④ コミュニケーションの補助・代替 22
③ チームアプローチ―成員と役割 ·· 22
④ 医師・歯科医師の指示・指導下の言語聴覚士の臨床実践 ··························· 22

第2章　ことばの産生の仕組み　　　　　　　　　　　　　　（廣瀬 肇）25

1 ことばによるコミュニケーション―発声と構音― ······································ 26

2 発声・構音器官の構造 ·· 28
① 呼吸器系 ·· 28
 ① 肺，気管，気管支 28　② 胸郭と横隔膜 29　③ 補助呼吸筋 32
② 喉頭 ··· 33
 ① 喉頭の枠組み 33　② 喉頭筋 34　③ 喉頭の内腔 36　④ 喉頭の神経支配 37
③ 付属管腔 ·· 39
 ① 声道 39　② 咽頭 40　③ 口腔 40　④ 下顎 41　⑤ 舌 41　⑥ 口蓋帆 43
 ⑦ 口唇 43

3 発話機構―音声信号産生時の発声・構音器官の調節― ······························· 44
① 呼吸調節 ·· 45
 ① 呼吸運動と肺容量 45　② 発声時の呼気調節 46
② 発声時の喉頭調節 ··· 48
 ① 声の成立―声帯振動機構 48　② 声の強さ，高さ，および音源の調節 50
 ③ ことばの音の喉頭調節 51
③ 構音（調音）時の付属管腔の調節 ··· 52
 ① 構音と下顎の開閉 52　② 舌の運動 53　③ 口蓋帆の運動と鼻咽腔開放度の調節 53
 ④ 口唇と構音 54
④ 構音器官の運動速度について ··· 55
⑤ 構音点と構音の様式 ··· 56

4 ことばの音の性質 ············· 58
1 分節的特徴と音声学 ············· 58
2 音声記号と音韻記号 ············· 58
3 母音と子音 ············· 59
 1 母音の性質と分類 60 2 子音の性質と分類 64
4 連続した発話 ············· 68

5 ことばの神経機構 ············· 70
1 神経系の構造 ············· 70
 1 ニューロン 71 2 中枢神経系と末梢神経系 71
2 神経系の機能 ············· 74
 1 運動指令 75 2 反射とフィードバック 75 3 筋活動に関する特殊な調節機構 76
3 発声・構音（発話）運動の神経制御 ············· 77
 1 大脳皮質運動野からの神経支配 77 2 錐体外路系の機能―基底核を中心に 80
 3 小脳の機能 82 4 発声の中枢支配―動物における知見 83

第3章　運動障害性構音障害の病態　　　　　　　　　　（廣瀬　肇）85

1 運動障害性構音障害の分類 ············· 86

2 原因疾患の神経学 ············· 88
1 痙性麻痺をきたす疾患とその病態 ············· 88
2 弛緩性麻痺をきたす疾患とその病態 ············· 90
3 運動失調をきたす疾患とその病態 ············· 93
4 運動低下をきたす疾患とその病態 ············· 94
5 運動過多をきたす疾患とその病態 ············· 95
 1 急速型 95 2 緩徐型 98
6 混合型の障害について ············· 98
 1 筋萎縮性側索硬化症 98 2 多系統萎縮症―特に Shy-Drager 症候群（SDS）100
 3 多発性硬化症 100 4 Wilson 病 100

3 運動障害性構音障害の症候学 ············· 101
1 構音障害の概要 ············· 101
 1 声の障害 101 2 構音の障害 103 3 プロソディの障害 104
2 原疾患の種類（タイプ）別にみた発声・構音の障害 ············· 106
 1 痙性麻痺性障害 106 2 弛緩性麻痺性障害 108 3 失調性障害 110 4 運動低下性障害 111 5 運動過多性障害 113 6 混合性障害―筋萎縮性側索硬化症について 113

③ 嚥下の障害 ··· 115
 ① 嚥下機構の概観　115　　② 嚥下障害の原因と分類　116　　③ 動的嚥下障害の病態と誤嚥の起こり方　117　　④ 運動障害性構音障害の各タイプにおける嚥下障害の病態　118

第4章　検査・評価から訓練プログラム立案へ　　　　　　　　　　（白坂康俊）　121

1　検査・診断・評価の流れ ··· 122
① 検査の概要 ··· 122
 ① 検査の種類と目的　122　　② 検査・評価と診断の流れ　122　　③ 診断と鑑別　124　　④ 方針決定およびプログラムの策定　127　　⑤ 終了あるいは方針の修正　127
② 評価から機能訓練プログラムへ ··· 128
 ① 音の誤りの発現機序　128　　② 音の誤りと発声発語器官の運動制限　131　　③ 訓練プログラムの実践と拡大　134

2　問診および情報の収集 ··· 142
① 言語聴覚療法に必要な情報 ··· 142
 ① 個人に関する情報　142　　② 原疾患に関する情報　142　　③ 言語障害に関する情報　142　　④ 心理的な問題，障害受容，QOL　143
② 情報収集の時期と方法 ··· 143
 ① リハビリテーションスタッフ間の情報交換　143　　② 本人・家族などへの問診と継続的な情報収集（コミュニケーション）　145

3　ことばの音の評価 ··· 146
① 言語病理学的評価 ··· 146
 ① 目的　146　　② 概要　146　　③ 検査の内容　146
② 音声学的記述 ··· 148
 ① 目的　148　　② 課題　148　　③ 課題提示方法　149　　④ 記述の方法　150　　⑤ 既存の検査リスト　151
③ 聴覚印象評価 ··· （廣瀬　肇）　152
④ 音響分析による評価 ··· （廣瀬　肇）　161
 ① 声の要素についての音響分析的アプローチ　161　　② ことばの音の要素に関する分析　165
⑤ プロソディの評価 ··· 170
 ① プロソディとは　170　　② プロソディの評価　174

4　調音音声学的評価 ··· 176
① 調音運動の検査と評価（〔評価表1〕による評価） ··· 176
 ① 概要　176　　② 検査の実際　182

5　発声発語器官の検査と評価 ··· 188

1 構音器官の随意運動検査 ··(柴田貞雄) 188
- 1 口唇 188　　2 舌 190　　3 口蓋帆・咽頭 193　　4 下顎 194　　5 喉頭 195
- 6 呼吸 196　　7 摂食動作 196

2 発声発語器官の評価（〔評価表2〕による評価） ··· 196
- 1 姿勢 196　　2 呼吸器 198　　3 喉頭 198　　4 軟口蓋 199　　5 下顎 200
- 6 舌 201　　7 口唇 201　　8 顎・舌・口唇の協調運動 201

3 構音器官の動態解析 ···(廣瀬　肇) 202
- 1 X線マイクロビームシステムの応用 202　　2 マグネトメータの応用 205
- 3 超音波による解析 206　　4 位置記録による解析 207
- 5 光電声門図による声帯運動の解析 207　　6 その他の方法 208

6 その他の評価 ··· 209

1 心理的問題の評価 ·· 209
- 1 障害受容と心理的な問題 209　　2 障害受容の評価 212

2 代償手段・代行機器の適応評価 ··· 214

3 その他の検査 ·· 215

7 評価留意点と鑑別 ··· 216

1 検査における留意点・予後・検査（訓練）機器
- 1 検査における留意点 216　　2 予後 217　　3 検査（訓練）機器 217

2 異常運動の評価の留意点 ··· 220

3 鑑別 ·· 221
- 1 弛緩性麻痺 221　　2 痙性麻痺 223　　3 失調 223　　4 運動低下 223
- 5 運動過多 224

第5章　治療とリハビリテーション　　　　　　　　　　　　　　　（白坂康俊）225

1 リハビリテーションの流れ ··· 226

1 運動障害性構音障害の臨床 ·· 226
- 1 急性期のリハビリテーション 226　　2 回復期のリハビリテーション 227
- 3 維持期のリハビリテーション 228

2 臨床の実際 ·· 229
- 1 臨床の形態 229　　2 訓練時間と頻度 231　　3 空間 231
- 4 機能訓練における留意点 231　　5 臨床の運用 232

3 運動障害性構音障害のリハビリテーションにおける留意点 ··· 232
- 1 医学的リスク管理 234　　2 感染予防 234　　3 事故防止 234　　4 合併症 234
- 5 口腔内の衛生について 235　　6 痛みや疲労への配慮 235　　7 心理面への配慮 235

- ⑧ 接遇　235　　⑨ 患者との距離　235　　⑩ 服装　236

④ 進行性疾患・変性疾患のリハビリテーション──────236
- ① 進行性疾患・変性疾患の言語臨床　236　　② 臨床の形態・時間・空間　237
- ③ 留意点　237

2 薬物療法と手術的治療　　　　　　　　　　　　　　　　　（廣瀬　肇）238

① 薬物療法──────238
- ① 痙性麻痺性障害に対する薬物療法　238　　② 弛緩性麻痺性障害に対する薬物療法　239
- ③ 運動失調性障害に対する薬物療法　239
- ④ 運動減少型障害（特にParkinson病）に対する薬物療法　239
- ⑤ 運動過多型障害（特に舞踏病）に対する薬物療法　240
- ⑥ 混合型障害に対する薬物療法　240

② 手術的治療──────240
- ① 軟口蓋運動不全に対する手術　240　　② 声門閉鎖不全に対する手術　240
- ③ 気管切開術　241　　④ 嚥下障害・誤嚥に対する手術的治療　241

3 運動障害性構音障害に対する代償的手段──────243

① 代償手段とAACの定義──────243
- ① 健常者の言語処理過程モデル　244　　② 代償手段の適応　244　　③ 代償モデル　245
- ④ 適応の時期と目的　252　　⑤ 適用と装用訓練　253
- ⑥ 進行性疾患・変性疾患への代償的手段の適用　253

② 代償手段の実際──────254
- ① 音声出力装置　254　　② 装具　255　　③ 気管切開の音声確保　257
- ④ コミュニケーションノート類　263　　⑤ テレコミュニケーション　263

4 機能訓練──────264

① 機能訓練の原理と原則──────264
- ① 訓練の原則　264　　② 訓練の原理　265　　③ 訓練の適応　267
- ④ 進行性疾患・変性疾患への訓練適応　268

② タイプ別訓練法──────269
- ① 弛緩性麻痺　269　　② 痙性麻痺の訓練　269　　③ 運動失調　272
- ④ 運動低下および運動過多　272　　⑤ 混合性　272　　⑥ 発語失行　273
- ⑦ 進行性疾患・変性疾患　273

③ 訓練の組み立て──────273

④ 粗大運動の機能訓練──────274
- ① 姿勢　275　　② 呼吸　276　　③ 発声　281　　④ 鼻咽腔閉鎖　286
- ⑤ 口唇・舌・下顎　289　　⑥ 摂食・嚥下訓練　292　　⑦ ストレッチ　292

5 構音動作訓練 ·· 293
- 1 顎の閉鎖　294　　2 舌の構え　294　　3 口唇の丸め　294　　4 口唇閉鎖　294
- 5 舌縁硬口蓋閉鎖　295　　6 舌尖硬口蓋接触　295　　7 舌口蓋せばめ　295
- 8 奥舌挙上　295　　9 呼気操作　295　　10 口腔内圧上昇　296
- 11 瞬間的開放（破裂）　296　　12 摩擦操作　296　　13 破擦操作　296　　14 弾き　297
- 15 発声　297　　16 母音とのわたり　297　　17 有声無声の対立　297

6 音の産生 ·· 297
- 1 音素レベル　298　　2 統合そして般化　300

7 プロソディ ·· 307
- 1 プロソディ訓練の組み立て　307　　2 訓練の実際　308

5 障害受容・家族指導・地域リハビリテーション ·· 315

1 障害受容と心理的問題への対応 ·· 315
- 1 障害の受容の実際　315　　2 言語障害者の環境　317　　3 真の障害受容　317
- 4 カウンセリング　319　　5 活動および環境の調整　321
- 6 進行性疾患・変性疾患の心理的問題　323

2 家族指導 ·· 324
- 1 家族への情報提供と指導　324　　2 自己訓練　325　　3 グループ訓練　326

3 地域リハビリテーション ·· 327
- 1 地域リハビリテーションの定義　327　　2 地域リハビリテーションの活動　328
- 3 地域リハビリテーションの課題　329

6 摂食・嚥下障害のリハビリテーションとチームアプローチの実際 ·· 332

1 摂食・嚥下障害リハビリテーションにおける言語聴覚士の役割 ·· 332

2 リハビリテーションの流れ ·· 333
- 1 検査・評価　333　　2 直接的訓練と病棟管理　333　　3 各部門の間接的訓練　333
- 4 カンファレンス　333　　5 家族指導　334
- 6 進行性疾患・変性疾患の嚥下リハビリテーション　334

3 検査・評価 ·· 334
- 1 摂食・嚥下器官の基本的な形態や検査　334　　2 摂食動作の評価　334
- 3 その他の評価　335　　4 発声発語機能の検査　335

4 リハビリテーション ·· 335
- 1 機能訓練　335　　2 介助　337　　3 心理的問題　337
- 4 気管切開の管理とコミュニケーション確保　337　　5 口腔ケア　337
- 6 在宅へ向けて　337　　7 手術などの適応　338

5 チームアプローチ ·· 338

① 嚥下リハビリテーションにおけるチームアプローチ　338
② 運動障害性構音障害のチームアプローチ　338
③ リハビリテーション・チームアプローチのあり方　339
④ 病棟拠点主義　339　　⑤ リハビリテーションの時期によるチームアプローチの変化　339
⑥ 進行性疾患・変性疾患へのチームアプローチ　339

文　　献 ……………………………………… 341
和文索引 ……………………………………… 349
欧文索引 ……………………………………… 355

第1章 運動障害性構音障害臨床の枠組み

第1章 運動障害性構音障害臨床の枠組み

1 運動障害性構音障害とは

Ⅰ 臨床の流れと知識の整理

　運動障害性構音障害（以下 dysarthria という）は一般に6つのタイプ（類型）に分類され（**表 1-1**），話しことばの症状は多種多様である．最も多く遭遇する脳血管障害後に起きるタイプを思い描いてみるとざっと次のようである．

　話し方は声が出にくいうえに発音の誤りが多く，発話は全体として不明瞭で了解できないことがある．また発話の調子は速度が遅くて抑揚がなく，不自然な単調さである．つまり構音（発声と調音*）と韻律（プロソディ）の障害である．

　そして患者の顔面・口腔領域を見ると，顔面麻痺のために口唇は一方に引かれ，口唇を動かすと非対称さが一層目立つ．開口してもらい舌の突出や挙上をみると，動きが悪い．さっと素早く，十分な範囲に運動できない．下顎は落ちて，口が開いてしまっており，よ

表 1-1　dysarthria の6種類とその原因

種類（運動障害に基づく分類）	原因（病変部位）
①弛緩性構音障害	下位運動ニューロン損傷
②痙性構音障害	両側性上位運動ニューロン損傷
③運動失調性構音障害	小脳あるいは小脳路損傷
④運動低下性構音障害（パーキンソン症候群）	錐体外路損傷
⑤運動過多性構音障害	錐体外路損傷
舞踏病	急速型運動過多
ジストニア	緩徐型運動過多
⑥混合性構音障害	複数系の損傷
痙性−弛緩性（筋萎縮性側索硬化症）	
痙性−失調性−運動低下性（ウィルソン病）	
不定性（多発性硬化症）	

（Darley，1975，および柴田，1982）

---

*言語音産生に際して声門より上部の諸器官の働きを調音という．いわゆる発音である．一方，構音は一般に調音と同じ意味で用いられているが，呼吸に始まる発声発語の全過程を含む概念のことでもある．本稿では後者の立場をとる．

だれが出やすくなっている，といったことがみてとれる．これは構音症状を引き起こす構音器官の状態である．

構音障害の臨床はまず患者の構音を分析的に聴取して，その正否や異常を判断することから始まる．次いで種々の構音症状の直接的な原因となる構音器官の運動機能の検索に進むのが常道である．

さて，このような患者の構音・プロソディ異常の訴えに対処するために，どのように臨床を実践するか，そしてなによりもその実践にどんな知識が求められるか整理しておく必要がある．

それらは，まず，

①構音・プロソディ症状にはどのようなものがあるか，またその症状を引き起こす，あるいは直接の原因となる構音器官の症状とはどのようなことか，など症状に関する知識

②治療や訓練に役立てるために構音・プロソディ症状を綿密に把握し，それらの原因を探索する検査について，目的，種類，方法など検査（法）に関する知識

③検査の結果に基づく診断の中身

最後に

④リハビリテーションの枠組みと治療や訓練の内容についての知識

などであろう．

本章ではdysarthriaの概念（定義，種類，呼称，原因疾患）と，症状，検査，診断，リハビリテーションの臨床のあらましを説明する．以下，第2，第3章に発声発語の解剖・生理と病態といった基礎，第4章以下に臨床実践と記述が展開されるが，臨床の基本となる第2，第3章の理解が格別に重要である．

2 定義と種類（範囲）

構音は，話しことば（音声）を構成する，声，発音，さらに韻律を作り出すことで，呼吸器，喉頭，咽頭から口腔に至る諸器官の運動がこれを司る．これらの器官を構音器官といい発話を実現する運動（過程）を構音運動という．そして運動は神経や筋の働きによるので，大脳の運動の中枢から末梢の筋に至る運動系のどこかに病変が起きると末端の構音運動が障害され，構音は異常になる．これを運動障害性構音障害dysarthriaという．

運動を制御する機構はおおまかにいって上位と下位の運動ニューロンに分かれ，前者には錐体路系，錐体外路系，小脳系が，そしてこれらの支配・影響を受ける下位運動ニューロンあるいは運動単位は，起始部である末梢神経の核（細胞の集合），末梢神経（軸索），神経・筋接合部，筋で構成される（図1-1）．そして各々が特徴的な働きをしていわゆる正常な運動の創出に関与している．

それらのいずれかの構成部位に病変が起きると，運動はその部位の病変特有の病的な性格を帯びるようになる．つまり，病変がいずれの部位に起きるかによって，末端の構音運動に反映される運動障害の性格が決まり，従って構音異常の様相が特異になる．これがdysarthriaの種類である（表1-1）．

病変部位ごとに起きる運動障害の性格，すなわち筋の機能不全の状態ごとに弛緩性，痙性といった6つの種類に大別される．

そこで運動障害性構音障害dysarthriaは次のように定義される．

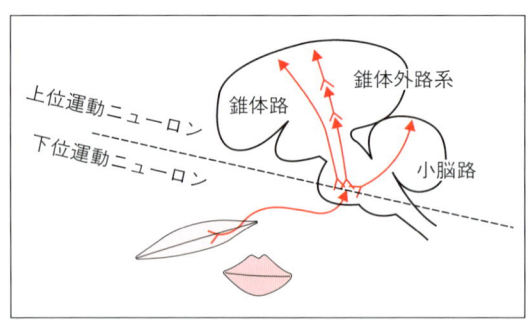

図1-1　構音運動の制御機構

「大脳皮質の運動中枢から末梢効果器の筋に至る系のいずれかの病変による，構音器官の運動障害で起きる構音（発声と調音，韻律〈プロソディ〉）異常のすべての種類（タイプ）に対する総称である」

なお，先天性要因で起きる脳性小児麻痺は病態は似ているがdysarthriaには含めない．
dysarthriaは後天性の疾患によるものに限られる．病変には出血，梗塞，腫瘍，変性など各種の病態が含まれる（次項を参照）．

3 「運動障害性構音障害」という呼称について

運動障害性構音障害の呼称について簡単に説明し，著者らの立場を明確にする．
構音障害の概念については，1858年にKussmaulはarticulation（構音）の障害を整理して3つのカテゴリーに分けた．その後，言語障害学の研究や臨床の発展に伴い，定義される内容が詳細にはなってきたものの，依然として構音障害の枠組みを3種とする基本は，国の内外を問わず変わらない．それらはdysglossie, dysarthrie, dyslalieで，現在では順に，先天性および後天性の末梢構音器官の形態異常に基づく「器質性構音障害」，構音運動を制御する神経・筋系の異常に起因する「運動障害性構音障害」，および構音器官の形態・運動機能，聴覚，知能のいずれの側面も原因・要因として関与しない「機能性構音障害」にそれぞれ対応する．

中枢神経系の病態に基づく構音障害をdysarthrieとしたKussmaulの定義はDarleyらにも引き継がれている．彼らは著書『Motor Speech Disorders』(1975)の中で，motor speech disordersを構音運動のプログラミングの障害とdysarthriaの発現機序の全く異なる2つを含む概念とし，dysarthriaを神経系の病変による構音障害と規定している．従って，dysarhtrie（dysarthria）の意味するものは，筋疾患によるものが加わった以外，一貫して同じと考えてよく，神経・筋の病変に基づく構音器官の運動障害を原因とする構音障害であることに変わりはないといえる．なお，プログラミング機構の障害，すなわちapraxia of speech（発語失行）は失語と共に高次脳機能障害としてlanguageの領分としてとらえたほうが臨床や研究にとってより合理的かもしれず，発語失行を構音障害とする捉え方は我が国でもない．

次に，dysarthriaの日本語呼称（命名）について言及したい．
かつてはdysarthriaは麻痺性構音障害と呼ばれた．しかし麻痺の意味するところは"随意運動ができない"といったことで，運動病態としては痙性や筋力低下（弛緩性）な

どに限られ，協調運動障害や不随意運動が含まれない．そこで，意味するものを包括的に定義・表現できる「運動障害性」が妥当とされ，dysarthria を「運動障害性構音障害」とすることになった．dysarthria は，神経と筋のすべての病変に基づく，呼吸から調音までの産生過程の声，語音，プロソディの異常をすべて対象とする広大な領域である．

第1章 運動障害性構音障害臨床の枠組み

❷ dysarthria の原因疾患と dysarthria 患者数

前項で述べたように，dysarthria を起こす病変部位は，大脳皮質に始まり末梢の筋に至る神経・筋系のすべてを含む．脳神経でいえば第 5（三叉），第 7（顔面），第 9（舌咽），第 10（迷走）および第 12（舌下）脳神経領域であり（その他に呼吸障害も含まれることもある），基本的には偽性球麻痺と球麻痺の病態を呈するものが主である．

各々の病変部位で dysarhtria を発現させる可能性のある疾患は，大きく分けると血管障害，炎症，腫瘍，脱髄疾患，変性疾患などであり，数（種類）は多い．**表 1-2** は，dysarthria を起こす可能性がある主な疾患を病変部位ごとに示したものである．便宜上，上位運動ニューロンの中に錐体外路系および小脳系疾患を加え，下位運動ニューロンの中に筋疾患を含め，神経筋接合部疾患と分けて示した．また，血管障害や炎症の病巣は，限局性というよりは広範囲に拡大されることが多いので，一つの系に限定されることはむしろ少ないことを断っておきたい．

さて，dysarthria 有病者数であるが，これまでに直接 dysarthria の発症患者の数を調べた「dysarthria 実態調査」といったものがないので，推定・推測に頼るしかない．

まず表 1-2 にあげた主な疾患の有病者数を調べ，次いで dysarthria の発現頻度（数）から dysarthria 患者の数を求めることになる．しかし，疾患の有病者数も dysarthria 発現頻度も，根拠になる調査結果が不揃いであったり，推定の手がかりのないものもあるから，dysarthria 患者の推定値は極めて不完全である．これらの制約のうえで以下の記述を参考にされたい．近年，言語聴覚士が臨床の場に行きわたってきたので，直接，調査を実施すれば実態がより正確になろう．なお，第 3 章に dysarthria の主要な原因疾患が詳述されており，必見である．

表 1-2 dysarthria の原因疾患

病変部位	上位運動ニューロン			下位運動ニューロン			
	錐体路系	錐体外路系	小脳系	運動ニューロンおよび下部脳神経	延髄(核性)	神経筋結合部	筋
疾患種類(名)	①（多発性）脳血管障害 ②脳炎，髄膜炎 ③脳腫瘍 ④外傷 ⑤多発性硬化症 ⑥筋萎縮性側索硬化症	①パーキンソニズム ② Huntington 病 ③ジストニアと近縁疾患 ④ Wilson 病	①小脳・脳幹部血管障害 ②脳炎 ③小脳・脳幹部腫瘍 ④脊髄小脳変性症	①筋萎縮性側索硬化症 ②球脊髄性筋萎縮症 ③各種ポリニューロパチー ④反回神経麻痺	①脳幹部血管障害 ②脳幹部脳炎，髄膜炎 ③脳幹部腫瘍 ④多発性硬化症 ⑤神経ベーチェット病 ⑥延髄空洞症	①重症筋無力症	①進行性筋ジストロフィー ②筋緊張性ジストロフィー ③先天性ミオパチー ④ミトコンドリア脳筋症 ⑤多発性筋炎

I 錐体路系疾患

1 脳血管障害

　錐体路系に示した脳血管障害が dysarthria の原因として最も多い．両側性の出血や梗塞，多発性脳梗塞で起きる典型的な偽性球麻痺として出現するものばかりでなく，片側病変による片麻痺が構音器官に現れて構音障害を引き起こすことも多い．また，急性期には症状が出現して自然緩解するものも多くあり，これに後遺症として残存するものもすべて含めて dysarthria 患者数とするのが妥当であろう．

　日本失語症学会（現日本高次脳機能障害学会）が 9 回にわたって実施した「失語症全国実態調査報告」の直近の 2 回の調査資料（1994 年と 1996 年）によると（朝倉他 1995, 1998），失語症以外の脳損傷による言語障害は，2 万人強である．この言語障害のうち約 80〜90 ％（77.49〜87.5 ％）は，構音障害と音声障害であり，残りはその他とされている．このことから dysarthria は，最低 16,000 人は存在している．また原因疾患は，脳血管障害が 70〜88 ％，外傷が 3〜7 ％，腫瘍 3〜4 ％，その他が 5〜16 ％となっている．なお，脳腫瘍の発生頻度は，1 年間に人口 10 万人あたり 10〜15 人といわれている．

　以上のことから，大脳，小脳，脳幹部における血管障害，外傷，腫瘍，炎症等を原因とする疾患によって，最低 16,000 人の dysarthria 患者が存在するといえる．これらの調査をみると脳疾患患者数は，言語聴覚士の配置が拡大すると共に明らかに増加してきており，今後調査するごとに dysarthria 患者数は増加すると考えられる．

2 中枢神経の脱髄疾患

　中枢神経の脱髄疾患のうちで，構音障害，嚥下障害などの偽性球麻痺症状を起こす可能性のある代表的な疾患は，多発性硬化症（multiple sclerosis）である．髄鞘破壊は，視神経，大脳，小脳，橋・延髄，脊髄などの部位に多発する．視力障害，片麻痺，運動失調，複視，顔面神経麻痺，構音障害，脊髄炎症状などの症候を呈するが，錐体路障害（痙性麻痺，深部反射亢進，病的反射出現など）が主体である．

　有病率は人口 10 万人に対して約 10〜14 人との報告があり，有病者は約 16,000 人と推定されるが，その 30 ％に構音障害の発現がみられるという．

3 筋萎縮性側索硬化症

　筋萎縮性側索硬化症（amyotrophic lateral sclerosis；ALS）は，上位，下位運動ニューロンの両方が侵され全身の筋が萎縮する運動ニューロン疾患（変性疾患）であり，球麻痺症候として舌の萎縮，構音障害や嚥下障害で発症することもある．やがて呼吸筋にも麻痺が及ぶ．類縁疾患として一部に球症候を伴う進行性脊髄性筋萎縮症と球麻痺症候（構音障害，嚥下障害）をきたす進行性球麻痺がある．

　その他に稀に，球麻痺や呼吸筋麻痺をきたす家族性筋萎縮性側索硬化症がある．下位ニューロンのみが障害される遺伝性のものは，遺伝性脊髄性筋萎縮症である．運動ニューロン疾患および下部脳神経疾患の項を参照されたい．一般に 40〜60 歳で発症し，全国に約 9,200 人といわれている．

2 錐体外路系疾患

1 パーキンソニズム

錐体外路系の黒質を責任病巣とするパーキンソン病は，声量が乏しくなる構音障害である．有病率は人口10万人あたり50〜100人といわれているので，有病者数は6〜12万人と推定される．

一方，パーキンソン病と類似の症状を示す疾患や原因（症候性パーキンソニズム）には，脳血管障害，薬物性，脳炎後，マンガン中毒，脳腫瘍の一部，正常圧水頭症の一部，Wilson病の一部などがある．

また，パーキンソニズムを主とするその他の変性疾患として進行性核上麻痺（PSP），線条体黒質変性症（SND），Shy-Drager症候群（SDS），多系統萎縮症などがあり，偽性球麻痺症状を呈する．

なお，不随意の声の震えを主徴とするprimary voice tremorは，本態性振戦の一種と考えられている．病因は不明である．

2 ハンチントン病

舞踏運動を特徴とするハンチントン病（Huntington病）は，線条体小型神経細胞の変性が著明で，舞踏運動の他に，体幹や頸部の捻転，顔面のしかめ，舌の出し入れやひねるような不随意運動がおきることがある．有病者は全国に約900人である．

3 ジストニア

ジストニアとこの近縁疾患の中に筋のトーヌスの異常による不随意運動が顔面，口腔領域に出現するものがある．

症候性ジストニアの原因には薬剤性のものやWilson病がある．また局所性ジストニアに分類されているものに痙攣性発声障害（spasmodic dysphonia）がある．

4 Wilson病

遺伝性の銅代謝異常疾患で，基底核への銅の沈着により錐体外路症状や小脳症状が発現する．筋の硬直，痙性（筋緊張亢進），振戦，失調を基調とした構音障害が出現する．

3 小脳系疾患

脊髄小脳変性症は，運動失調を主症状とし，小脳または脊髄の系統変性を主病変とする変性疾患の総称でいくつかの病型に分かれる．運動失調性の構音障害を示すものが含まれている．これと鑑別を要する運動失調を起こす疾患には，後頭蓋腫瘍，小脳出血・梗塞，小脳炎，多発性硬化症，Wernicke脳症，Creutzfeldt-Jacob病，慢性アルコール中毒，有機水銀中毒など多々ある．

脊髄小脳変性症の患者数は，全国に約30,000人という調査報告があり参考になる．

4 運動ニューロン疾患および下部脳神経疾患

1 筋萎縮性側索硬化症

7頁「筋萎縮性側索硬化症」参照．

2 球脊髄性筋萎縮症（bulbospinal muscular atrophy）

遺伝性脊髄性筋萎縮症の一型で，四肢筋，顔面筋の筋萎縮，筋力低下があり，舌の萎縮や構音障害，嚥下障害をきたす．なお，他の遺伝性のものにウェルドニッヒ・ホフマン病やクーゲルベルグ・ウェランダー病などがある．

3 各種ポリニューロパチー

多数の神経繊維が同時に障害されるものを多発ニューロパチー（polyneuropathy）という．末梢運動神経の異常では筋力低下や運動麻痺がみられ，筋トーヌスも低下し，萎縮する．

①ギラン・バレー症候群

急性発症する炎症性脱髄性の多発神経炎である．軽度の感覚障害に始まり，下肢・上肢，顔面筋などの筋力低下を来す．嚥下障害や呼吸筋麻痺による呼吸困難を起こすことがある．人工呼吸器の装着を要するほど重篤なものは，30％程度に起きる．大部分自然回復するが，約20％に後遺症が残るといわれる．

②慢性炎症性脱髄性多発神経炎（chronic inflammatory demyelinating polyneuropathy：CIDP）

進行と再発を繰り返す末梢神経障害で，運動・感覚障害を主症状とする．ときに重篤な呼吸障害を併発する．

③急性間欠性ポルフィリン症

先天性代謝異常によって起きるポリニューロパチーである．胃腸症状か精神症状に始まり，上肢の運動障害，四肢麻痺，顔面麻痺，球麻痺，呼吸麻痺を呈する．

④工業毒によるポリニューロパチー

メチル水銀による水俣病では失調性の構音障害が起きる．

⑤薬剤によるポリニューロパチー

運動障害として脱力・筋萎縮がみられることがあり，嗄声などが出現することもある．

なお，糖尿病性ニューロパチーは，多発性単神経障害であるが，その中に動眼，外転，顔面神経麻痺が出現するタイプがある．

感染性多発神経障害のなかには，ジフテリア性末梢神経障害として咽喉頭筋麻痺がある．帯状ヘルペスウイルスの感染によるHunt症候群は顔面神経麻痺を起こす．

4 反回神経麻痺

単神経障害では，反回神経麻痺がある．大動脈瘤，肺炎部腫瘍など反回神経の走行路の損傷によって失声・嗄声などの音声症状が出る．

また，原因不明の顔面神経麻痺，ベル麻痺（Bell's palsy）がある．

5　延髄疾患

　延髄には，舌下，副，迷走，舌咽の4対の脳神経の核があり，そこから各神経が発する．その他にも各種の核や神経伝導路がある．障害の部位や広がりによって様々な症候が出るが，主として血管障害によって，構音障害・嚥下障害を呈する可能性がある．Jackson症候群（対側の片麻痺と同側の舌麻痺），Wallenberg症候群（同側の小脳失調，顔面表在感覚低下，Horner症候群，対側の体幹・四肢の表在感覚低下，構音障害，嚥下障害）および舌下神経麻痺などがある．

　なお，Wallenberg症候群の構音障害は延髄疑核の損傷で起きる鼻咽腔閉鎖機能不全に関係するが，嚥下障害は，延髄網様体にあるパタン形成器（central pattern generator：CPG）の損傷によって起こる．

　有病者は，脳血管障害，脳炎，腫瘍の有病者数に含まれると考えられる．

1　多発性硬化症

　錐体路の項でも述べた．延髄部の硬化症による構音障害である．

2　神経ベーチェット病

　全身の小血管炎を主病変とする疾患で，神経系の障害がベーチェット病の10～25％に認められるという．脳幹部が好発部位で構音障害，嚥下障害が出現する．

3　延髄空洞症（syringobulbia）

　先天異常，外傷，腫瘍などが原因となって延髄に空洞を生ずるもので，顔面の解離性感覚障害や延髄に存在する運動神経核への影響から咽頭，喉頭，舌などの筋萎縮や筋力低下による構音障害，嚥下障害が出現する可能性がある．

6　神経筋接合部疾患

　重症筋無力症（myasthenia gravis）は，神経筋接合部における伝達異常や破壊を生ずる疾患で通常筋疾患に分類され，幾つかのタイプに分けられる．

　筋力の低下，易疲労性と日内変動が外眼筋，顔面筋，咬筋，咽頭・喉頭筋，頸筋などに起きやすい．構音障害，嚥下障害の他に呼吸筋も障害され呼吸困難や気道閉塞状態になることもある．

　有病者は全国に約15,000人と推定される．

7　筋疾患

1　進行性筋ジストロフィー（progressive muscular dystrophy）

　一次的に骨格筋を障害する疾患を一般にミオパチーといい，遺伝性のミオパチーをジストロフィーと呼ぶ．ミオパチーの症候は，筋力低下，筋萎縮，筋緊張低下，眼筋麻痺，咽頭筋麻痺が一般的で，呼吸筋麻痺によって呼吸困難や呼吸不全を呈することもある．進行

性筋ジストロフィーにはデュシェンヌ型，顔面肩甲上腕型，肢帯型の3型のほか先天性筋ジストロフィー，遠位筋ジストロフィー，眼筋咽頭型ジストロフィーなどが含まれる．筋ジストロフィーの有病率は，人口10万人あたり17～20人程度と推測されている．構音と嚥下に関係する顔面，口腔，咽頭，喉頭，呼吸の各筋に症候が現れる主な型を以下にあげる．

　デュシェンヌ型では下肢，上肢の筋力低下と筋萎縮が進み，末期には顔面筋を含め全身に及び，構音障害，嚥下障害，呼吸筋障害が加わり，経管栄養とレスピレータが必要となる．

　顔面肩甲上腕型筋ジストロフィーでは，顔面筋萎縮が目立ち，口笛が吹けない，ストローが使えないなどがみられる．

　眼筋咽頭型（oculopharyngeal dystrophy）では，眼瞼下垂，外輪筋に始まり，構音障害，嚥下障害から四肢の筋萎縮・筋力低下へと進む．

　眼筋ミオパチー（ocular myopathy）は，外眼筋マヒを主徴とし顔面筋の萎縮，構音障害，嚥下障害，四肢の筋萎縮を伴う

2　筋緊張性ジストロフィー（myotonic dystrophy）

　顔面，頸部，側頭筋，咬筋などの筋力低下，筋萎縮が起き閉口不全や嚥下障害が起こる．有病率は10万人あたり5人といわれている．

3　先天性ミオパチー

　先天性の筋疾患で新生児期から筋緊張低下，筋萎縮，筋力低下を示す．顔面筋麻痺，高口蓋が特徴的なものや全身の筋萎縮で構音障害，嚥下障害，呼吸不全を呈するものがある．

4　ミトコンドリア脳筋症（mitochondrial encephalomyopathies）

　ミトコンドリアのDNAの異常による筋の障害で，多くの型がある．骨格筋の症候の他，小脳性運動失調，脳血管障害発作，てんかんなど中枢神経症状を合併するものがある．

　また，中には顔面筋の萎縮，球麻痺による球麻痺症状，四肢筋の萎縮と筋力低下を伴うものがある．難聴，知能低下を呈するものもある．

5　多発性筋炎（polymyositis）

　筋の炎症性疾患の総称である．咽頭筋の筋力低下により嚥下障害や発語障害を呈することがある．患者数は全国に2万人以上と推定されている．

　以上，dysarthriaを示したり，その可能性のある疾患は極めて多い．dysarthriaの治療や訓練の対象患者は相当数にのぼると考えられるが，その数的確認がまだまだできていない．前述したように，言語聴覚士の各領域への浸透によって精度が上がるはずである．

第1章 運動障害性構音障害臨床の枠組み

❸ 症状と検査法

I 構音症状

　前項で構音障害の臨床は，患者の発話の観察から始まると述べた．それには，dysarthria にはどんな構音症状が起こり得るか熟知しておく必要がある．

　まず構音症状を，**表1-3**に示したように大きな枠組みで理解する．すなわち，発声（声），共鳴，調音，プロソディーなど発話の各側面に出現する症状と，明瞭性低下および異常性といった発話全体にかかわる25の症状に分けて整理するのが一般的である．ただし，これらはあらゆるタイプの dysarthria で出現し得る症状を示したもので，それらの有無や程度，および組み合わさり方は病変部位や疾患により異なる．そして，実際の臨床では，たとえば，子音の誤りには，誤り音がどれで，省略やひずみなどどんな誤り方かなど，より掘り下げて症状を把握する．その精細さは検査項目の緻密さによる．

表1-3　構音症状

声質	1	粗糙性	話す速さ	11	速さの程度	共鳴・調音	19	開鼻声
	2	気息性		12	だんだん（速）遅くなる		20	鼻漏れによる子音のひずみ
	3	無力性		13	速さの変動		21	母音の誤り
	4	努力性		14	音，音節がバラバラに聞こえる		22	子音の誤り
声	5	高さの程度	話し方	15	音，音節の持続時間が不規則に崩れる		23	調音の崩れが不規則に起こる
	6	声の翻転		16	不自然に発話がとぎれる	全体評価	24	異常度
	7	大きさの程度		17	抑揚に乏しい		25	明瞭度
	8	大きさの変動		18	繰り返しがある			
	9	だんだん小さくなる						
	10	声のふるえ						

2 構音症状の検査

1 発話特徴抽出検査（聴覚印象評価法）

　前述の表3の構音症状について，客観的な聴取判定能力を得れば，患者の音声の包括的な把握ができるだけでなく原因疾患の同定や鑑別に役立つ．すなわち症状の程度や組み合わせが病変部位や疾患の種類によって特徴的になるので，逆に患者の音声を分析的に聴取すれば原疾患の同定や鑑別など診断ができる．

　下に例示するdysarthriaを起こす代表的な2疾患では，（症状）番号で示すように，いくつかの症状が群として出現する．異常度の高い症状から順に並べられている．つまり，左側に位置する症状ほど必発で高度である．

* 偽性球麻痺：22，17，21，16，19，20，14，1，2，11，3，8，4
* 小脳変性症：22，15，23，14，13，1，21，17，9，16，18，2

　この検査法については，開発研究段階から実際方法まで有益な情報として第4章「検査・評価から訓練プログラム立案へ」に詳しく述べられている．

2 系統的構音・プロソディ検査法

　声の検査（声の状態，発声持続などの発声能力），調音検査（単音，音節，単語，文章による），プロソディ検査（発話速度，diadochokinesis，アクセント，イントネーション）で構成されている．この検査は，1980年に始まり，1999年に修正された包括的なdysarthria総合検査の一部であり（137頁参照），声，調音，プロソディの3側面で異常の有無，内容，程度，特徴などの現症を細かく判別するものである．ルーチンの臨床検査として詳細を習得しておく必要がある．

3 自由発話法―簡易検査―

　日常臨床では，手っ取り早く構音症状を把握し，検査すべき構音器官を見当づける．患者の何気ない自然な発話を促す問診自体が検査である．

　検者の問いに対する患者の応答（音声）を，表1-4のタテ欄の5つの項目ごとに判断事

表1-4　音声の項目別判断事項と責任器官（機能）

音声の項目	判断事項	構音器官・機能の検査対象
①発声	起声，息つぎ，嗄声，高低，強弱	呼吸，発声持続，喉頭
②共鳴	過鼻声（開鼻声），鼻漏出の有無	鼻咽腔閉鎖機能
③調音	母音，子音（r, s/z, ts, tɕ, t/d, k/g），音の誤り方―ひずみ，省略	下顎，舌，口唇の運動（範囲，速度，力，異常運動，diadochokinesis，CSSなど）
④プロソディー	アクセント，抑揚，声の高低・強弱変化，発話速度の緩急変化	発声と調音異常の反映
⑤発話明瞭度	1°，2°，3°，4°，5°	

（柴田貞雄：言語聴覚療法の医学的基礎，協同医書出版社．）

〈結果〉	〈直接原因〉	〈運動障害の性格〉	〈根本原因〉
構音症状 ←	構音器官の運動異常 ←	神経筋の生理学的変化 ←	疾患(部位, 種類)

図1-2 構音症状の発現機序

項に着目して状態を聴取,判断する.そして異常を認めれば後で述べるように,右欄にある器官や機能を検査して異常を裏付ける.

発声では起声はスムーズか,息継ぎは頻回でないか,嗄声はないか,声の高低,強弱はどうかなどを判断する.異常を思わせるなら呼吸運動機能,発声持続時間など喉頭の検査を行う.

共鳴では,過鼻声(開鼻声)か,鼻漏出はないかを判断し,疑われれば鼻咽腔閉鎖機能を調べる.調音では,母音 i, u,子音では r, s/z, ts, tɕ, t/d, k/g の順で異常が起きやすい.誤り方は,大部分,音のひずみ,省略である.これらの異常は,調音器官の運動制限によるので各器官の運動の要素(背景にある痙性や失調も),運動能力の指標となる交互反復運動,さらに咀嚼 chewing,吸啜 sucking,嚥下 swallowing 動作のチェックを行う.

プロソディーではアクセントや抑揚の状態をみるが,これらは声の高低・強弱の変化と,発話速度の緩急変化の2つから正否を判断する.

発話(会話)明瞭度は発話の総合的能力を判断するものでコミュニケーションの実用度ともいえる.方法は,発話がどの程度,明瞭であるか主観的に判定しランクづけする.

3 構音器官の症状

構音症状は,構音器官の運動状態が忠実に反映される.つまり,構音症状の直接原因は構音器官の可動性の異常である.これら末梢構音器官の可動性は,筋の病的状態,すなわち病変部位による運動の性格である痙性や運動失調などに左右される.その内容は,筋収縮力の低下,筋緊張異常(亢進や低下),協調運動障害,不随意運動などであり,これらが構音器官すなわち口唇,舌,下顎,軟口蓋,咽頭,喉頭,呼吸器などの運動要素である運動の力,速度,範囲,精度,安定性の低下や制限をもたらす.構音症状の発現機序,すなわち,原因と結果の関係を図1-2に示す.

4 構音器官の検査

一つひとつの構音症状について,その症状が出る理由を構音器官にあたって裏付けをしていくことが構音器官の検査である.構音器官の検査によって構音症状の説明ができなければならない.構音症状の除去,改善が言語療法の絶対目的であるが,これには構音器官に直接働きかけて症状出現の必然性を断たねばならない.つまり器官の運動性を正常化するための small step を踏むことである.

構音器官の検査は,その具体的方針を立てるためのもので,運動異常の程度や性格を調べ,運動能力回復の道筋や可能性を見出すことである.dysarthria 臨床の核心である.

1　構音器官の随意運動検査

　構音に即した，あるいは関連する随意運動能力を調べる．検査すべき器官または部位，方法，所見，注釈として検査の意義や参考事項について，第4章「検査・評価から訓練プログラム立案へ」で詳述する．

2　構音器官の部位ごとの検査

　「系統的構音・プロソディー検査法」の項（13頁）で述べた，dysarthriaの総合検査の第〔II〕部として，構音器官の部位ごとの検査項目，手技，所見が規定されているので当該文献を参照されたい．

5　付随する症状

　構音器官は，元来，咀嚼・嚥下器官であるから，構音運動異常が起きている程度に咀嚼・嚥下運動も阻害される．また高次脳機能障害があれば顔面・口腔領域の失行や失認，さらに認知障害も併発することに留意する．

6　その他の検査

1　神経学的検査

　病変部位の同定や病態の検索に口腔・顔面領域の反射検査が必要となる．表在反射（軟口蓋反射，咽頭反射〈絞扼反射〉），深部反射（舌引っ込め反射，口輪筋反射，下顎反射），前頭葉徴候（口とがらし反射，吸啜反射），病的反射（バビンスキー徴候）がある．病変部位ごとの反射パターンを表1-5に示した．原因疾患の神経学として第3章「運動障害性構音障害の病態」に詳しい．

2　構音動態検査

　構音運動をより精密に観察する方法を列挙するが，検査の目的や意味を知ることが望ましい．

　ファイバースコープ，X線，超音波，筋電図などによって鼻咽腔閉鎖，舌運動，喉頭調節，嚥下運動などを観察する方法がある．その他，鑑別のため聴力検査の必要なことも多い．202頁「構音器官の動態解析」に一部が詳述されている．

表1-5　反射パターン

病変部位	表在反射	深部反射	病的反射
皮質延髄路，皮質脊髄路	減弱または消失	亢進	（＋）
錐体外路	正常	正常	（－）
小脳	正常	減弱または不足	（－）
下位運動ニューロン	減弱または消失	減弱または消失	（－）

第1章 運動障害性構音障害臨床の枠組み

4 診断

　診断は，単に病名や障害名をつけることではない．診断とは，問診，症状や検査結果から症状の発現機序，原因・要因が明らかにされ，対処・対策の方法が緻密に浮彫りにされる過程である．従って診断は，治療・訓練の方法が決まることと解すべきである．

　さて，患者の主訴は，話しにくい，ろれつが回らない，相手に話が通じないといった内容が多い．そこで問診によって病状の経過，発症日，手術日，原因疾患，要因，意識障害（期間など），痙攣，麻痺，嚥下障害，精神障害，高次脳機能障害などの有無を確認しておく．

　そして，患者の発話を聴取する構音とプロソディーの検査から始め，構音症状の直接原因を確定する構音器官の検査などに進む．その結果，dysarthria の有無，種類，重症度（明瞭性，自然性）などが確定される．

　本質的に大切なことは，冒頭で述べた発現機序の解明である．すなわち，構音症状とそれを引き起こす直接原因（構音器官の運動障害の部位と性格），さらに運動障害の根本原因（原疾患）の三者の原因と結果の関係，つまり構音症状の発現機序を把握する言語病理学的診断を行うことである．医学的治療，訓練，指導の内容や方針の決定など，リハビリテーション計画に欠かせない．とくに言語聴覚士の行う訓練は，構音器官に直接働きかけて運動機能を回復，改善することであり，働きかけに際しては運動障害の性格を考慮する必要があるからである．

　参考のために構音症状の発現機序を多発性脳梗塞による偽性球麻痺（痙性構音障害）を例にして示す（図1-3）．

　予後も重要な診断の中味である．それは構音器官の運動障害の程度（可動性，協調性など），範囲（運動異常を示している器官の数），種類（中枢性，末梢性，錐体外路性，小脳性などの別）による．その他，痙攣，高次脳機能障害，知的レベルや意欲の低下などの心理学的な要因も関係する．なお，原因疾患が確定されていない場合は，総合的な神経学検査（画像診断を含む）を行って，確定診断を得ることはいうまでもない．原疾患の治療や医学管理は構音のリハビリテーションの前提である．

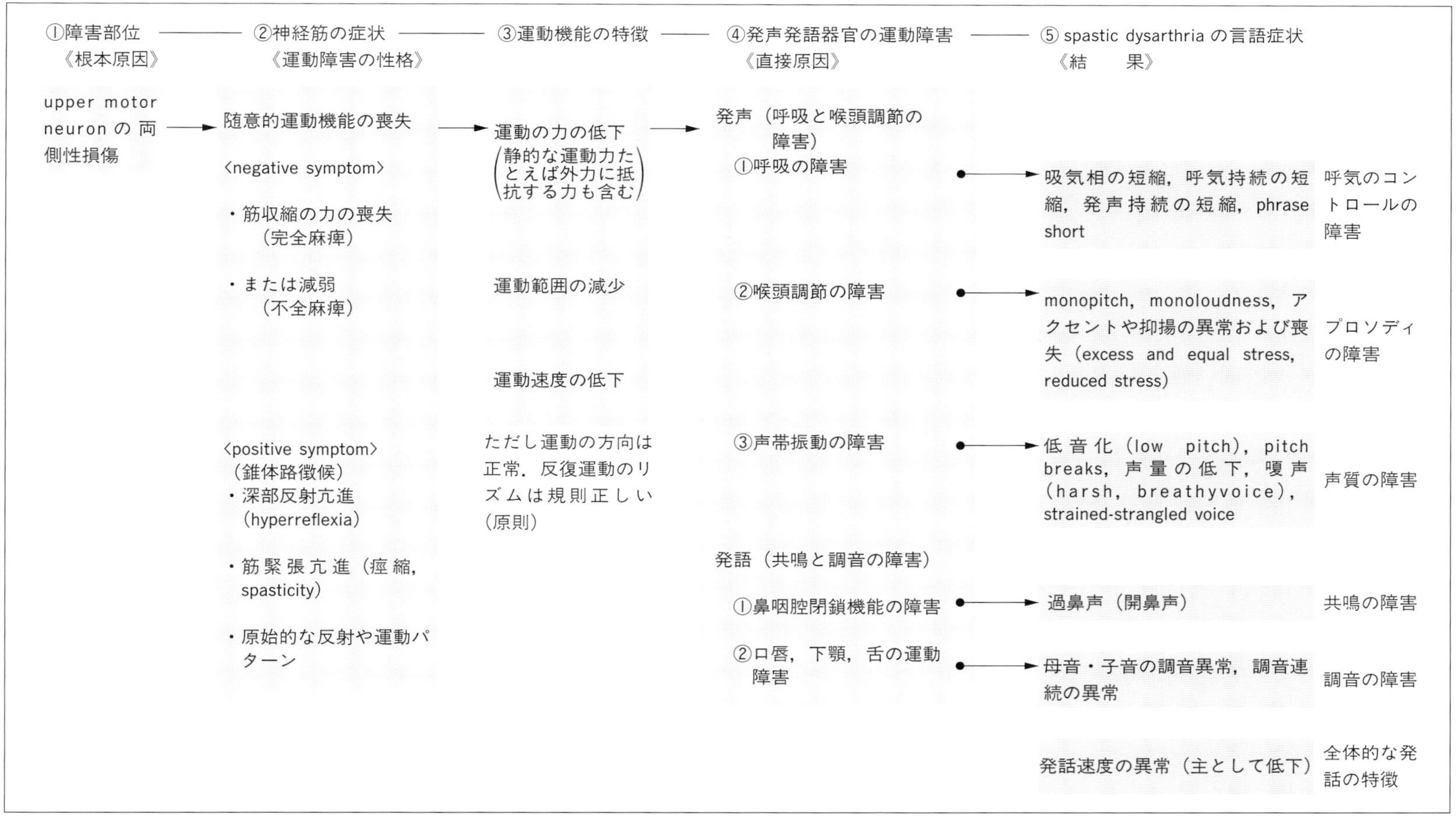

①障害部位	②神経筋の症状	③運動機能の特徴	④発声発語器官の運動障害	⑤spastic dysarthria の言語症状
《根本原因》	《運動障害の性格》		《直接原因》	《結果》

upper motor neuron の（両）側性損傷

→ 随意的運動機能の喪失

〈negative symptom〉
- 筋収縮の力の喪失（完全麻痺）
- または減弱（不全麻痺）

→ 運動の力の低下
　静的な運動力（たとえば外力に抗する力も含む）
　運動範囲の減少
　運動速度の低下

〈positive symptom〉
- 筋緊張亢進（痙縮, spasticity）
- 深部反射亢進（hyperreflexia）
- 原始的な反射や運動パターン

→ ただし運動の方向は正常．反復運動のリズムは規則正しい（原則）

発声（呼吸と喉頭調節の障害）
① 呼吸の障害 → 吸気相の短縮, 呼気持続の短縮, phrase short 　呼気のコントロールの障害
② 喉頭調節の障害 → 低音化（low pitch）, pitch breaks, 声量の低下（harsh, breathy voice）, strained-strangled voice 　声質の障害
③ 声帯振動の障害 → monopitch, monoloudness, アクセントや抑揚の異常および喪失（excess and equal stress, reduced stress） 　プロソディの障害

発語（共鳴と調音の障害）
① 鼻咽腔閉鎖機能の障害 → 過鼻声（開鼻声） 　共鳴の障害
② 口唇, 下顎, 舌の運動障害 → 母音・子音の調音異常, 調音連続の異常 　調音の障害

→ 発話速度の異常（主として低下） 　全体的な発話の特徴

図 I-3　偽性球麻痺の言語病理（柴田, 1975 より一部改変）

第1章 運動障害性構音障害臨床の枠組み

5 リハビリテーション

1 基本方針―患者の願いと言語聴覚士の目指す方向

　人は自らの足で歩き，自らの手で顔を洗い，箸を使って食事をしたいように，自分の口で，すなわち自らの声とことばで話したい．これを実現することが言語療法の原点あるいは究極の目的であろう．発声発語機能を元に戻すことである．しかし病や障害の重篤さのため，伝達機能の質的低下に甘んじざるを得ないことも多い．最悪の場合は，自らの口でなく代償的，補助・代替手段を工夫・利用して必要最小限のコミュニケーションを図るだけのこともある．

　そこで，リハビリテーションの方針は次の2点になる．
①まず，運動機能回復を最大限に図る
②運動機能回復の限界を見極めたら，コミュニケーション手段の確保に努める

　臨床家は以上の2つの立場を揺れ動くが，エネルギーは前者により傾注すべきと考える．そのほうが言語聴覚士の存在の価値を高めると考えるからである．

　さいわいなことにdysarthria患者は，必ず何らかの方法でコミュニケーション手段を確保させることができ，社会への復帰も開ける．その方策は次項で述べる①から④を組み合わせる総合的なものである．前者は医療人の追求本能であり，後者は冷徹な援助者の立場であろう．

2 リハビリテーションの総合的方策

　次の4つの項目を適宜，組み合わせて，コミュニケーション確保というリハビリテーションの目標を達成する．

1 医学的治療・管理

　主治医あるいは担当医が，原疾患に対する治療とリハビリテーション実施中のリスク管理を行い，その管理下で言語療法（訓練）が実施される．訓練中の血圧上昇やふらつきなど，いち早く変調をみつけ適切に対処する．要は訓練を開始する前に患者の体調を把握しておくことである．

2 発声発語器官に対する治療

　治療によって訓練の必要性がなくなったり，訓練期間の短縮を図れる場合がある．また有効な訓練の手段がないときの代替の方法として行うなど，構音機能の改善を目的とした

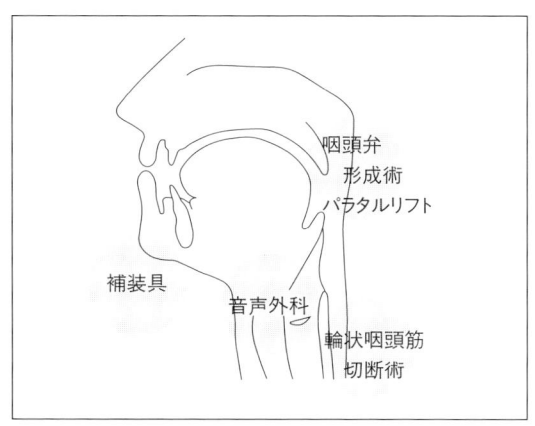

図 1-4　部位別治療方法

手術と補助具使用の可能性を，主治医，担当医らを通じて専門医と相談する．
　図 1-4 に部位別の治療方法を示した．以下に障害部位別に主なものをあげる．
①発声障害：声帯麻痺に対する音声外科
②鼻咽腔閉鎖機能不全：咽頭弁形成術，軟口蓋挙上装置（パラタルリフト）の装用など．
　　鼻咽腔閉鎖機能不全は，頻発し，しかも訓練による機能回復が難しい．咽頭弁形成術は，手術侵襲の少ない永続性のある有効な方法である．軟口蓋挙上装置は，物理的な閉鎖と共に挙上機能を賦活する働きがある．
③下顎の挙上運動障害：下顎を後上方から吊り上げる補助具（チンキャップ chin cap）の装用，補綴（舌接触補助床の装用）がある．下顎の閉口（挙上）障害は，軽度でも調音や咀嚼，嚥下動作時の口唇や舌の上方への移動を不利にする．せばめ不足の調音異常や流涎の原因となる．チンキャップは，顎位に対するものであり，補綴は，舌の調音点（せばめ）を得やすくするものである．
④嚥下障害：構音と咀嚼・嚥下という 2 大機能を同一器官が行っているので，嚥下困難や誤嚥への対策も dysarthria 訓練と併行して行う．誤嚥があると，咀嚼や嚥下（口腔相）運動を行う機会が減り，その分，調音器官としての運動機能回復も遅れる可能性があり，誤嚥への対策が求められる．輪状咽頭筋切断術などいくつかの方法があるが，誤嚥の原因となる咽頭相の運動様態は様々であるので，その各々に適した手術法を選択する必要がある．
　　新しい医術の導入がリハビリテーションの効果を飛躍的に高めたことを幾度か経験してきた．訓練という手法の効果には元々，限界があるので，新技術の開発と導入が期待される．

3　訓練

（1）運動機能回復訓練

　訓練の主目標は構音器官に直接，働きかけて，それらの運動機能を回復することである．発声発語を試みさせるだけでは足りず，これは最終段階に行う．dysarthria の患者は構音動作の既習得者であり，運動機能が回復しさえすれば自動的に正しい調音動作ができると考えるからである．
　運動の回復とは，運動回復の阻害要因を除きながら運動を作り出していくことである．

全く動かない器官の運動を誘発することから始めて自発的な運動を導き出し，運動の力を強め，運動の範囲を拡げ，運動の速度を向上させつつ正確で力強い運動を得ていく．

しかし，この道筋は，単一でも簡単でもない．病変部位によって筋の病的状態が変わり，従って運動機能回復のための構音器官に対するアプローチは，それらの各々の状態に合致した神経生理学的な原則に基づくものでなければならない．それは，筋の病的状態の背景にある反射異常，筋緊張異常，不随意運動，失調などをどう抑制したり，折り合って運動機能を高めるかということである．

病変部位ごとのアプローチを以下に略記する．

①病変部位別の運動障害に対するアプローチ

a．末梢神経の各種の疾患による末梢性麻痺と筋ジストロフィーなどの筋原性萎縮などでは下位運動ニューロン損傷として弛緩性麻痺が起きる．これら弛緩性構音障害には他動運動，筋の伸長訓練などにより，自分自身で動く自動運動ができるようにする．その後は，抵抗下の自動運動を試みるなど筋力の増強を図る．ただし，筋萎縮性側索硬化症には積極的な筋力増強訓練は避けるとされている．

b．脳血管障害後におきる片麻痺や偽性球麻痺症状を示す中枢性麻痺による典型的な痙性構音障害では，背景に筋緊張異常（主として亢進）や姿勢平衡障害，連合運動や共同運動といった原始的な運動統合などが顕在し，構音の巧緻運動が発現し難い．

そこで，筋緊張異常や姿勢平衡障害を抑制し，共同運動から個々の運動を分離させるなどして発現を妨げられている巧緻運動の促通を図る必要がある．これを facilitation techniqe という．その原理による構音運動機能の回復・改善のステップは，

①：まず，姿勢の矯正をしたうえで，発話呼吸運動や発声を行い，正常化する．こうすることによって構音器官への姿勢障害などの悪影響を断つ．

②：①を前提条件として固めてから，構音器官自体に働きかけて可動性を高め，巧緻運動を再習得させる．そのポイントは，器官に混在する痙性や弛緩といった筋の緊張状態をいかにコントロールするかであり，それには，いくつかのテクニックがある．すなわち，痙性（筋緊張亢進）には，持続的伸長 stretch と elongation，振動刺激 vibration によって筋緊張を低下させながら，つまりコントロールしつつ，可動性を高めて構音の構えなどを導く．一方，弛緩性（筋緊張低下または低緊張）にはトーンを高めるタッピング，圧迫刺激，icing のような寒冷刺激などを加えて可動性を高める．

このように，療法士の手で患者の口腔・顔面領域（構音器官）に刺激を加え，同時に異常な運動の抑制をしつつ，正しいパターンの運動を誘導する．これをオーラルコントロールといい，正常な構音運動の促通を図る基本的な手技である．

a で行う筋増強訓練は，強い努力によって緊張亢進や原始的な運動パターンが誘発されて有害であるので行わない．

訓練量は，できるだけ多く確保するが疲労は避けねばならない．姿勢も，また精神的にもリラックスをして行うなどの一般原則がある．

c．小脳変性症などの小脳疾患や小脳路の病変で起きる小脳性運動失調では，運動の力，範囲，速度など，運動要素の個々の面が比較的よく保たれているが，一定の運動や連続動作を正確にかつ円滑に実現する協調的機能が障害されるために，運動の不規則性が顕著になる．従って，バランスを強調して発話運動のコントロールを習得させる．

d．パーキンソン症候群に対しては，運動要素全般の改善を他動，介助，自動運動を介し

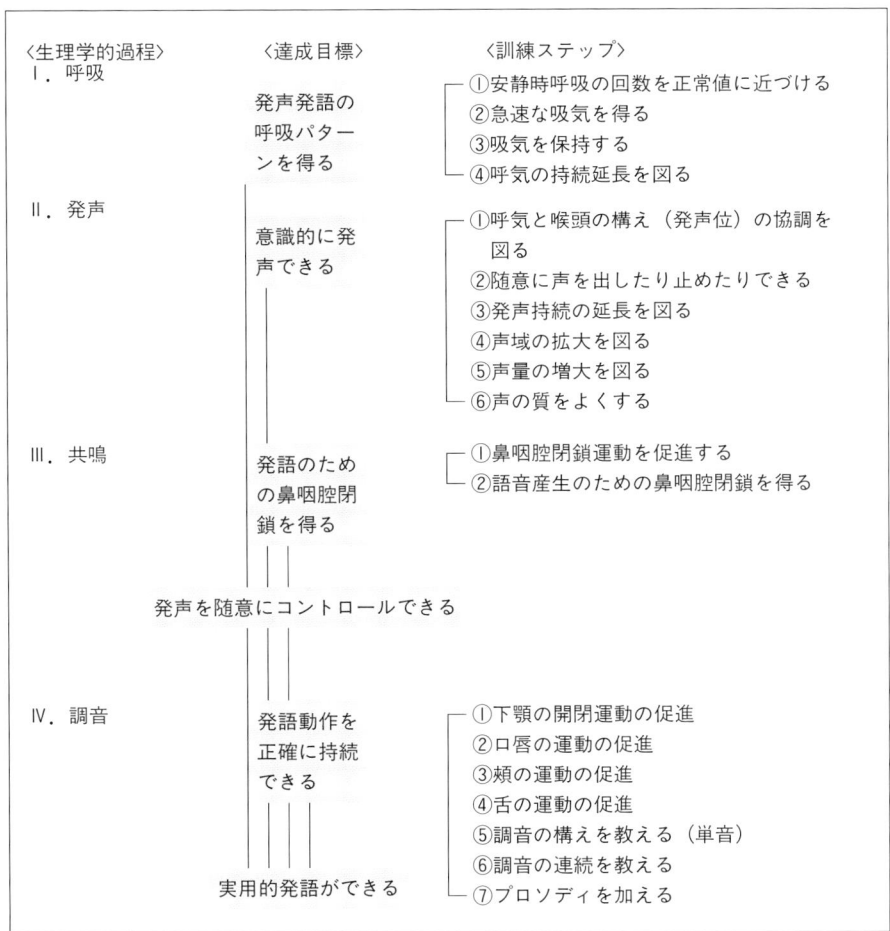

表1-6 構音機能回復訓練の全過程（柴田，1975）

て図っていく．特に素早い運動開始の獲得と運動範囲の拡大に留意する．
e．その他については，省略する．

　これらは神経生理学的アプローチというべきものであるが，発声発語の運動過程に関しては，臨床実践の歴史は浅い．神経筋系障害であるので運動機能回復はおのずから限界があるにせよ，運動の制約をできるだけ取り除く方法論の開発に取り組まねばならない．

　訓練の成果に関していえば，効果には上に述べた合理的なアプローチと共に訓練量の確保に大きく左右される．そもそも運動の習得は，一定の運動を無意識下で正しく実現できる，高度にハード化（固定）したレベルにまで到達しないと実用的になったとはいえない．この域に達するには，small step ごとに繰り返し頻回に行う訓練の量的保証があってはじめて体得という成果が上がることに留意すべきである．

②機能回復訓練の枠組み

　表1-6は，構音機能回復訓練の全体構想である．原則は，生理学的過程のすべてについて行うことである．各過程での機能達成の目標を以下に説明するが，そのための訓練ステップについては第5章「治療とリハビリテーション」や成書（柴田，1975）にあたられたい．

　呼吸では素早く息を吸う吸気運動を行い，次いで呼気を長く持続するコントロール能力（発話呼吸）を得させる．要は，吸気と呼気の運動範囲を拡大させることである．姿勢と

の関係は前に述べた．

　発声では，自由自在に発声できるようにすることである．呼気に呼応して声帯振動を惹起し，有声/無声の出し分けを始めとする声の on-off，持続時間の延長，高低・強弱の幅広い変化を可能にする声帯振動と緊張を筋感覚として体得させる．

　共鳴は過鼻声や鼻漏出を防ぐ機能を得ることで，鼻咽腔閉鎖運動の促進を図る．以上の段階が終了すれば，随意に発声できるようになる．

　調音では，望ましい調音動作やその連続能力を得るが，調音器官の運動機能回復が最も重要である．その前提に立って，正しい音の構えの再習得，スムーズなわたり動作，そして声の高低，強弱の調節と共に発話速度の緩急変化能力を向上させ，プロソディを実現するなど基礎的訓練を行う．運動機能回復の一環として食事摂取訓練も行う．

(2) 発語訓練

　発声訓練，調音動作の訓練，文音読や free-talking による実際発話の訓練などを行う．訓練量の確保に発声発語訓練装置，エレクトロパラトグラフ，ビデオテープレコーダーなどの訓練機器・装置を利用する．

❹ コミュニケーションの補助・代替

　構音不能（発話明瞭度 5～4°）の場合は，実際場面で構音機能を補ったり，代行したりする機器，装置の利用を考慮する．言語聴覚士は，適用を決め，使用・操作の訓練を行い定着を図る．なお一部は，身障福祉法に定める日常生活用具の給付対象となっている．

3　チームアプローチ-成員と役割

　主治医または，担当医が指示や指導を行う．各科の専門医は医学的治療の適応と実施を担う．看護職は，病室においてコミュニケーションも含めて ADL を実践する総合的な役目を果たす．理学療法士は，姿勢の矯正，呼吸機能訓練，肺理学療法を行い，協力を要請できる．作業療法士は摂食訓練を行い，共同する．その他，栄養士，心理学専門家，MSW，職業訓練指導員などと連携する．

　リハビリテーションは，主治医または担当医の検査評価，訓練指導のオーダー（指示・指導）によって始まる．

　言語聴覚士は，dysarthria の病像，病態を把握したうえでリハ方針を立案し実施する．それには，①原疾患の特徴，予後，治療法，②運動障害の部位，性格，③発声発語器官に対する医学的治療方針や方法（主に耳鼻咽喉科，歯科領域），④PT，OT の関与の方針や体制，などについての情報を得ておかねばならない．言語聴覚士は，上記の各専門家とコミュニケーションを密にして，広範な役割と責任を果たさねばならない．

　また，dysarthria 患者は，身体障害者福祉法の障害等級の 3～4 級の対象になることがあり，種々の福祉サービス・給付で支援される．言語聴覚士の検査・評価結果は，15 条指定医による身体障害者診断書・意見書の作成に役立つ．

4　医師・歯科医師の指示・指導下の言語聴覚士の臨床実践

　dysarthria の臨床は，医師のオーダー（指示・指導）で始まる．言語聴覚士が構音器

官の運動機能の「検査と訓練（補綴物着脱管理指導も含む）」を行うときは，医師の指示が必要である（診療補助行為）．その他の行為でも指導を受ける義務がある．医師は，原疾患の症状，注意点（禁忌・リスク），治療方針や患者指導の内容を言語聴覚士に明示する．

　かくして患者の安全が保証され，一貫した診療方針のもとリハビリテーションが展開される．義務と責任の法的関係を理解しておく必要がある．

第2章 ことばの産生の仕組み

Speech
Language
Hearing
Therapist

第2章 ことばの産生の仕組み

1 ことばによるコミュニケーション
― 発声と構音 ―

　ヒトは言語を用いて相互のコミュニケーションを図っている．現代は情報社会ともいわれ，人類はいろいろな立場で情報を交換し日常生活の充実に努めているが，その情報の伝達にはほとんどの場合言語が用いられている．

　世界の言語には多くの種類があるが，いずれも固有の文法および語（辞書項目）をもっている．語を構成する最小基本単位は音素と呼ばれ，それぞれが聴覚的にみてほかの単位と区別されるような特徴，すなわち弁別的特徴を有する記号単位である．話しことば（speech）によるコミュニケーションに際しては，これらの記号単位を組み合わせて音声情報として伝達していく．

　話しことばによるコミュニケーションは他の方式，たとえば筆談などに比べると，遙かに情報伝達の能率がよく，文字情報の伝達に先だって進化してきたものと考えられている．世界にはまだ文字が書けない，読めないという人たちもいるわけであるが，これらの人たちの間でも話しことばによる意志の疎通は行われているのが普通である．

　話しことばは各言語の離散的（discrete）な記号体系の時系列，すなわち個々の音素を出てくる時間順に並べたものを，発声（phonation）と構音（articulation）という随意運動，つまり喉頭レベルの運動およびそれより上部の附属管腔（声道）レベルの運動によって，連続的（continuous）な音響現象（音波）として実現したものである．

　これらを総合して発話運動と呼ぶこともできるが，いずれも一般的な運動制御の枠内で行われる随意運動であると同時に，記号体系の伝達を意図して生後に学習される動作であることが重要である．

　発声・構音のための器官は大別すると図2-1のように呼吸器官，発声器官，構音器官に分けることができる．

　呼吸器官は空気を出し入れする働きをもち，そのうちの呼気が発声・構音に際して利用されるので，話しことばという音発生のエネルギー源を供給するものである．発声器官は喉頭がこれにあたり，呼気によって声帯部の高速度の開閉運動すなわち声帯振動が起こり，音源すなわち喉頭原音を生成する．構音器官は上に述べた声道を構成する諸器官をさすと考えてよいが，特に舌をはじめとする口腔内の器官の運動によって口腔，咽頭というような共鳴腔（附属管腔）の形や大きさが変えられて，個々のことばの音の特徴が付与されるものである．発声・構音器官のそれぞれの性質などについては後から詳述する．

　これらの器官の働きの結果として口や鼻から出てくる話しことば（speech）は，上述のとおり音響という連続的な物理現象であり，これは言語の生成という観点からみれば，音素で代表されるような分節的な音形単位の時系列と，それに重なってくるアクセントやイントネーションあるいはストレス（強勢）といった超分節的な指定から構成された音形に従って生成され

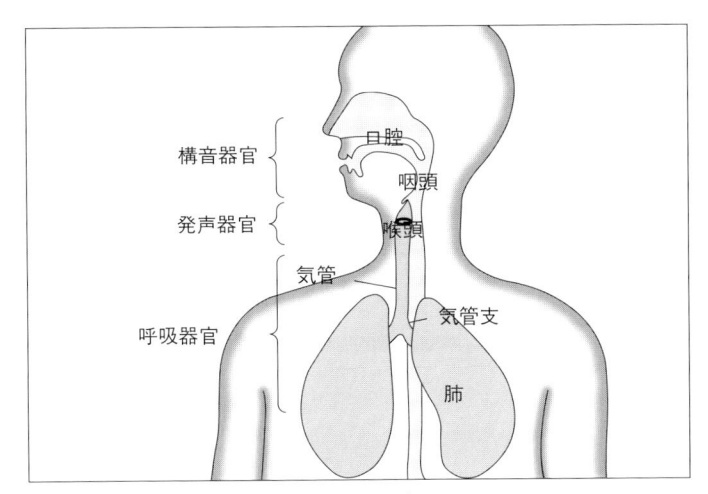

図 2-1　話しことばの生成のための器官

たものである．

　要するに，このように抽象的，離散的な符号の系列から，連続的な音響現象としての speech を作るのが随意的な発音運動であり，この動作を構成していくのが発声・構音器官ということになる．本章ではこれらの器官の構造や機能について順次述べていくことにする．

第2章 ことばの産生の仕組み

2 発声・構音器官の構造

発声・構音器官は解剖学的な構成からみると呼吸器系，喉頭，付属管腔からなっている．以下それぞれの構造と，その基本的な役割について述べる．

I 呼吸器系

1 肺，気管，気管支

呼吸器系の本来の役割はガス交換によって肺循環血液に酸素を送り，その結果末梢循環を介して身体組織の各部位に酸素を供給することにある．一方発声・構音器官としては，ガス交換に際しての呼気の流れをエネルギー源として供給している．その機構については後述するが，まず呼吸器系の構成を概観する．

発声・構音器官としての呼吸器系は，肺，気管，気管支およびこれらを囲むような構造となる胸郭と横隔膜，さらには横隔膜の動きを補助する腹筋群から構成されている．

肺は左右の胸腔を満たす1対の器官で，左は2葉，右は3葉に分かれている（図2-2）．その実質は極めて小さな肺胞の集まりで，肉眼的にはスポンジ状を呈する．1つひとつの肺胞の直径は約0.1～0.3 mmであり，その総数は左右の肺を合わせると7～15億個といわれている．肺胞では，その壁にあたる薄い膜を介して肺胞内の空気と血液の間でのガス交換が行われる．このための役割を果たす肺胞壁の表面積の総和は90～140 m^{2}といわれる．各肺胞は，気管から気管支，細気管支，呼吸細気管支，肺胞管と細かく枝分かれしてきた呼吸路の盲端にあたるので，結局ここからの呼気はこの呼吸路を逆にたどって気管に及ぶことになる．肺の重量は右約600 g，左約500 gである．

肺の表面は二重の膜すなわち肺側胸膜（内側）と壁側胸膜（外側）で覆われており，これらを介して胸腔内壁に接している（図2-3）．2つの膜の間を胸膜腔というが，正常では気密であって少量の胸膜液は存在するもののほとんど空間はない．すなわち肺は肺内の気圧で常時胸腔内壁に密着しており，胸腔の拡大および縮小に従ってその容積を変化させている．この容積変化によって換気すなわち肺への空気の出入りが実現されている．胸腔の側壁は胸郭であり，底面は横隔膜によって腹腔と境されている．

気管は喉頭の下方に連結する管状の器官で，その断面は前方に向かって半円形をなしている．この半円の形状は気管の前壁を構成する15～20個の馬蹄形の軟骨によるもので，これが気管の前方と側方を支持する形となる．後方は粘膜とその外側の結合織で食道の前壁に接している．気管の全長は成人で約10 cm，横径は約1.5 cmである．

気管は喉頭下端から10 cmほど下方のところを分岐部として左右の主気管支に分かれ

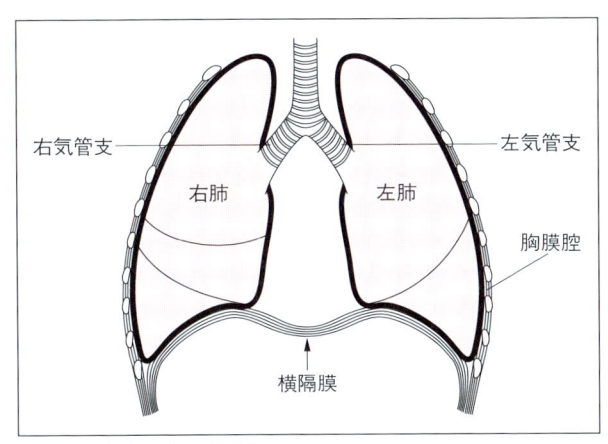

図 2-2　左右の肺と胸郭

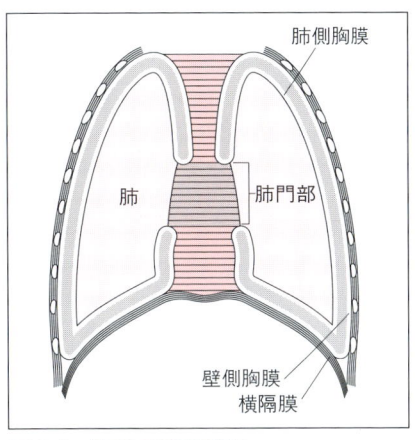

図 2-3　胸腔の前頭断面

る．このあと樹枝状に分岐を重ねて細気管支となっていく．

　気管，気管支の内面は線毛上皮で覆われているが，細気管支の末端では軟骨と線毛組織は消失し，ここから呼吸上皮をもつ呼吸細気管支に移行していく．呼吸に際してのガス交換は前述の肺胞のほか，呼吸上皮をもつ呼吸細気管支および肺胞管でも行われる．

2　胸郭と横隔膜

　胸郭は胸腔を囲む枠組みである．その後方は脊柱の一部である12個の胸椎，側方は12対の肋骨，前方は胸骨から構成されている．肋骨は脊柱と胸骨を連結する形となっており，各肋骨対は12個の胸椎と1対1の関係を保って関節で結合している．一方，肋骨と胸骨とは肋軟骨を介して連結している．

　胸骨は胸郭の前面中央にある板状の骨で上下長は約15 cmであり，上部の幅広い胸骨柄と下部の胸骨体からなっている．胸骨の全長が胸郭全体の上下方向の長さに比べてかなり短いために，肋骨で構成される胸郭前側面の下縁部は胸骨の下端に向かって弓状にもち上がる形となる．このため，この部分を肋骨弓という．なお，上位7対の肋軟骨はそれぞれ別個に胸骨と連絡するが，下位の肋骨は胸骨に連結せず，それぞれが上位の肋軟骨に連結する形で肋骨弓を構成している．最下方の第十一および第十二肋骨は短く，前方が自由端となって終わる．胸郭の前面と後面をそれぞれ図2-4に示す．

　各肋骨は脊柱に対して前下方に傾斜した形で連結している．この傾斜の角度は両者間の関節部の運動性によって変化しうる．また肋骨は胸骨に対してもある程度の可動性をもち，その程度は下方で著しい．

　肋骨が脊柱となす角度が水平に近づくように肋骨を挙上すると，胸郭は側方および前方に拡大して胸腔の容積が増大する．逆に肋骨が下降して下方に傾くと胸郭は縮小し，胸腔の容積は減少する．このような変位は特に胸郭の下部で著明である．このような胸郭の動きを図2-5に示す．胸郭の拡大・縮小によって成立する呼吸様式を胸式呼吸という．

　肋骨の挙上と下降は上下の肋骨を連結する筋，胸椎と肋骨を連結する筋，および肋骨と胸骨を連結する筋によって行われる．肋骨を挙上する筋が吸気筋であり，これには外肋間筋をはじめ，肋骨挙筋，上後鋸筋などがある．また肋骨を下降させる筋が呼気筋で，内肋間筋，胸横筋，下後鋸筋などがこれに含まれる．これらを図2-6および表2-1に示す．こ

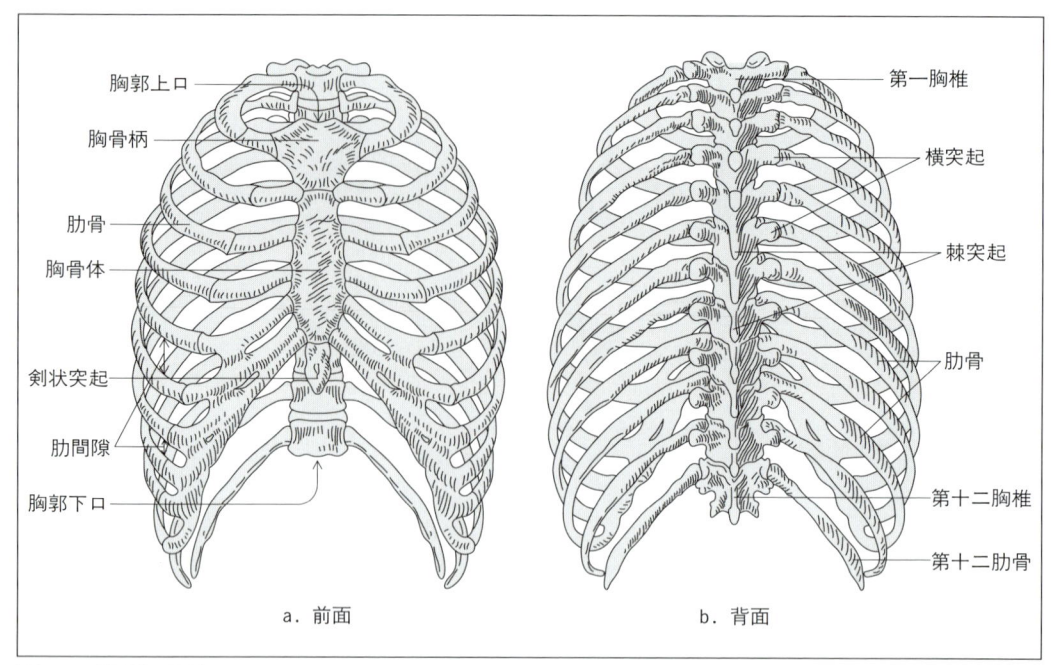

図2-4 胸郭の骨格

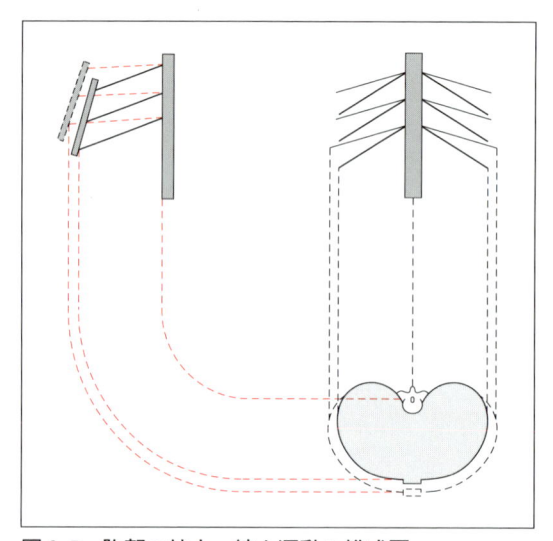

図2-5 胸郭の拡大，縮小運動の模式図

れらの胸郭の筋の神経支配は胸髄に由来する．

　横隔膜は中央部が腱膜，その周辺が筋組織からなる上方に凸のドーム状の筋であり，胸郭の底部となって胸郭と腹腔を境している．その周辺部は後方では腰椎，側方では肋骨，前方では胸骨下端に付着する（図2-7）．

　横隔膜が収縮するとドームの頂が下降して平坦になり，筋が弛緩するとドーム状に戻る．横隔膜は吸気筋であり，収縮によって胸郭の底部が下降することになり胸郭容積は増大する．横隔膜の下降距離については安静吸気時で約1.5 cm，深吸気時で6〜7 cm以上に及ぶ．横隔膜の変位によって成立する呼吸様式を腹式呼吸という．横隔膜の移動によって出

a. 前面

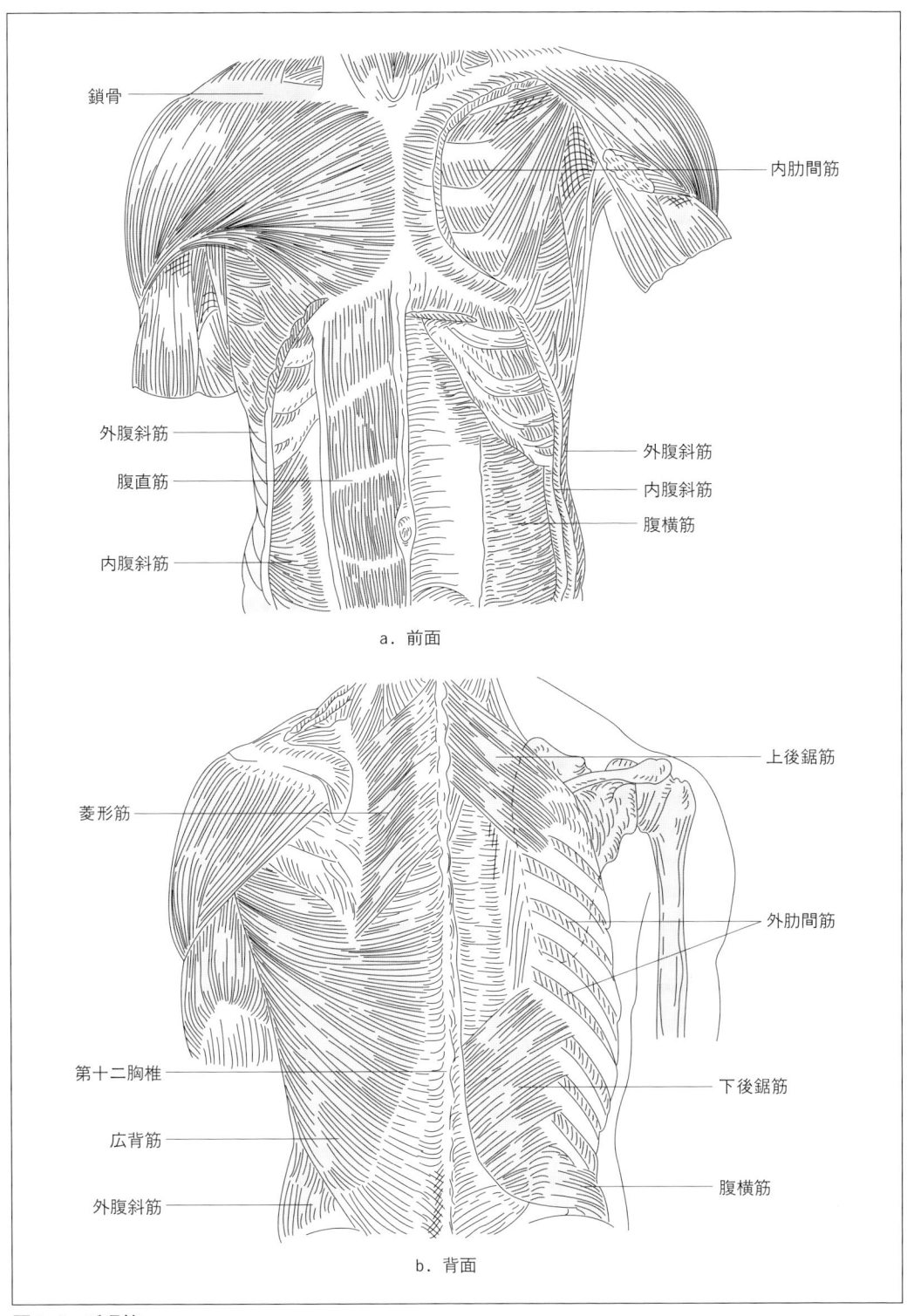

b. 背面

図 2-6　呼吸筋

表 2-1 主な呼吸筋とその神経支配および作用

区分	筋名	起始	停止	神経支配	作用
胸郭の筋	肋骨挙筋	第六頸椎〜第十一胸椎横突起	第一〜十二肋骨	脊髄神経後枝	肋骨挙上,吸気
	上後鋸筋	第六頸椎〜第二胸椎棘突起	第二〜五肋骨	肋間神経	肋骨挙上,吸気
	外肋間筋	各肋骨と肋骨の間に張る		肋間神経	肋骨挙上,吸気
	胸横筋	胸骨	中位肋骨	肋間神経	肋骨下降,呼気
	下後鋸筋	第十一胸椎〜第二,三腰椎棘突起	第九〜十二肋骨	肋間神経	肋骨下降,呼気
	内肋間筋	各肋骨と肋骨の間に張る		肋間神経	肋骨下降,呼気
腹壁の筋	横隔膜	腰椎,肋骨弓,胸骨剣状突起	横隔膜腱中心	横隔膜神経	横隔膜下降,吸気
	腹直筋	第五〜七肋軟骨	恥骨	肋間神経	腹圧上昇,横隔膜上昇,呼気
	外腹斜筋	第五〜十二肋骨	腹直筋鞘	肋間神経+腰神経叢	腹圧上昇,横隔膜上昇,呼気
	内腹斜筋	胸腰筋膜,腸骨,鼠径靱帯	腹直筋鞘	肋間神経+腰神経叢	腹圧上昇,横隔膜上昇,呼気
	腹横筋	下位肋骨,胸腰筋膜,腸骨,鼠径靱帯	腹直筋鞘	肋間神経+腰神経叢	腹圧上昇,横隔膜上昇,呼気

図 2-7 前方からみた横隔膜の模式図

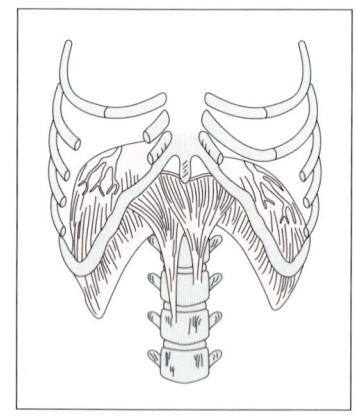

図 2-8 吸気時(破線で示した)に胸郭内が陰圧となる機構(実線は呼気時の状態)

入りする空気量は安静時全換気量の約70％に達する.横隔膜の運動支配は頸部神経叢(C3〜C5)に由来する横隔膜神経による.頸髄上部で脊髄損傷があると呼吸中枢からのインパルスが遮断されるので呼吸運動は停止する.一側の横隔膜神経が損傷されると同側の横隔膜は弛緩し,挙上する.

吸気時の胸郭の拡大と横隔膜の下降によって胸郭内は陰圧となり,弾力に富む肺は拡張して空気が肺内へ流入する.肺をゴム球に例え模式的に表したのが図2-8である.

3 補助呼吸筋 (図2-6,表2-1参照)

これまで述べた筋以外に呼吸時の活動を示す筋を補助呼吸筋と呼ぶ.その代表は腹壁の筋でこれには外腹斜筋,内腹斜筋,腹直筋,腹横筋などがある.これらの筋は横隔膜の上昇を間接的に補助する作用をもつ.すなわち収縮によって腹腔を縮小させ腹圧を高めて横隔膜を押し上げる.換気量が30〜50 l/min以上に増加すると,これらの筋は呼気筋として働いて換気を補助する.なお安静呼気時でも立位や座位では,これらの筋に活動が認め

られる．

2 喉頭

　喉頭は気管の上端部に連結した管状の器官で，気道と食道の分岐点にあたる．その本来の役割は，呼吸路の一部として存在し，気道に異物が入ることを防ぐ作用，すなわち気道防御機構として働くことにある．さらに多くの動物では呼気流の運動エネルギーを音響エネルギーに変換する発声器官（声を出す器官）として重要である．

1 喉頭の枠組み

　喉頭は4種類の軟骨から構成される枠組みをもっている（図2-9）．
　喉頭蓋軟骨は木の葉状の弾性軟骨で喉頭蓋の支柱をなしている．上方で舌骨，下方で甲状軟骨と靱帯で連結している．
　甲状軟骨は喉頭の前面と側面を囲む左右2枚の板状の硝子軟骨で，正中線に折り目をもち左右対称形を示す．成人男性ではその折り目の上端が突出し，頸部前面に喉頭隆起（いわゆるアダムのリンゴ）を形成している．左右の軟骨板の後縁下端は下角となり，輪状軟骨と輪状甲状関節で連結する．後縁上端は上角となり，下骨と靱帯で結合している．甲状軟骨の"甲"は兜を意味しており，外からみて兜（甲）状であることによるが，外国名の由来は西洋の騎士が持つ盾を意味している．
　輪状軟骨はリングすなわち指輪状の硝子軟骨で気管の上端に固定されている．輪の高さは後方で高く，前方で低い．したがって上面は後上方から前下方へ緩い傾斜を示す．両側

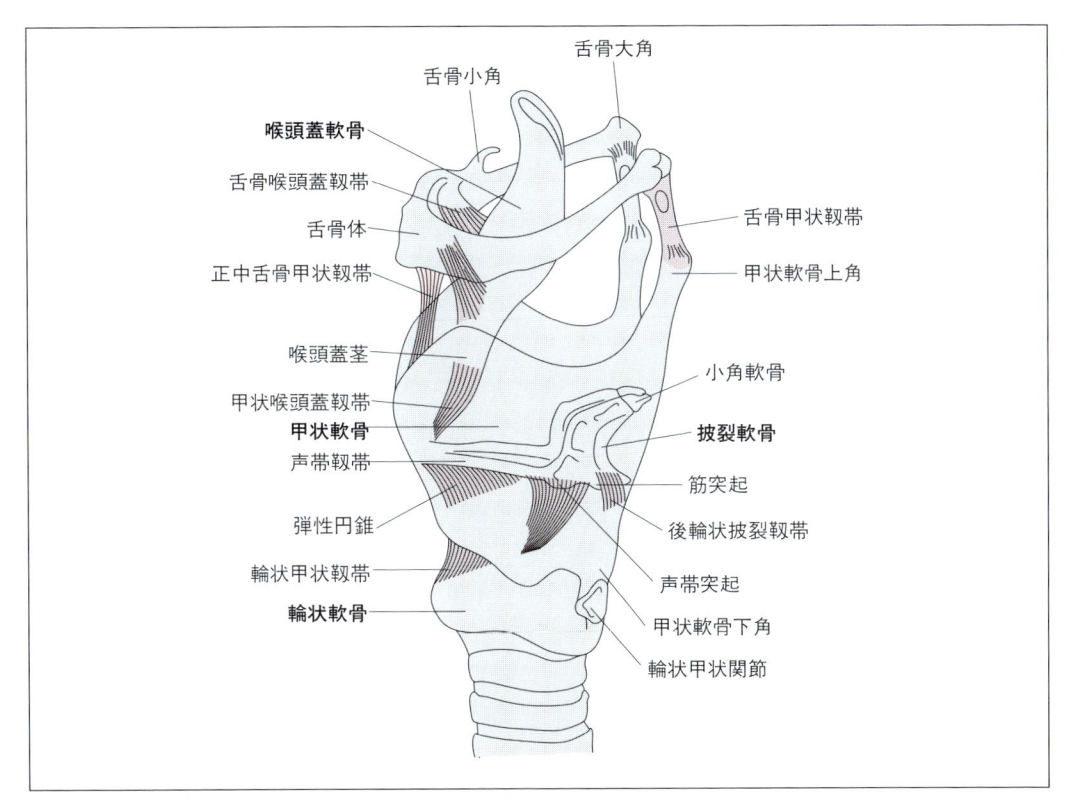

図2-9　喉頭の枠組み（甲状軟骨は透見してある）

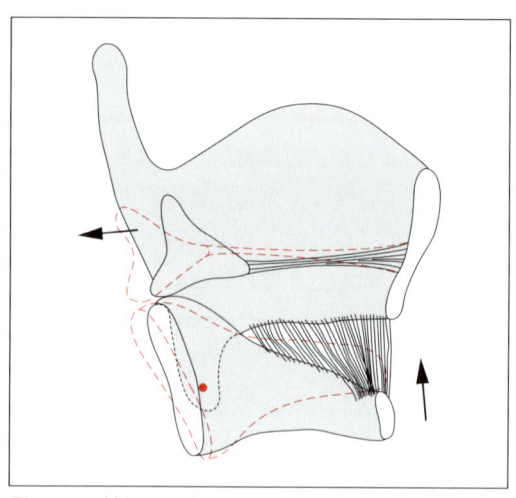

図 2-10　輪状甲状筋の作用による声帯の前後方向の伸展と緊張

面に甲状軟骨下角との関節結合（輪状甲状関節）がある．また後上面に一対の輪状披裂関節面があり，披裂軟骨と連結している．

　披裂軟骨は左右1対の三角錐状の小軟骨で輪状軟骨の輪状披裂関節面にまたがるような形で輪状軟骨と連結している．披裂という名称のもとの意味は漏斗といわれる．披裂軟骨の前端は声帯突起と呼ばれ，ここから声帯靱帯が発して甲状軟骨正中部内側面と連結している．後外側の小突起は筋突起とよばれ，後述する内喉頭筋の付着点となる．

　輪状甲状関節における運動においては，甲状軟骨と輪状軟骨が左右の輪状甲状関節を結ぶ直線を軸として互いに回転する．これによって輪状軟骨と甲状軟骨の前面が接近すると声帯靱帯は前後方向に引き伸ばされ，緊張を増す（図2-10）．一方輪状披裂関節では，輪状軟骨上面の左右の関節面が前下方に向かって八の字状にやや広がる軸をもった半円筒形をしており，披裂軟骨はその上にまたがって円筒の長軸の周りを回転する．これが披裂軟骨の内転・外転運動であり，披裂軟骨が内転すると左右の軟骨の声帯突起は近接し，外転すると離れる．この内転・外転運動で左右の声帯の間の間隙すなわち声門は閉鎖あるいは開大する（図2-11）．

2　喉頭筋（図2-10，11参照）

　喉頭筋には，喉頭軟骨の関節運動に関与する内喉頭筋と，喉頭の外側から喉頭を支持し，喉頭全体の動きに関連する外喉頭筋とがある．

　内喉頭筋の作用は声門の開大・閉鎖および声帯の緊張度の調節にある．内喉頭筋のうち，輪状披裂関節の運動に関係する筋は前者すなわち声門の開閉に関与する．このうち披裂軟骨を外転させ声門を開く筋を声門開大筋または声帯外転筋というが，このような働きをもつ筋は披裂軟骨の筋突起と輪状軟骨の後面とを結ぶ後輪状披裂筋だけである．これに対し披裂軟骨を内転させ声門を閉じる筋には3種類あり，左右の披裂軟骨を結ぶ披裂筋，輪状軟骨外側部と披裂軟骨筋突起を結ぶ側輪状披裂筋，および甲状軟骨正中部内側面と披裂軟骨前面，特に声帯突起とを結ぶ甲状披裂筋がこれにあたる．甲状披裂筋の内側部は声帯靱帯に並行して走る筋束で，この部分を特に声帯筋と呼ぶ．声帯筋は声帯の実質を構成する

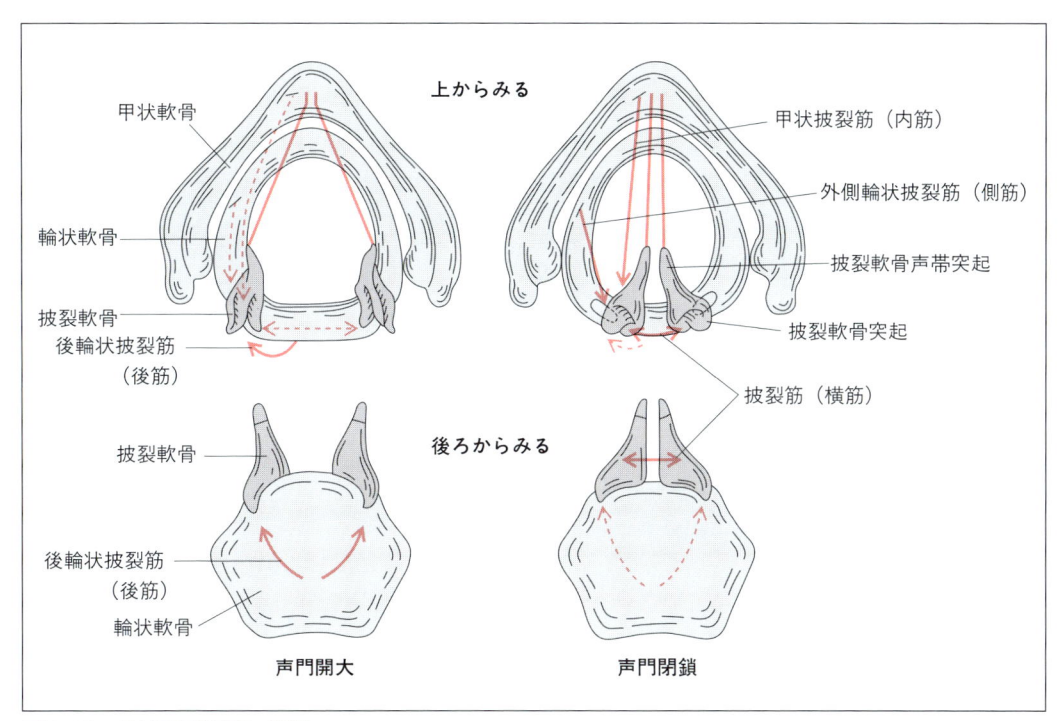

図 2-11 輪状披裂関節の運動

表 2-2 内喉頭筋とその作用

筋　名	関　節	作　用
輪状甲状筋	輪状甲状関節	声帯伸展，緊張
甲状披裂筋	輪状披裂関節	披裂軟骨内転，声門閉鎖
声帯筋		声帯緊張
外側輪状披裂筋	輪状披裂関節	披裂軟骨内転，声門閉鎖
披裂筋	輪状披裂関節	披裂軟骨内転，声門閉鎖
後輪状披裂筋	輪状披裂関節	披裂軟骨外転，声門開大

もので，この筋が収縮すれば声帯はその内部緊張を増して太くなる．

　輪状甲状関節の運動に関与する筋は輪状甲状筋であり，この筋の収縮によって輪状軟骨と甲状軟骨の前面が接近し，結果的に声帯は前後方向に引き伸ばされる形となって緊張を増す．この筋の働きはちょうど声帯筋と拮抗するようになり，その意味では声帯筋も声帯緊張筋の一種と考えることができる．これらの筋の作用をまとめて**表 2-2** に示す．

　外喉頭筋には舌骨を経由する舌骨上筋群および舌骨下筋群，および咽頭の壁を構成する咽頭筋群が含まれる．舌骨上筋群は喉頭を引き上げ，舌骨下筋群は喉頭を引き下げる．また両筋群が同時に働くと下顎を開く．したがって舌骨筋群は喉頭と付属管腔の両者に関係し，複雑な作用をもつといえる．舌骨筋群のそれぞれについては付属管腔の項でさらに詳しく述べる．咽頭筋群は嚥下動作がその主な働きであるが，喉頭に対しては喉頭を引き上げる方向に働く．なお咽頭筋群のうち甲状咽頭筋はささやき声の生成に関与すると考えられている．外喉頭筋を**図 2-12** に示す．

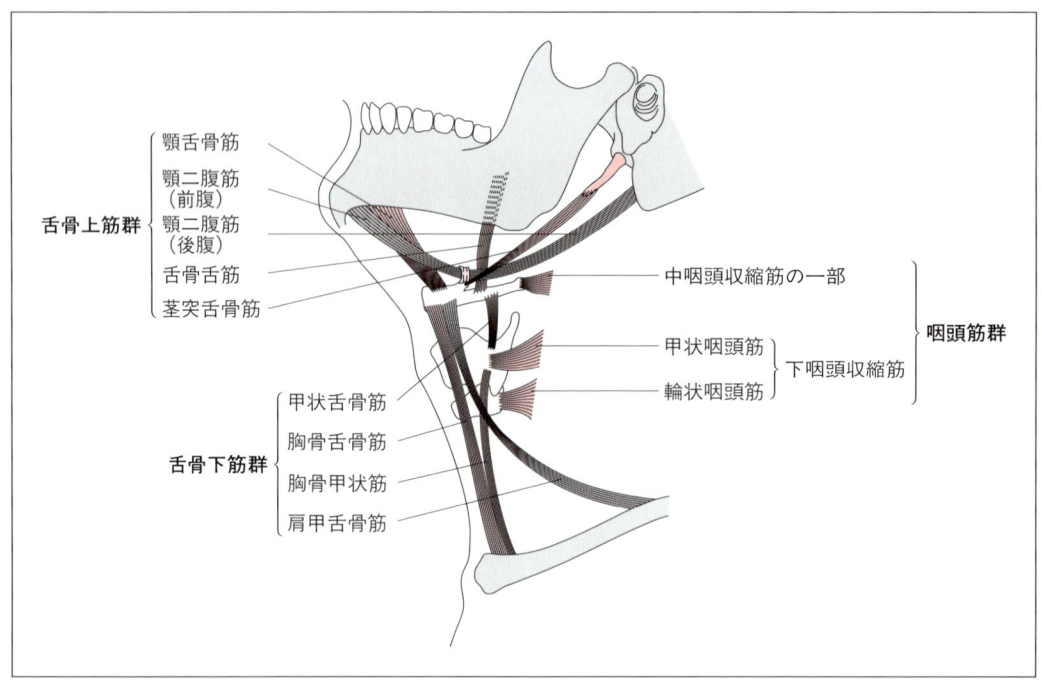

図 2-12　外喉頭筋

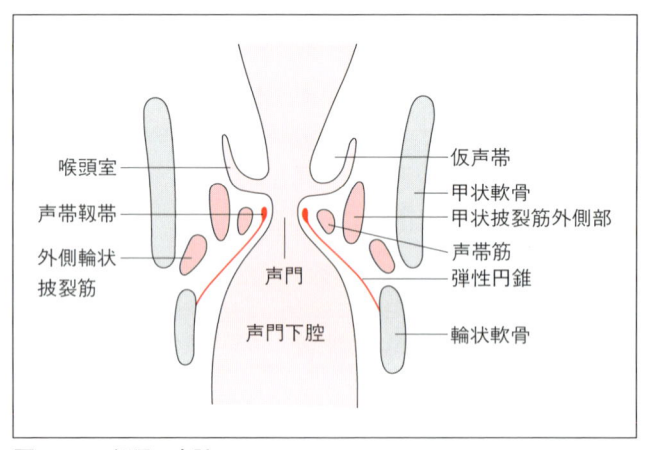

図 2-13　喉頭の内腔

3　喉頭の内腔

　喉頭の入口部は喉頭前庭と呼ばれることがある．この部分は，前方が喉頭蓋，左右は披裂軟骨と喉頭蓋の間を覆う披裂喉頭蓋ひだ，後方は，披裂軟骨とその上部に付着する小軟骨（楔状軟骨と小角軟骨）を覆う披裂部，および披裂間ひだで囲まれる．
　喉頭の内壁には左右ほぼ対称に前後に走る2対のひだがある．そのうち上方のひだが仮声帯（室ひだ）であり，下方が声帯である．2つのひだの間の陥凹部を喉頭室と呼ぶ．左右の声帯の遊離縁の間を声門といい，声帯より下方の管腔部を声門下腔という（図2-13）．
　喉頭内面を覆う粘膜は，声帯遊離縁部では重層扁平上皮であるが，それ以外の部位では

図2-14 声帯の層構造（平野）

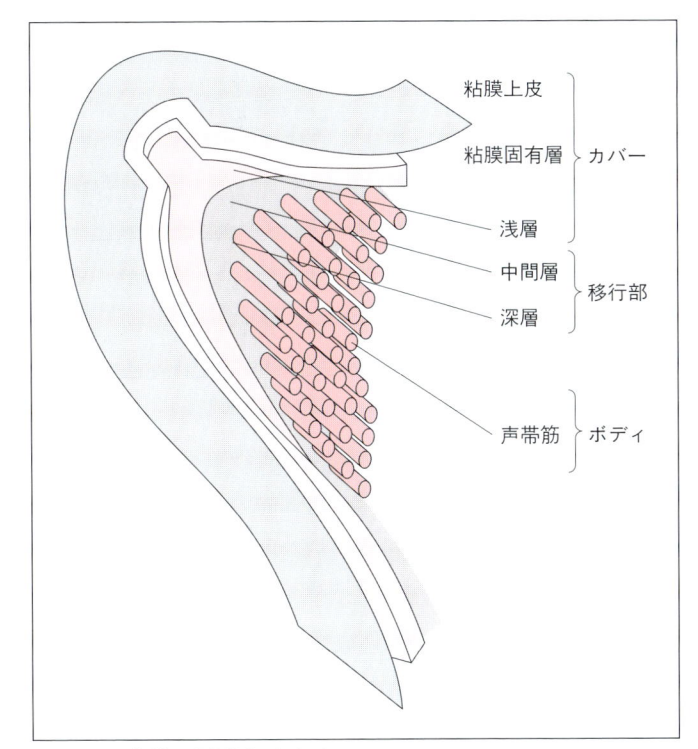

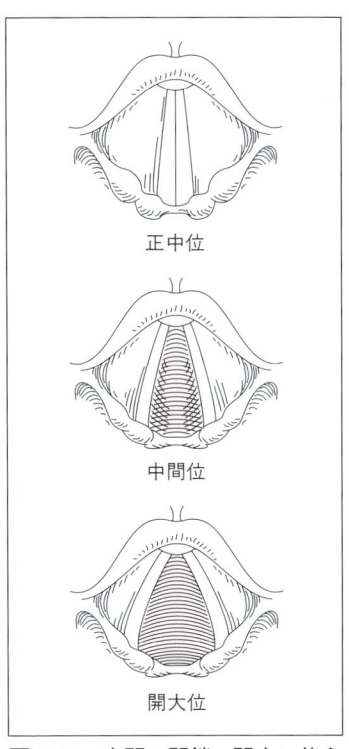

図2-15 声門の閉鎖，開大に伴う声帯の位置（間接喉頭鏡像）

多列線毛上皮である．声帯縁の粘膜上皮下には疎な組織からなる粘膜固有層があり，その
さらに深部には，粘膜固有層の深層にあたり声帯筋の内側を覆う形で前後に走る声帯靭帯
と，声帯筋がある．ここで声帯の遊離縁（振動部分）は，上皮およびその直下の粘膜固有
層浅層からなり，それより深部の組織に対して比較的自由に変形できる．かくて声帯遊離
縁はこの浅い部分，すなわちカバーと，それより深部の声帯筋部（およびこれを覆う声帯
靭帯）すなわちボディとの，それぞれ物理的性質の異なる2種の組織からなる二重構造
（層構造）をもつことになる．このために喉頭筋の調節によって後述するように振動のモー
ドを変化させることができる（図2-14）．

　発声に際して左右の声帯は声門閉鎖筋の収縮と声門開大筋の抑制により正中に寄り声門
が閉じる．このときの声帯の位置を正中位という．深吸気時には声門閉鎖筋は弛緩して声
門開大筋が収縮して声帯は開大位をとり声門は大きく開いてほぼ五角形をとる．安静呼吸
時には声門閉鎖筋，声門開大筋両者とも活動は弱く，声帯は両者の中間の位置すなわち中
間位をとる．図2-15はこれらの声帯の位置を喉頭鏡像として示したものである．咳や嚥
下に際しては声門閉鎖筋の強い収縮と声門開大筋の抑制によって声帯，仮声帯とも強く内
転し喉頭腔は閉鎖される．咳ではその直後に声門の急速な開大が起こる．

4　喉頭の神経支配（図2-16）

　内喉頭筋の運動支配は，輪状甲状筋だけが上喉頭神経外枝の支配であるほかは，すべて
下喉頭神経（反回神経）支配である．この両者とも迷走神経の運動枝である．下喉頭神経
は左右ともいったん胸腔内まで下行してから上方に向きを変え（すなわち反回して）喉頭

a. 背面からみた図

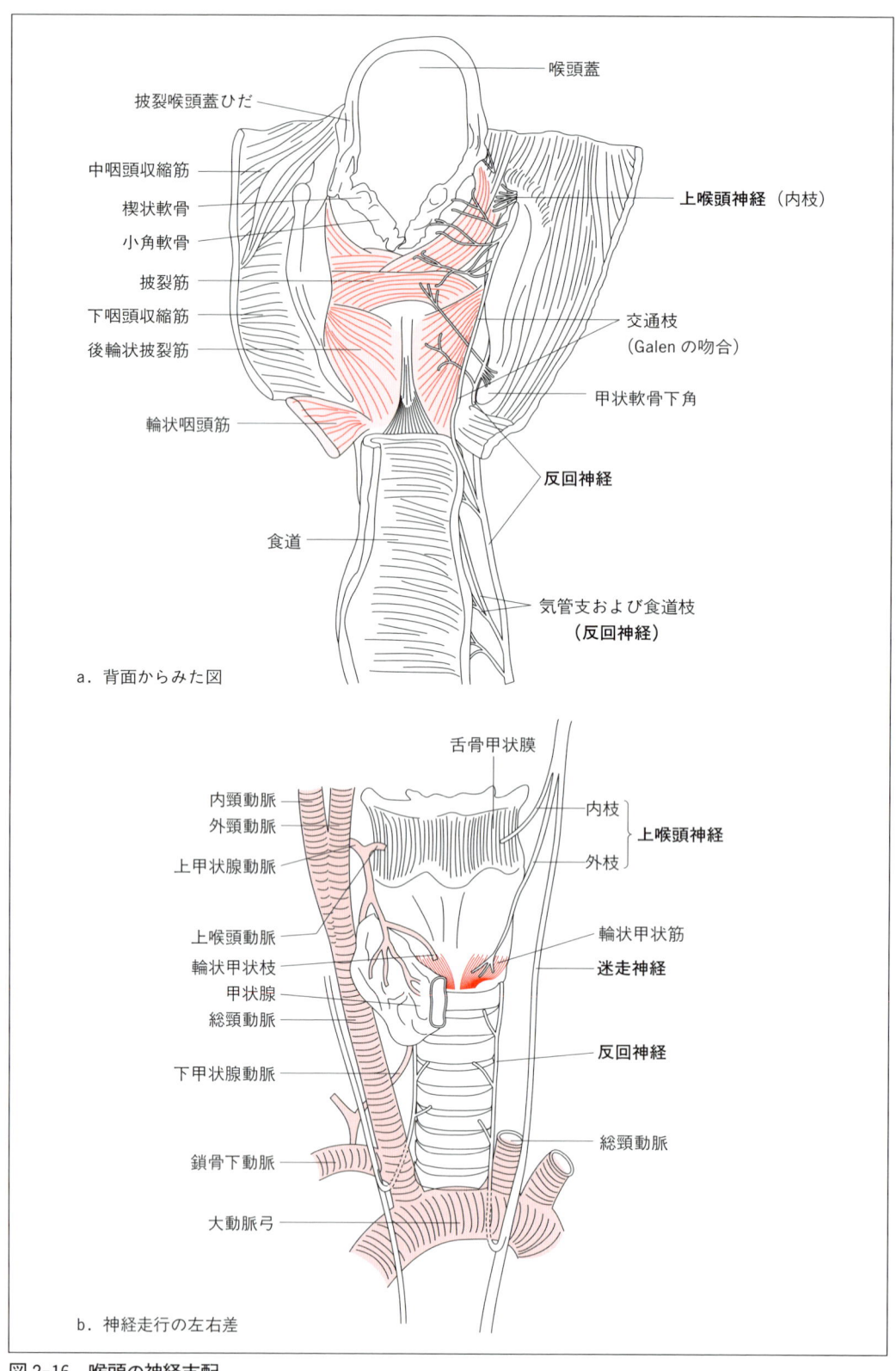

b. 神経走行の左右差

図 2-16　喉頭の神経支配

に達するので，この名称がつけられている．左側は大動脈弓を回って上行し，右側は鎖骨下動脈を回って上行する．走行距離は左側のほうが長い．

　喉頭粘膜の知覚は上喉頭神経内枝の支配であるが声門下腔には下喉頭神経に含まれる知覚線維が分布している．上下の知覚枝が喉頭内で連結した部分をGalenの係蹄とよぶ．

③ 付属管腔

　付属管腔は喉頭の上方に連なる管腔で，咽頭，口腔，鼻腔の総称であり，その壁を作る種々の器官から構成されている（図2-17）．

　付属管腔の役割は音声信号を完成して外界（大気中）に放射することである．この場合，付属管腔は喉頭で成立した音源に共鳴を付与する音響管として働き，さらに呼気流を変調して新しい音源を加える部位としても働く．

1 声道

　付属管腔のなかで声門の直上から中咽頭，口腔を経て口唇の開口端に至る管腔を声道という．この場合，上咽頭を経て鼻腔を介するルートは，声道から枝分かれした側管となる．ヒトの声道は口腔と咽頭の境界部でほぼ90°屈曲した形をとり，口唇の開口端から声門までの長さは成人で15〜18 cm程度である．小児期には口腔部すなわち声道前寄りの前後

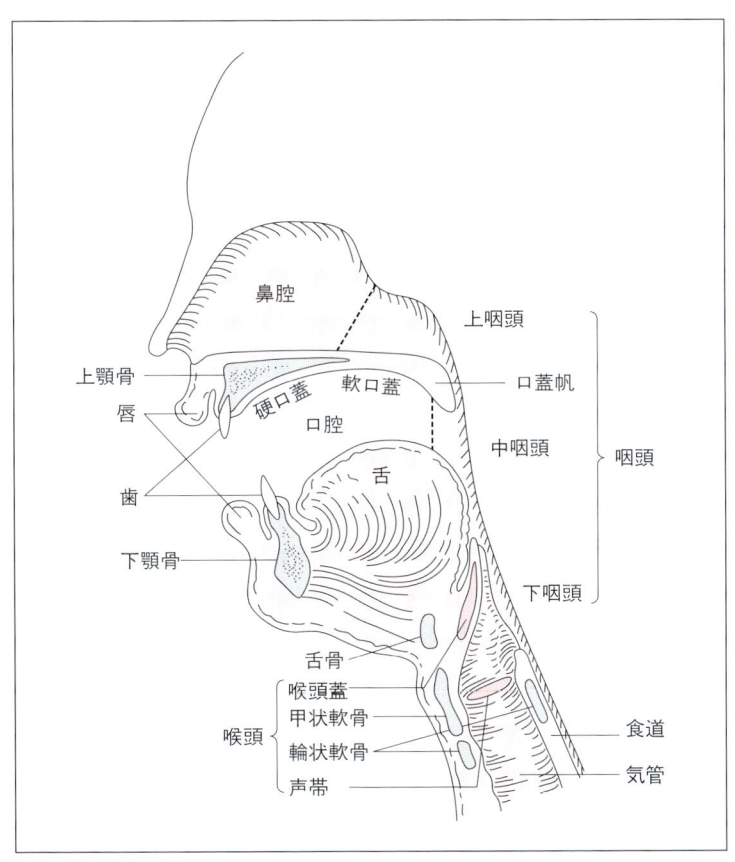

図2-17　喉頭および付属管腔の正中矢状断面図

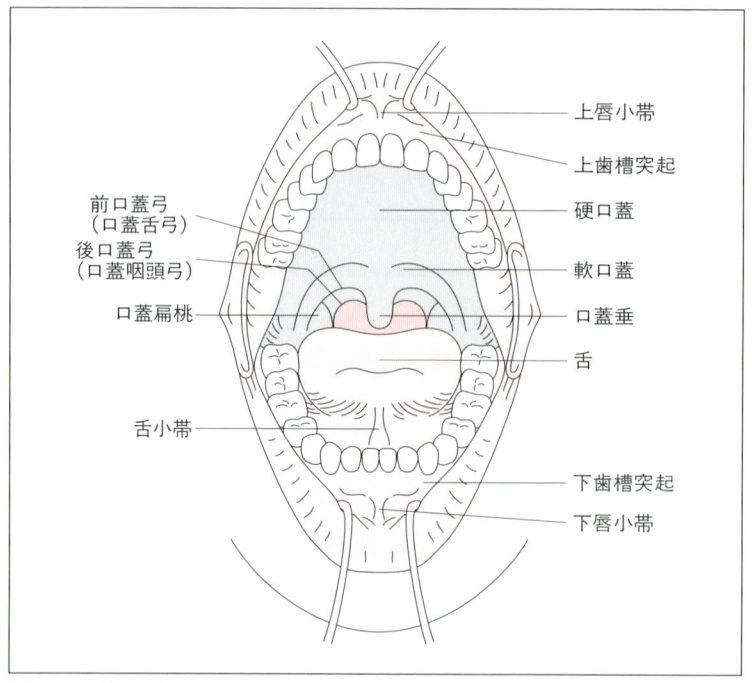

図2-18 開口時の口腔と咽頭

方向に長軸をもつ部分のほうが長いが，成人になると喉頭の下降のために咽頭部すなわち後方の上下方向に長軸をもつ部分のほうが相対的に長くなる．

2 咽頭

　咽頭は下方から下咽頭，中咽頭，上咽頭（鼻咽頭）に分けられる．中咽頭は口腔に連なり，上咽頭は鼻腔に連なっている．中咽頭と上咽頭の境界部，すなわち後から述べる口蓋帆と咽頭後壁の間で狭め（閉鎖）を作る部位を特に鼻咽腔（velopharynx）と呼ぶ．咽頭の側壁および後壁を作るのは上，中，下咽頭収縮筋で，このうち下咽頭収縮筋は甲状咽頭筋と輪状咽頭筋からなっている．輪状咽頭筋は嚥下に際して弛緩して食道入口部を開くが，安静時には持続的な収縮を示す．上咽頭収縮筋は後述する口蓋帆挙筋と協調して鼻咽腔閉鎖時に活動を示す．咽頭収縮筋は迷走神経支配であるが，茎状突起から発して咽頭壁の一部を作る茎突咽頭筋だけは舌咽神経支配である．咽頭の知覚は上方では舌咽神経がつかさどるが，下咽頭には迷走神経知覚枝が分布している．

3 口腔

　口腔の本来の機能は飲食物を摂取するための入り口であり，また呼吸路の一部としても働く．鼻腔は気道の開口部であり，正常の呼吸はこれを介して行われる．

　口腔の上壁にあたる部分が口蓋である．口蓋の前方2/3は硬口蓋と呼ばれ，内部に骨をもち中央部が上に凸のドーム状を呈する．硬口蓋の前部および側面の縁は歯茎部となり歯列を形成する．口蓋の後方1/3は内部に筋を含む軟口蓋である．その正中後端部には口蓋垂があり，その両側から前後2枚の弓状のひだが延びてそれぞれ舌根部および咽頭側壁に達している．前者が口蓋舌弓（前口蓋弓），後者が口蓋咽頭弓（後口蓋弓）と呼ばれてい

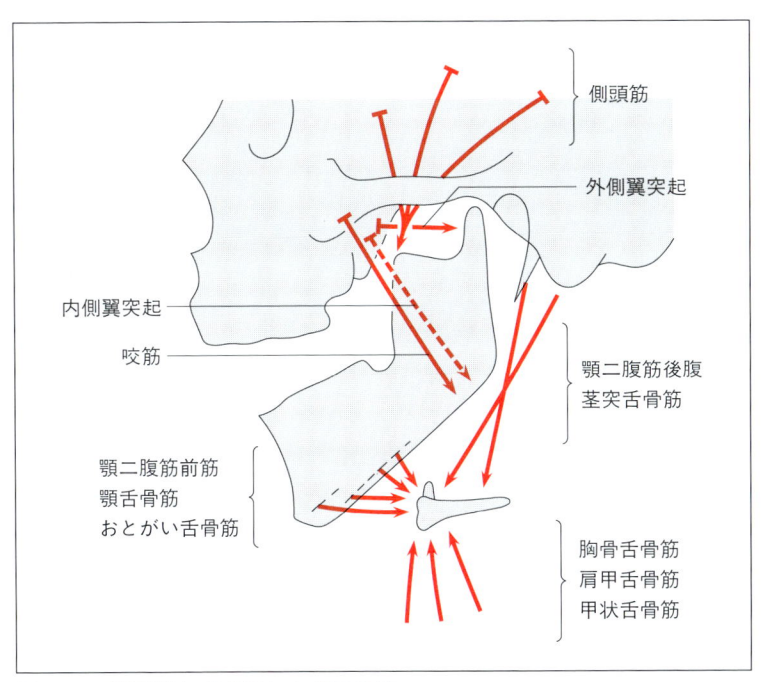

図2-19 顎関節と咀嚼筋および舌骨筋

る．その両者に挟まれるように，口蓋扁桃がある（図2-18）．口蓋咽頭弓は口腔と咽頭の境界をなす．

口腔の下面には舌があり，さらにその底部は口腔底となり，舌骨上筋と下顎で支えられている．

4 下顎

付属管腔を構成する器官のなかで随意的に動かせるものは，下顎，舌，口蓋帆，口唇，咽頭壁である．

下顎は下顎骨からなっており，その運動は下顎骨と側頭骨との間の下顎関節で成立している．下顎骨は大型の馬蹄形の骨で，その後端部は上方に屈曲して前後2本に分かれ，後方の突起（関節突起）が下顎関節を作る．前方の突起（筋突起）には頭蓋から起こる咀嚼筋が付着する（図2-19）．下顎関節は関節胞内で比較的緩い結合を示し，側頭骨側の関節窩も浅いために下顎は頭蓋に対して上下方向への運動，すなわち下顎の開閉のほか，ある程度の前進・後退や横方向への捻りなどの運動が可能となる．下顎の運動は咀嚼筋と舌骨筋群によって成立しており，本来の機能は摂食・咀嚼にある．

5 舌

舌は舌骨と下顎骨に支持された大きな筋塊で，口腔底部にあり付属管腔全体としてみると中咽頭の前壁にあたる．舌を構成する筋は舌の外部の骨部から起こって舌内に終わる外舌筋と舌の内部に起始・停止をもつ内舌筋とからなる．外舌筋には3種類あり，下顎おとがい部の内面正中部から起こり，舌の正中面の近くを前方から後方に広く扇状に走るおとがい舌筋，舌骨から起こって上行し左右で舌の側縁に入る舌骨舌筋，および側頭骨の茎状突起から起こって左右で前下方に走り舌の上側縁に入る茎突舌筋がこれに属する（図2-

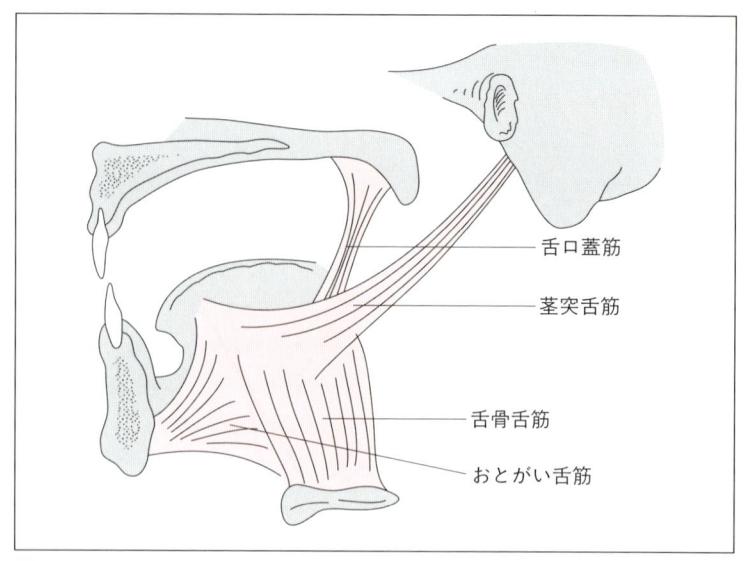

図2-20-A　外舌筋

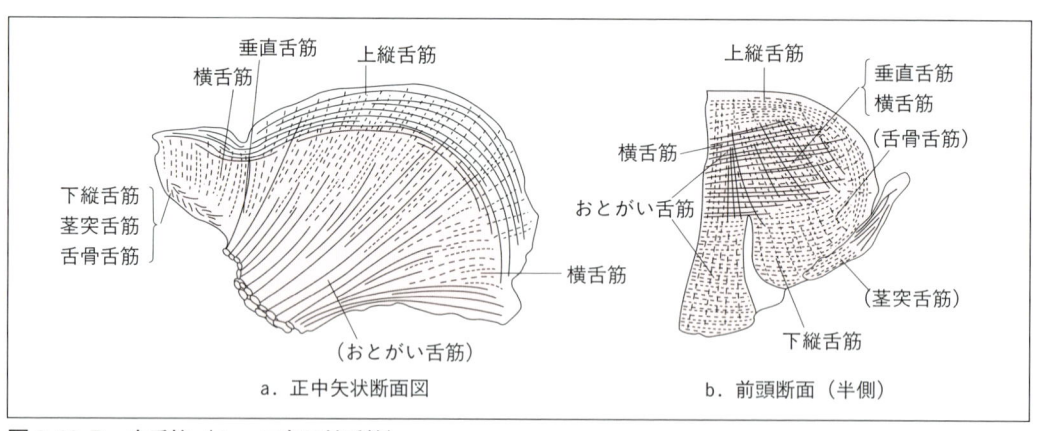

図2-20-B　内舌筋（カッコ内は外舌筋）

20-A)．外舌筋は舌全体を前後左右，上下の各方向に変位させる働きをもつ．

　一方，内舌筋には舌の前後方向に沿って舌の上面および下面の粘膜下を走る上および下縦舌筋，上下方向に舌内を走る垂直舌筋，舌内を左右に横切るように走る横舌筋があり，それぞれの筋線維は交錯し，さらに一部は外舌筋の線維とも交錯している（図2-20-B；Miyawaki, 1974）．内舌筋は舌の細かい運動に関与している．外舌筋，内舌筋とも本来は咀嚼，嚥下に関与した筋であり，口内での舌の複雑な運動を司どる．これらの舌の運動支配はすべて舌下神経支配である．なお，舌表面の知覚は三叉神経第三枝から分枝する舌神経支配であり，舌の味覚については前2/3が顔面神経（その起源は中間神経であるが）から分枝する鼓索神経支配，後1/3が舌咽神経支配である．また口腔内の知覚は三叉神経第三枝支配であり，扁桃より後方の咽頭壁は舌咽神経支配である．

　舌骨は下顎骨と喉頭の間にある小型の馬蹄形の骨で，舌の支持に働くほか，上述したように多くの舌骨上筋，舌骨下筋の中継点となって下顎や喉頭の運動にも関与する．舌骨上筋には顎二腹筋（側頭骨乳様突起部から発し舌骨に至る後腹と舌骨と下顎を結ぶ前腹からなる），茎突舌骨筋（茎状突起と舌骨を結ぶ），顎舌骨筋（下顎内側面と舌骨の間に広がり

口腔底部を作る），おとがい舌骨筋（おとがい部と舌骨を結び口腔底の正中部を作る）がある．舌骨上筋の神経支配は顎二腹筋の後腹と茎突舌骨筋が顔面神経支配であり，おとがい舌骨筋が舌下神経支配であるほかは，すべて三叉神経第三枝の運動線維の支配である．舌骨下筋には胸骨舌骨筋，肩甲舌骨筋，甲状舌骨筋，舌骨には直接結合しないが，甲状軟骨を介して舌骨に連なる胸骨甲骨筋などがある（図2-12 参照）．舌骨下筋は頸髄由来の舌下神経係蹄から神経支配を受けている．舌骨筋は互いに協調して下顎の開放，喉頭の位置調節にも関与する．

6　口蓋帆

口蓋帆は軟口蓋の部分にあたり，軟口蓋の口腔面と上面（上咽頭底部に相当する）とその間の筋組織全体を含んだ軟性の可動部を総称する器官である．言語病理学の領域では口蓋帆という呼称が多く用いられるが，軟口蓋と同義と考えて差し支えない．その役割は口腔と鼻腔の間の隔壁となり，さらに中咽頭と上咽頭の間の通路（鼻咽腔）を開閉する．口蓋帆の可動性に関与する主要な筋は口蓋帆挙筋で，この筋の緊張により口蓋帆は後上方に引き上げられて咽頭後壁に接近し，鼻咽腔を閉鎖の主役を演ずる．口蓋帆の前寄りには口蓋帆張筋があるが，これは口蓋帆の緊張および耳管の開放に働き鼻咽腔閉鎖には関与しない．口蓋帆挙筋の神経支配は咽頭神経叢を作る迷走神経枝であり，口蓋帆張筋は三叉神経第三枝支配である．

7　口唇

口唇は口腔の開口端を囲む器官で，開口した部分を口裂という．外方すなわち顔面側は皮膚，内側の口腔面は粘膜で覆われる．口唇の形を作るものは口唇の周囲を輪状に囲む形で走る口輪筋である．口輪筋は口裂の閉鎖，口唇の突き出し，丸めなどの働きをもつ．さらに口裂に向かって顔面骨から発した筋が上下左右方向から集まっており，これらの筋によって口裂の開放，横開きなどが行われる．横開きには頬筋と笑筋が働く．口唇の本来の役割は摂食にあり，飲食物の取り入れと口腔内保持に働く．おとがい筋と広頸筋では筋線維束性攣縮が認められやすい（98頁参照）．

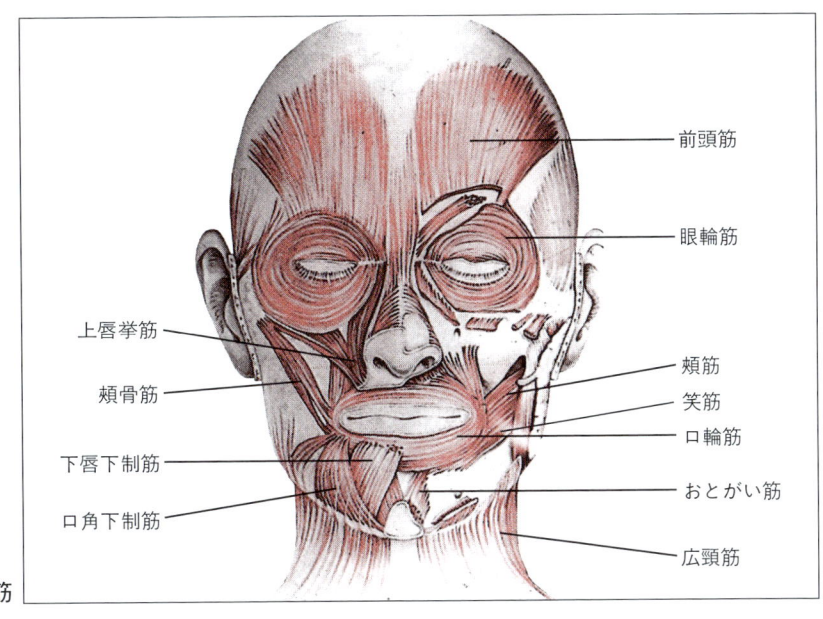

図2-21　顔面筋

第2章 ことばの産生の仕組み

❸ 発話機構
音声信号産生時の発声・構音器官の調節

　音声信号を産生するにあたっては，時間的空間的に高度の協調性を要する複雑な統合運動としての発話運動が起こる．発話運動による話しことばの生成のメカニズムは，模式的にみれば末梢レベルと中枢レベルに分けられる．このうち末梢レベルは，さらに3つの過程，すなわち，①ことばの音の音響エネルギー源となる呼気（外向きの空気の流れの運動エネルギー）を送り出す過程，すなわち呼気調節，②呼気流のエネルギーを音響エネルギーに変換してことばの音源を作る過程すなわち喉頭調節（発声），③最終的な音声信号の完成および外界への放射の過程，すなわち付属管腔の各器官の調節（構音）に分けることができる（図2-22）．

　これに対し中枢では，抽象的な情報内容を記号化していく言語学的過程が前段階にあって，

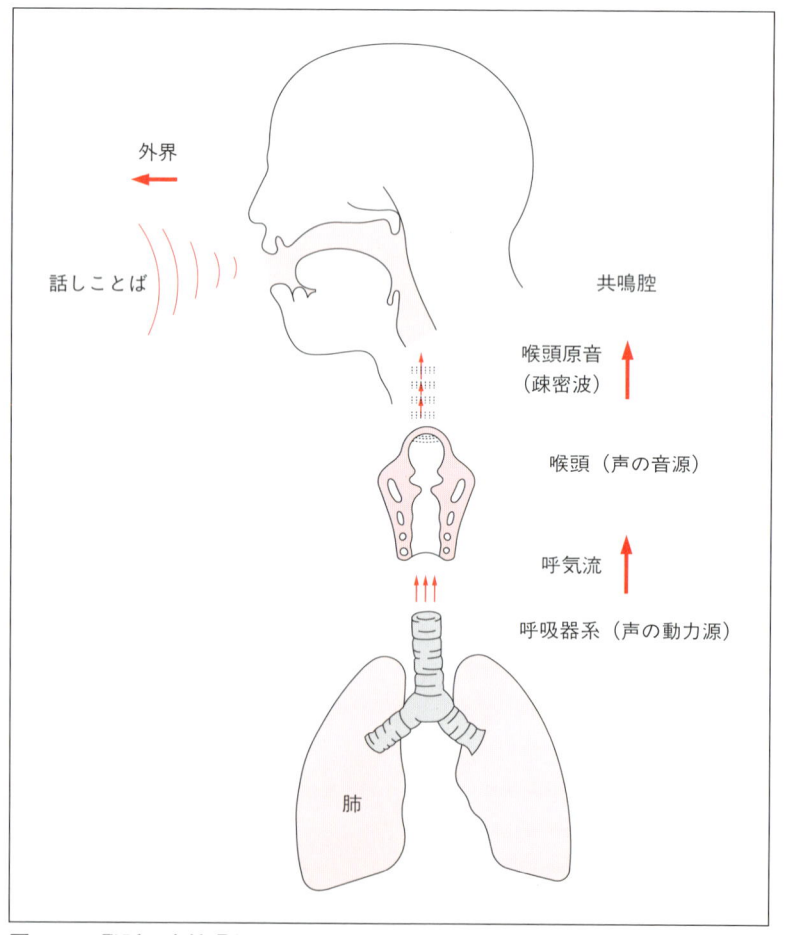

図2-22　発話の末梢過程における3つのレベル

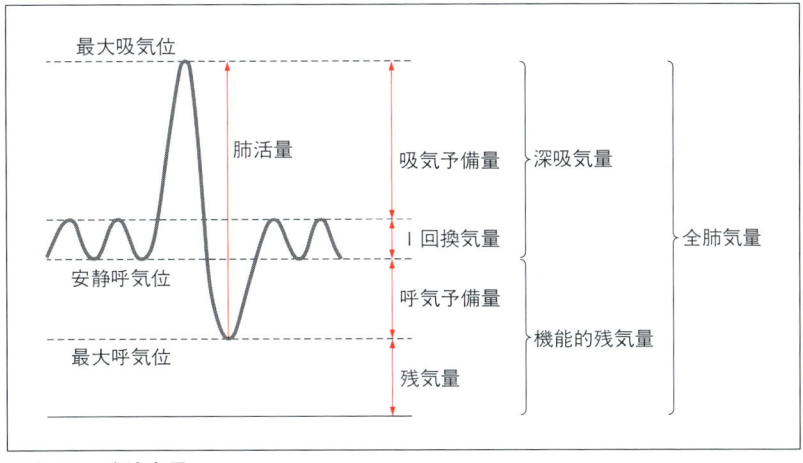

図 2-23 諸肺容量

そこから発声・構音器官の運動制御機構に進むというメカニズムが想定されている．この節では末梢レベルにおける基本的な発話機構について述べる．

I 呼吸調節

1 呼吸運動と肺容量

前述したように胸郭および横隔膜の動きによって胸腔の容積が変化し，これに伴って肺そのものの容積も変化して肺からの空気の出し入れ，すなわち換気が行われる．このとき，吸気は胸郭の拡大と横隔膜の下降によって行われ，呼気は胸郭の縮小と横隔膜の上昇によって行われる．正常の呼吸では胸郭に依存する胸式呼吸と横隔膜に依存する腹式呼吸が適当に混じり合っている．

胸郭も肺もそれ自体一種の弾性体であり，静止の状態から容積が変化するとその変化量に応じて，もとの状態に戻ろうとする復元力が働く．これを弾性復元力という．安静呼吸に際し，吸気では外肋間筋や横隔膜を主とする吸気筋の収縮によって胸郭・肺の容積を増して空気を肺内に取り入れる．しかし呼気相になると，呼気は胸郭・肺の弾性復元力だけで行われ，呼気筋は活動しない．すなわち安静呼気が終了したときの状態が，胸郭・肺の静止レベルということになる．安静呼吸時の1回換気量は300〜500 ml で，これは後述する肺活量の1/10程度である．

安静吸気の状態から，さらに吸気努力を加えて深吸気を行い（すなわち吸気予備量まで吸い込んで），そこから呼気に移って吐けるだけ呼気を続けて（すなわち呼気予備量まで吐き出して）最大呼気位に達したときの換気量を肺活量という．最大呼気位に達しても，まだ肺内には空気が残っているが，その量を残気量という．すなわち肺活量と残気量を加えたものが全肺気量となる．吸気予備量と残気量の和を機能的残気量とよぶ．これらの関係を図 2-23 に示す．正常成人の肺活量は男子で約 3,500 ml，女子で約 2,500 ml であり，一方残気量は正常人で全肺気量の 20〜35％程度とされている．

表 2-3 安静呼吸時と発声時の呼吸様式の比較

		安静呼吸時	発声時
空気の動き	交換空気量（ml/1回）	500〜600	1,500〜2,400
	吸気時間 / (吸気時間＋呼気時間)	0.4	0.13
	平均呼吸数（呼吸回数/min）	16〜20	4〜20
	呼気の様式	持続性	断続的　声門下圧の上昇を伴う
運動調節	呼気筋の活動	ほとんどなし	発声のはじめにはほとんどないが，発話が続くと活動開始する
	吸気筋の活動	吸気時のみ活動	吸気時および発声のはじめに働くが呼気筋が働きだすと休止する
	呼吸運動の調節	胸・腹呼吸で，胸・腹筋は同期的に働く	主として胸式呼吸，胸・腹筋の間に同期的活動あり
	空気の流路	主として鼻腔を通る	主として口腔を通る

2　発声時の呼気調節

　音声信号産生時には，エネルギー源として呼気が肺から上方に向かって送り出される．このときには，適当な圧力（呼気圧）で呼気を送り，喉頭や声道内にある気流に対する抵抗を通過させることによって，呼気の運動エネルギーを音響エネルギーに変換することが行われる．このため音声信号産生時の呼気送出は安静呼吸時や深呼吸時とは異なった調節が必要となる．すなわち安静呼吸時と発声時では呼吸様式にかなりの違いがある．この点をまとめて表したのが**表 2-3** である．

　安静呼吸時の呼吸運動が自律的で，リズムも1回換気量もほぼ一定であるのに対し，発声時にはこれらが音声信号の持続時間によって変動を示し，一般には吸気相に比べて呼気相が延長する．このことは音声信号のエネルギー源を適切に，かつ持続的に供給するための呼気圧の調節すなわち呼気調節が常に行われなければならない．発声時の呼気圧は発声のモードによってかなり変化するが，通常は 5〜10 cmH$_2$O 程度と考えられている．換言すれば同じ調子で発声を続けていくためには呼気圧を適当な値に保っていく必要がある

　呼気圧を制御するものは上述の弾性復元力と，呼気筋および吸気筋の活動のバランスである．弾性復元力は胸郭・肺の拡大，縮小の状態すなわち肺気量（肺容量）によって変化するので，呼気圧を保つためにはその変化に応じて呼吸筋を適宜使い分けるという制御が必要となる．

　実際に発声を続けたときの各呼吸筋の活動様式を記録し，肺気量や呼気圧との関係をみた実験の結果を**図 2-24**（Ladefoged, 1967）に示す．この図は深吸気をしてから連続的に数字を1から32まで数えさせたときの記録である．発声中の呼気圧（声門下圧）を測るかわりにここでは食道内圧を測定して代用しており，その値はグラフの中央部に示されているように発声中はほぼ一定の値を保っている．これと交差するように点線で示されたカーブは，肺気量に依存する弾性復元力を模式的に表示したものである．このカーブは肺

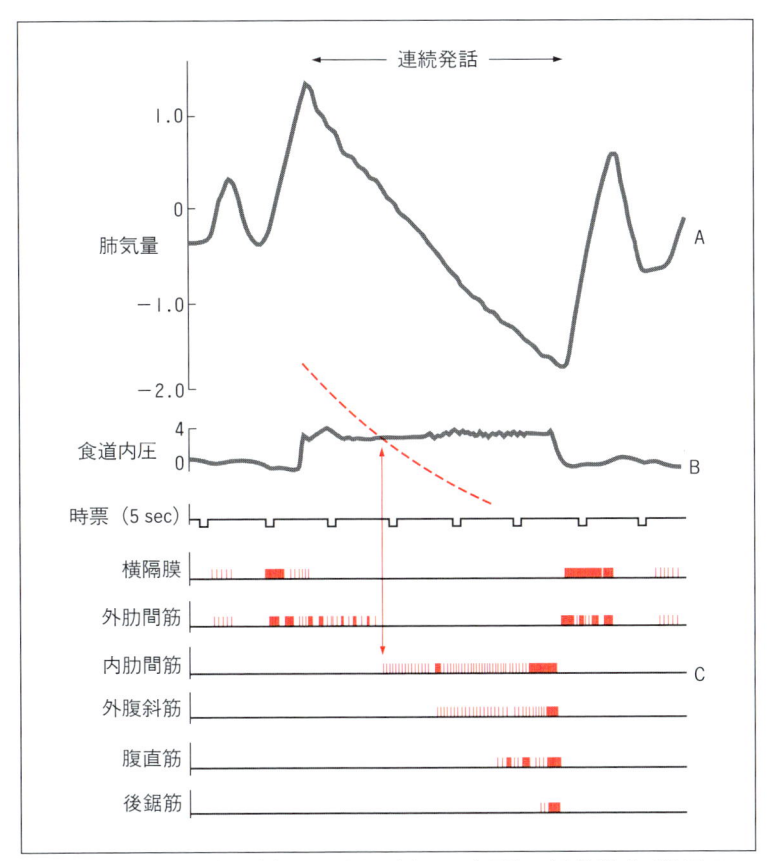

図 2-24 連続発話時の肺気量の変化（A）と呼吸筋の活動様式（筋電図：C）および声門下圧の指標として測定した食道内圧（B）

破線は肺・胸郭系の弾性などによる肺内圧．
発話は息つぎなしで1から32まで数えたもの．
吸気筋から呼気筋への活動の転換時点を矢印で示す．

(Ladefoged, 1967)

気量と平行して発声中下降を示している．肺気量が深吸気によって増大した直後に発声に移ると，この時期では弾性復元力が発声に必要な呼気圧（ここでは食道内圧）より高いために，生理的には呼気が起こっているのに横隔膜と外肋間筋すなわち吸気筋が活動しており，むしろ弾性復元力に拮抗して呼気圧を一定に保つような調節を行っていることがわかる．この時期には呼気筋の活動はみられていない．

図の中央部の縦の矢印の時点で，弾性復元力は必要な呼気圧と等しくなる（両者が交差している）が，この時点を境に吸気筋の活動は止んで，呼気筋すなわち内肋間筋や腹筋が活動を開始する．すなわち，もはや弾性復元力だけでは必要な呼気圧が保てないので，呼気筋が活動し，さらに発声の終わりまで呼気が続き復元力が低下するにつれて呼気筋の活動はさらに高まっていく．このように発声に際して呼気圧を保つ制御様式を呼気保持とよび，呼気調節の基本となる．

呼気圧を高めると後述するように声の強さは増大する．ことばのストレスに際して呼気圧の上昇が起こることが知られている．なお母音の持続発声時に，単位時間に声門を通過する呼気量すなわち呼気流率は，正常人で毎秒 100～200 ml 程度である．後述する地声の範囲では声の強さが増大しても必ずしも呼気流率は増大しないことが知られている．

2 発声時の喉頭調節

喉頭で声の音源を作ることを発声という．これは肺から上行してくる呼気流を声門で変調することによって成立するエネルギー変換現象であり，作られた声は，実際には付属管腔の共鳴機構を経てから外界に放射されることとなる．

1 声の成立 —— 声帯振動機構

正常な発声が起こるための必要条件として考えられるものを列記すると次のようになる．
①声門が適度に閉じる．
すなわち両側の声帯が正中線に向かって近接することが必要であり，これによって後述するような声帯振動が成立する条件が整えられる．ただしあまり強く閉鎖してしまうと正常の発声は起こらない．
②前項の条件が成立し，しかも声門の上下に圧差があって呼気流が上方に流れる．
このときには肺内圧が高まり声門下圧（呼気圧）が上昇する．
③声帯に適度の緊張がある．
④声帯縁が軟らかく粘弾性がある．
⑤声帯縁が適度にぬれている．
⑥声帯縁の形や質量が対称的である．

このような条件で正常の発声が起こる場合の声帯振動成立の機構を考えてみると，まず両側声帯は適当な緊張を保ちながら正中で互いに接近し声門が閉じてくる．このとき肺内圧が上昇し呼気圧が高まって声門を呼気流が通過する．この声門を通過する呼気流によって両声帯縁は内方に引き寄せられ（Bernoulli 効果）声門は閉じる．すると下方からの声門下呼気圧は閉じた声門を押し広げようとする力として働く．さらにこれらの声帯縁の変位から復旧しようとする声帯組織の弾力および運動する声帯の慣性という合計 4 種の力のバランスによって声帯は振動し，結果的に声門はその振動周期に応じて開閉する．このとき声門を通過する呼気は声帯の振動によってその周期に一致して断続され，周囲の空気に粗密波を生じて声の音源を形成するわけである．

これまでも報告されているように，正常発声では声帯振動の 1 周期の間に，声門が完全に閉じている期間（閉鎖期）と開いている期間（開放期）がある．さらに開放期については，声門が閉鎖状態から徐々に開いていく期間（開大期）と，最大開大状態から徐々に閉じていく期間（閉小期）とに分けられている（図 2-25）．

なお，声帯の層構造のため，振動中の声帯縁の形状は時々刻々に複雑な変化を示す．すなわち，発声に際し声帯縁を下方から上方へ移動する粘膜波動がみられるが，これは声帯縁を上行する進行波（traveling wave）の波頭をみていることになる．声帯には厚みがあって上方から観測すると上唇と下唇がみられるが，粘膜波動を観察すると上唇と下唇で振動の位相が異なっていることがわかる．

図 2-26 は地声（おもて声）発声時の声帯振動各周期における声帯遊離縁の動きの特徴を，前額断面像で模式的に示したものである．

図の a は閉鎖期であり，両側声帯は閉鎖したまま声門下圧によって接触部分が上昇していく．b の開大期では上昇した位置で水平方向に声帯が開いていく過程であり，声門下圧の低下に伴い声帯の位置は下降していく．c は最大開大期を示し，上唇が開大を続ける

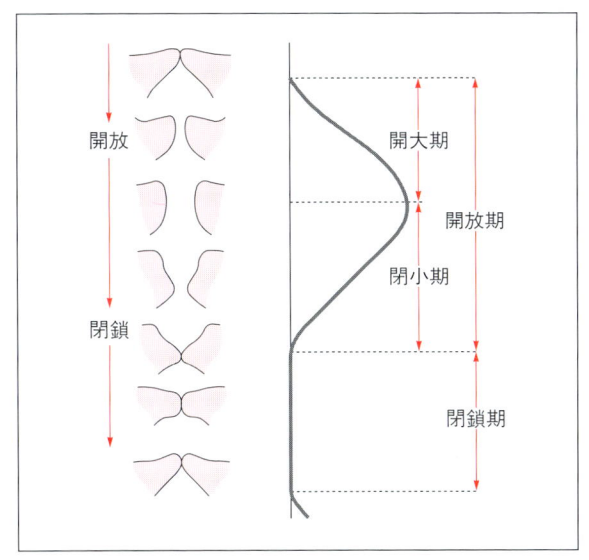

図 2-25　声帯振動 1 周期における声門開閉のパターン

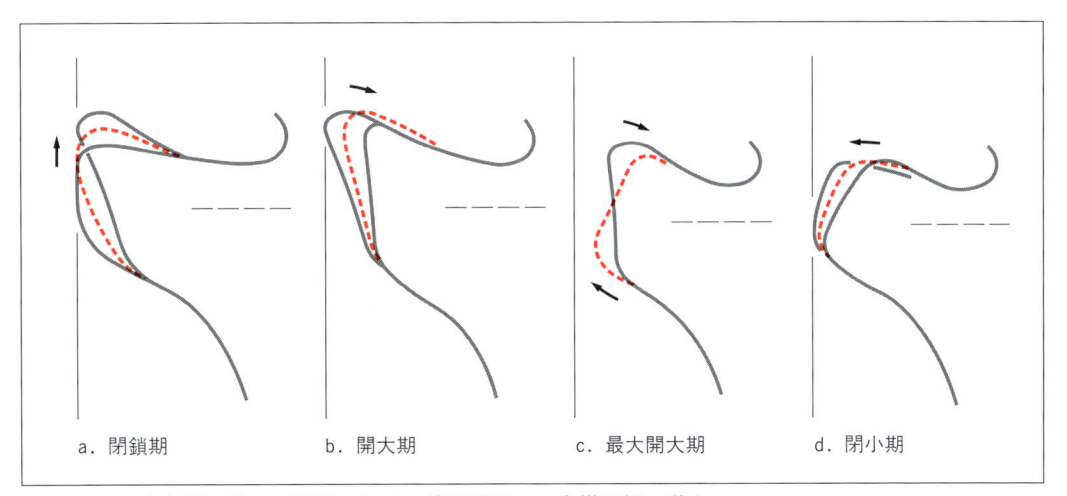

図 2-26　正常声帯振動の 1 周期における前頭断面での声帯辺縁の動き
a. 閉鎖期　b. 開大期　c. 最大開大期　d. 閉小期

のに下唇はすでに閉小に転換する．d では上唇が下唇より遅れて閉小期に入ることを示している（垣田ら，1976）．

　このような声門の開閉状態に対応して，肺からの呼気流は声門の開放期に声門上に流出し閉鎖期には声門下に閉じ込められる．つまり肺からの呼気は断続的に声門を通過して上方に達する．この呼気の断続流が声門上方に空気の粒子の濃淡を作り粗密波としての音源を成立させるのである．このような呼気の断続流の時間的変化すなわち声の音源の体積速度波形と，声門の開閉に伴う声門面積の時間的変化すなわち声門面積波形との間には密接な相対関係がある．正常の発声では，音源波形は準周期性を保ち，通常非対称三角波で，そのスペクトル構造をみると倍音が 1 オクターブで約 12 dB 減衰するような調波構造を示すとされている．

　そしてわれわれが日常耳で聞く音声は，このような音源波形に付属管腔の共鳴が加わり，さらに大気中に放射された音響ということになる．

2 声の強さ，高さ，および音源の調節

　声の強さは呼気努力と声門閉鎖力の両者の相互関係によって調節される．一般的にいうと声を強く出すときは呼気努力，声門閉鎖力の両者とも同調して増大する傾向を示すと考えられている．なお，両者の関係についての詳細な検討によれば低音発声では声門閉鎖力の関与が主となり，ファルセットの音域では呼気努力が主体となるとされている．

　強い声の発声では声帯振動1周期のなかで声門閉鎖期の占める比率が高く，音源波形は鋭く高次倍音のエネルギーが強くなる．逆に弱い声の発声では声門開放期の比率が高くなり，音源の性質は丸みを帯びて純音に近くなり，倍音のエネルギーは減弱する．

　声の高さ，すなわち基本振動数は声門開閉の繰り返し頻度すなわち声帯振動数で決まる．声の高さは主として声帯の緊張および振動部分の厚み（質量）を変えることによって調節されている．この調節は輪状甲状筋と甲状披裂筋（声帯筋）によって行われる．輪状甲状筋が収縮すると声帯は前後方向に引き伸ばされて薄くなり，振動部分の厚みは減少して声帯のカバーおよびボディとも緊張が増加する．声帯筋だけが収縮すると逆に声帯は厚くなり，一方ボディの緊張は増加する．

　話し声を含む低音域から中音域の地声発声では，声の高さは輪状甲状筋と声帯筋の両者の同時収縮で調節され，収縮が強まると声の高さは上昇し，両筋の弛緩によって声の高さは下降する．このような音域が地声の声区である．この声区では振動時の声帯はある程度の厚みを保ち振動部分の質量は大となる．粘膜波動も明瞭で声門閉鎖期が確実にみられる．声帯音源に含まれる倍音も比較的多い．

　高音域ではこれと異なり声帯筋の活動がほとんどなくなって声帯縁は輪状甲状筋の収縮のため引き伸ばされて薄くなる．この声区はうら声（頭声）の声区と呼ばれ，声帯振動は辺縁部に限局され，振動部分の質量は小さくなる．粘膜波動は小さく声門閉鎖期はほとんどみられない．音源は倍音に乏しく正弦波に近くなる．

　これらの声区の違いは成人男子ではかなり明らかであるが，小児や女子ではそれほど明確ではない．

　発声しうる最低音から最高音までの音域を生理的声域という．このうち話し声の平均的な高さを話声位といい成人男子では120 Hz前後，成人女子では240 Hz前後である．なお会話音声ではアクセントや抑揚によって声の高さは変化しており，その範囲は約1オクターブに及ぶ．

　生理的声域は図2-27に示すように，成人男子で60〜500 Hz（約3オクターブ），成人女子で120〜800 Hz（約2.5オクターブ）である．

　なお思春期には喉頭の発育に伴って声帯の長さと厚みが増すために振動体の長さと質量の増加が起こり，それまでの小児期に比べて声が低くなる．この現象を変声というが，これは男子で特に著しく，話声位が約1オクターブ程度低下する．一方，女子ではそれほど著明な変化は起こらず，話声位が3度程度下降するだけである．

　音源の音質は喉頭調節によって変化しうる．声門閉鎖を強いほうから順次緩めていくと，はじめは鋭い声（音源波形が急峻で倍音に富む）から柔らかい声になり，さらに息洩れのある気息声にと変化する．なおささやき声では特殊な調節が行われ，発声時に後輪状披裂筋と甲状咽頭筋が働き，このため声門はある程度開放され同時に声門上の喉頭腔に狭めが作られる．発声時には呼気による声帯振動は起こらず声門上部の狭めによる気流雑音（乱

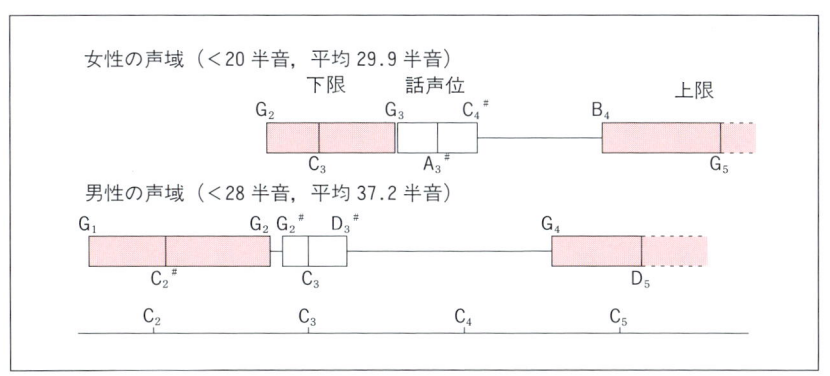

図2-27 日本人成人（20～40歳）の声域
声域の上限，下限をピンクで示した部分で，話声位を白い囲みで表す．それぞれの平均値を縦線で示す． (澤島，1980)

流雑音）が音源となる．

3 ことばの音の喉頭調節

　言語情報としてのことばの音の伝達に際しては，個々の言語音の音単位すなわち音素の特徴としての分節的要素と，アクセントや抑揚のように分節的要素に重なって言語情報の一部を担う超分節的要素がある．超分節的要素は韻律性要素ともよばれ，プロソディ（prosody）という用語も用いられる．喉頭はこれらの言語情報の生成にも関与している．

　まず分節的要素については後述する付属管腔の調節が主体をなすものであるが，喉頭レベルでは声門における声の音源の生成の有無，すなわち声帯振動を伴うか否かによって，有声音と無声音の弁別的特徴の生成に関与している．この有声，無声の区別は，声門を持続的に閉じるか，あるいは一過性に声門を開いて声帯振動を停止するかという調節に依存しており，この調節には声門閉鎖筋である披裂筋と声門開大筋である後輪状披裂筋との間に相反性の活動パターンが認められる．すなわち無声音の生成時には後輪状披裂筋の活動が増強して披裂筋の活動は抑制され，有声音の生成時にはその逆の制御が行われる．

　超分節的要素についての喉頭レベルの関与は主として声の高さの調節による言語学的情報の伝達時に観察されている．日本語のアクセントは単語の意味の指定に重要な役割を果たすが，アクセントにおける声の高さ（ピッチ）の変動には喉頭筋が主役を演ずる．すなわち声の高さの上昇に先だって輪状甲状筋が活動し，声の高さの低下に際してはこの筋の活動は抑制される．また声の高さが低下する際には輪状甲状筋の抑制のほか，前頸筋，特に胸骨舌骨筋の活動が観察されている．このような所見は，たとえば関西方言における低起性のアクセントにおいて明確に観察されている．単語レベルにおける類似の喉頭制御は英語の単語におけるストレスの実現や，中国語やタイ語のようないわゆる音調言語（tone language）における単語の意味弁別に関係した声の高さの調節に際しても発現されるものである．

　一方，文の抑揚（イントネーション）や疑問文における語尾の上昇などに際してみられる声の高さの時間的変動パターン，すなわちいわゆる音調も喉頭調節によって実現されるものである．音調は文構造における統語構造の影響を受けるばかりでなく，文中のことばの強調にも関与している．この強調については，文中のある部分（単語や句）を聞き手に

強く訴えかけるための方策であるが，このような場所（フォーカス）を際だたせるための音声表現であり，国語学でいうプロミネンスに相当するといえよう（郡，1989）．この強調のためには声の高さの調節が最も強く関与しており，フォーカスのおかれる部分で音調の山が増大する傾向がある．これに対して声の強さの調節の関与はあまり著明でないことが知られている．なお，後述する時間的要素も強調に関与することが指摘されている．

　超分節的要素としては，語や句の間の休止区間すなわちポーズ（pause）の調節（ポーズの配置や個々のポーズの長さの調節）や，種々の言語単位，例えば音節や単語の長さに関係する発話全体の速さ（あるいは発話のある部分の速さ）の調節などの時間的要因も重要であり，話しことばのプロソディを分析的にみる場合に忘れてはならない要素である．例えば先に述べた強調との関連では，フォーカスをおく部分の前または後のポーズが延長する傾向があると報告されている（郡，1989）．

3 構音（調音）時の付属管腔の調節

　付属管腔を構成する器官すなわち構音器官を使ってことばの音を作る動作を構音という．構音という用語は言語病理学あるいは医学領域で一般に使われるが，音声学の分野では同じ意味で調音という用語を用いる．

　前項で付属管腔の構造について述べた際に指摘したように，構音動作は声道の壁に相当する器官のうち可動性をもつ器官の運動によって成立する．これらの各器官は，独立に動かすことが可能であるほか，種々の組み合わせで同時に運動することができ，構音に際しては，中枢からの指令に従って，全体としての協調運動の形で一連の動作が進行していく．

　なお，構音動作が成立するときには，ある質量をもった器官の運動が成立するわけで，その運動パターンは組織の粘性，弾性などの物理的特性や慣性などを反映していることを認識する必要がある．中枢から個々の語音に対応する離散的な信号（神経指令）が送られてきたとしても，構音器官という物理系の運動によって信号は平滑化され，その結果生じた音信号は連続的な性質をもつに至るのである．

　構音に参加する器官としては，下顎，舌，口蓋帆，口唇が主なものであるが，咽頭筋の活動による咽頭壁の緊張なども言語音の性質の決定に関与している可能性がある．これらの器官は構音のほか，咀嚼や嚥下に際しての随意運動にも関係していることはいうまでもない．ここで各器官の機能について簡単に述べる．

1　構音と下顎の開閉

　下顎は顎関節運動で主として口の開きの程度を調節する．下顎の下降，すなわち口を開くには開口筋である顎二腹筋の活動が高まる．また同時に舌骨を下方から支えるために前頸筋が活動する．なお咀嚼筋のうち外側翼突筋は開口時に活動するが，ほかの筋は緩んでいる．口を閉じるときには，開口時に弛緩していた咀嚼筋が活動する．しかしその程度は，歯を嚙みしめる動作などに比べると弱い．後から述べる母音のうち，狭母音では顎の開きは小さく，広母音では顎の開きが大きい．

　顎の開きの程度は舌の挙上の程度と協調しており，舌の位置が高くなるような構音時には下顎の開きが小さくなり，舌が低位にあるような構音，例えば広母音の構音では顎の開きは大きい．

運動障害性構音障害の症例で舌の運動が障害されて舌の挙上による構音が困難な場合，代償的にその構音に際しての顎の開閉運動が著明になることがある．これを顎依存性（jaw dependency）が高いと表現する．

2　舌の運動

構音時の舌運動を模式的にみると，舌体を1つの塊とみて，それを前後，上下に動かす動作と，これと別個に舌先を動かす調節との2種の動作を組み合わせて考えることができる．

舌体を動かす際には外舌筋が主に働く．舌を挺出させたり，前上方に動かすにはおとがい舌筋が働く．この場合，特に指定のない限り左右のおとがい舌筋が対称的に働くので舌体の動きは正中面上で起こり，舌の偏位は起こらない．しかし一側のおとがい舌筋の麻痺があれば，舌を挺出させようとすると麻痺側の挺出力が弱いため，舌先は麻痺側に向かって偏位する．おとがい舌筋は前舌母音の構音に際して活動を示す．

後舌低母音（例えば日本語の"ア"）の構音のように舌体を後下方に引くときには舌骨舌筋が働く．このときも正常の場合は左右対称的な運動が起こる．後舌高母音の構音のように舌体を後上方に引くときには茎突舌筋が働く．

舌先の運動には内舌筋が関与している．舌先の挙上時には特に上縦舌筋が働く．その他の子音の構音に際しての舌の細かい調節には内舌筋が活動すると考えられている．ただし子音の構音に際しても舌体の形を支えるために，外舌筋も協調して活動を示す．

[k]の構音の場合には舌背を挙上するような運動が必要となるが，このときには口腔底の筋が緊張して口腔底を支えるように働く．特に顎舌骨筋の活動が著明となる．

舌の運動は咀嚼，嚥下に際しても重要で，外舌筋，内舌筋とも協調して食塊（bolus）の形成や，嚥下第1期から第2期への移行時に咽頭への食塊の送り込みを実現するように働く．

3　口蓋帆の運動と鼻咽腔開放度の調節

前述したとおり，口蓋帆の働きは構音時に声道の側路にあたる鼻腔の関与の程度を決めるものである．図2-28は声道を模式的に表したものであるが，図の中央付近で両方向の矢印で表された口蓋帆の位置によって鼻咽腔閉鎖の状況が決まり，側路にあたる鼻腔の関与の程度が決まってくる．このような状況を整理してみると次のようになる．

①口蓋帆が上咽頭後壁に向かって挙上して鼻咽腔閉鎖（velopharyngeal closure）を作り，空気や音波は口からだけ外界へ放射される．これは多くの非鼻音（口音；oral sounds）が生成されるときの調節である．日本語では母音，および鼻音以外の子音の構音がこれにあたる．

②口蓋帆を下げ，空気や音波が口と鼻の両方から外界に放射される．これは例えばフランス語の鼻母音の生成に必要な構音の構えである．

③口蓋帆が下がり，一方口側は閉じられて空気や音波はすべて鼻孔から放射される．[m]や[n]のような鼻子音の構音が，これに相当する．

ただし上に述べたことはいわば定型化したものであり，実際には鼻咽腔閉鎖の程度は音声学的な条件によってある程度変化する．たとえば日本語の母音についてみると"ア"のような低母音では鼻咽腔閉鎖はあまり完全ではないが，高母音の"イ"などでは鼻咽腔が

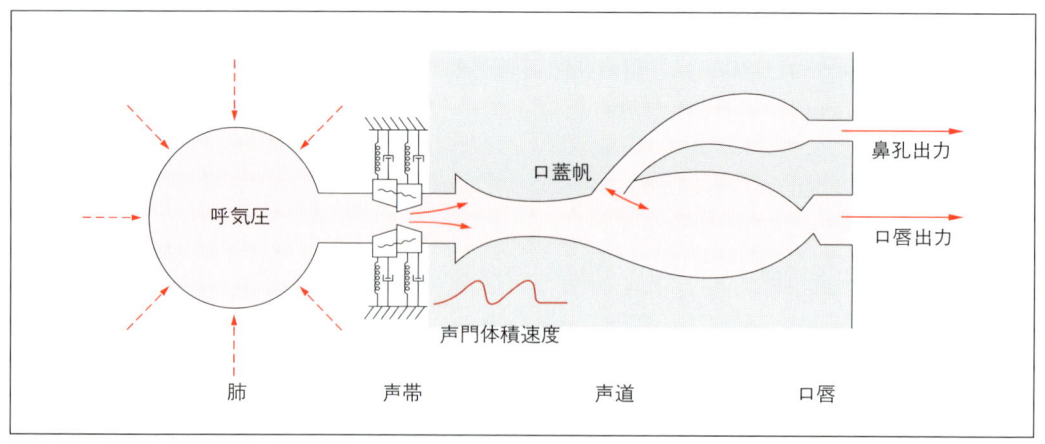

図2-28 発声・構音器官の模式図
声門より上方の声道は咽頭を経て口腔と鼻腔に分かれるが，その関門部には口蓋帆（矢印）があって鼻咽腔の閉鎖と開放を制御する．声帯部は2質量モデルで表現してある．

ほぼ完全に閉じる．一般に口蓋帆と咽頭壁の距離が2mm程度（鼻咽腔開口部の面積として20 mm²程度）であれば鼻音性は聴取されないと考えられている．これに対しこの距離が5mm（鼻咽腔開口部の面積として50 mm²程度）になると鼻音性が聴取されるといわれる（Bordenら，1994）．

鼻咽腔閉鎖の機構を研究するには筋電図やファイバースコープによる観察が行われているが，これらをまとめると次のようになる（廣瀬，1973；Ushijimaら，1974）．

①鼻咽腔閉鎖機構の成立に関しては口蓋帆挙筋が最も恒常的（consistent）な活動パターンを示す．すなわち口蓋帆挙筋は非鼻音の構音（oral articulation）に対応して増強し，鼻音構音で抑制される．その活動増強および抑制の程度は，個人差もあるが一般にファイバースコープで観察される口蓋帆の挙上および下降の程度とかなりよく相関する．日本語の鼻音では，音節末の"ン"で抑制が最も著しく，口蓋帆の下降程度も強い．

②上記のように鼻音性構音（nasal articulation）は口蓋帆挙筋の抑制ないし弛緩によって成立していると考えられるが，一部の被検者では口蓋舌筋の活動も関与していると思われた．ただし口蓋舌筋は基本的には，舌体ないし舌根の挙上に働くと考えられる．

③上咽頭収縮筋および口蓋咽頭筋は非鼻音の構音時に活動が増強する傾向があり，鼻咽腔閉鎖に関与していると考えられるが，その活動様式は口蓋帆挙筋ほど恒常的でなく，発音時の咽頭腔の大きさの調節にも関連していると考えられる．

このように鼻咽腔閉鎖は主として口蓋帆挙筋の調節によって制御されており，その結果として鼻腔の共鳴の程度が決まってくるものである．

4 口唇と構音

構音時の口唇運動は口裂の閉鎖と口唇の突き出し（円唇化と呼ばれ丸めとほぼ同義とみてよい）に関与するが，英語の[f]や[v]などの構音では上顎の切歯と下口唇との間で狭めが形成される．

口裂の閉鎖は[p]，[b]，[m]などの両唇音の構音に際して上下口唇の接触の形で起こる．この場合，上下口唇の運動は同期的に行われる．ただし上下の口唇に運動の程度は必ずしも等しくはなくむしろ相補的であり，上唇が大きく動けば下唇はあまり動かず，逆の

cm/sec

口唇　　　　　　　　　　舌背　　　　　　　　　　口蓋帆

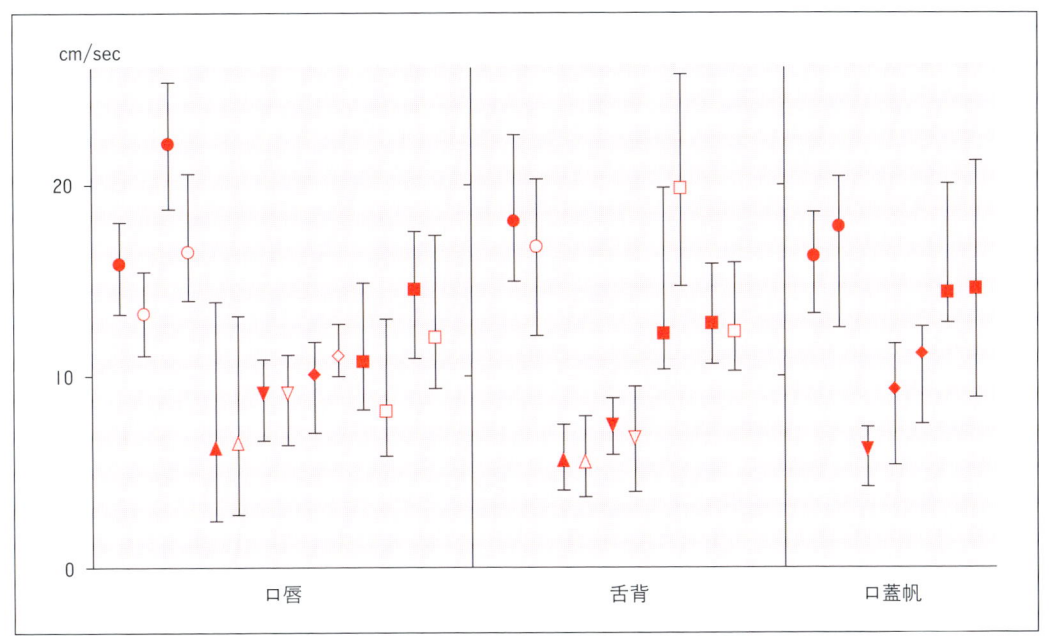

	閉鎖期	開大期
正常	●	○
SCD	▲	△
ALS	▼	▽
PBP	◆	◇
PKN	■	□

図 2-29　単音節繰り返し発話時の各構音器官（口唇，舌背，口蓋帆）の平均運動速度とその範囲

ALS：筋萎縮性側索硬化症，PBP：偽性球麻痺，PKN：パーキンソン病，SCD：脊髄小脳変性症．

場合は両者の関係が逆になる．口裂の閉鎖においてはほとんどの場合下顎の閉鎖と同期している．

母音のなかで口唇の突き出し（円唇化）を伴うものがあり，日本語の場合は"オ"でこれが観察される．

このような口裂の閉鎖，口唇の丸め，突き出しなどに際しては口輪筋が活動することは前述した．また閉鎖の開放には口輪筋の弛緩と周囲から口裂に向かって走る筋の緊張が同期的に起こる．また口唇の横開きには側方から口裂縁に向かう筋，例えば頬筋が働く．

4　構音器官の運動速度について

正常の構音では，それぞれの構音器官が十分な速さで変位を示すことが予想される．病的な構音で構音運動速度の低下があれば，ことばの異常として発現することも予想されるところである．このような見地から少数例についてではあるが，代表的な構音器官として舌，下口唇，口蓋帆について構音時の変位速度を測定してみた（Hiroseら，1982）．

測定の方法はこれらの構音器官の表面に金属の小球を付着させ，その運動を特殊なX線装置（Xマイクロビーム装置）で記録・解析したものである．病的例との比較は後章で述べるが，正常例については舌や口唇では最高速度としておおよそ毎秒20〜25 cm程度の速度で変位しており，口蓋帆ではこれよりやや遅いことが示された（図 2-29）．さらに注目すべき点は，図 2-30 に示すようにこの速度がすべての構音条件で一定ではなく

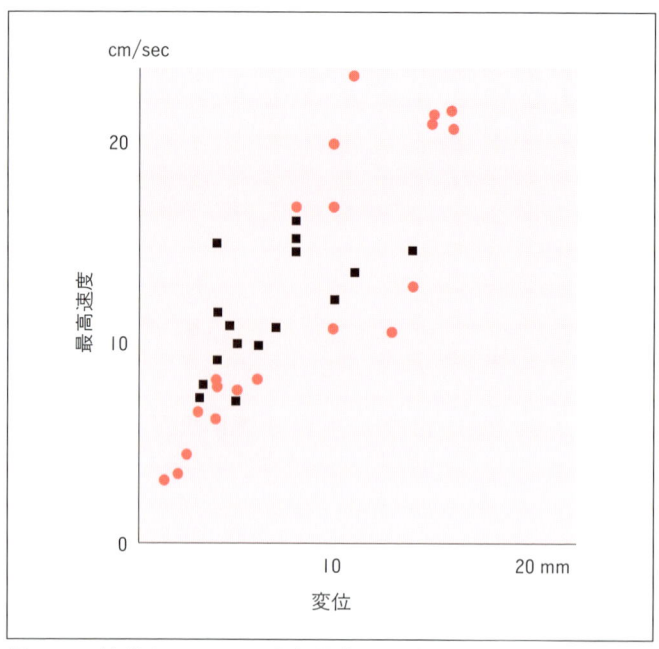

図 2-30　健常人における構音器官の最高運動速度と運動の幅（変位の大きさ）の関係
■は舌背，●は口唇．

変位の大きさと相関するということで，換言すれば構音器官が移動する距離が大きいと速度も速いという結果であった．

なお発話速度との関係としては，ゆっくり話すときにも子音部分での構音器官の移動速度にはあまり変化がなく，閉鎖区間の延長やいわゆるポーズの延長などが遅い発話を特徴づけていると考えられた．この点については後からあらためて触れたい．

5 構音点と構音の様式

これまで述べたような声道内の各器官の運動によってことばの音を特徴づける各音素の音形が指定される．換言すれば声道内のどの場所で音が作られるかによってそれぞれの音素に固有な性質が決められる．具体的にいえば，そのような場所で狭めや閉鎖が起こって音を特徴づけるのが構音動作そのものであるわけで，この場所を構音点（あるいは構音の場所；place of articulation）という．そしてそれぞれの構音点でどのようにして構音が作られるかを構音の様式（manner of articulation）という．

構音の様式はいわば構音のメカニズムともいうべきものであり，基本的には2つの仕組み，すなわち共鳴と気流操作に分けられる．

まず共鳴は，音響管としての付属管腔の形を変化させ，その形に対応した共鳴特性を言語音に与えて音の特徴を決める仕組みである．つまり付属管腔の働きは，声門で生じた声の音源の伝達特性とその時間的変化を，声道の形で特徴づけるものである．このメカニズムによって構音が成立するもののなかには，後から詳述する分類のうち，母音，半母音，鼻音などが含まれる．なお子音の場合も構音点より後方の腔の共鳴が音色を決定する要因となることがあるが，この点についても後述する．

気流操作とは，構音器官の運動の結果，声道内に閉鎖を作ることによって，気管，喉頭を経て付属管腔に達した気流を瞬間的に停止，開放したり，あるいは声道内に狭めを作ってそこを通過する際に気流雑音を生成したりする仕組みである．これらによって声道内に音源が生じる．このなかには破裂音（閉鎖音），摩擦音などの多くの種類の子音が含まれる．

　構音点と構音様式によって個々の言語音を音声学的に記述することができる．これらのことばの音の性質や特徴については次項で述べる．

第2章 ことばの産生の仕組み

4 ことばの音の性質

1 分節的特徴と音声学

　ことばの音は物理的にみれば空気を媒質とする疎密波であり，音としての性質，すなわち音色，高さ，強さなどの属性をもっている．このうち，ことばの音としての音色に関する音声特徴が前述した分節的特徴であり，これが言語記号に対応して言語的情報を伝達するものである．これに対し音の高さや強さなど音色以外に関係した特徴は，喉頭制御に依存する超分節的特徴（韻律的特徴；プロソディ）としてアクセントなどの言語的情報を担うほか，話者が意識的に制御できないような情報，例えば話者の性別や個人的特徴や感情などの非言語的情報の伝達に働く．

　分節的特徴に注目して話しことばを時間軸上で分割した構成要素が言語音である．言語音を分類するには大別して2つの方法がある．一方は言語音を音響現象としてとらえてその性質を分析的に記述する立場で音響音声学（acoustic phonetics）と呼ばれる．他方は前項で詳述したような，言語音の生成に働く発声発語器官の運動パターンに基づいて記述する方法で，一般に調音音声学（articulatory phonetics）と呼ばれる．

2 音声記号と音韻記号

　この調音音声学において言語音を分類表記するために用いられるのが音声記号である．音声記号にもいろいろな表記法があり，またこれをまとめて表に現す方式にも時代とともに改訂が加えられてきている．ここでは実例として，益子幸江氏（東京外国語大学）によって作成（2014年）された日本語子音の音声表記法を表2-4に示す．

　この表に記載された個々の音は各音の離散的な性質を規定するもので，音声学的な最小単位（単音）である．この日本語の音の分類は，多少の異同はあるが国際的に規定されている分類表記（国際音声記号；International Phonetic Alphabet；IPA）に準拠して日本語に出てくる音を集めたものといえる．IPAの表は次項で示すが，IPAで用いられる記号は日本語，英語というような個々の言語体系の枠から離れた客観的なものである．つまりこれらの記号は音自身の性質を表すもので，すべての言語において共通性をもっている．このような記号を音声記号と呼び，[　]（ブラケット）で囲んで表す．

　これに対し，各国語のような個別の言語体系のなかで，いわば抽象的な言語形式の音形として音声単位を記述するものが音素であり，このような立場を音韻論（phonology；音形論ともいう）という．このような音素を表記するのが音韻記号であり，/　/（スラッシュ）で囲む．

表 2-4 日本語の子音音声（益子幸江作成）

	両唇音	歯茎音	硬口蓋歯茎音	そり舌音	硬口蓋音	軟口蓋音	口蓋垂音	声門音
破裂音	p, b	t, d		ɖ ※1		k, g ※2		
破擦音		ts, dz	tɕ, dʑ					
摩擦音	ɸ, β	s, z	ɕ, ʑ		ç	ɣ ※2		h
鼻音	m	n		ɳ	ɲ	ŋ ※2	N ※3	
側面音		l ※1						
接近音					j	ɰ ※4		
はじき音		ɾ ※1						

日本語の子音音声として現れるものを IPA（国際音声記号）に従って表記したものであるが，現実にはこれより多い．
※1：ラ行音の異音であるが，語頭や母音間による条件異音と，条件によらない自由変異を含んでいる．
※2：ガ行音の異音であるが，語頭や母音間による条件異音と自由変異を含んでいる．
※3：撥音の条件異音のひとつである．[m] [n] [ɳ] [ɲ] [ŋ] も撥音の条件異音のひとつであるが，この中の，[m] [n] [ɲ] [ŋ] は母音の前ではそれぞれ別の子音音素の異音のひとつでもある．また，撥音は後続音の条件によって鼻音化母音として現れるものがある．
※4：ワの子音であるが，唇の丸めを伴うこともある．

　この点を説明するために日本語の"サ"行の音を考えてみる．音声学的にみると"サ"行音は [sa], [ɕi], [sɯ], [se], [so] と表記され，子音部分をみると"シ"だけ，[ɕ] が現れている．つまり音声学的には [s] と [ɕ] を別個の音として表記する必要がある．一方音韻論の立場では，日本語においてこの両者に音素としての区別はなく，同一の音韻/s/として表記するので"サ"行音は/sa/, /si/, /su/, /se/, /so/と音韻表記される．一方"サ"行の拗音は音声学的表記では [ɕa], [ɕɯ], [ɕo] であるが，音韻論では/sja/, /sju/, /sjo/と表記して"サ"行の直音と区別する．これは日本語では母音部に/a/, /o/, /u/ を含む場合には，[s] と [ɕ] がともに出てくる可能性があり，例えば"差異" [sai] と"謝意" [ɕai] のような意味の対立をもたらすからである．また日本語の/h/は，後続母音によって [h], [ç], [ɸ] というような変化を示す．

　なお，ここに例示した [s] と [ɕ] の音韻論的関係はあくまで日本語についてのものであり，ほかの言語では話が別である．例えば英語では，ship と sip の対立があるので，/s/ と/ɕ/は独立した音韻である．

3　母音と子音

　分節音における最も基本的な分類が母音と子音の区別であるといえる．母音と子音の基本的な違いをまとめてみると次のようになる．
　①母音の構音では声道内に気流を阻止するような狭めや閉鎖が存在せず，また日本語母音の場合，側路である鼻腔への通路は閉じている．これに対し子音の構音では，声道内の

どこかにはっきりした狭めや閉鎖が存在する．

　②母音の構音中は声道の形が一定に保たれる．子音の場合には狭めの程度が変化するなど，一定とはいえない場合がある．

　③母音は聞こえの大きい言語音であり，複数の言語音（各分節に相当する音）が組み合わさって音節を作る際にその主要部を担うことが普通である．これに対し子音は聞えが小さく単独で音節を作りにくい．

　④母音の音源は声門で作られる喉頭原音だけであり，有声音である．一方子音では喉頭原音を音源としない無声音もある．無声子音の場合は，声道内の狭めや閉鎖によって呼気流を阻止することによってその場所で生じる雑音を主要な音源として生成される．

1　母音の性質と分類

　母音は上述のように持続的な有声音で，声道内で生成される雑音を含まない一種の楽音であり，日本語の場合は鼻腔への連絡をもたない声道が一本の音響管として働いている．ここで音響音声学の立場から母音の性質を考えてみることにする．

　上述のように母音の音源は喉頭原音であり，これは周期的な音でその波形としては通常三角波の繰り返しである．このような周期音は基本周波数のほかにその倍音にあたる周波数成分を含んでいる．各周波数の強さを周波数を横軸にとって表したものをスペクトルと呼ぶが，喉頭原音のスペクトルは倍音構造をもち高い周波数成分ほど強さが減弱していく形をとる．

　一方，声道は音響管であり，その形や長さに応じてそこに入力された音源を修飾して出力することになるが，出力される音の性質は声道の共鳴特性すなわちどの周波数の部分の振幅が大きくなるかということで決まる．このような声道の共鳴特性に対応して現れるスペクトルの山をホルマント（formant）といい，またその共鳴の周波数をホルマント周波数という．各母音についてこの山は1つではなく，周波数の低いほうから順に第1ホルマント，第2ホルマントというように番号をつけて呼ばれる．それぞれの母音は，音響管としての形に違いがあるので，これによってホルマント周波数の組み合わせが異なっており，その組み合わせによって各母音の性質が決まる．もちろん実際に聴かれるのは口から外界へ放射されてから（つまり放射特性が与えられてから）の音声波としての母音である（図2-31）．

　各母音について音響分析的にホルマント周波数を測定することができる．日本語についても多くの結果が報告されているが，その1例を表2-5に示す．定性的にいうと一般に顎が開いた母音では第1ホルマントが高く，また舌が前寄りになる母音では第2ホルマントが高くなる．ただし口唇の調節によって開口端の形が狭くなるとホルマントの値に影響を与えることになる．

　例として日本語の母音"ア"と"イ"についてみると，"ア"では顎が開き舌が後方にあるので声道の前側すなわち口腔が広く，後側の咽頭腔は狭い（図2-32 参照）．この場合には第1ホルマントは高く第2ホルマントは低くなる．"イ"の構音に移ると顎が挙上し，舌は前方に移動して口腔が狭くなり，逆に咽頭腔が広くなる．この結果ホルマントも相反的に変化して第1ホルマントが低くなり，第2ホルマントは高くなる．

　母音を調音音声学的に分類する場合の基準となるものは，次の3つの要素である．

　①声道内における舌の最高点の前後の位置．

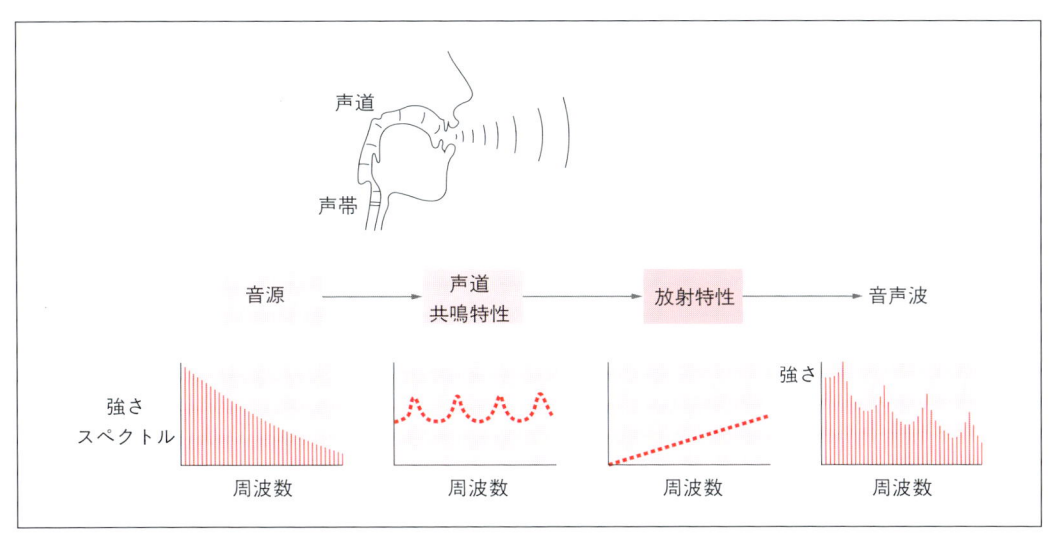

図 2-31 母音のスペクトルとその構成要素
声道共鳴特性における山がホルマントを表す．

表 2-5 日本語 5 母音のホルマント周波数

	a	i	u	e	o
F1	790 (950)	250 (290)	340 (400)	460 (590)	500 (610)
F2	1,180 (1,450)	2,300 (2,930)	1,180 (1,430)	2,060 (2,430)	800 (950)
F3	2,750	3,150 (3,550)	2,500 (3,100)	2,680 (3,100)	2,780

（ ）内は女性．F1, F2, F3 はそれぞれ第 1, 第 2, 第 3 ホルマント．
(服部ほか，1957)

②舌の最高点の上下の位置．
③口唇の丸め（円唇化）の有無．

このうち①は舌の前後運動に依存し，前舌，中舌，奥舌（後舌）の 3 段階に分けることができる．②は舌の高さのほか，下顎の開きの程度にも依存するもので，狭，半狭，半広，広の 4 段階を認めている．③は口唇の丸めの有無による 2 段階，すなわち円唇，非円唇に分けるものである．

日本語の東京方言を含む多くの方言では，母音は仮名の"ア，イ，ウ，エ，オ"に対応する 5 つの音素に区別される．これらの方言では"ア"は非円唇奥舌広母音，"イ"は非円唇前舌狭母音，"ウ"は非円唇奥舌狭母音（音声記号では [ɯ]），"エ"は非円唇前舌半広母音，"オ"は円唇奥舌半広母音と考えられている．これらの音について舌や顎の位置を示す一例として日本語話者が東京方言の 5 母音を発音したときの側面 X 線像をトレースしたものが図 2-32 である．

舌の最高点の位置を IPA における規範的な母音を基準音として図式化したものがいわゆる母音 4 角形である．IPA に基づいて基準音の位置を示す母音群（基本母音；cardinal

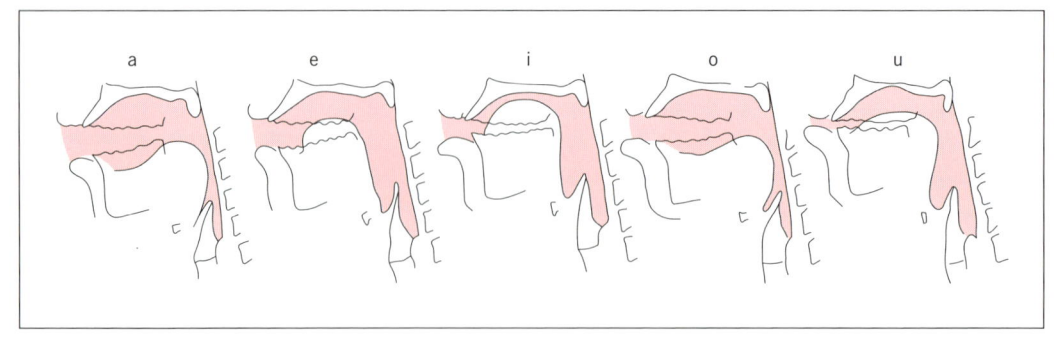

図2-32　日本語5母音発話時の声道の形状
側面X線写真のトレース．

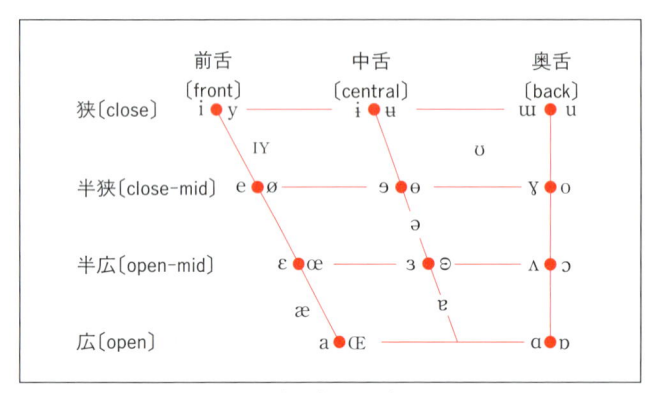

図2-33　IPAにおける母音四角と母音の種類
　記号が対になっているところは，右側のものが円唇母音を表す．

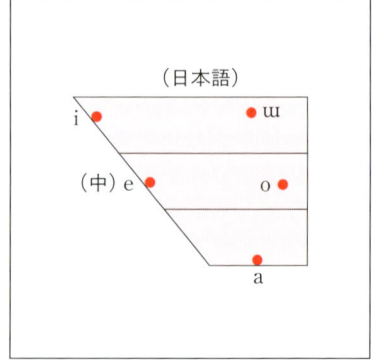

図2-34　基本母音の分布に対応する母音四角に記入した日本語の5母音

vowels）を非円唇母音と円唇母音の2群に分けてチャートとして表したのが図2-33である．各言語についてはそれぞれの言語体系の母音を主観的な判定に従ってこの基準との図形に描き入れて表しており，日本語の場合は図2-34のように表されるのが普通である．日本語以外の言語では5つ以上の母音をもつものが少なくない．日本語の場合は数が少ないだけに，音響学的な性質ではある程度のズレがあっても，個々の母音の音素として音声学的に許容される範囲が広いと考えられる．

　このような詳細な記述は日本語話者について考えるとき不要のようにも感じられるが，後章で述べられるような異常構音の音声学的記述を正確に行うためには，このような記号を用いるのが妥当であると考えられる．例えば構音器官の運動性の減少のために十分な構音の構えができない症例では，往々にして舌の移動や顎の開きも不十分となり，結果として母音の音色も母音4角形の中央付近に近づくことが多い．このような現象は中性母音化とよばれ音声記号としては［ə］で表される．

　なお母音と類似したものとして，声道内にある程度の狭めがあってもそこで乱流音源が生成されないような音を半母音と呼ぶことがある．半母音の構音，例えば日本語の"ヤ"の［j］などがこれにあたるが，母音と違って構音動作中に声道の形が過渡的に変化するのが特徴である．しかしこのような音については現在IPAなどでは接近音（approximant）として分類することが行われており，子音のなかに入れて考えることが多い．先にあげた日本音声学会の表では［j］は有声摩擦音の列に入っているが議論のあるところ

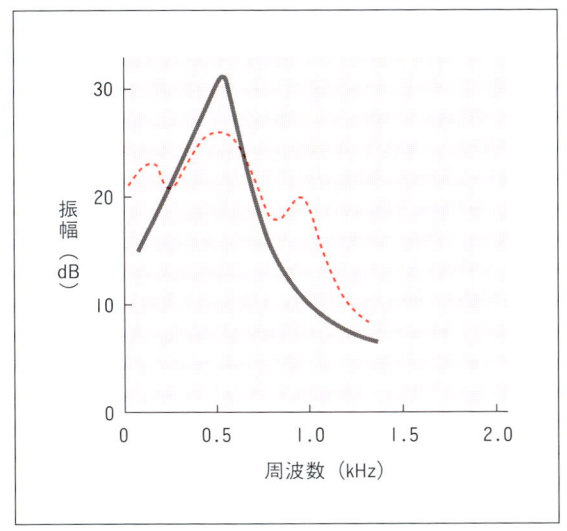

図2-35 母音の鼻音化に際してのスペクトル包絡の変化

実線は非鼻性の低母音（例えば"ア"）の第1ホルマント付近の典型的なスペクトルであるが，この母音の鼻音化が起こると，もとのホルマントのピークは低下し，250 Hz および 1 kHz 付近に新たにピークを生じる．

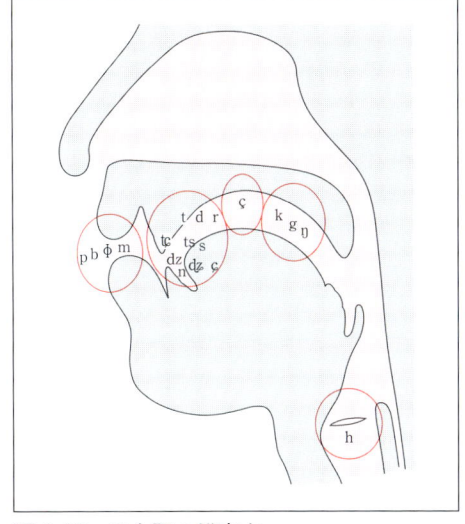

図2-36 日本語の構音点

であろう．

　ここで母音そのものとは少し離れるが，病的な構音で母音の鼻音化が問題となることがあるので，その音響的性質を中心に簡単に述べておきたい．

　母音を発音しているときに口蓋帆を徐々に下げていくと鼻咽腔がだんだんに開放され，声門から口唇に続くいわゆる基本的な声道と鼻腔との間に音響的結合（カップリング）が生ずる．これによって声道伝達関数が修飾されて母音のスペクトルに変化が起こってくる．

　鼻腔の形には個人差が大きく，したがって鼻腔カップリングの起こり方も一様ではない．しかしこのような個人差は中，高音域で問題になるが，逆に低音域ではほとんど個人差がないといってよい．一般的にいえば，声道が延長することによって低音域が強調され，逆に高音域では抑制（damping）が起こり，かつ複雑な振動パタンがみられるようになる．

　このような低音部の変化で著明なものは母音の第1ホルマントの帯域幅が増すことで，これは粘膜に覆われた部分の多い鼻腔への音の漏洩に基づくといわれる．さらに伝達関数にいわゆる極（pole）と零（zero）を生じるために，スペクトルに鼻音化する前とは別のピークが加わることも特徴的であるという（Stevens, 1997）．その1つは 800〜1,100 Hz 付近に生じるものであり，ほかはもとの母音の第1ホルマントより低域に生じるものである．特に後者については，声帯音源スペクトルの低域が強調されて生じるという考えがある．これらを例えば日本語の"ア"に相当するような低母音について模式的に示すと図2-35のように第1ホルマントのピークがやや平坦になり，その前後（上下）に別のピークがみられる結果となる．

　男性を被検者とした日本語の母音の鼻音化についてみると，250 Hz 付近（別の表現でいえば基音に対してその第2倍音付近）のエネルギーの上昇，500 Hz 付近（第3倍音付近）のエネルギーの減弱，母音のホルマントとホルマントの間に弱いびまん性

4　ことばの音の性質　63

表2-6 IPAにおける子音の一覧

	両唇音〔bilabial〕	唇歯音〔labio-dental〕	歯音〔dental〕	歯茎音〔alveolar〕	後部歯茎音〔postalveolar〕	そり舌音〔retroflex〕	硬口蓋音〔palatal〕	軟口蓋音〔velar〕	口蓋垂音〔uvular〕	咽頭音〔pharyngeal〕	声門音〔glottal〕
破裂音〔plosive〕	p b			t d		ʈ ɖ	c ɟ	k g	q ɢ		ʔ
鼻音〔nasal〕	m	ɱ		n		ɳ	ɲ	ŋ	ɴ		
ふるえ音〔trill〕	B			r					R		
弾き音〔tap or flap〕				ɾ		ɽ					
摩擦音〔fricative〕	ɸ β	f v	θ ð	s z	ʃ ʒ	ʂ ʐ	ç ʝ	x ɣ	χ ʁ	ħ ʕ	h ɦ
側面摩擦音〔lateral fricative〕				ɬ ɮ							
接近音〔approximant〕		ʋ		ɹ		ɻ	j	ɰ			
側面接近音〔lateral approximant〕				l		ɭ	ʎ	L			

記号が対になっているところは，右側のものが有声子音を表す．影を付けた部分は，発音が不可能であると考えられることを示す．

(diffuse) の成分が出現し，特にこれが 1,000～2,500 Hz の間で著明であるといわれる (Hattori ら, 1958)．

2 子音の性質と分類

前項に述べた母音以外の音で，発音に際して声道内に狭めや閉鎖などの気流妨害が過渡的に起こるような音が子音である．子音の構音の場所，すなわち構音点は喉頭から口唇まで広く分布している．その場所を日本語子音について模式的に示したのが図 2-36 である．

IPA のうち子音の分類を表 2-6 に示す．ここで横軸が構音点，縦軸が構音の様式に対応している．またこの表で多くの音が対をなして記載されているが，これは有声と無声の対である．

先に分節的要素に対する喉頭の関与の項でも述べたように構音に際して声帯振動を伴うか否かで有声と無声の対立が成立する．有声音では子音構音中に声道内に狭めがあってもその比較的短い区間中，声門閉鎖は保たれ振動は持続する．このとき一般に振動数はやや低下することが観察されている．またこの区間では声門を通過する呼気流を持続させるため声門上下圧差をある程度保つ必要があり，特に狭めの強い子音（例えば閉鎖音）では喉頭全体が多少下降したり，咽頭壁の緊張が弱まったりして声門上腔に拡張傾向がみられることが指摘されている．無声音では喉頭調節によって声門が開いて声帯振動は抑制され，さらに声門上腔の圧上昇によっても振動停止は助長される．声門開大の程度は音の性質や

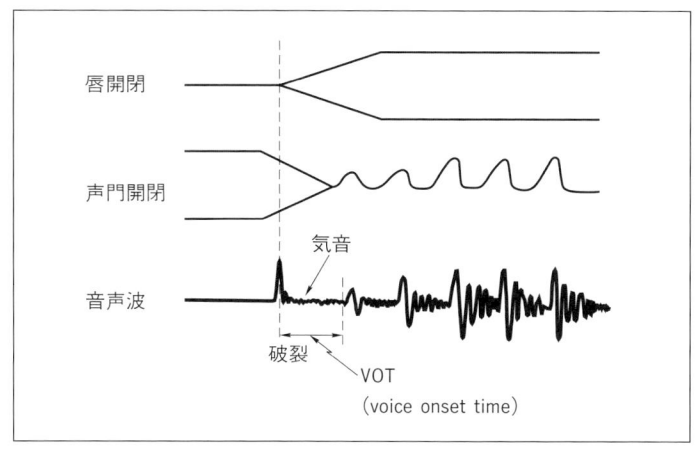

図2-37　無声口唇閉鎖（破裂）音の構音機構の模式図

音声学的環境によって一定ではない．

　構音点については，口唇に関係する音として両唇音は上下口唇，唇歯音は上顎切歯と下口唇の間で狭めや閉鎖が作られる．歯，歯茎，後部歯茎，硬口蓋，軟口蓋，口蓋垂，咽頭の各音は，それぞれの場所とこれに対応する舌先から舌背，舌根に至る舌の各部位との間で狭めや閉鎖が作られる．そり舌音は舌先の形の変化を意味しており，構音点という概念からは少し外れているが，反った舌先とこれに対応する硬口蓋との間で狭めが形成される音を指している．声門音は声門において生成される母音以外の音である．

　構音の様式については原則的には各構音点における狭めの起こり方についての分類であり，その狭めの強さと時間経過によって様式を分けている．ただし鼻音の場合は狭めのあり方を指すものではないので，この点では分類に鼻腔共鳴の有無という別の要素が入り込んでいることになる．

　閉鎖音は破裂音とも呼ばれるが，狭めが最も強く声道内でいったん気流が完全に停止する．これが閉鎖部であり，閉鎖が作られた後も呼気は送られてくるので閉鎖部より後の声道内では圧が高まるが，そこで閉鎖が開放されると気圧差によって呼気の破裂，すなわち急激な呼出が起こる．これが破裂音ともいわれる理由である．無声破裂音ではこの破裂の音が音源となるが，有声破裂音では声帯音源と破裂の音の両者が混在する．なお，閉鎖の開放（破裂）時刻と声帯振動開始時刻との間隔，すなわち喉頭調節と声道内の構音運動の調節との時間差が有声開始時間（voice onset time：VOT）であり，音声知覚の面から有声，無声の弁別に重要な意味をもつことが知られている．例として無声口唇閉鎖音の構音機構を模式的に示したのが図2-37である．

　摩擦音は声道内に狭めを作って気流の通過を妨げ，その場所で乱流雑音を作ってこれを音源とするものである．この雑音はその区間中持続的に発生している．無声音ではこの乱流雑音だけが音源であり，有声音では声帯音との両者が音源となる．無声摩擦音では声門が比較的大きく開くことが観察されている．

　破擦音は閉鎖音と摩擦音の両方の特徴をもつ音であり，構音の始めに声道内にいったん閉鎖ができたあと，これが開放されると同時にその同じ構音点で一過性の乱流音源の生成，すなわち摩擦音が作られるものである．なお，IPAでは破擦音についての独立した記号は規定されておらず，例えば日本語の無声歯茎破擦音"ツ"は閉鎖音と摩擦音の2つの記

号を組み合わせて［ts］と記述するようになっている．

　はじき音（弾音）は舌先で口蓋をはじくような動作つまり両者の接触が，1回だけ起こる音である．通常有声音で日本語の"ラ"行音はこれに分類されることが多い．なお英語の［l］のように舌が歯茎部に接触して声道正中面を閉鎖し，その左右に呼気の通路が確保されている音は側面音と分類されている．

　鼻音の構音では声道内に閉鎖が形成されるのと同時に口蓋帆が下降して鼻咽腔が開放され，鼻腔に気流が流れるとともに鼻腔共鳴が起こる．このとき鼻腔内では気流を妨げるものがないので持続的な音が形成される．日本語では歯茎鼻音［n］，両唇鼻音［m］のほか，東京方言では語中の"ガ"行子音が軟口蓋鼻音［ŋ］で発音されることがある．

　日本語で音節末に現れ，仮名では"ン"で表される撥音は音韻論上の抽象的な単位であり音声学的には後続する音に依存してその性質が決まる．例えば"乾杯"［kampai］，"寛大"［kandai］，"寛解"［kaŋkai］などのように後続する子音と構音点の同じ鼻音として発音される．しかしこれらは音韻としては/N/で表記され，上の例では/kaNpai/,/kaNdai/,/kaNkai/となる．この場合/N/という記号は鼻音性をもった独立した日本語の分節音（拍；mora）の1つであるが，その構音点についての指定はないというわけである．なお"ン"が"簡易"のように母音に先行する場合には後続音が鼻音化され鼻母音として発音される．ただし研究者によっては母音に先行する場合および"線"のように"ン"で終わる場合には［kaNi］や［seN］と記述し，口蓋垂鼻音として分類する立場もある．音声生理学的にみると，撥音生成時の口蓋帆の下降の程度は音節頭に現れる鼻音の場合よりも著明であることが観察されている．

　ここで子音の音響的性質について簡単に触れておく．

　閉鎖音については閉鎖の開放から後続母音の状態に向かって50〜100ミリ秒という短時間内に声道の形状が変化する．これに対応してホルマント周波数が急速に変化を示す．これをホルマント遷移（formant transition）という．この遷移のパターンは後続母音を一定とするとき，子音の種類によって特徴的に異なることが知られている．図2-38はホルマント遷移のパターンを模式的に示したものである．構音点，すなわち閉鎖の位置の異なる［b］，［d］，［g］を比較すると，第1ホルマント周波数は声道の閉鎖時にはいずれも0となるので，低い周波数から始まって［a］の第1ホルマントに向かって遷移している．一方第2ホルマントの始まりは各子音によって異なっている．このうち［b］と［d］では，第2ホルマントが後続母音の種類によらず，仮想的にある一定の値から出発しているようにみえる．図中の破線の位置がそれを表しており，これを各子音に固有の値と考えて，これを子音のホルマント・ローカス（formant locus）と呼ぶ．なお［g］については後続母音の種類によって遷移パターンに違いがあり，一定のローカスを考えるには無理があるようである（桐谷，1993）．

　閉鎖音の破裂に際しては，声道内の圧が開放されるとき発生するスパイク状の音や，開放された透き間から呼気が流れ出る気流雑音などが重なって数ミリ秒程度の短い雑音性の音（バースト；burst）を生じる．このバーストの音色も各閉鎖音を特徴づけている．なお無声閉鎖音ではホルマント遷移の最初の部分は声門付近で生じる雑音性の音で，これを気音（aspiration）という（図2-37参照）．この気音の有無や長さの程度が先述したVOTに相当するもので，有声・無声の知覚的弁別に働いている．

　摩擦音では声道内の狭めで起こる乱流雑音が声道の共鳴作用を受けてその音のスペクト

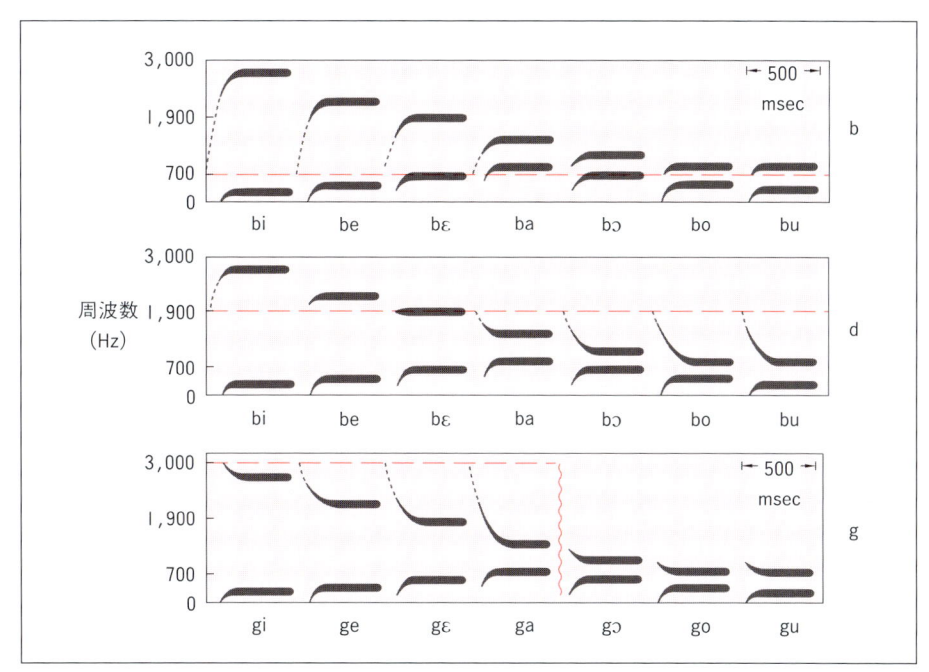

図 2-38　有声閉鎖音のホルマント・ローカス

ルを定める．この場合共鳴を起こすのは狭めより後方の腔だけである．この結果生じたスペクトルの概略の形が摩擦音の性質を規定するものである．例えば [ç] の場合は 2,000～4,000 Hz 付近の周波数領域に音のエネルギーが集中している．

　鼻音では主声道すなわち声門から口唇までのどこかに閉鎖があり，一方鼻咽腔は開いているため音は鼻孔だけから放射されることになり，鼻腔と閉鎖された口腔とで共鳴が起こっている．

　鼻腔が共鳴管に加わると管が広く，長くなる．そうなると共鳴周波数は低下する傾向がある．そして鼻腔からみると口腔や副鼻腔を音響的に一端が閉じた分岐管とみなすことができ，その分岐管の共鳴に対応して低音域にホルマント（スペクトルの山，すなわち極）とアンチホルマント（スペクトルの谷，すなわち零）を生じる．このうち最低次のホルマントを特に鼻音ホルマントと呼ぶことがある（図 2-35 参照）．

　鼻音の音響的性質として男性の場合 200～300 Hz に特徴的な鼻音成分すなわち nasal murmur と呼ばれるエネルギーのピークが加わることが指摘されている（Fujimura, 1962）．この nasal murmur は上述の鼻音ホルマントに相当すると考えられている．また 800～1,000 Hz 付近にも鼻音に共通なホルマントが出現する．

　一方，鼻音の性質によってアンチホルマントの帯域も異なっており，/m/ では低く 500～1,500 Hz に現れるが，/n/，/ŋ/ ではこれより高い帯域に出現する．

　鼻音では音の強さが減弱するが，これは鼻腔内の壁や甲介で音が吸収されるためと考えられる．すなわち鼻腔内の構造があたかも無響室のように働いて音のエネルギーが吸収されることになる．また音が狭い鼻孔から放射されるのも音が弱くなる原因と考えられる．さらに鼻音では隣接する母音に比べて高次ホルマントが減弱する傾向があるが，これは共鳴管が長くなって共鳴帯域が広くなるために高次帯域の減弱が起こりやすいという音響的性質によるものである．

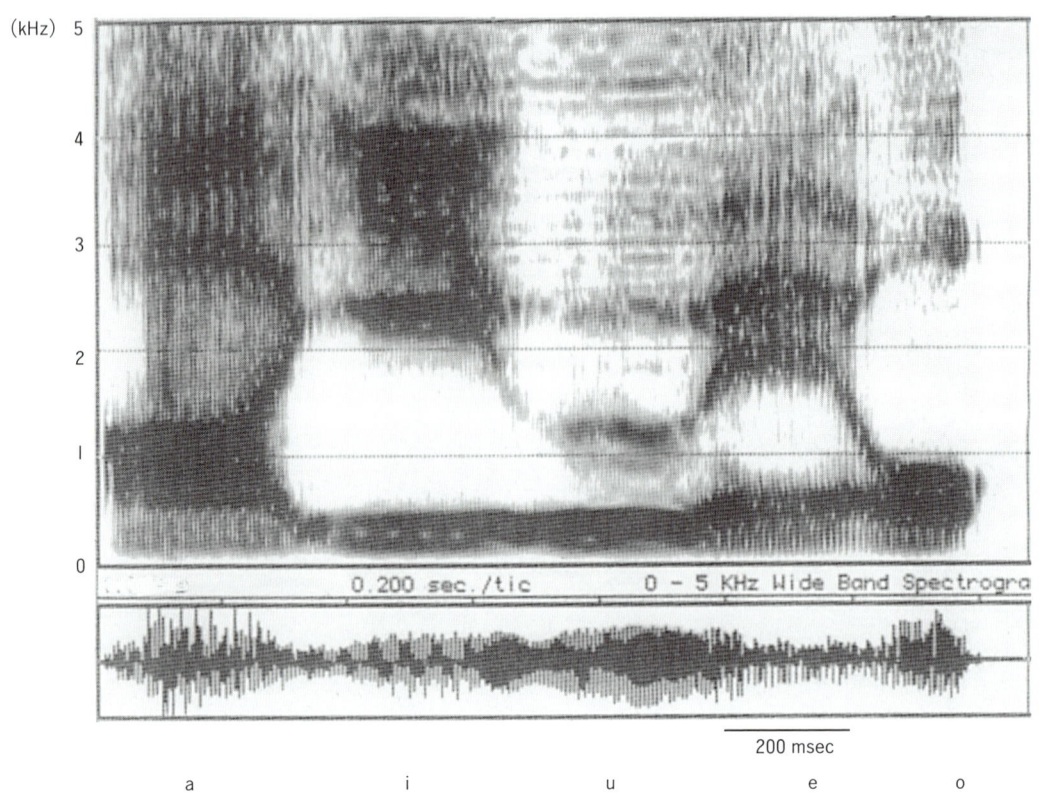

図2-39　日本語5母音"ア，イ，ウ，エ，オ"連続のサウンドスペクトログラム（広帯域記録）

　なお，ここでは省略したがIPAの表には表中の記号だけでは表しきれない音声現象を記述するための補助記号が添えられている．このなかには病的構音に出現することもある現象を記述するものもあり，その例としては鼻音化を表すもの（~：[ẽ]のように記載），有声音の無声化を表すもの（ ̥：[d̥]のように記載），無声音の有声化を表すもの（ ̬：[t̬]のように記載）などがあげられる．

4　連続した発話

　実際の発話に際しては，時間軸上に多数の音が次々に生成されていく．この場合には個々の音の発音と違って，音と音との連結は平滑化されて動作は連続的となり，かつ前後の音の生成に影響を受けるために種々の変動を示すようになる．このように前後の音によって構音の起こり方に変化（平滑化）を生じることを音声学的に調音結合と呼んでいる．この場合，構音器官の運動パターンにも前後の音の影響がみられることはいうまでもない．例えば軟口蓋閉鎖音[k]の閉鎖位置についてみると前舌母音が後続するときより，奥舌母音が後続するほうが後ろ寄りとなる．また母音の前後に鼻音がある場合には，母音の鼻音化が起こり口蓋帆の挙上が抑制されることが知られている．

　このような連続音の時間的変化の音響学的パタンを分析し，見やすく表示する装置としてサウンドスペクトログラフ（sound spectrograph）があり，これによって記録・表示された図形をサウンドスペクトログラム（sound spectrogram）という．図2-39に実例を

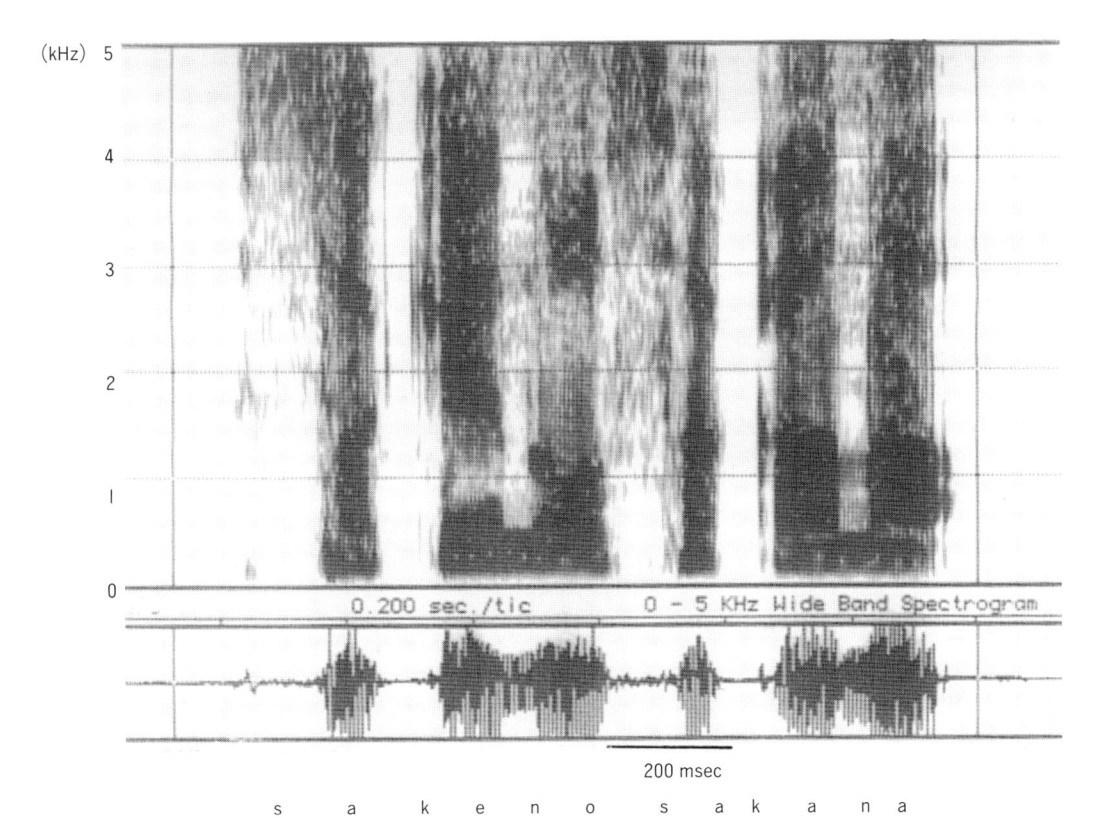

図2-40 "さけのさかな(酒の肴)"と発話したときサウンドスペクトログラム(広帯域記録)

示すが，横軸に時間，縦軸に周波数をとり，記録の濃さの程度がその位置での周波数成分の強度を表す．この図では母音の連続を分析しているが横方向に帯状に黒くみえる部分がホルマントに対応している．その周波数軸上の位置は母音により異なり，後続する音へ移る部分では連続的に変化している．なお細かい縦縞は声帯音源の1周期ずつを示している．

図2-40のように子音を含んだサウンドスペクトログラムでは，例えば無声摩擦音に相当する部分についてみると母音にみられた縦縞は消えて縦軸全体に雑音成分に相当する不規則な模様を示す．閉鎖音の閉鎖区間では空白の部分があり，破裂に対応して鋭い縦線がみられてから周期的な縦縞模様を示す母音部分に移っている．

第2章 ことばの産生の仕組み

5 ことばの神経機構

　ことばを用いてコミュニケーションを成立させる際には，ことばの生成（speech production）とことばの知覚（speech perception）の両面の機能が必要である．ことばの神経機構を考えるにあたっては，この両面についての考察が必要であるが，ここでは本書の性格上，特に生成面に関係する神経機構に焦点をあてて記述を進めていきたい．ただし本書では構音障害の問題を中心課題としているので，生成面における大脳レベルの高次精神機能，例えば意志の決定，概念形成，記憶などには言及せず，さらに言語学的レベルの高次機能としての意味，文法，音形の選択というような面に関する神経機構にも触れないこととする．

　実際にことばの音が作られる過程では，図2-41のように高次の言語学的段階として出されることばの音声学的特徴が決定されてから，その内容が神経信号（いわゆる運動指令；motor command）に変換される過程があり，その後，神経信号から筋収縮への変換，筋収縮から声道の形状への変換とそれに伴う呼気流・呼気圧の変換があり，最後に音声波形となる変換が続くという階層が考えられる．この項で考える神経機構は，このうち運動指令の形成に関連するものであるが，まず神経系の基本的構造や機能から概説していきたい．

I 神経系の構造

　神経機構は神経系によって維持される生命現象であり，生体の恒常性を保つために不可欠の要素である．神経系は機能的に運動神経系と知覚神経系に分けられる．運動神経系は遠心性神経を介して中枢からの運動指令を末梢の効果器に送り，知覚神経系はこれと逆向き，すなわち知覚器で受けた刺激の信号を求心性神経を介し

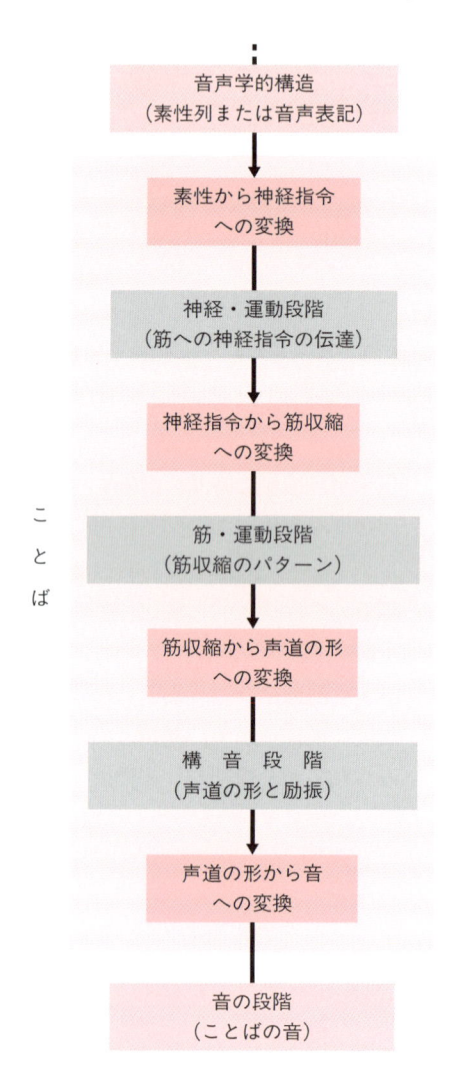

図2-41　ことばの生成の模式図
　個々の音は抽象的な素性の組み合わせから導かれるもので，神経指令によって筋が動き，声道の形が決まることによって実現される．

て中枢側に伝える．

1　ニューロン（neuron）

　神経系の基本的構造をニューロンと呼ぶ．ニューロンは1個の神経細胞単位と考えることができ，核をもった細胞体とそこから発する軸索と呼ばれる長い突起（神経線維）からなり，さらに細胞体の表面からは多数の棘状構造をもつ樹状突起を出している（図2-42）．これらの突起は神経信号（インパルス；impulse）の伝達の機能をもち，このうち軸索は細胞体からの出力性の伝導を担い，樹状突起は細胞体への入力性の伝達に関与している．樹状突起の棘状構造はほかの細胞体からそこに到達する神経線維との接合部（シナプス；synapse）である．シナプスにおいて2つのニューロン同士の融合はなく，したがって細胞原形質同士の連続はない．

　神経細胞は大型のもの（径50μm程度）や小型のもの（径10μm前後）など様々であり，核と細胞質からなっている．通常神経細胞の周辺には多数のグリア細胞があるがその機能は明らかでない．

　神経線維すなわち軸索は構造的に髄鞘の有無によって有髄線維と無髄線維に分けられる．すなわち軸索が特殊な細胞に由来する層状の鞘で覆われているものが有髄線維で，末梢神経線維を例にとるとSchwann細胞と呼ばれる細胞の表面膜が層状構造をもって軸索を覆っている．髄鞘にはSchwann細胞の切れ目に相当してくびれ（Ranvier絞輪）がある．無髄線維ではSchwann細胞の細胞体内に軸索が包まれた形となっており，厚い層状の鞘はないのが特徴である．なお，肉眼的観察のレベルで神経と呼ばれるものは，多数の神経線維が集合して束になり，さらに厚い結合組織の被膜をかぶったものである．

2　中枢神経系と末梢神経系

　神経系を構造的，機能的に大別すると中枢神経系と末梢神経系に分けられる．末梢の諸器官に対してインパルスを送るもととなるような興奮を起こしたり，逆に末梢からの刺激をインパルスの形

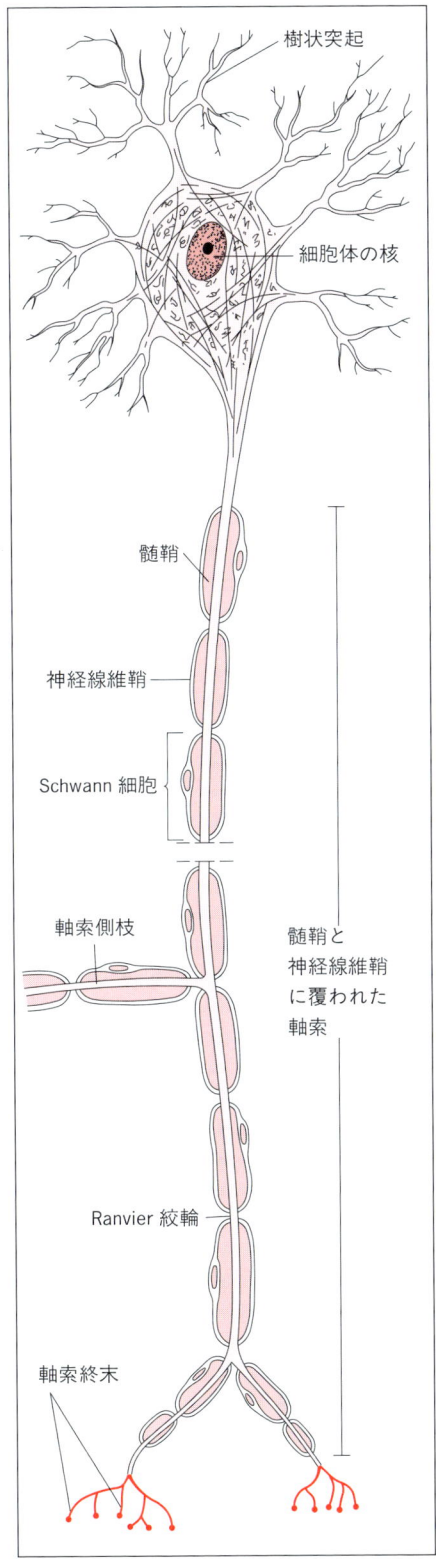

図2-42　運動ニューロンの典型的な構造
（エレイン，Nほか，林正健二ほか訳：人体の構造と機能．医学書院，1998から引用）

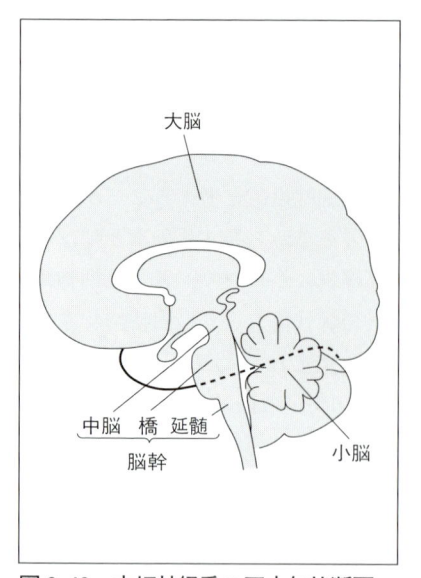

図2-43　中枢神経系の正中矢状断面　　図2-44　脳の正中矢状断面

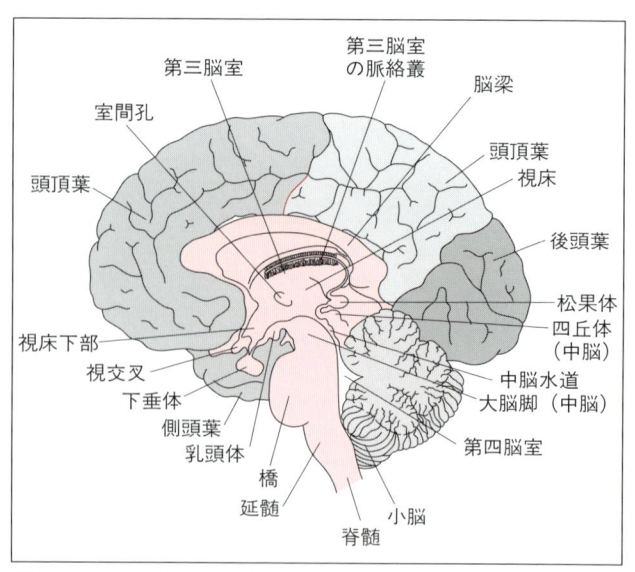

で受け入れたりする部分が中枢神経系で，脳脊髄膜に包まれた部分，すなわち脳と脊髄がこれにあたる．これに対し末梢神経系とはインパルスの伝導のための通路に相当する．末梢神経系は前述のとおり中枢からのインパルスを末梢に向かって送る遠心性神経（これには筋の運動を支配する運動神経と，腺の分泌を調節する分泌神経が含まれる）と，末梢から中枢に向かってインパルスを送る求心性神経（これには視覚や聴覚などの特殊感覚を伝える感覚神経と，触覚などの一般知覚を伝える知覚神経が含まれる）とに分けることができる．

　上に述べたような区別には便宜的な面もある．例えば脊髄に由来する運動神経線維について考えると，その細胞体は中枢神経系の一部である脊髄内（脊髄前角部）にあってここから軸索が末梢神経として延びていく．つまりこのニューロンについては細胞体は中枢神経系にあり，脊髄の外に出た有髄線維としての軸索は末梢神経と呼ばれることになる．このように末梢神経についても機能的には中枢神経系と一体をなした存在としてとらえる必要がある．

（1）中枢神経系の構造

　前述のように中枢神経系は脳と脊髄に分けられ，灰白質と呼ばれる細胞成分に富んだ部分と，白質と呼ばれる神経線維成分に富んだ部分からなっている．なお神経細胞が部分的に集結したところを特に核（神経核）ということがある．

　脳は大脳，脳幹，小脳の3つに大別される（図2-43）．大脳（終脳）は左右の大脳半球に分けられ，組織学的にみると，大脳表面に近く神経細胞が集合している大脳皮質とその神経細胞を連絡している神経線維の集合である大脳白質からなっている．また大脳皮質下にも神経細胞群があり，大脳基底核と呼ばれる．これには被殻，淡蒼球，尾状核，扁桃核などが含まれる．

　大脳半球から脳幹への移行部に間脳がある．この部位は第三脳室を取り囲むような位置にあり，視床，視床上部，視床下部，視床下核からなっている．視床は神経細胞の集まりで感覚情報の中継地点であり，また運動機能の統合にも関与している．視床下核は大脳基

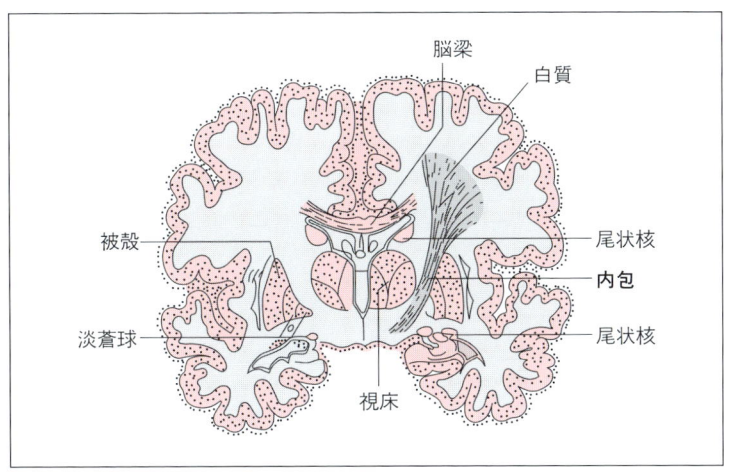

図 2-45　大脳の前頭断面で内包の位置を示す

底核との間に線維結合があり，運動制御に関連している．視床下部は自律神経系の上位中枢である．

　脳幹は中脳，橋，延髄からなり，延髄から脊髄へ連続している．脳幹には多くの神経核が存在している．

　小脳は脳幹に背負われるような形で，左右の小脳半球とその間の小脳虫部からなっている．小脳と脳幹とは上，中，下小脳脚で連結されている．

　大脳の深部には髄液を満たす脳室（第三脳室と側脳室）があり，脳幹部の中脳水道を経て小脳と橋の間の第四脳室と連絡している．図 2-44 に脳の正中矢状断面を示す．

　中枢神経系内におけるインパルスの伝導のためには多数の線維束による連絡路が構成されている．このような線維束で同じ働きをもつ束を伝導路（tract）という．大脳白質を構成する神経線維束は連合線維，交連線維，投射線維に分けられる．連合線維は同側の大脳半球内での連絡路であり，交連線維は左右の大脳半球間での連絡路である．交連線維の大部分は脳梁と呼ばれる部分を通る．投射線維は大脳半球と脳幹，脊髄，小脳などを連絡するもので，下行性（遠心性）伝導路と上行性（求心性）伝導路とがある．大脳皮質下で，これらの投射線維は，大脳基底核の間の内包と呼ばれる部分を経て大脳皮質の方向に放射状に広がる放射冠（放線冠）を形成して皮質の神経細胞と連結している（図 2-45）．

　下行性の伝導路は大脳皮質神経細胞からのインパルスを遠心性に伝えるものであるが，このうち運動の中枢神経機序に関連して特に重要なのは錐体路と錐体外路である．錐体路とは大脳皮質（特に中心前回と呼ばれる部分）から始まって延髄の錐体といわれる部分を通って脊髄へ下行し，最終的に脊髄前角部の運動神経細胞に達する線維束である．なお皮質から始まって脳幹の運動核に達する皮質球路（corticobulbar tract）は錐体路と同様の性質をもつ一次ニューロンであるが，厳密にいえば錐体路ではない．

　これらの伝導路は，脊髄または延髄の運動神経細胞でシナプスを形成するものであり，これら下部運動神経細胞に至るまでの，皮質運動神経細胞とその軸索からなるニューロンを一次ニューロン（上位運動ニューロン）と呼ぶ．これに対し下部運動神経細胞に発して末梢の筋レベルに及ぶニューロンを二次ニューロン（下位運動ニューロン）という．錐体路および皮質球路以外の，運動に関与する伝導路を総称して錐体外路と呼ぶ．したがって

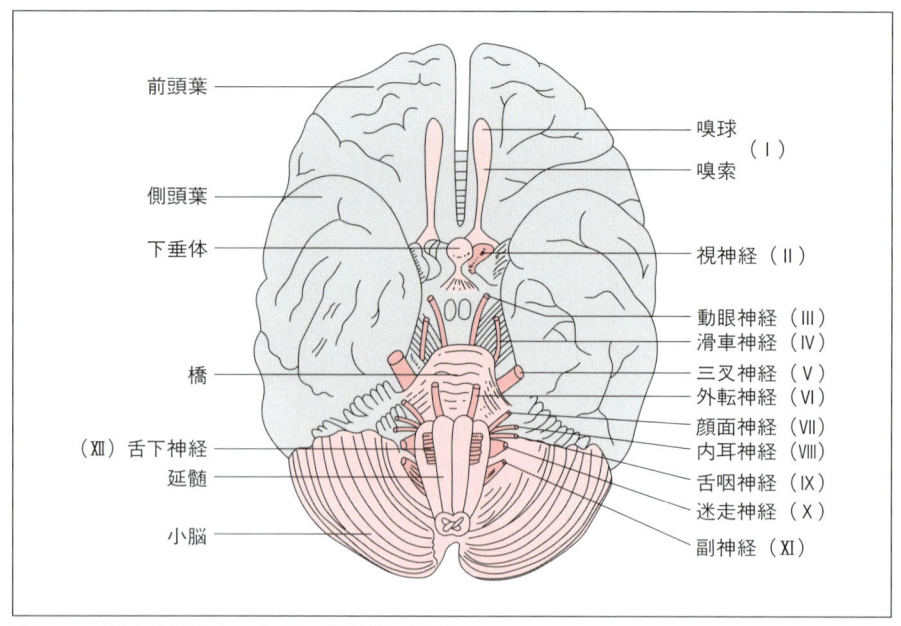

図2-46 脳を底面からみた図と脳神経の根部

錐体外路には脳幹や小脳の神経細胞から発する伝導路も含まれるわけであるが，狭い意味では大脳基底核を回路に含む伝導路を通常錐体外路と称する．

過去には随意運動は錐体路系の遠心性制御によるもので不随意運動は錐体外路系の制御が中心となるという考えがあったが，現在では，円滑な随意運動の遂行には錐体外路の関与が不可欠であると考えられている．この両系の機能的関連などについては後からあらためて触れる．

上行性伝導路は主として知覚に関連する求心性線維で構成されている．その多くは脊髄後角から中枢神経系に入り，脊髄白質内を上行して視床あるいは小脳に至る．視床からの線維は最終的に大脳皮質に達する．また顔面や口腔などからの知覚は直接脳幹に入って上行する．なお聴覚などの特殊感覚も脳幹の特定の部分を経て大脳皮質の感覚野に達するが，その詳細は割愛する．

(2) 末梢神経系の構造

末梢神経系の構成は前述のように神経線維の束が主要部分を占める．末梢受容器や感覚器においてはそれぞれ特殊な構造をもつが，ここでは省略する．

末梢神経系のうちことばの生成や知覚に関係が深いのは，脳幹の神経核と主として頭頸部の諸器官とを連結する12対の脳神経である．脳神経には脳幹の運動神経核から二次ニューロンとして発し，頭蓋外へ出ていく遠心性線維と，末梢から頭蓋内へ入り脳幹に達する求心性線維がある．解剖学的には図2-46に示したように頭蓋底部に12対の神経の根部があり，それぞれ運動神経か知覚神経のいずれか，あるいは両者の混合線維としての性質をもっている．

2 神経系の機能

神経系の基本的機能は興奮の発生とその伝達である．興奮（excitation）とは神経細胞

がある刺激に反応して活動することである．静止状態（非活動状態）では細胞の内外にはイオン濃度差があり，このため一定の電位差（静止膜電位）が成立している．ここに刺激が加えられると膜のイオン透過性が変化してNaイオンが細胞内に入り，膜電位に一過性の変化を生じる．この電位変化を活動電位といい，この電気的変化がインパルスとして神経線維を伝わっていく．これを伝導（conduction）という．その速さは神経線維が太いほど速く，また有髄線維のほうが無髄線維より速い．なお神経細胞は繰り返し興奮できるので，インパルスも興奮の頻度に応じて次々に伝わっていく．

このインパルスはシナプスを介して隣接するニューロンに伝わっていくが，このようにシナプスを経て興奮が伝わることを伝達（transmission）という．伝達に際しては，インパルスがシナプスに達するとシナプス伝達物質（アセチルコリンなど）が発生し，その結果隣接する細胞にも膜電位の変化すなわち興奮が発生する．なおシナプスの種類によっては隣接する細胞に抑制的効果を与える抑制性シナプス結合も存在する．

ここで運動効果発現のための神経機構について簡単に述べておく．

1 運動指令

先に述べたように神経系ではシナプスを介して興奮が伝達されるが，筋に向かう運動神経の場合には運動ニューロンの神経線維を下行する興奮は，神経筋接合部（終板）を経て，その神経線維が支配する複数の筋線維に伝えられる．なお，このような1個の運動ニューロンと複数の筋線維からなる単位を神経筋単位（neuromuscular unit；NMU）という．この興奮伝達に際しても伝達物質であるアセチルコリンが生じて終板電位が発生し，これによって筋線維の収縮が起こる．かくて随意運動としての筋収縮が神経系の支配のもとに成立する．一般に遠心性線維を下行するインパルスを運動指令と呼ぶが，これはむしろ抽象的な表現であって，実際に随意運動が起こるときには，ある1つの筋を動かす場合にも多数のニューロンが関与する．そして各々のニューロンについてみるとインパルスが頻回発射される形となって次々に神経線維を下行して終板に向かう．しかも異なったニューロン相互の間ではインパルスの発射パターンは非同期的である．このようなインパルスが全体として筋に到達して，円滑な筋の活動，すなわち筋レベルの電気的活動（興奮電位の派生）とそれに引き続いて起こる筋の収縮を起こすのである．

2 反射とフィードバック

運動指令が発生するには中枢神経系内の運動神経細胞に興奮が発生しなくてはならない．この興奮は種々の機構で発生するが，求心性インパルスによって引き起こされる場合がある．つまり知覚性インパルスが中枢神経系内で運動神経のインパルスに切り換えられるわけで，このような仕組みを反射（reflex）という．反射によって起こる運動は通常，意志とは無関係に成立する．

反射の起こり方には，1個のシナプスを介するもの，すなわち求心性線維を上行するインパルスが直接運動ニューロンにシナプス結合をもつ場合（単一シナプス反射）と，複数のシナプスを介して運動ニューロンにインパルスが到達して反射を起こす場合（多シナプス反射）とがある（図2-47）．

運動指令が末梢の効果器である筋に達して運動効果が起こったときに，その運動効果があらためて何らかの形で知覚受容器への刺激となって，その結果求心性インパルスを中枢

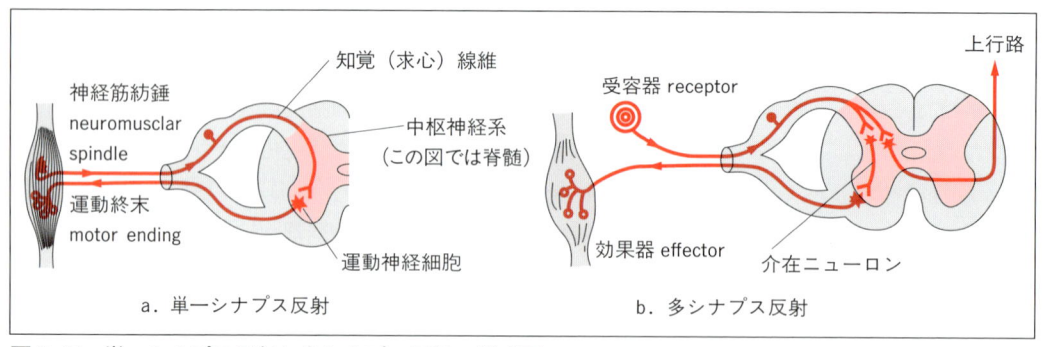

図 2-47　単一シナプス反射と多シナプス反射の模式図

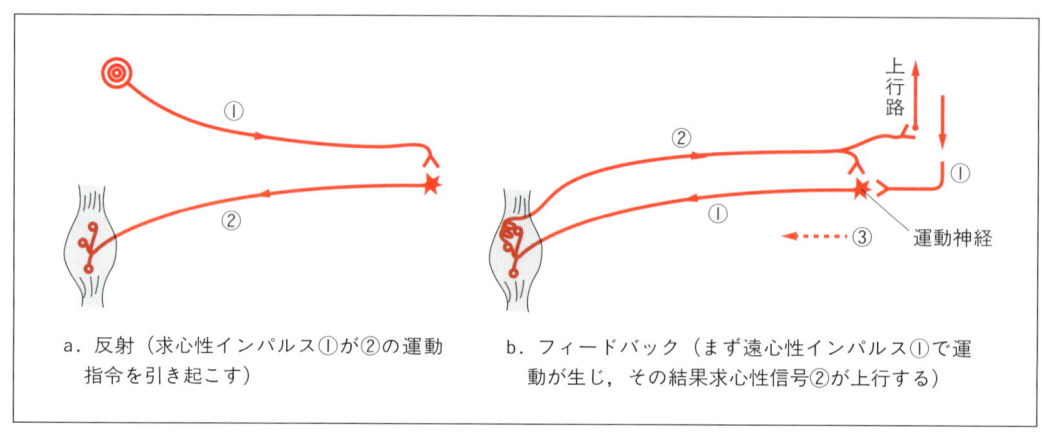

図 2-48　反射とフィードバックの対比

側へ送る場合がある．このような現象をフィードバック（feed back）という（図 2-48）．フィードバックによって運動指令のパターンに影響が現れる場合，これをフィードバック効果という．

3　筋活動に関する特殊な調節機構

　四肢の筋のなかには筋紡錘と呼ばれる特殊な受容器が存在することが知られていた．筋紡錘には，ガンマ（γ）線維と呼ばれる細い運動神経線維で支配される錘内線維という一種の筋線維が含まれており，また筋紡錘からは太い特殊な求心線維が中枢側へ向かっている．

　もし筋が受動的に引き伸ばされると，筋紡錘のなかの錘内線維も引き伸ばされ，その結果筋紡錘からは求心線維を介してその情報が求心性インパルスとして中枢側へ送られる．するとこのインパルスがその筋を支配している運動神経細胞に達してこれを興奮させ，これによってその筋に向かう遠心性インパルスが増強されて筋を収縮させる．このとき，ガンマ線維によってあらかじめ錘内線維の収縮状態を制御しておくことによって，どの程度の引き伸ばしがあれば中枢への求心インパルスが発生するかを調節することができ，結果的に筋紡錘の感度調節に働くことになる（図 2-49）．

　このような機構が発声・構音に関係する筋でも働いているか否かについては未知の点が多い．咀嚼筋には比較的多数の筋紡錘があるとされ，内喉頭筋にもごく少数の筋紡錘が発

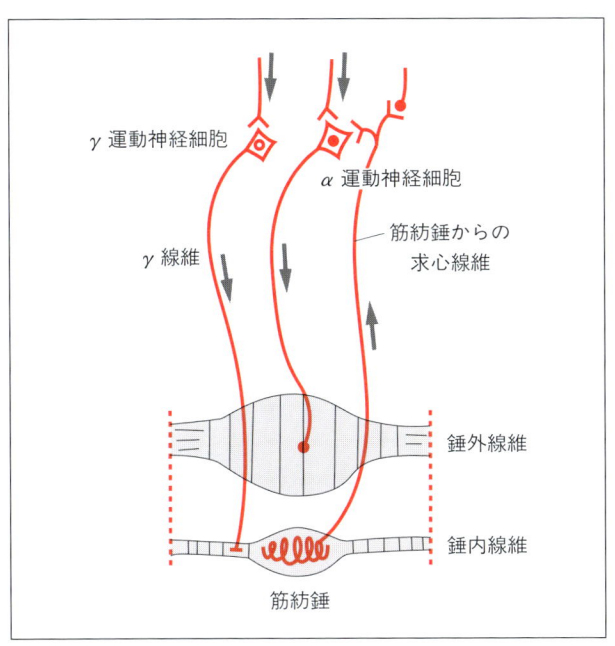

図 2-49　筋紡錘を含む筋運動制御システム

見されているが，実際の発話に際しての，これらの筋紡錘の生理学的な役割については明らかにされていないのが現状である．

③ 発声・構音（発話）運動の神経制御

1　大脳皮質運動野からの神経支配

　まず比較的単純な機構として発話に関係する諸器官の運動発現に必要な神経系の制御について考えてみる．発話運動に際しては，呼気調節に必要な胸郭および横隔膜の制御に脊髄神経支配領域の筋が関与しているのを除けば，すべて脳神経支配領域の筋が関与している．すなわち，喉頭，咽頭，口蓋帆，舌，顎，口唇などの運動に関与する筋の協調的な活動によってことばの音が成立するものであり，複雑な制御が必要となる．

　これらの筋の活動，ひいてはその結果として起こる各器官の随意運動は大脳皮質運動野からの遠心性神経インパルスによって引き起こされるものである．

　大脳皮質には多数の溝や回（溝と溝の間の高まり）があり，特に大きな溝である中心溝，外側溝，頭頂後頭溝によって大脳皮質は前頭葉，頭頂葉，後頭葉，側頭葉および島と呼ばれる区分に分けられる（図 2-50）．運動野は中心溝の前部にあって，ここには Penfield らの手術中の症例に対する電気刺激実験などにより身体各部位の運動支配の局在性があると考えられている（図 2-51）．

　一方，Brodmann による大脳皮質の領域分類が行われており（図 2-52），これまで 52 の領域（area）が名づけられているが，これによれば運動野は第四野であり，発話に関係する運動中枢は第四野の下面寄りに局在していると考えられている．これらの部位はあくまで運動支配の中枢局在であり，発話以外の運動，例えば咀嚼などの目的で同じ器官を

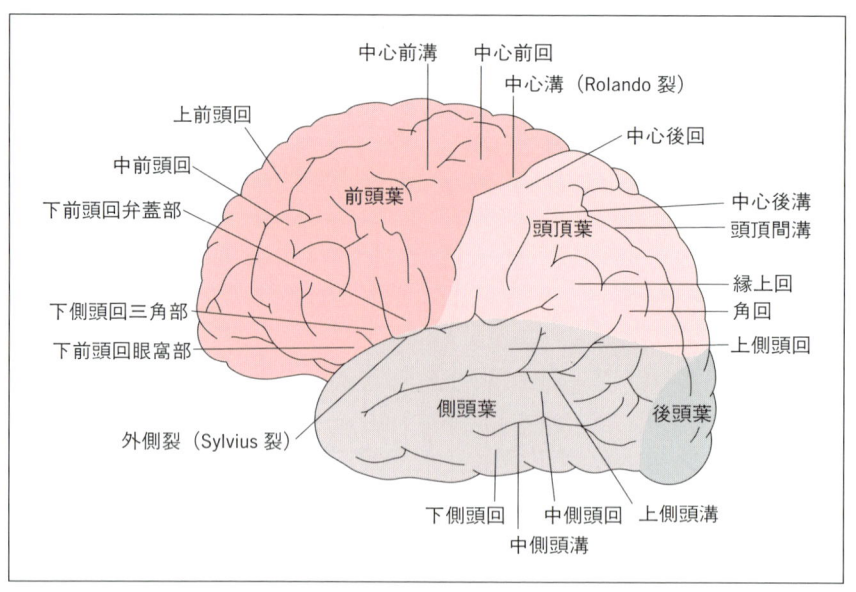

図 2-50　左大脳半球外側面

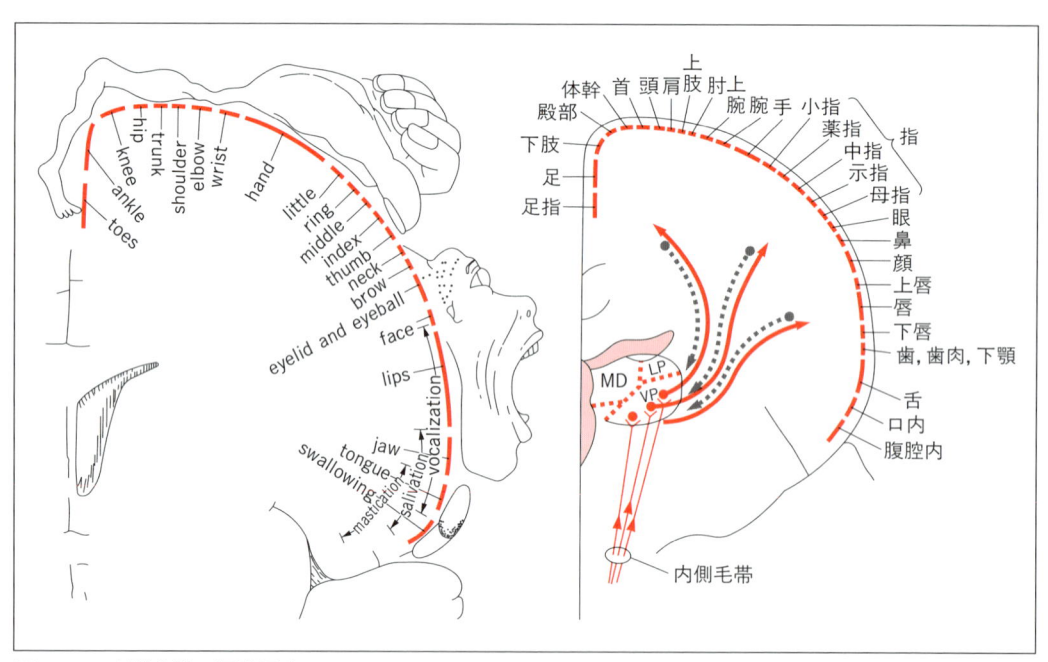

図 2-51　大脳皮質の運動局在
　中心前回部において右大脳を頭頂より切断した図．大脳皮質の表面を電気刺激し，その運動性反応を示す．中心前回部はそれぞれ図のように運動局在を異にする．MD, LP, VP は視床のなかの核．
　　　　　　　　　　　(Penfield W, Roberts L：Speech and Brain Mechanism, Princeton Univ Press, 1959 を改変)

動かすことにも関与している．
　この領域の皮質運動神経細胞から発した神経線維は伝導路すなわち錐体路を下行して末梢に向かう．なお古くは運動野から出る線維だけで錐体路が形成されるとみなされたが，現在ではさらに広汎な領域からの線維の投射があると考えられている．その1つの裏づけとしては，臨床例における刺激実験から，複雑な発話の誘発や，逆に発話の停止を起こす

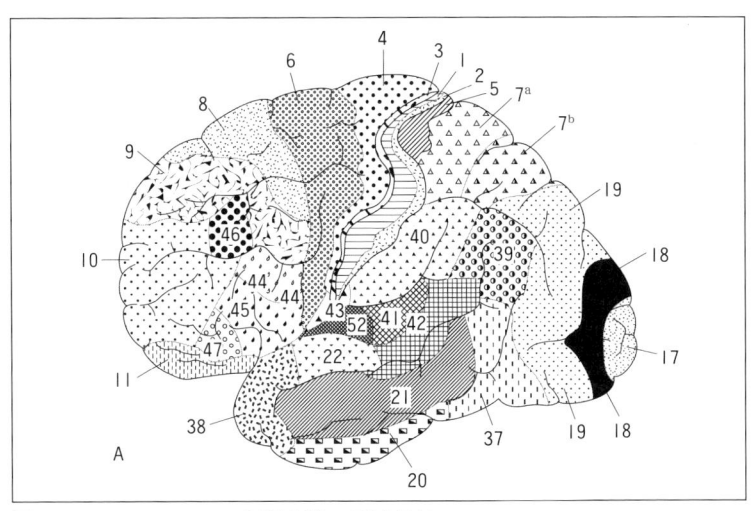

図 2-52 Brodmann の大脳皮質の区域分け

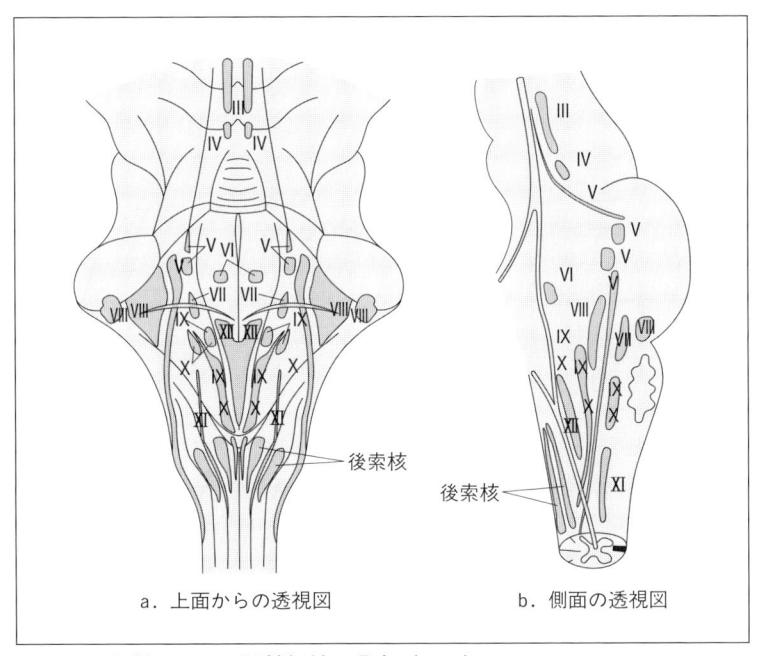

図 2-53 脳幹における脳神経核の分布（ヒト）
図中の数字は各脳神経の略号．

（岡本道夫ほか編：脳の解剖学．朝倉書店，1971 から引用）

部位が前頭野をはじめ連合野の種々の場所に同定されていることがある．さらに最近の機能的脳画像の解析から，話すという動作によって運動野の下方の従来発話運動に関与する器官の支配領域ばかりでなく，体性感覚野や補足運動野と呼ばれる部分の活動性が高まっているという結果が得られていることなどは注目に値する．また後述するような病態生理学的観点からも，いわゆる錐体路症状は運動野からの線維の障害だけでは説明できないことが指摘されている．

　いずれにしても発声・構音器官の運動に関係する主要な神経線維は運動野からの投射線維として前述した内包の前寄りの部分（前脚）を通って脳幹に向かう．脳幹において投射

表 2-7 発声・構音に関係する諸筋の末梢神経支配

筋　肉	支配神経
呼吸筋	
腹筋および肋間筋	脊髄神経
横隔膜	横隔膜神経（頸神経叢）
喉頭筋	
輪状甲状筋	上喉頭神経（迷走神経）
甲状披裂筋	反回神経（迷走神経）
側輪状披裂筋	反回神経（迷走神経）
後輪状披裂筋	反回神経（迷走神経）
披裂間筋	反回神経（迷走神経）
舌骨下筋群	舌下神経
舌骨上筋群	
おとがい舌骨筋	舌下神経
顎舌骨筋	三叉神経
茎突舌骨筋	顔面神経
顎二腹筋前腹	三叉神経
顎二腹筋後腹	顔面神経
顔面筋および広頸筋	顔面神経
舌筋（内舌筋および外舌筋）	舌下神経
口蓋筋	
口蓋帆挙筋	咽頭神経叢
口蓋帆張筋	三叉神経
口蓋咽頭筋	咽頭神経叢
口蓋舌筋	咽頭神経叢
咀嚼筋群	三叉神経

線維はいろいろな程度の左右の交叉を行ってから，各脳神経核に到達する．脳幹における各神経核の分布を図 2-53 に模式的に示した．これらのうち，発声・構音動作に関係の深いものは橋と延髄のレベルに分布しており，顎の運動に関係する三叉神経核（図の V），顔面筋の運動を支配する顔面神経核（VII），咽頭筋の一部（茎突咽頭筋）を支配する舌咽神経運動核（IX），これと連続するような形で延髄内にあり，口蓋帆挙筋やほかの咽頭筋を支配する迷走神経核および特に喉頭筋を支配する疑核（X），舌筋を支配する舌下神経核（XII）などである．なお交叉線維が多い場合にはその神経核はほとんど反対側の皮質支配となるが，交叉線維と非交叉線維の両者が脳幹の核に達していれば，その核は両側皮質支配となり，そこからさらに末梢に及ぶ当該器官の運動は両側性支配ということになる．脳幹の神経核から末梢器官まで興奮を伝えるのは前述のとおり二次（下位）ニューロンである．下位運動ニューロンの線維はそれぞれ特定の部位から頭蓋外に出て末梢に向かう．発声・構音運動に関与する脳神経核とそこから発する神経線維がどのような筋を支配しているかについてまとめたものが表 2-7 である．

❷ 錐体外路系の機能 —— 基底核を中心に

上述した錐体路を介する運動支配はいわば基本的なルートであるが，運動の円滑な発現のためには錐体路以外の伝導路の参加が不可欠であると考えられている．錐体外路とは神

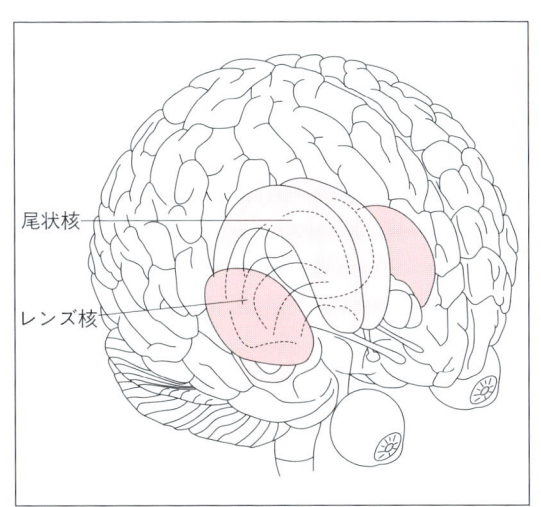

図 2-54　大脳基底核の透視図
レンズ核の外側部は被殻，内側部は淡蒼球．

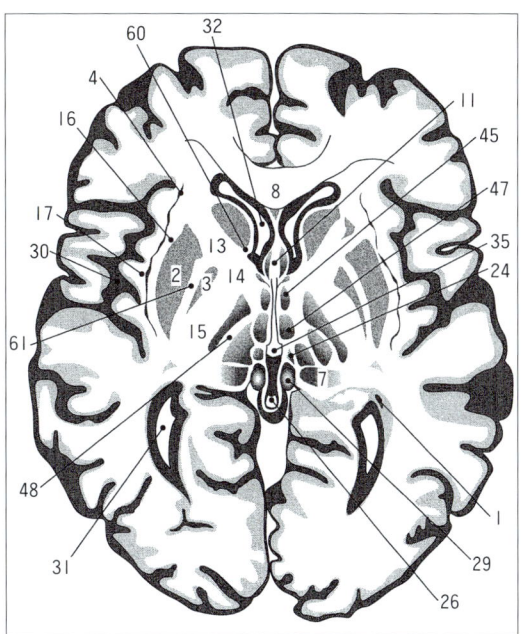

1：尾状核	15：内包後脚	37：透明中隔
2：被殻	16：外包	45：視床前核
3：淡蒼球	17：最外包	46：視床後外側腹側核
4：前障	24：手綱	47：視床内側核
6：視床	26：松果体	48：内側髄板（視床）
7：視床枕	29：上丘	54：室間孔(Monro 孔)
8：脳梁	30：島	60：分界条
11：脳弓	31：側脳室三角部	61：外側髄板（淡蒼球）
13：内包前脚	32：側脳室前角	
14：内包膝	35：第三脳室	

図 2-55　大脳基底核・視床を通る水平断像
（「前原忠行編：脳・脊髄の MRI 正常解剖．秀潤社，1997」から引用）

経系の構造の項でも述べたように，錐体路以外の，すべての運動に関与する伝導路，ないしは大脳皮質運動野からの運動性出力以外のものなどと一応定義されているが，元来錐体外路という概念は臨床神経学から出てきていることに注意しなければならない．つまり大脳基底核の損傷によって起こる症状が大脳皮質運動野や内包の損傷によって起こるものとまったく性質が異なることから錐体外路という概念が起こってきたと考えられる．臨床的にいえば，いわゆる錐体路症候群では運動麻痺が出現するのに，錐体外路症候群では不随意運動と筋緊張の異常，随意運動の障害が現れると記述されている．一方，現在の神経回路網に関する考えでは，大脳基底核からの投射は視床を経て再び大脳皮質へ影響を与えるものが大部分であるとみられており，二次運動ニューロン核までの機能的連絡については明らかでない点が多い．

　このような問題点は残されているが，本書が臨床的な記述を主な目的としていることから，ここでは従来の概念に従って大脳基底核を中心に錐体外路系の役割を考える．すなわち，機能的にみた錐体路外路系の主な神経機構は大脳基底核と中脳の黒質，視床・脳幹網様体の一部で，大脳基底核には尾状核と被殻，淡蒼球が含まれる．淡蒼球と被殻を併せてレンズ核と呼ぶ（図 2-54）．また被殻と尾状核は構造的に類似しており，この両者を併せ

て線条体と呼ぶ．ただし線条体という呼称については被殻と尾状核を併せて新線条体，淡蒼球を旧線条体とよぶことがある．なお，過去においては錐体外路の定義として小脳もこれに含める考えがあったが，ここでは別個に記述することにしたい．

図2-55は基底核・視床中央の高さでのMRI水平断像のシェーマで，各部位の位置的関係が示されている．

大脳基底核のうち特に線条体は小脳とともに随意運動の制御に重要な働きをもつと考えられている．そしてその基礎となるものは大脳皮質，視床，大脳基底核，黒質などの間の回路網の存在で，それぞれの回路網に特有な神経伝達物質がその働きを実現させているとされている．これらの詳細については成書に譲るが，このうち特に重要なものは黒質から線条体へのドパミン（dopamine）性入力回路であり，この機能の異常が種々の神経学的症状を起こす．なかでも黒質の障害によるドパミン回路機能の脱落は後述するParkinson病の病因として意義が深く，運動低下症状との関連が推測されている．またアセチルコリン（acetylcholine）も線条体に高濃度に存在することが知られており，促通性伝達物質と考えられている．アセチルコリンの相対的不足は運動過多症状に関連するとみなされている．

視床は中枢神経系内の線維連絡において大きな意味をもつが，このうちでも最も重要なのは知覚伝導路の連絡所ないしは中継所としての機能である．運動機能の面でも大脳基底核やあるいは後述する小脳との線維連絡所としての意義が大きい．

3　小脳の機能

小脳は，随意運動，特に熟練運動の遂行に重要な意義をもつと考えられる．小脳は中央の虫部と両側の半球部に大別され，このうち特に半球部は高等動物の複雑な運動に大きな役割を果たしている．

小脳には大脳皮質から脳幹の橋・延髄を経て入ってくる伝導路（小脳からみれば求心路）があり，一方末梢からの求心性線維も多数入ってくる．また小脳から出力される線維にも多くの種類があり，脳幹を経て末梢に向かうものや，視床を経て大脳皮質に向かうものなどがある．

このような線維結合をもつ小脳の運動遂行に関連する働きについてはこれまで多くの研究が行われており，特に大脳との関連は，ことばの生成のような複雑な随意運動にとって重要であると考えられている．

ことばの生成を含む随意運動の発現については次のような仮説が出されている．

実際にことばの生成のような随意運動が起こるためには，大脳皮質運動野の興奮が起こる前に"運動の企画"がなくてはならない．このような"企画"は，ことばの生成の場合，言語学的過程から生理学的過程への転換点を意味し，まさに運動指令のもととなるものと考えられるが，これには運動野より前方の大脳皮質連合野が関与していると想定されている．

一般的な随意運動の発現についてモデルを提唱したAllenら（1974）は，小脳半球部を外側部と中間部（虫部に近いほう）に分けて考えているが，彼らによれば大脳皮質連合野に運動発現の企画（plan, program）としての運動指令が発生すると，この指令は皮質運動野に送られるほか，大脳基底核や小脳半球外側部に達するという．この指令は小脳外側部で統合作用を受けてから，あらためて大脳皮質運動野に送られてその活動を賦活する．

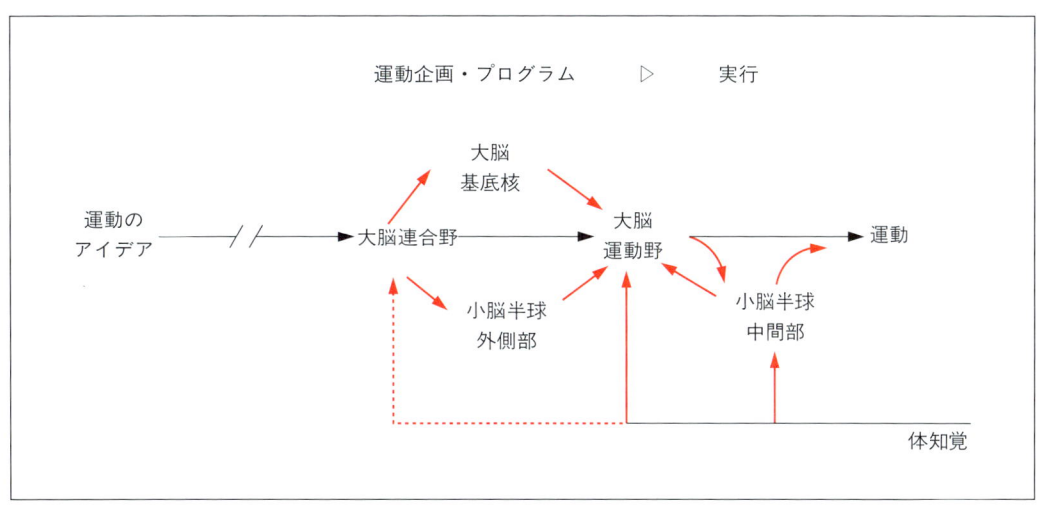

図 2-56　大脳，小脳，基底核と運動発現および制御との関係
（Allen ほか，1974 より改変）

つまり運動野からの指令が末梢に向かう前に小脳の関与があることになる．
　さらに大脳皮質運動野からの指令すなわちインパルスが末梢側に下行する段階では，その下行性指令の一部が脳幹を経て小脳半球中間部に送られるという．するとその指令はここでモニター，統合され，一種の補正信号となって視床を経て再び大脳皮質に送り返されると考えているのである．つまり運動野からの運動指令はいわば予備的なもので，これが運動効果を現す前に，小脳を経由した信号がいわば内部的フィードバックした形で作動して運動に正確さを与えるというわけである．また小脳半球中間部は，本来末梢からのフィードバック情報も到達する部位であるので，運動遂行にあたっては下行性，上行性の 2 種の情報を照合してその結果を補正信号として大脳皮質に送り，最終的に運動指令の時々刻々の再調整（updating）を行う機能を営むという．図 2-56 にこの仮説に基づくシステムの模式図を示す．
　随意運動の熟練が，訓練すなわち学習によって成立する際，その運動パタンが小脳に運動設計図として定着すると考えられる．このとき，大脳―小脳連関と呼ばれる結合システムにおいて長期プログラムが成立し，末梢からのフィードバック情報なしで，フィードフォワード的に運動が進行することも考えられる．いずれにしても発話を含む複雑な熟練運動の成立に，小脳は重要な役割を担っているといえよう．
　なお，最近の学説として，小脳は協調運動の発現，調節のみならず，さらに高次の脳機能や認知機能にも関与する可能性が示唆されている（山脇：2007）．

4　発声の中枢支配 ── 動物における知見

　動物における単純な発声の中枢経路に関しては刺激実験や破壊実験を中心に多くの研究があるが，単純な発声の中枢としては大脳皮質帯状回の関与が指摘されている．また中脳の水道周囲の灰白質（傍水道灰白質；periaqueductal gray；PAG）の電気刺激で発声が誘発されることから，この部位が動物における発声運動を起こすのに重要であると考えられている．しかし人間においては同様な実験は困難であり，これらの部位の機能については未知の点が多い．

第3章

運動障害性構音障害の病態

Speech-
Language
Hearing
Therapist

第3章 運動障害性構音障害の病態

1 運動障害性構音障害の分類

　前章にも述べられたように，ここでいう運動障害性構音障害とは英語でいう dysarthria ないし dysarthrophonia と同義であり，神経系の障害のため発声・構音運動に関与する筋の運動調節に異常をきたし，その結果話しことば（oral communication）の破綻を生じているような病態をさしている．神経系の障害によって発声・構音運動に関与する筋の麻痺，筋力低下（weakness），筋緊張の異常あるいは協調性の異常などが起こると，運動の範囲，正確さ，速さ，リズムなどの異常をきたす．その結果として観察される病態は，原因となった神経系の障害の性質によってそれぞれ異なった病像を呈するものである．

　運動障害性構音障害の臨床像を把握するためには，これをいくつかのタイプに分類し，実際の症例がそのうちのどのタイプのものに属するかを検討していくのが望ましい．

　このような分類については，種々の方式が考えられる．例えば発病の時期によって先天性と後天性に分けるのも一法であるし，原因疾患名に基づいて分類することも可能である．現在まで多くの報告者によってさまざまな分類が提案されているが，本来運動障害性構音障害が神経学的な症状ないし徴候として把握され，それが上述のように原因となった障害の性質を反映すると考えられるものであるので，運動障害性構音障害を起こすもととなった神経・筋系の状態に基づいて分類するのが最も妥当であると考えられる．このような考えは，基本的には1960年代に発表された Mayo Clinic のグループの提案に相当するもので，後述するような運動障害性構音障害の評価や診断に直結するものであり，その分類法は運動障害性構音障害の病態を整理するために有用であると考えられるので，本書でもこの分類を踏襲して説明を進めたい．

　この分類は Mayo Clinic の Darley，Aronson，Brown の連名で報告されたもので DAB 分類あるいは DAB 方式などとも呼ばれる．表3-1 はこの方式に基づいて運動障害性構音障害の病型を分類したものである．

　以下，この分類を基調として，各タイプの運動障害性構音障害をきたすような疾患の神経学的特徴を概観したうえで，個々のタイプの言語病理学的所見を整理していくが，ここで注意すべき点をいくつか指摘しておきたい．

　まず Darley らの基本的な分類で痙性麻痺性構音障害とされた病態においては，一側性の障害と両側性の障害を一括しているということである．これに対し Duffy（1987）は一側性の上位運動ニューロン（unilateral upper motor neuron：UUMN）の限局的障害による構音障害を特に UUMN 障害型の構音障害として別のカテゴリーに分類している．つまり Duffy の分類において痙性麻痺性障害とは偽性球麻痺を代表とする両側性の障害に限っているのである．確かに後述するようにいわゆる UUMN 型の構音障害症例の臨床像は偽性球麻痺のそれとはかなり異なっている．しかし典型的な片麻痺症例などを見ると，その基本的な神経学的性質はやはり痙性麻痺の病像を示すと考えられるので，ここでは分類項目として痙性麻痺性障害をあげ

表3-1 運動障害性構音障害をきたす疾患の種類（タイプ）とその病変部位（原因）

障害のタイプ	障害部位
弛緩性麻痺性障害	第2次（下位）運動ニューロン
核性：球麻痺	
末梢性：重症筋無力症を含む	
痙性麻痺性障害	第1次（上位）運動ニューロン
両側性：偽性球麻痺	
片側性：UUMN障害	
運動失調性障害	小脳あるいは小脳路
運動低下性障害	錐体外路系
パーキンソン症候群	黒質あるいは連絡路
運動過多性障害	錐体外路系
急速型（舞踏病）	
緩徐型（ジストニー　他）	
混合性障害	複数の系
痙性＋弛緩性障害	
筋萎縮性側索硬化症	上・下位運動ニューロン
痙性＋失調性＋運動低下性	
多系統萎縮症　他	線条体・黒質・小脳・脳幹
不定型	
多発性硬化症	視神経等に脱髄の多発

註：筋萎縮性側索硬化症は"運動ニューロン疾患"とされることが多い.
　　UUMN＝Unilateral Upper Motor Neuron
　　痙性とは，「速度依存性の筋緊張の亢進」で他動的に関節を動かしたとき，ゆっくりでは抵抗が少ないのに，速く動かすと抵抗が大きくなる（p.88参照）．これに対し，固縮とは速度に依存しない筋緊張の亢進（パーキンソン病など）をさす．

るにとどめ，あとから各カテゴリーの病態を考える際にUUMN障害について付言することにしたい．

　次に運動失調性構音障害に小脳障害のほか小脳路の障害を加えた点である．臨床的に運動失調症状を呈するものには小脳路の病変によるものがあり，たとえば中脳や橋の梗塞で運動失調性構音障害の発現をみることがある．また内包後脚あるいは内包放線冠境界部の限局性病変で失調性障害を呈することがあり，後述するようにdysarthria clumsy hand syndromeと呼ばれている．これらは症候学的に小脳症状が前面に出るものであるので運動失調性障害として取り扱うことにする．

　要するにここにあげた分類は基本的には各障害の神経学的な性質を勘案したものでありDarleyらもそれぞれのタイプにおける構音障害のパタンを記述することを目指したものであることを理解する必要がある．

　なお，運動障害性構音障害の病態の呼称や分類についての最近の考え方のなかには，いくつかの点で本書と異なった見解もあることを指摘しておきたい（例えば，西尾，2006）．

第3章 運動障害性構音障害の病態

2 原因疾患の神経学

前掲の表3-1に現れたそれぞれの神経障害のタイプについて，その神経学的な特徴を記述する．

I 痙性麻痺をきたす疾患とその病態

痙性麻痺は錐体路障害の特徴とされ上位運動ニューロンの障害（核上性障害）に基づく麻痺症状であると考えられている．上位運動ニューロンは大脳皮質における起始部から脊髄レベルでは反対側の下位運動神経核まで線維を送っている．脳神経核に関しては両側性支配が強く，舌，顔面下部（特に口唇）を除くすべての筋では一側の上位運動ニューロン（皮質延髄路）の障害があっても明らかな麻痺を認めにくい．舌，顔面下部の筋力低下にしても，舌挺出時に筋力低下側への軽度の偏位を認め，またその側の鼻唇溝が浅くなり口角がやや下垂するなどの変化をみる程度である．ただし皮質延髄路が両側性に障害されれば，脳神経支配領域の運動麻痺，すなわち筋力低下，運動範囲の減少，運動速度の低下が生じ，随意運動は両側性に障害される．この状態を臨床的に偽性球麻痺と呼ぶ．

ここで痙性とは，痙直性（spasticity）ともいい，筋緊張の状態を表すもので，筋を受動的に伸展したときに検査者の受ける抵抗の亢進した状態である．例えば肘関節を受動的にゆっくり曲げようとするときにはあまり抵抗がないが，曲げる速さを増すと抵抗が強くなり（速度依存性），しかもその抵抗が，あるときに急に減弱してすっと曲がってしまう，いわゆる"折り畳みナイフ"現象をみることが多く，四肢における錐体路症状の1つとして特徴的である．これに伴って筋伸張反射の亢進が認められ，この現象は脳神経領域でも，例えば下顎反射や口とがらし反射（snout reflex）あるいは吸引反射（sucking reflex）などの亢進の形で観察される．このような緊張亢進を咽頭・喉頭レベルで立証することは困難であるが，経験的には喉頭所見上，声門上腔の過緊張を示唆する仮声帯の過内転と声門前後径の短縮がしばしば観察されている．このような例では声帯の内転が不十分で，そのレベルでは声門閉鎖不全を示すことが多い．

しかし注意すべきことは，動物における破壊実験などからも明らかなように，上位運動ニューロンの起始と考えられる運動野（第4野；図2-52 参照）の限局的な障害だけでは典型的な痙直性麻痺は起こらず，むしろ後述するような弛緩性麻痺が前面に出るという事実である．このことは錐体路障害としてとらえられているものが，単に運動野からの線維の障害だけではなく，前にも述べたように錐体路のなかに含まれる皮質のほかの部分（特に運動前野：第6野など；図2-52 参照）に由来する多シナプス性の成分の障害の要素を多分に含んでいることを意味している．特に痙直性の発現や伸張反射の亢進についてはこのような要素が重視されているところである．

なお上位運動ニューロン障害の重要な特徴は，筋萎縮や筋線維束性攣縮を認めないことである．この点を，特に舌や顔面下部，さらには頸部の筋などで確認する必要がある（四肢筋では長期の麻痺に伴う廃用性萎縮をみることがあるが構音に関与する筋では廃用性萎縮も起こりにくいと考えられる）．また筋電図検査で，NMUの減少や高電位放電などの，いわゆる神経原性（neurogenic）の異常を認めないことも重要である．

上位運動ニューロンの障害，すなわち核上性障害の原因の多くは脳血管障害である．他の原因として頭部外傷，低酸素脳症，炎症などがあるが特に偽性球麻痺を起こすような両側性の障害は多発性あるいは両側性の脳梗塞や脳出血によるものが多い．このような脳血管障害症例においては，コミュニケーション機能にかかわるほかの神経症状，すなわち失語症や全般的意識レベルの低下によるコミュニケーション障害などを併発することが少なくないことを十分に認識すべきであろう．多発性の小病巣を臨床的にlacunar infarctionと呼ぶことがあり，これが両側性に繰り返し発症しているような例はlacunar stateと記載される．こうした症例では偽性球麻痺症状を呈することが多いが，同時に大脳基底核にも病巣があって臨床的に後述するParkinson症候群の症状を併せもつ場合も少なからず経験される．

偽性球麻痺の症例では一般に表情に乏しく口角から唾液が漏れることがある．口唇，舌の運動には制限があるが，舌の萎縮はない．軟口蓋の挙上は不十分であることが多い．舌引き込め反射（tongue retraction reflex）は亢進するが，軟口蓋反射は消失しているのが通例である．また偽性球麻痺患者では感情失禁状態が起こりやすく，笑いや泣きが突然にみられることがある．この現象は大脳皮質の感情抑制機能の解除によると考えられている．

ところで先に述べたように本書ではDarleyらにならって痙性麻痺性障害のなかに一側性の上位運動ニューロン（UUMN）の病変を含めている．臨床的にみると一側性の障害は一側の脳血管障害に続発することが多く，従って反対側の片麻痺に代表される．これらの例では中枢の病変と反対側の顔面下部や舌のみの軽度の麻痺を伴う程度であることが多く，構音障害の程度も比較的軽い．

このような病態で特に注目されるのが，いわゆるpure dysarthria（Ozaki et al, 1986）（isolated dysarthriaともいわれる〈Urban et al, 1999〉）の存在である．これは内包膝部または隣接する放線冠のごく小さい梗塞（lacunar infarct）によって発症する，比較的経過の短い軽度の構音障害を主徴とするもので，ほかの神経学的異常をほとんど認めないのが特徴である．Duffyは，Fisher（1982）の記載を参照してpure dysarthriaをUUMN障害の一型としてあげているが，本書では上位ニューロンの限局的障害という意味でここで記載しておく．

Pure dysarthriaの存在は上位運動ニューロンの皮質下の走行に関連して1つの示唆を与えるものであるが，このほかにも上位運動ニューロンの経路を推測するうえで興味深い症例が報告されている．

その一例としてIwata（1984）はごく軽度の右上肢および右顔面下部の麻痺をきたした例で，右に限局した口蓋帆の挙上障害を認め，この例のCT所見から図3-1に示したような放線冠のごく限局した部分の梗塞が責任病巣と診断し，皮質延髄路がこの部分を走行していると推論している．

一方，川井ら（1988）は筋萎縮を伴わない舌および口蓋帆の運動障害を主徴とした高度の構音障害例で四肢筋には異常がなく臨床的に第十および十二脳神経の核上性の障害によ

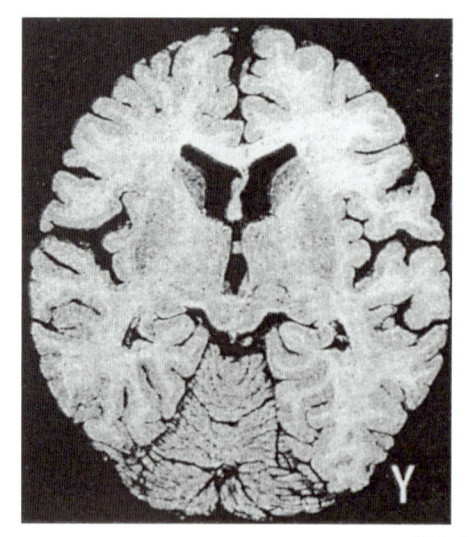

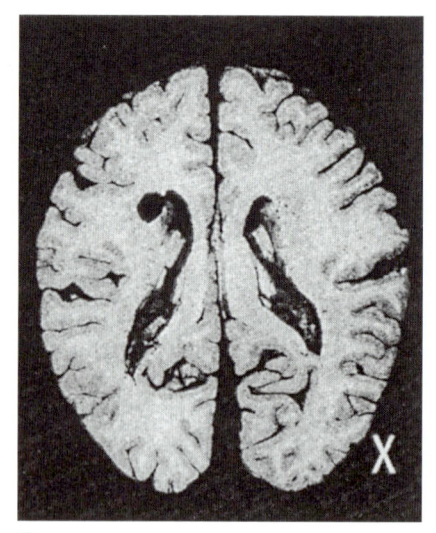

a. 脳の水平断.

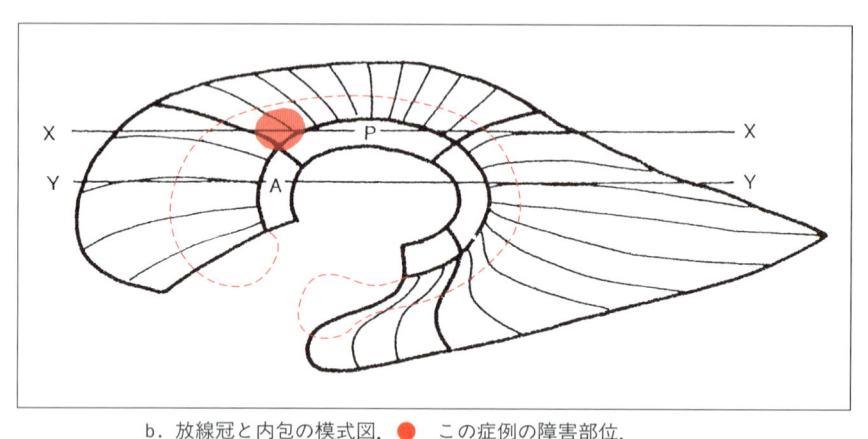

b. 放線冠と内包の模式図. ● この症例の障害部位.
A：前脚, P：後脚, X, Y は a の切片のそれぞれの高さを表す.

図 3-1　　　　　　　　　　　　　　　　　　　　　　　　　（Iwata, 1984 を改変）

る偽性球麻痺と診断された例について報告し，MRI 検査で橋中部のほぼ正中，被蓋と底の境界部に梗塞巣を認めた（図 3-2）．この部位は解剖学的に fasciculus circumligatus と呼ばれる部位で彼らはこれが第十および第十二脳神経の上位ニューロンの経路に相当すると推論した．脳神経領域の筋の核上性支配，特にその正確な経路についてはまだ検討の余地が残されているといえよう．

2 弛緩性麻痺をきたす疾患とその病態

　一般に弛緩性麻痺は下位運動ニューロンの障害による運動麻痺として定義される．しかし Darley らは弛緩性麻痺タイプの障害を，下位運動ニューロンとそれに支配される筋線維のレベルまでを含む，いわゆる運動単位（神経運動単位；neuromotor unit；NMU）の障害という観点でとらえている．すなわち，階層的に考えると，下位運動ニューロンのレベル（これはさらに神経核のレベルと神経線維のレベルに分けることが可能である），神経筋接合部のレベル，および筋線維のレベルのそれぞれの障害を含むとしている．確か

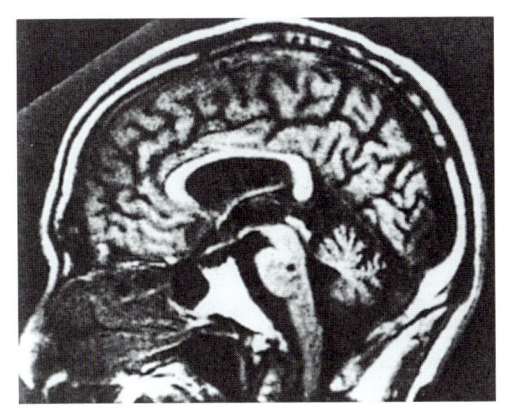

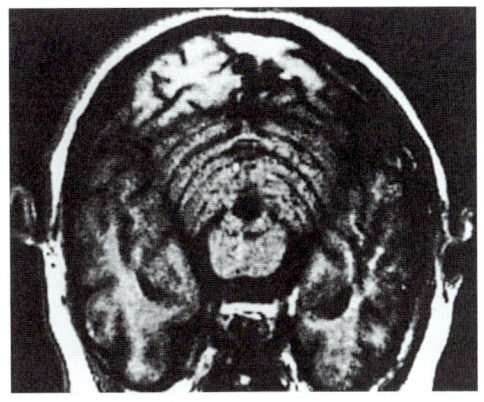

a. 症例（川井ら，1988）のMRI-T I 強調画像．

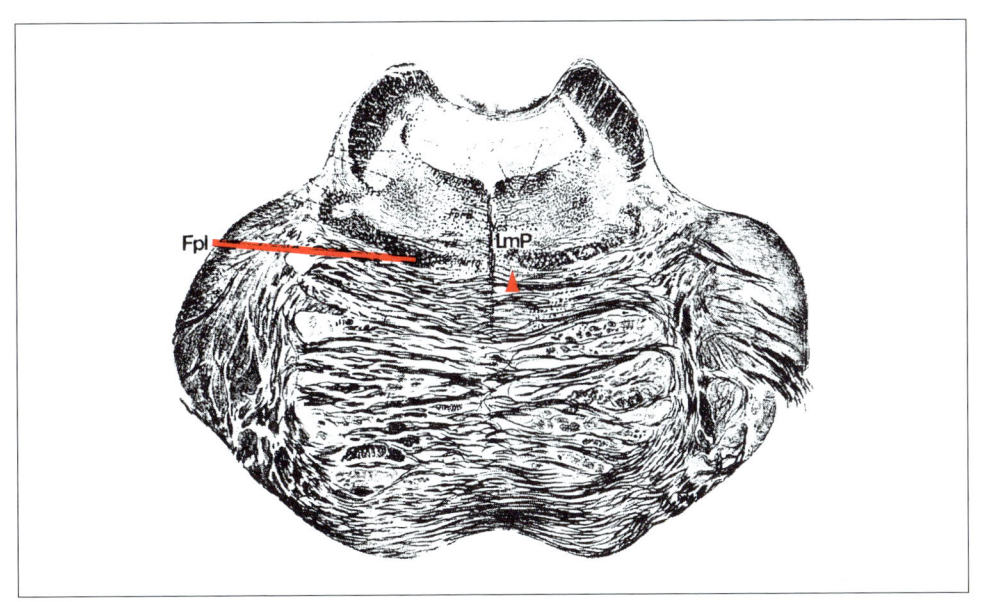

b. 川井らが引用したMarburgの神経解剖アトラスの橋中部断面図．
LmP：fasciculus circumligatus, Fpl：fasciculus lateralis pontis.

図 3-2

に構音障害の臨床像からみると，これら各レベルの障害において共通した要素があると考えられるので，ここでも便宜上この方式に従って考えていきたい．なお，ここで対象となる筋群は，脊髄に神経核をもつ呼吸筋と，脳幹（橋と延髄）に神経核をもつ脳神経支配の筋である（表2-6 参照）．

弛緩性麻痺の臨床像の特徴は障害された領域の筋の筋力低下とこれに伴う運動範囲や速さの制限，筋緊張の低下すなわち外力を加えたときの抵抗の減弱，および反射の減弱ないし喪失などである．

神経核のレベルの障害はポリオに代表されるウイルス感染，核の近傍の梗塞や出血を主とする血管障害などによって起こる．原因となる障害のひろがりによって一側性の麻痺の場合も両側性の場合もある．脳幹部は狭いために純粋な運動麻痺として発現するよりもほかの神経症状を伴うことが多く，その性質によって種々の神経学的診断が下される．例えば延髄背外側部の障害で発症するWallenberg症候群の典型例では疑核の障害に加えて同

側顔面および対側体幹・四肢の温痛覚障害，めまい，同側のHorner症候（眼瞼下垂，眼球陥凹，縮瞳，発汗低下）などを生ずる．呼吸筋の運動核は頸髄と胸髄に分布するが，広範な損傷がなければあまり構音に関与した障害は起こりにくいと考えられる．

延髄（いわゆる球）の運動神経核障害によって起こる麻痺を球麻痺と呼ぶことがある．なお，原因不明の神経細胞の進行性変性が延髄レベルの脳神経核に起こるものを進行性球麻痺と呼んで核レベルの障害の典型とみる立場もあるが，そのほとんどの例では病期の進行と共に上位運動ニューロン障害の臨床像を伴って筋萎縮性側索硬化症の延髄型と診断されるので，これについては混合性の障害の項で述べることとする．神経核レベルの障害の特徴は，支配筋に萎縮と筋線維束性攣縮を認めることで上位ニューロン障害との大きな差となる．

下位運動ニューロンの末梢神経線維のレベルの障害は外傷，腫瘍，炎症などさまざまである．末梢での分布が左右離れているので一側性の麻痺であることが多いが，時に両側性の障害をきたすことがある．また特殊な病態としては複数の神経が障害される多発性神経炎があげられる．障害される神経の種類によって運動障害のみならず感覚障害も起こることがある．なお，ウイルスや細菌感染後に発症することのあるGuillain-Barré症候群は，従来脱髄性の多発性神経根炎とされていたが，最近ではこれらの感染源に対する抗体による自己免疫疾患と考えられ，四肢の運動障害が主症状であることが多いが，まれに顔面筋や咽頭筋の運動障害を起こすことがある．

末梢神経レベルの障害では原則として筋萎縮が発現する．神経核レベルの障害に比し肉眼的に筋線維束性攣縮をみることは少ないが，筋電図的にはNMUの減少および安静時の不随意放電（例えば筋線維性放電）などの神経原性の所見を認めるほか，神経再生時に高電位放電を認めることがある．

橋・延髄に核をもつ脳神経（図2-53参照）の末梢レベルの麻痺はそれぞれの神経に対応して三叉神経麻痺，顔面神経麻痺，舌咽神経麻痺，迷走神経麻痺，副神経麻痺，舌下神経麻痺などとよばれるが，これによって各支配筋の筋力低下が発現する．臨床症状の面からみると迷走神経麻痺あるいはその末梢枝である反回神経麻痺ではそれが一側性であっても声帯運動障害に基づく明らかな発声障害をきたすことがあるが，ほかの神経の麻痺ではそれが両側性でない限り，臨床的に問題となるような構音障害をきたさないことが多い．

神経筋接合部の障害の代表的なものとしては重症筋無力症がある．この疾患の本態は自己免疫疾患で，神経終末で放出されるアセチルコリンが結合する接合部のアセチルコリン受容体に対する自己抗体があるため発症すると考えられている．筋の易疲労性が起こり，眼瞼下垂で初発することが多い．口蓋帆，咽頭，喉頭筋も好発部位で易疲労性があり，筋力低下によって軽度の開鼻声，嚥下困難，嗄声などを来すこともある．

筋レベルの障害のうち構音あるいは嚥下に問題を起こすことがあるのは筋ジストロフィー（Duchenne型進行性筋ジストロフィー）である．原因はX染色体短腕の遺伝子異常によるとされ，大部分が男子に発症する骨格筋の進行性変性疾患で，小児期の歩行障害が初発症状となる．さらに上肢，ついで顔面および呼吸，構音，嚥下に関係する筋の萎縮が加わる．

以上のように，このタイプでは神経疾患の一型として考える場合，便宜上神経運動単位の各レベルの障害を含むものとして記述した．

3 運動失調をきたす疾患とその病態

　運動失調とは運動器官にかかわる筋相互の協調が障害され，秩序だった運動ができない状態をさす．個々の筋の筋力は正常であるのに，筋力の正確な制御が困難となって運動が下手になる．運動失調は小脳あるいは小脳路の障害によって発現する（なお知覚路である脊髄後索の障害で深部知覚が脱失するために起こる下肢の失調様運動を脊髄性失調と呼ぶことがあるがここではとりあげない）．

　小脳または小脳路の障害は，腫瘍，血管障害（出血，梗塞など），外傷（手術を含む）などによる比較的限局性のある障害や，ニューロンの変性を主体とする広汎な小脳変性症に分けることができ，いずれの場合も小脳症状として運動失調，筋緊張低下，平衡障害などをきたしうる．小脳の変性疾患については近年疾患概念の見直しが行われ，従来は別個に取り扱われてきた狭義の脊髄小脳変性症（小脳・脊髄に限局）と多系統萎縮症（multiple system atrophy：MSA）とを一括して脊髄小脳変性症（SCD）とするようになった（西澤，2009）．SCDはさらに(1)非遺伝性（孤発性：全体の70％）の，(a)皮質性小脳萎縮症（CCA）と(b)多系統萎縮症（MSA）および(2)遺伝性（30％）に細分される．遺伝性の90％は常染色体優性遺伝で遺伝子異常の部位からSCA 1，SCA 2，SCA 3（ジョセフ病）などに分けられる．その多くは遺伝子のアミノ酸（グルタミン）配列が異常に伸長したポリグルタミン病と考えられている．残り10％が劣性遺伝のフリードライヒ失調症である．

　失調の臨床像は運動を上手に調節できず，速やかで円滑な動きが得られないと要約される．特徴的な所見としては，測定障害（dysmetria），すなわち運動量の調節の障害があげられる．これは例えば指鼻試験と呼ばれるテストのように示指で自分の鼻先を触れさせると，目標の鼻先を行き過ぎたり，とどかなかったりすることで代表されるもので，このため運動はぎこちなくなる．なお運動の開始や終了が遅れる時間測定異常（dyschronometry）も一種の測定障害といえる．また，変換運動障害（adiadochokinesis）も特徴的で，これは交代運動，例えば前腕の回内，回外運動が円滑にできず遅く，かつ不規則になる症状である．このような所見は脳神経領域でも認められ，舌の左右あるいは出し入れのような交代運動，口唇の突き出しと横引きの交代運動などが遅く，ぎこちなくみえる．この現象は構音運動にも認められるものであるがこの点については後述する．このような運動パターンの異常とともに筋緊張の低下，すなわち他動的に患者の四肢を動かそうとするときの抵抗の減弱が著明であり，揺らすとゆらゆら揺れる．またある姿勢を維持したり，運動を行うときにとくに四肢の震え（振戦；tremor）が生ずることがある．このような震えは運動の終点近くで増強し企図振戦と呼ばれている．

　これらの症状のうち，運動失調と筋緊張異常は小脳半球部の障害に特に関係が深いとされている．小脳障害では後述するように構音にも運動失調症状を認めるが，その責任病巣部位については古くから議論があった．例えば小脳疾患症例の構音障害を神経学的所見の対比させて検討したBrownら（1970）は小脳性構音障害が小脳正中部ないしは傍正中部の病変によって起こると述べた．しかしこれには異論があって，Amiciら（1976）は282例の小脳腫瘍例を検討してそのうち23例（8.5％）に構音障害を認めたが，その病変は半球部が主であったと記載している．半球部の障害によって構音障害が起こるとする報告はほかにも認められる．Lechtenbergら（1978）は162例の経験から，左半球上部に構音

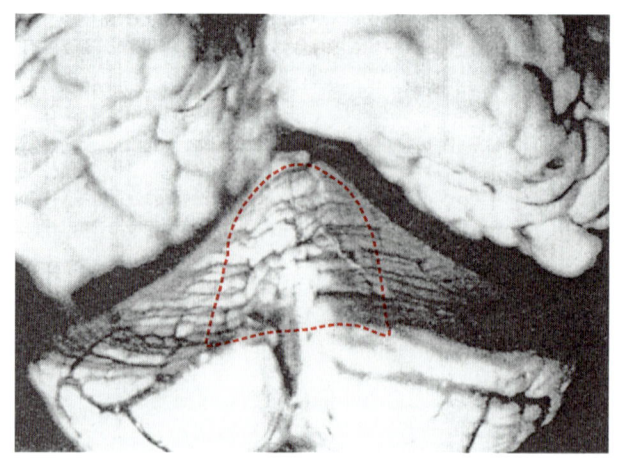

図3-3 坂井（1980）が想定した小脳における構音機能の局在

機能の局在があると述べている．一方，坂井（1980）は36例の検討に基づいて小脳正中部から傍正中部（傍虫部）にかけての上面の比較的限局した部位に構音運動に関する機能の局在があると推論している（**図3-3**）．河村（1994）も自験例における所見から坂井の見解を支持している．こうした局在論には今日でもなお議論のあるところであるが，特に両側外側部の障害を起こしやすいMarie-Foix-Alajouanine型の小脳萎縮症に構音障害が好発することなどからみて，小脳半球部の関与も否定できないと考えられる．

　運動失調症状は必ずしも小脳内部の障害ばかりでなく，小脳路の障害によっても発現する．特に有名なものは内包後脚ないし内包・放射冠境界部の限局的の血管障害で，対側の筋力低下と運動失調性の構音障害をきたしてdysarthria-clumsy hand症候群と呼ばれる所見を呈する．これは運動野に発して橋核でシナプスを作ったあと対側の小脳皮質に至る皮質橋路が錐体路とともに障害されることによって発症するものであると考えられている．河村（1994）によれば，このような症例でSPECTによって反対側の小脳機能障害（血流低下）を観察したいという．なお橋のレベルでも，橋底部内側よりの病変でこの経路が錐体路とともに障害されて同じような症状を呈することがある．こうした例の診断には画像検査が極めて有意義である．

　前述のように小脳症状をきたす系統的変性疾患は，現在SCDとして一括され，小脳のみならず橋，下オリーブ核から，さらには基底核や錐体路に病変が及ぶ病態も含まれるようになった．これらのうち非遺伝性で病変が小脳以外の系統に及んでいる多系統萎縮症の約80％は，小脳症状を主とするタイプ（従来はオリーブ核橋小脳萎縮症，olivopontocerebellar atrophy：OPCAとされていたが，現在はMSA-Cと略称される）であり，その臨床症状は上述した失調の症状を主体としている．他のタイプについては後述する．

4　運動低下をきたす疾患とその病態

　運動の制御において大脳皮質（特に運動前野など），視床，大脳基底核，中脳黒質などを結ぶ回路網としてのいわゆる錐体外路系の機能が重要であることは前述した．このうち特に黒質の障害による黒質-線条体回路におけるドパミンの減少によって運動低下を特徴とする神経症状が発現する．そのメカニズムの詳細については不明の点も残されているが，

ドパミンニューロンの機能低下によって基底核-視床-前頭葉の回路が影響を受け，結果として前頭葉から基底核への運動性投射活動の低下をきたすと考えられている（橋本ら，1997）．

運動低下の基本的な所見としては，運動範囲の制限，無動あるいは寡動，みかけ上の運動速度の低下（運動開始の遅れや動きの乏しさのため遅いようにみえても，実際の動きは小刻みで速いことが少なくない），振戦，固縮などがあげられる．ここで固縮（rigidity；強剛ともいう）とは，持続的な伸張反射の亢進状態と考えられており，相反的に働くべき拮抗筋の両方が同時に緊張状態を示すために有効な運動が起こらない状態ということができる．固縮があると，例えば肘関節を曲げた位置から受動的に伸ばそうとすると加える力の速度に関係なく持続的な抵抗を示したり（鉛の管を曲げる感じ；鉛管様固縮），歯車を動かすようにガタガタと小刻みな動き（歯車様固縮；固縮に振戦が重なったものと考えられている）を示したりする．

運動範囲の減少は全身的なもので，顔面は無表情（仮面様）となる．運動の開始が遅れたり，反復運動の範囲（振幅）が段々に減少し速度が速まっていくことも観察される．これと関連すると考えられるのは特徴的な歩行のパターンで，歩幅が小さくなり，すり足で段々素早くなって加速歩行（hastening または festination gait）と呼ばれる．振戦は静止時に著明で4～7 Hz程度のリズミカルな震えとして観察される．顔面では口輪部によく認められる．また指先の震えは丸薬を丸めるような動作として知られている．反射の亢進は特に認められないが，前額を叩打すると目をつぶる，Myerson反射が認められることが多い．

このような症状を示す黒質-線条体系の病変を伴う病態をParkinson症候群（parkinsonism）と総称する．そのうち最も頻度が高いものは原因不明の変性疾患であるParkinson病である．本症は1817年にイギリスのJames Parkinsonによってparalysis agitansすなわち振戦麻痺として報告され，彼の名をとって命名されている．Parkinson病では病理学的に黒質や線条体の変性，特に黒質の色素消失のほか，Lewy小体と呼ばれる一種の封入体が脳幹細胞に現れることなどが特徴とされる．

参考までに1995年に報告されたParkinson病の診断基準を**表3-2**に示す．これらはあくまで臨床症状に依存するもので組織学的所見などは入っていない．また表にみるように，発声・構音に関する所見も含まれてはいない．

Parkinson病は進行性の疾患で，臨床的な所見に基づいて病期が分けられている．**表3-3**には代表的な重症度の分類を示す．

Parkinson症候群は脳炎後に発症したり動脈硬化，頭部外傷，その他一酸化炭素中毒やその他の薬物中毒などでも発症する．

5 運動過多をきたす疾患とその病態

運動過多も錐体外路障害の1つの型と考えられており，本来安定した状態であるべきときに異常な不随意運動が起こってしまう状態を意味している．その発現の様相から急速あるいは緩徐型に分けられるが，一人の症例で両者が混在することもある．しかしここでは主な症状に着目して急速型と緩徐型に分けて考える．

表 3-2　Parkinson 病の診断基準

1．自覚症状
　　1) 安静時の震え（四肢または顎に目立つ）
　　2) 動作がのろく拙劣
　　3) 歩行がのろく拙劣
2．神経所見
　　1) 毎秒 4～6 回の安静時振戦
　　2) 無動・寡動：仮面様顔貌
　　　　　　　　　　低く単調な話し方
　　　　　　　　　　動作の緩徐・拙劣
　　　　　　　　　　臥位からの立ち上がり動作など姿勢変換の拙劣
　　3) 歯車現象を伴う筋固縮
　　4) 姿勢・歩行障害：前傾姿勢
　　　　　　　　　　　歩行時に手の振りが欠如
　　　　　　　　　　　突進現象
　　　　　　　　　　　小刻み歩行
　　　　　　　　　　　立ち直り反射障害
3．臨床検査所見
　　1) 一般検査に特異的な異常はない
　　2) 脳画像（CT, MRI）に明らかな異常はない
4．鑑別診断
　　1) 脳血管障害のもの
　　2) 薬物性のもの
　　3) その他の脳変性疾患

〈診断の判定〉
　次の（1）～（5）のすべてを満たすものを，Parkinson 病と診断する
　（1）経過は進行性である
　（2）自覚症状で，上記のいずれか 1 つ以上がみられる
　（3）神経所見で，上記のいずれか 1 つ以上がみられる
　（4）抗 Parkinson 病薬による治療で，自覚症状，神経所見に明らかな改善がみられる
　（5）鑑別診断で，上記のいずれでもない

〈参考事項〉
　診断上，次の事項が参考となる
　（1）Parkinson 病では神経症候に左右差を認めることが多い
　（2）深部反射の著しい亢進，Babinski 徴候陽性，初期からの高度の痴呆，急激な発症は Parkinson 病らしくない所見である
　（3）脳画像所見で，著明な脳室拡大，著明な大脳萎縮，著明な脳幹萎縮，広範な白質病変などは Parkinson 病に否定的な所見である

（厚生省特定疾患神経変性疾患調査研究班 1995 年度研究報告）

1　急速型

　急速な不随意運動としてはミオクローヌス（myoclonus）が知られているが，これは特に口蓋帆や咽頭さらには喉頭にみられる病態である．古くから，小脳の歯状核，脳幹の赤核，下オリーブ核を結ぶ三角形（Guillain-Mollaret の三角；図 3-4）のどこかに病変があると発現するといわれており，安静時に局所的に数 Hz の頻度の震えが認められるのが特徴であるが，多くの場合発声・構音などの随意運動を行うときはふるえが抑制され，こ

表 3-3　Parkinson 症候群の重症度に関する Hoehn と Yahr の分類

stage I	症状は一側性で機能的障害はないかあっても軽微
stage II	両側性の障害があるが姿勢保持の障害はない．日常生活，職業は多少の障害はあるが行いうる
stage III	立ち直り反射に障害が見られ，活動は制限されるが，自力での生活が可能
stage IV	重篤な機能障害をもち，自力のみの生活は困難となるが，支えられずに歩くことはどうにか可能
stage V	立つことが不可能となり，介護なしにはベッド，車椅子の生活を余儀なくされる

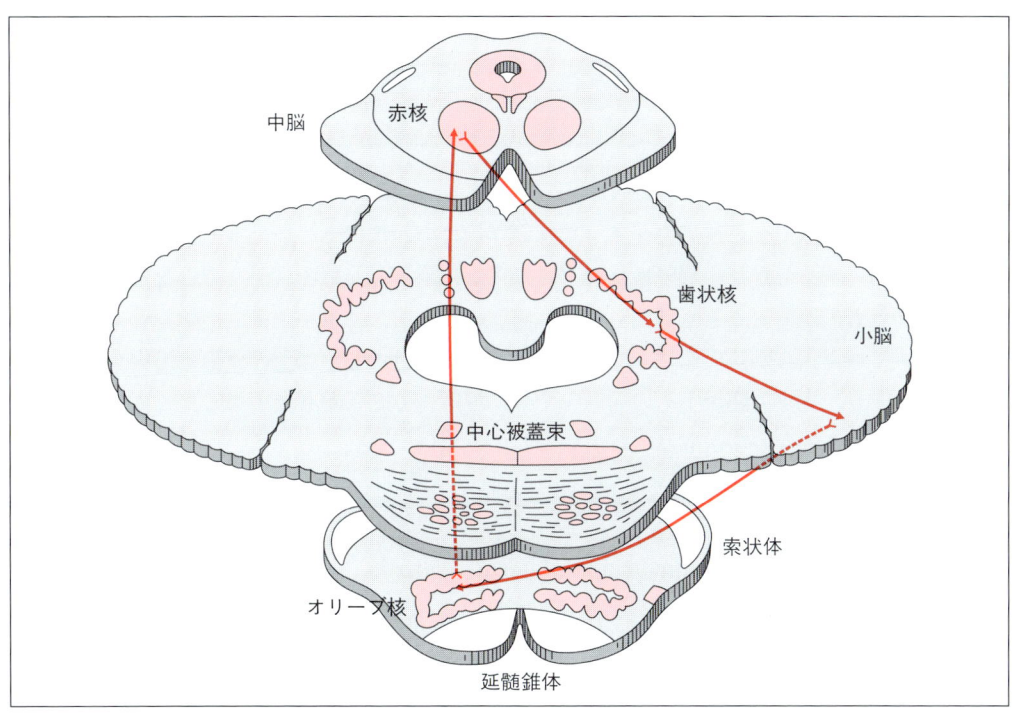

図 3-4　Guillain と Mollaret の三角　　　　（平山恵造：神経症候学．文光堂，1992 から引用）

れらの機能に障害をきたさないことが多い．したがってここではこれ以上の記述は省略する．

　急速型で問題になるものの代表は，舞踏病（chorea）である．ミオクローヌスよりは遅めであるが，かなり速い筋収縮が短期間持続するために起こる不随意運動で，不規則でランダムな運動パターンを呈する．不随意運動が軀幹や四肢に起こると踊るような姿勢に見えるところから舞踏病と呼ばれている．筋緊張はむしろ低下していることが多い．代表的なものは Huntington 病であり，基底核，特に尾状核の萎縮性変化が認められるが，視床下核や中脳の病変でも起こるといわれている．顔面，舌，咽頭，喉頭の諸筋，さらには呼吸筋にも不随意的な収縮が起こり，このため発声・構音の異常をきたす．顔をしかめたり口を開いたりする表情の変化が著明で，頭部全体を動かすことも多い．挺舌状態を維持できないこともよく観察される．

　大脳基底核の働きとして，運動の企画に関与するという考えについては前述したが，こ

れを言い換えるとある運動を行うとき，必要な筋のみを興奮しやすくさせ，動かなくてもよい筋は動きを抑制するようにコントロールする機能であると考えられる．先に述べたParkinson症候群はドパミンニューロンの機能低下により必要な筋運動も起こりにくくなっている状態であり，Huntington病では動かなくてもよい部位まで動きやすくなっている状態といえよう．

2　緩徐型

緩徐型の代表としてはアテトーシス（athetosis）が代表的である．アテトーシスはゆっくりした，持続の長い不随意運動で筋緊張は亢進している．典型的なアテトーシスは小児麻痺にみられることが多く，発育途上にある脳，特に基底核の被殻を中心に病変が起こると発現するという考えがある．本書では便宜上，小児麻痺に伴う発声・構音の障害については詳述しない方針であるので，アテトーシスについてもこれ以上の記述は割愛する．

6　混合型の障害について

これまで述べてきた疾患のタイプは神経学的にいわば単一の運動系の障害を主徴とするものであった．ただし小脳変性症などでは小脳に限局した障害ばかりではなく他の系の変性を伴うものがあることも指摘したが，病態の記述としては小脳機能の障害という視点でまとめてきた．しかし疾患によっては上の分類における2つ以上の要素の障害を併せもつことがあり，実際の臨床上その病態を十分に理解することが必要となる．ここではこうした疾患の代表的なものを取り上げて概説してみたい．

1　筋萎縮性側索硬化症

筋萎縮性側索硬化症（amyotrophic lateral sclerosis；ALS）は上位ニューロンと下位ニューロンの両者が障害される疾患として重要である．原因はいまなお不明であるが，最近になって中枢神経系の興奮性シナプスの伝達物質として作用するグルタミン酸が過剰に残存し，結果的に細胞毒性を発揮することが発症に関与するという説が出されている．また，最近では患者の脊髄，大脳の運動神経にTDP-43と呼ばれる蛋白質が過剰に蓄積していることが報告されている．進行性の変性疾患の一つであって，多くは上肢の障害から発症するが，延髄すなわち球部の脳神経症状から初発する例もあり，筋萎縮性側索硬化症の球麻痺型として知られている．運動ニューロン全体の障害であるので，運動ニューロン疾患（motor neuron disease；MND）とも呼ばれる．上位ニューロンの症状と下位ニューロンの症状は必ずしも平行せず，どちらかが先行したり，または顕著にみえることがある．構音障害に関連するのはもちろん球部の障害であり，狭義の球麻痺に偽性球麻痺が合併したものととらえることができる．特に球症状を中心に述べると延髄に核をもつ脳神経領域の運動障害が主徴となる．この領域の筋全体の筋力低下，運動範囲の減少に加え，両側性の筋萎縮，筋線維束性攣縮が起こる．筋萎縮，筋線維束性攣縮とも舌に著明であるが，下部顔面筋，特におとがい筋（下口唇の下方）や広頸筋にも認められやすい．発声・構音に関係する所見については後からあらためて述べる．

筋力低下，筋萎縮などがあって，しかも筋伸張反射の亢進があるのが極めて特徴的であり，口とがらし反射，吸啜反射，下顎反射，舌引込め反射などがいずれも亢進傾向を示す．

甲状腺披裂筋

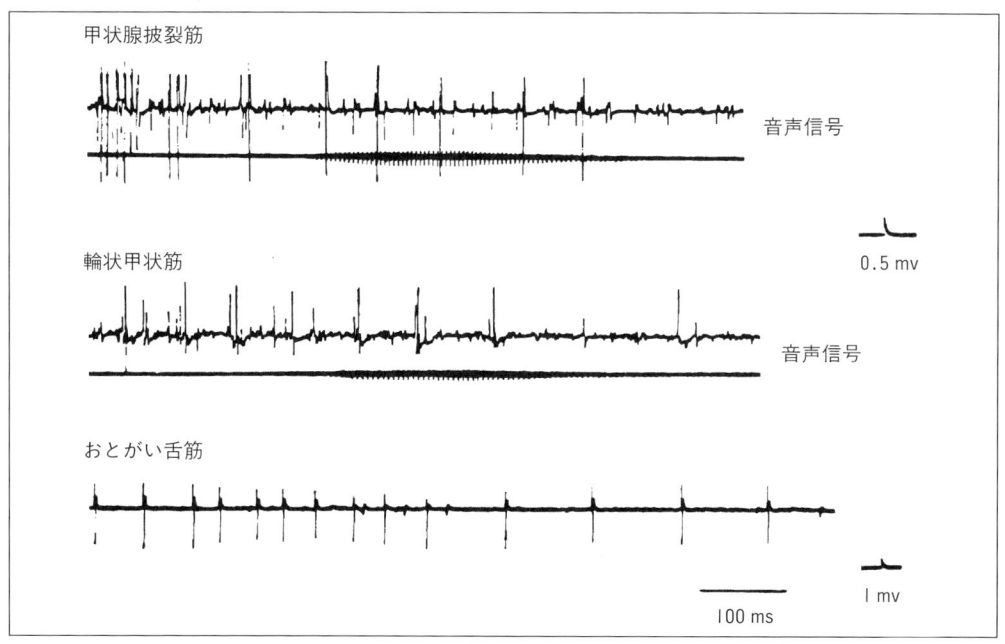

音声信号

0.5 mv

輪状甲状筋

音声信号

おとがい舌筋

100 ms　1 mv

図 3-5　筋萎縮性側索硬化症症例の内喉頭筋および外舌筋にみられた高振幅電位

特に舌引込め反射の亢進が著明で，舌を引き出して間接喉頭鏡検査を行うことが困難な例が少なくない．さらに特徴的なのは口蓋帆の運動障害があっても軟口蓋反射が認められることで，この点は偽性球麻痺との鑑別上重要とされる．こうした反射の亢進は初期から四肢筋にも認められるのが普通である．

診断上さらに重要なのは筋電図検査で，下位ニューロンの核の障害を示唆する NMU の減少，高電位放電の存在（図 3-5）などのいわゆる神経原性の所見（neurogenic patterns）を認める．このような所見は，みかけ上はっきりした麻痺や萎縮の認められない筋からも得られることがあり，確定診断上有意義である．

後述する構音，嚥下などについての訴えが初発症状となることが多いのが特徴であり，神経内科医を受診する前に耳鼻咽喉科で診断がつけられる可能性があることにも注意が必要である．また，すべての症状が進行性であることも重要で，球症状で初発した場合，球症状そのものも進行するほか，頸部，上肢，下肢，軀幹（特に呼吸筋）にも症状が発現するのが通例である．頸部の障害としては頭部の保持が困難となり，頭が前に倒れやすくなる．また逆に四肢症状，例えば手先の動作の障害や拇指球の萎縮などから始まって，後に球症状を呈する例もある．症状進行の速さは一様でなく，かなりの個人差があるが，球麻痺症状のある例では 3 年程度で呼吸筋麻痺をきたし，予後不良であることが多い．

このほか特徴的なのは，全経過を通じて感覚障害，眼球運動障害および膀胱直腸障害がないこと，小脳症状を呈さないことであり，臨床的にこの 4 つの陰性所見に注目して診療する必要がある．なお，少数例（早期に痴呆症状を呈するものがあるといわれる）を除けば高次脳機能も経過を通じて正常に保たれるといってよいであろう．

先に弛緩性の麻痺をきたす下位ニューロンの疾患について述べたが，両側性の球症状をきたす例で神経症状が下位ニューロン障害に限局している場合はむしろ少ないと考えられる．したがって両側性の下位ニューロン症状を主体とする球症状を呈する例では，筋萎縮性側索硬化症の延髄型（球麻痺型）を念頭において，上位ニューロン障害を含む混合性障

害を見逃さないように注意深く臨床所見をとらえていくことが，症例の頻度の面からみても実際的であろう．

2 多系統萎縮症

前述したように（p.93参照）従来独立した概念でとらえられていた多系統萎縮症（MSA）は現在SCDの疾患概念（分類）に含まれている．その多くは，これもp.94でふれたように小脳症状を主体とするが，それ以外に，Parkinson症状を主体とするもの（従来，線条体黒質変性症と呼ばれたもので，現行ではMSA-Pと略称される）や，自律神経症状を主体とするShy-Drager症候群（SDS）も含まれる．病態が進行するといずれも類似の臨床症状を呈するようになるが，初期にはそれぞれかなり特有な症状を示す．MSA-PはParkinson病との鑑別が困難であるが薬物療法が無効であったり，画像診断で線条体に変化を認めることなどが診断の手がかりとなる．Shy-Drager症候群は自律神経機能異常として，起立性低血圧，発汗低下，膀胱直腸障害などを呈する．この疾患群では，睡眠時に声門開大不全が起こって甲高い吸気性喘鳴（いびき）を起こし，血中酸素分圧低下を来たすことが多い．この声門開大障害については，病理学的検討から脳幹疑核における声門開大筋（後輪状披裂筋）運動核に選択的変性があることが指摘されている（磯崎，1991）．しかし，発声，構音については，他の系統の障害がない限り臨床的に問題にならないことが多い．

3 多発性硬化症

多発性硬化症（multiple sclerosis；MS）は中枢神経白質の髄鞘およびその形成細胞が障害されるいわゆる脱髄疾患で，中枢神経の種々の場所に多巣性の限局性病変が時間をおいて次々に発生するために，複数の神経症状が寛解と再発を繰り返す疾患である．その中核的症状として眼振，企図振戦とともに構音の障害が古くからあげられており，その構音障害のパターンは小脳性の障害としてとらえられてきた．その特徴としてはモーラごとに区切ってゆっくり話す，いわゆる断綴性発話が目立つ（p.110参照）．しかし最近では錐体路障害を伴う痙性麻痺としての要素もあることが指摘されている（Mersonら，1998）．

この疾患は欧米ではかなり多発することが知られているが，わが国ではむしろ症例が少なく，また視神経と脊髄の病変を反映する症状を呈するものが多いという特徴がある．したがって本書では本症についての詳述を割愛する．

4 Wilson病

Wilson病は銅の代謝異常により，肝細胞および中枢神経系への銅の沈着をきたす疾患である．肝硬変を伴う肝障害のほか，種々の神経症状をきたすことがあり，筋緊張亢進，振戦，舞踏様運動などを伴う錐体外路（基底核）障害の性質や小脳症状を認める例があることが知られている．角膜への銅沈着による特殊な所見すなわちKayser-Fleischer輪が診断上重視されている．

Wilson病の構音障害は痙性麻痺，Parkinson症候群，小脳失調などのそれぞれの特徴が混在する可能性があり，これまでの報告もこの考えを裏づけている（Berryら，1974）．自験例では著明な速話傾向と子音の崩れが著明であった．

第3章 運動障害性構音障害の病態

❸ 運動障害性構音障害の症候学

I 構音障害の概要

本書では運動障害性構音障害を話しことばの障害としてとらえて記述を進めているので，ここでは声とことばの両面について概観してみたい．

1 声の障害

別章で述べたように声は喉頭レベルで出された音であり，音としての物理的属性として高さ，強さ，音色（音質）などをもっている．また声をできるだけ長く出すというような声の持続（最長発声持続時間）も属性の1つであるが，これには呼気調節と喉頭調節の両者が関係し生理的な限界がある．このような声の属性のそれぞれについても，構音障害例で異常をきたすことがあるので，まず声の異常について総括的に述べる．

声の異常は本質的には声帯振動の異常によって起こるが，その原因としては声門閉鎖状態の異常，声帯の物理的性質の変化，両側声帯の対称性の破綻，声帯緊張度の調節障害などがあげられる．具体的にこれらの異常ないし変化をもたらすものとしては，例えば声帯に何らかの病変がある場合などがあるが，運動障害性構音障害では声帯自体の病変以外の要因が問題となると考えられる．

（1）声の高さの異常

声の高さは声帯振動数で決まり，声帯の前後方向の緊張度，声帯縁の振動部分の質量などに規定される．成人の話し声（話声位）は男子が女子より約1オクターブ低い（図2-27参照）．したがって異常と感じるのは通常男子で高すぎるか，女子で低すぎるかであるが，例えば女子でも裏声発声などでは高すぎると感じられるし，男子でも声帯に浮腫があったりする場合，低すぎると聴かれることがある．

また高さが不安定であることも聴覚的に異常と聴かれ，これには地声と裏声が混在するいわゆる声の翻転や，高さが周期的に変動する声の震え，あるいは声帯緊張度の不随意な変化による不規則な変動などが含まれる．

声には年齢的な変化があり，思春期前の小児では男女とも成人女子よりやや高い程度の話声位を示す．一方，老人になると男子では声帯の萎縮傾向が目立ち声は高くなる．ところが女子では声帯の浮腫傾向があることが多く，むしろ低めとなることが知られている．

（2）声の強さの異常

感覚的には声の大きさの異常と表現される．声の強さは呼気努力と声門閉鎖力の相互関係によって調節されるので，運動障害性構音障害ではしばしば強さの減弱という形で現れる．すなわち呼気調節の障害によっても，声門閉鎖の障害によっても強さの異常をきたす

ことになる．また筋緊張の調節に異常があると，声の強さに変動がみられる．変動が周期的であれば声の震えと感じられるが，この場合には前述した声の高さの変動も同時に起こっていることが多い．また声の開始（起声）が急に強い声で始まるような現象は爆発的（explosive）と表現されることがある．

（3）声の音質（音色または声質）の異常

声の音質の障害を嗄声と総称する．嗄声の有無は聴覚的に判定されることが多い．その具体的方法として日本音声言語医学会では，GRBAS尺度法という聴覚心理的尺度を提案してこれを実用化しようと試みている．この尺度では，音質に関する総合的な異常度，すなわち嗄声度というべきものを表す尺度として，grade（G）という尺度を設定し，その内容ないしは具体的な定性的尺度として粗糙性（rough；R），気息性（breathy；B），無力性（asthenic；A），努力性（strained；S）を設定して，それぞれの頭文字をならべてGRBAS尺度としている．

これらの尺度はあくまで聴覚印象に基づいたものであるが，R，B，A，Sの各因子についてはそれぞれ独立性のあるものと考えられている．後述するように，運動障害性構音障害の話しことばの聴覚心理的評価においても声の要素を評価項目のなかに取り入れているが，その場合にもここであげた各因子に相当するものを念頭において評価を行うことが実際的である．ただし，個々の症例で，これらの因子が複数個同時に聴きとられることがある点に注意が必要である．

粗糙性（R）の因子：濁った声，ガラガラした声などと表現されるものにほぼ相当するもので，声帯振動が不規則であったり，声門部に分泌物が貯留したりする場合に認められやすい．音響学的には，声の周波数や振幅のゆらぎに対応するほか，低周波領域の雑音成分の混入などもこの因子に関係していると考えられている．

気息性（B）の因子：かすれ声に対応して，声門閉鎖不全に伴う息漏れのある気流雑音を含んだ声である．中音域以下に雑音成分が混在しているとこのような印象を与える．

無力性（A）の因子：弱々しいという印象で，声帯の緊張不全や呼気努力の減少があって喉頭音源が弱い場合に感じられる．高音域に調波成分が乏しい所見がある．全身的な体力低下などで発現することが少なくない．

努力性（S）の因子：喉頭に過剰な力が入った印象で，いきんだような声，のどづめのある声などと表現されることが多い．音響学的には高音域の雑音成分の存在や高音域の調波成分の過剰などがあると考えられている．運動障害性構音障害では後述するように喉頭付近の過緊張を示す痙性麻痺に伴って発現することが知られている．

これらの音質の判定には，次章に述べるような音響分析的評価が行われることがあり，これによってそれぞれの病態との対応を詳細に検討する試みもあって，その将来性が期待されているところである．

（4）声の持続の異常

発声をある程度長く続けることは自然な会話で必要であり，これが極端に短いと頻繁に息つぎがあって異常な印象を与える．声の持続は肺活量にも依存するが，主として声門閉鎖の程度によって決まる．言い換えると声門閉鎖不全があると持続は短くなる．これは発声時呼気流率，すなわち発声中の単位時間内に声門を通過する呼気量が大きすぎることを意味する．一般には十分吸気を行った後に，母音"ア"をできるだけ長く発声させて最長発声持続時間を測定するが，男子の正常値は約30秒，女子では約20秒で，それぞれ15

秒以下，9秒以下は異常と考えられている（澤島，1966）．

　運動性構音障害においては声門閉鎖不全をきたすような病態があると声の持続は短縮する．また運動過多性の障害で喉頭筋の緊張状態が一定に保たれないような例では，声が途切れてしばしば息つぎがみられることがある．

2　構音の障害

　構音障害はことばの音の異常であり，正しい発音のできない状態をさす．臨床的に構音障害の発現のパターンの記述には種々の方式があるが，言語病理学的には障害の基本的パターンを記載することが一般に行われている．

　このようなパターンには次のようなものがあげられる．

（1）音の省略（omission）

　ある構音動作が十分に行えないために聴覚的にその音が消失している状態である．運動性構音障害では構音器官の麻痺あるいは過緊張に基づく運動不全によって発現しやすい．

（2）音の置換（substitution）

　ある音がほかの音に置き換えられている状態で，運動性構音障害では比較的起こりにくい．しかし運動過多型の障害でいわゆる速話傾向がある例などで観察されることもある．また後述する鼻音化も広い意味での置換とみることもできよう．

（3）音の歪み（distortion）

　ある音が日本語にない音になってしまう場合をさす．運動性構音障害ではしばしば観察される異常パターンであり，わずかな運動の異常があっても正確な構音が行えないことを示唆する現象である．音の崩れと表現されることもあり，また軽度の変化は弱音化（weak articulation）と記述されることが多い．母音の場合は中性母音化が代表的なパターンの1つであり，子音の場合は破裂や摩擦が弱くなるという現象がみられやすい．このような現象の背景には運動範囲が十分でない，いわゆるundershootの状態が存在することが予想される．

（4）音の付加

　余分な音が発音される現象をさし，運動性構音障害では不随意運動に伴う異常として発現することがある．

（5）鼻音化

　共鳴異常としてとらえられることもあるが，鼻咽腔閉鎖不全に伴う異常として構音障害の1つのパターンとみることができる．その程度はさまざまであるが，開鼻声，母音の鼻母音化，非鼻子音の鼻子音への置換，鼻漏出などが観察される．鼻音化は錐体路障害で発現しやすく，筋萎縮性側索硬化症（球麻痺型）でかなり初期から認められることが多い．

　なお，これらのパターンが恒常的に認められるのか，あるいは非恒常的（inconsistent）な現象かという点にも注目すべきである．運動性構音障害にみられる異常パターンは一般的にいえば恒常的であり，この点がいわゆる発語失行症（apraxia of speech）との違いであると考えられている．ただし，例えば小脳障害における失調性の構音の異常では，個々の音をとりあげてみるとその異常パターン，特に異常の程度が一様でないこともあるので注意が必要である．

3　プロソディの障害

　プロソディすなわちことばの超分節性の障害は，時間の要素と声の高さあるいは強さの要素に分けて考えることができる．しかし実際の症例においては，この両方の要素が同時に障害されている場合も少なくない．

　時間の要素では，ことばの発音のリズムや速さ（テンポ；tempo）が問題となる．日本語はいわゆるモーラ（拍）言語であるので，各音節の長さが比較的一定である．このようなリズムが乱れて，部分的に引き延ばされたり，音と音との間隔が空いて，途切れ途切れに発音されたりすると極めて不自然な感じを与える．このような変化は例えば失調性の障害に伴ってみられることが多い．特に単音節の繰り返し（いわゆる oral diadochokinesis test）を行うと各音の持続や間隔が不規則に変動することがあるが，これは構音運動に現れた計測障害と解釈することができよう．

　話しの速さの指標としては，例えば単位時間内の音節数（日本語ではモーラ数）で表すことができる．正常な発話速度として，英語については毎秒 5 音節程度との報告があり (Miller, 1951)，フランス語については毎秒 5.73 音節と報告されている (Malecot ら，1972)．日本語に関しては斉藤 (1977) が普通の速さでは毎秒 6.5 音節としている．これを 1 モーラあたりの時間長として表すと，文音声で約 130 msec 程度となり子音の種類によってその値が変動するので 75〜200 msec 程度の幅があるとされている．ただし話している際には必ず休止区間を含んでおり，普通の速度では音声信号が占有している部分（平均時間率）は 0.68（68 % といってもよい．すなわち残りの 32 % は休止区間）．速く話す場合，いわゆる早口では毎秒 9.3 モーラとなるが，このときの平均時間率は 0.84 となる．このことは，時間率の変化でみると，音声区間では短縮比が普通の速さのときを 1 として 0.87 であるのに休止区間の方は 1：0.35 となり休止区間が大幅な変化を示していることがわかる．一方，遅い発話すなわち遅口の場合は毎秒 4.7 モーラとなり，平均時間率は 0.60 となる．この場合も時間率の変化は音声区間で普通の速さのときと比較してみると 1：1.19 となり休止区間は 1：1.69 となる．すなわち速く話すときも遅く話すときも音声区間の伸縮は 1〜2 割にすぎないのに，休止区間のほうは発話速度の変化によって 6〜7 割の伸縮を受けていることになる．このことは少なくとも正常の発音では，構音器官の運動速度にそれほどの変化が起こっていないことが想像される．先に述べたように運動速度は変位の大きさに比例するので，速い発話を例にとれば，構音器官の運動速度が速くなることよりも，運動範囲がある程度減少して，時間を稼いでいる可能性も否定できない．

　話し方が遅すぎたり速すぎたりすることは運動障害性構音障害で聴覚印象的に指摘されるところであり，特に遅すぎる場合は遅口発話（bradylalia；slow speech）と記載されるものである．このような現象は，弛緩性麻痺性，混合性麻痺性，あるいは失調性の運動性構音障害で発現しやすい．その評価基準には確定的なものがないが，上述の音節長の基準値との比較などが今後問題になるところであろう．これまでの検討で，例えば聴覚的評価で異常に遅いと判定される場合モーラ長の延長がどの程度のものかを臨床例および合成語音で検討した結果によれば，モーラ長の平均が 140 % 以上であった場合，すなわち 40 % 以上延長すると異常と判定されるという結果が得られている．なおこのときの 1 モーラにおける母音長/子音長の比をみると，異常例ではこの比が正常の場合より小さいことが多かった (Hirose, 1982)．正常者ではゆっくり話すとこの比がむしろ大きくなることが知

られており（比企，1967），病的な場合と逆の結果が得られているが，病的な遅口発話では子音の構音に特に異常が出やすいためこの比が小さくなるとも考えられる．これらの病的例ではやはり構音器官の運動速度の低下も認められているところであり，健常者がゆっくり発話したときとは異なった機制が考えられる．これらの点を含めて今後さらに検討が必要であろう．

これに対し病的に早口になることはそれほど多くない．Parkinson症候群などで速話傾向や，発音がだんだん速くなることなどが記載されているが，これは運動の範囲が徐々に減少して，みかけ上速くなっていると考えられる．事実，Parkinson症候群症例の構音運動パターンを解析した結果では繰り返し運動の振幅の減少が認められ，個々の運動の速度はむしろ低下していた（Hiroseら，1981）．

臨床的に速すぎる発話として注目されているものに，いわゆる速話症（cluttering）がある．clutteringは元来Weiss（1967）によって小児期にみられる中枢性，先天性の早口症状で，彼はその本態をcentral language imbalanceと考えた．それ以来吃（stuttering）との異同が問題にされているが，症候学的には中枢神経疾患で早口を主徴とし，いわゆる呂律の回らない状態を伴うものをclutteringと記載することが多い．これは前述したような構音運動のundershootに伴ういわばぞんざいな発音ともいえるもので個々の語音の持続が短く，休止区間も短くなって音の省略，歪みが頻発する．このような状態はこれまでの経験では，尾状核を中心に錐体外路系および大脳半球に広汎な萎縮を示した例や，Marchiafava-Bignami病（アルコール多飲に続発する脳梁の脱髄壊死）の例，あるいはWilson病などで観察されている．Parkinson症候群などでも類似の所見を示す傾向がある．なお，これらの例でも，全体に速いというばかりではなく，だんだん速くなるという印象を与えることがある．

このようなclutteringの例にみられることが多く，またそれ以外の中枢神経疾患でも観察される特殊な状態として音の繰り返しがある．このような現象も，いわゆるdysfluencyの一種としてプロソディ障害の1つのパターンとみなすことができる．繰り返される音声単位についてみると，音，音節，語，句，文などさまざまである．このような症状は吃様症状と記載されることもあり，特に繰り返しの単位が音や音節のように短いものは症候性吃と記載されることが多い．繰り返し単位の長いものについては同語（または同音）反復症（パリラリア；palilalia）という呼称が用いられる．この用語はCritchley（1927）に由来するといわれるが，症候性吃との区別は必ずしも明確ではない．通常，語や句の繰り返しがある場合，同語反復（症）といい，語末または文末の音節が何回も繰り返される場合，語間代という用語が用いられる．このような繰り返しは，大脳半球の損傷，特に前頭葉損傷，脳梁損傷，錐体外路の障害，特にParkinson症候群などでしばしば記載されており，責任病巣は単一なものではないと考えられる．なお語間代はAlzheimer病などで出現することがある．

音の高さの調節は，正常の日本語に特有なアクセントやイントネーション（抑揚）などの，いわゆる音調として現れるものである．また文における強調の置き方などにも高さの調節が重要であることは先述した．また声の強さの調節もある程度こうした超分節的な指定に関与していると考えられている．

日本語では英語などのストレス言語と異なって，話し方そのものがやや単調な傾向があるともいえる．しかしそれでも運動減少型の障害では，正常に比べて抑揚に乏しい極めて

単調な話し方となるのが特徴的である．また失調性の障害では各音の高低や強弱の動揺が著明となり，症例によっては強調の調節が困難になる（西尾，1994）．さらに失調型の障害や痙性麻痺型の障害などでは，特に語頭の音が急に強く発音される，いわゆる爆発性（explosive）の所見がみられることがある．運動過多型の障害でも高さ，強さの激しい変動がみられやすい．なお，単調性の判断に際してはある程度方言の問題を考慮する必要がある．日本語の方言には無アクセント地域（例えば茨城，福島地方など）があり，特に高齢者で方言の強い人では単調に聴こえることがあるので注意が必要であろう．

以上総論的に述べてきたが，さらに次項でタイプ別の症状をまとめる際に，重要な点についてはあらためてふれることとしたい．

2 原疾患の種類（タイプ）別にみた発声・構音の障害

先に述べた各種の神経障害によって構音の異常が発現するが，典型的な症例においてはそれぞれの疾患にかなり特有な構音障害のパターンを示すことが多い．この項では，そのような典型的なパターンを中心として，発声・構音器官の検査で明らかにされるような臨床的な所見と，実際の発声・構音障害の両面について述べることとする．

1 痙性麻痺性障害

ここでは成人における脳血管障害に続発する痙性麻痺性の障害としての偽性球麻痺を中心に述べ，脳性麻痺の問題には言及しない．

なお，一側性の上位運動ニューロン障害に伴う構音障害を，特に一側性上位運動ニューロン障害性構音障害（unilateral upper motor neuron [UUMN] dysarthria）と呼ぶことがあり（Duffy, 1987），これについても簡単にふれることとする．

（1）声の障害

四肢の痙性麻痺を伴う脳血管障害患者において，音声障害を示す例がある．一般的にいえば偽性球麻痺症例では，のどづめ発声に相当する努力性（strained）あるいは痙性（spastic）と表現されるような喉頭部に過緊張があることを思わせる声質を示す例が少なくないが，一方かなりの症例で無力性あるいは気息性の声を呈することも事実である．われわれの経験では約半数の例で無力性の声を認めている．この点は従来の報告でも記載があり，例えばDarleyら（1969）も聴覚印象的に気息性，無力性を示す割合がかなり高いことに言及している．近年になってMurdochら（1994）は脳血管障害症例の喉頭・音声障害について検討し，やはり半数の症例に喉頭の機能低下（hypofunction）を認めている．彼らは直接喉頭を観察する手段がないので発声時呼気流率の測定と電気声門図（electroglottography；EGG）だけでの評価と聴覚印象所見とを対比させて機能低下を論じているが，視診によって喉頭所見を十分に把握していないのでその本態についての考察はややあいまいである．

痙性麻痺例の喉頭を観察すると，自験例では例えば一側性の急性の脳血管障害であっても，また緩徐に進行するようないわゆる多発性梗塞（lacunar infarction）であっても，声帯の内外転運動が障害されていた例はこれまで経験していない．喉頭運動の上位ニューロンに関しては両側支配の程度が高いためと考えられる．しかしかなりの症例で，声門上部の過緊張を思わせる仮声帯の過内転を認めることがある．

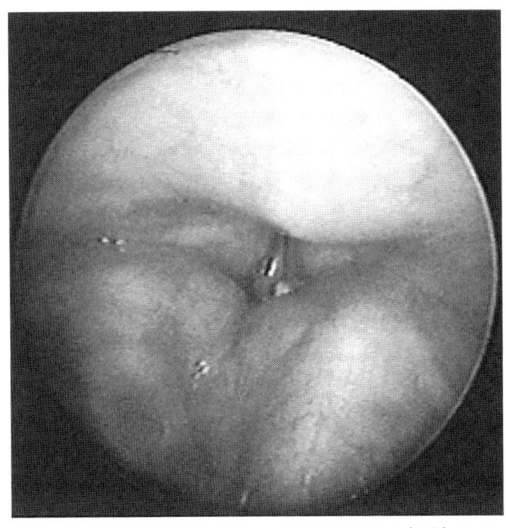

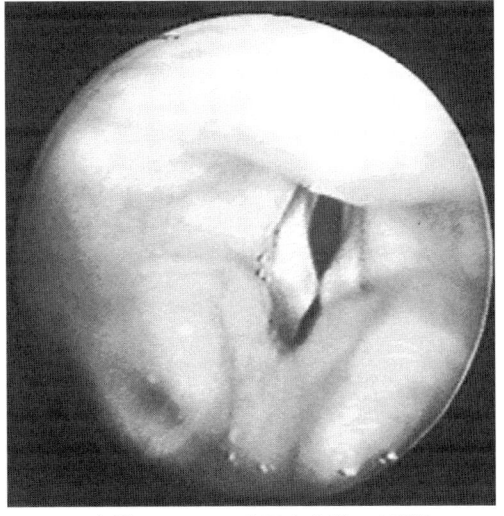

図 3-6　仮声帯の過内転と声門前後径の短縮を示す症例の声門像

図 3-7　声帯の bowing を示す症例の声門像

　この点に関連して矢守（1997）は脳血管障害後の痙性麻痺症例で声の障害を示した症例を選んで，耳鼻咽喉科医の協力のもとにファイバースコープによる喉頭観察を行った．その結果，過半数の例で発声時に仮声帯の過内転を認め，さらに披裂部と喉頭蓋基部が近接して喉頭の前後径が短くなる（つまり声門上腔が狭められる）例もあることを観察した（図 3-6）．仮声帯レベルの過内転は，声門閉鎖筋の緊張の分離が不十分で，四肢における共同運動や連合運動に相当するような調節異常によって声門上部も発声時に筋緊張を示したものと考えられ，これが過緊張性発声ないし努力性あるいは粗糙性の聴覚的印象の機序を説明すると考えられた．

　一方，仮声帯レベルを越えて声門レベルをみると半数以上の例で声帯の弓状弛緩（bowing）を認めている（図 3-7）．この所見は多くの例で仮声帯過内転と合併していた．しかもこのような bowing は年齢と関係がなく，老人性萎縮では説明できず事実ストロボスコピー観察で粘膜波動が十分であるので，萎縮よりはむしろ筋緊張の低下と考えられた．要するに痙性麻痺症例では仮声帯レベルの過緊張を主体とし，声門レベルではむしろ筋力低下傾向が合併しやすく，これによって聴覚的には，努力性（および粗糙性）の要素と，無力性（ないし気息性）の要素が両立しうると考えられる．なお通常声の高さは低下傾向を示す．

(2) 構音・プロソディの障害

　痙性麻痺を呈する偽性球麻痺症例では構音器官の諸筋に筋萎縮を伴わない種々の程度の機能低下を認める．その結果，構音運動の範囲の減少，力の減弱，正確性の障害，運動速度の低下などが発現する．

　共鳴に関しては口蓋帆の挙上が両側性に不十分であることが多く，開鼻声を呈する．その程度は末梢性の麻痺の場合より軽いことが多い．開鼻声の程度は症例によってさまざまである．偽性球麻痺では軟口蓋反射がかなり早期から消失することに注意が必要である．

　口唇，舌，下顎などの運動は全体として緩徐で運動範囲も制限される．下顎反射，舌引き込め反射，口とがらし反射などは一般に亢進する．一側性の脳血管障害の例では，顔面

下部や舌に対側性の麻痺を認めることがあるので注意が必要である．顔面上部，すなわち前頭筋については，核上性の経路で両側支配の程度が強いために，上位ニューロンの障害に際して運動麻痺を認めることはまずない．また，前章で述べたように，運動麻痺があっても筋萎縮や筋線維性攣縮を認めないことは重要な所見である．

　これらの構音器官の運動障害に伴って構音運動の undershoot が起こり，その結果母音の歪み，子音の弱音化（weak articulation）が頻発する．子音においてはとくに破裂や摩擦の音響的特徴が弱くなることが認められる．

　プロソディの面では全体として発話の速度が低下し，声の高さ，大きさの変動幅があまり大きくないため，抑揚が乏しくなる傾向が認められる．しかしリズムの異常などは起こらず，単音節の繰り返しなども緩徐ではあるが，聴覚的には規則性が保たれているという印象を与える．ただし厳密に変動の値を求めてみると健常者に比べて変動幅が大きかったという報告もある（Portney ら，1982）．なお，母音の繰り返し発話を行わせる，いわゆる声の on-off 検査（小島ら，1988）では，有声部分の延長傾向があり，これは声帯内転筋群の過緊張によるとの意見もある（小島ら，1989）．

（3）特に一側性上位運動ニューロン障害性構音障害について

　前述のように一側性の上位運動ニューロン障害においても構音器官に種々の程度の運動障害をきたしうる．この点に注目したのが，いわゆる UUMN（unilateral upper motor neuron）dysarthria の概念である．このような症例では注意深い観察によって一側性の運動障害を確認することができ，これは顔面や舌などのほか稀には軟口蓋においても起こりうる症状である（Iwata, 1984）．

　一側性上位運動ニューロン障害においては一般に構音障害の程度が軽いのが特徴であり，障害された構音器官の運動障害に対応した音の歪みが障害の主体であり，聴覚印象的には子音の不正確さ，不規則な構音のくずれ，軽度の嗄声，軽度の鼻音化などが指摘される程度であることが多い．

　このカテゴリーを設ける意味は，脳血管障害における初期あるいは軽度の障害としての構音障害の存在を確認することにあり，比較的重度で両側性の障害が多い偽性球麻痺症例と一線を画する症例があることに注意する必要がある．

2　弛緩性麻痺性障害

　先に病態の項で述べたように弛緩性麻痺型の障害としては神経運動単位の病変によって起こる麻痺を考えている．この項では，障害される神経の種類によって症状が異なるので，神経別に記述を進める．なお，延髄の運動神経核の障害のうち，いわゆる進行性球麻痺については多くの場合，筋萎縮性側索硬化症の延髄型であるので後から述べる．

　その他の核性の障害も末梢神経レベルの障害も一側性の場合，構音障害として問題となることは比較的少ない．ただし迷走神経あるいはその末梢枝の障害による喉頭麻痺においては一側性であっても多くの例で声門閉鎖不全をきたし声の障害が発現する．また通常，声帯筋の萎縮を伴い声帯は弓状に弛緩してみえる．声質は主として息洩れの強い気息性であるが，無力性の傾向もあり，また両側声帯の質量や緊張度の違いがあると二重声を呈することがあり，粗糙性の印象が強まる．発声持続時間が短縮するため発話が途切れ途切れになりやすい．両側性の喉頭麻痺では，麻痺声帯が停止する位置によって症状が左右され，両側性の正中位固定があると声は比較的よいが呼吸困難が主徴となる．

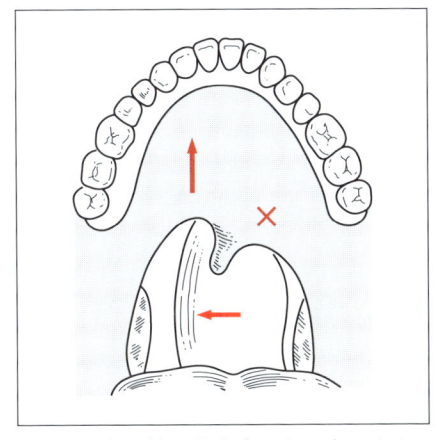

図 3-8　左側軟口蓋麻痺と右へ向かうカーテン徴候（curtain sign）

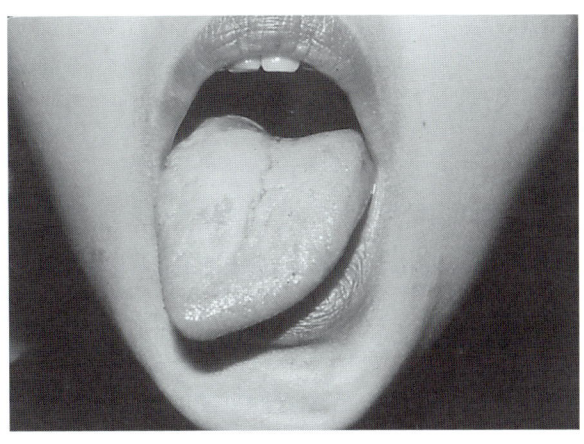

図 3-9　右舌下神経麻痺で挺出時に舌先が右に偏した症例

　迷走神経障害で上喉頭神経も障害されると輪状甲状筋の機能不全が起こる．一側性の場合，両側声帯の緊張度の不均衡によって二重声をきたすことがある．また両側性の上喉頭神経麻痺では声の高さの調節が困難になり，特に高い声が出せなくなる．

　疑核，迷走神経，あるいはその枝から構成される咽頭神経叢の障害による軟口蓋麻痺では，一側性であれば鼻咽腔閉鎖不全の程度は軽く開鼻声をはじめとする共鳴・構音の異常はあまり目立たないのが普通である．絞扼反射時あるいは母音の発音時に口腔内を観察すると，口蓋帆は麻痺側で挙上が制限され非対称的な像を呈する．また多くの場合，母音"ア"を発音させて観察すると，咽頭後壁が健側に滑るように移動する所見，すなわちカーテン徴候がみられる（図 3-8）．麻痺が両側性となると口蓋帆の挙上が起こらず，鼻咽腔閉鎖不全のため高度の開鼻声，鼻漏出とそれに伴う子音の歪みなどが出現する．

　顔面神経麻痺も一側性であればあまり構音に影響を与えない．それでも口を尖らせたり，唇を横に引くような運動を命ずると麻痺側の運動障害が明らかになる．この場合注意深く観察すると口唇破裂音の弱音化や，麻痺側の口角からの軽度の息洩れを認めることがある．両側の顔面神経麻痺があると口輪部の運動は制限され，口唇音の構音は著しく障害されて唇からの息洩れも目立ってくる．

　三叉神経障害はあまりみられないが，両側性の三叉神経麻痺があると顎の挙上障害が起こり多くの語音について省略や歪みが起こる．

　舌下神経麻痺による舌運動障害では，やはり一側性の場合構音への影響は少ない．舌を挺出させると麻痺側へ偏位するのが観察される（図 3-9）．麻痺が続くと麻痺側の筋萎縮が起こるがこの場合でも構音障害はあまり問題にならない．これは健側の代償によるものと考えられる．舌下神経麻痺が両側性に起きると高度の舌運動障害を生じ，母音，子音とも種々の程度の歪みをきたす．また咀嚼や嚥下にも障害が起こる．

　特殊な病態として神経筋接合部のレベルの障害である重症筋無力症では，筋疲労に伴って発声・共鳴に異常を示す．咽喉頭所見を注意深く観察すると口蓋帆の挙上が不十分であることがみられたり，さらに喉頭では声門閉鎖不全や梨状陥凹の唾液の貯留を認めることがある．

　声については声が段々に無力性あるいは気息性になっていくことがあり，共鳴・構音については開鼻声の程度が徐々に強くなっていくことが指摘される．個々の構音については

それほど異常が目立たないことが多い．これらの症状が疲労の回復や抗コリンエステラーゼ剤（例えばテンシロン）の投与で改善することも診断の決め手となる．筋電図検査も診断上有意義で，繰り返し運動に際して筋放電が減弱していく所見や，これがテンシロン投与で改善されることなどが指摘されている．

3 運動失調性障害

小脳および小脳路の障害では発声・構音運動に関与する複数の筋の失調すなわち時間的，空間的な調節障害によって独特な症状を呈する．構音器官の検査では，口唇の突き出しと横開きの交代運動や，舌の挺出と引込めの交代あるいは舌先を左右に動かす運動などが拙劣となり，リズム障害ないし adiadochokinesis の存在が示唆されることが多い．

（1）声の障害

運動失調性の障害に伴う声の変化についてはあまり確実な記載がない．声質についても粗糙性や努力性を認める例もあるが，特徴的とはいえない．筋緊張の低下に対応して声の高さや強さの変化に乏しくなるという報告もあるが，個人差が大きいと思われる．ただし，特に文頭などで爆発性の発声が起こり，声の強さの変動が著明であると判定されることがある．また持続発声で，四肢の振戦に対応するような声の高さや強さの変動があり声の震えとして聴取されることがある．ただし喉頭所見上はあまり目立った変化は認められないのが普通である．なお，無声喉頭摩擦音（例えば"ヘ"）を繰り返し発音させながら喉頭を観察すると，声門開閉のリズムの障害がみられることが多い．

（2）構音・プロソディの障害

運動失調性障害があると構音器官のリズミカルで正確な運動ができにくくなる．唇を尖らせる動作と横に引く動作を交互に行わせたり，あるいは舌先を左右交互に振らせてみたりすると，リズムが乱れ運動も不規則となる（構音器官の adiadochokinesis）．

運動失調性障害では母音，子音の崩れが高率に認められる．すなわち種々の程度の母音の中性母音化や，子音の歪み，省略などが頻発する．しかもその起こり方が不規則，ないし間欠的であるのが極めて特徴的である．また各音節の時間長が不均一となることもよく認められる．これらの特徴は酔って話すときのパターンと類似している点があり，患者は普段の状態でも他人から酔っていると思われたりする．こうした音の崩れは，同じ音が連続するときに特に著明となる．例えば"タタミ"あるいは"カカト"というような音連続があると構音しにくいことが注目される．このような例では多くの場合，後のモーラの子音部分が省略されたり弱音化して，前後の音がつながって聴こえるようになり，スラー様発音（slurred speech）と表現される．運動失調性構音の特徴を表現するのに古くから断綴性（scanned または scanning speech）という用語が用いられてきた．これは元来，Charcot（1877）が多発性硬化症の発話について用いた表現であり，各音節を区切ってゆっくり話す傾向があることから，scan する，すなわち韻を踏むように話すとしたものと考えられている．その本質としては，失調性の歩行などに際して軀幹と頭を振ってよろよろと歩く現象，すなわち titubation（よろめき）に相当するものが構音に現れたものともいわれる．このような話し方は部分的には患者自身がはっきり話そうとするためにゆっくり区切るという，一種の代償的な自己調節に由来する可能性もあるが，やはり本質的に，区切らないと発音できないというような連続的な運動の調節異常が根底にあるものと考えられる．結果的に聴覚印象として，音，音節がバラバラに聴こえるという評価を与えることが多い．

以上に述べたような構音の異常の現れ方は，プロソディの障害としてとらえるべきともいえる．すなわち各音の時間長や声の高さ・強さの不規則性は，発音の時間パターンや強調のパターンの崩れと解釈できるもので，基本的に超分節性の要素の障害と考えられる．

　この点が最も明瞭に現れるのが，単音節の繰り返し（oralまたはverbal diadochokinesis test）に際してであり，同一の音節（モーラ）を繰り返し発音させると，個々の音節の長さ，音節間のポーズの長さ，および各音の発音の強さ（母音部分の音声波形の振幅），さらには目的とする音の構音などに不規則な変動がみられ，音節長や音声波形の振幅の値を統計的にみると標準偏差が大きくなる（Tatsumiら，1979；髙久，1998）．その詳細については次章の音響分析の項で述べる．

　聴覚印象的には，音節長やポーズの変動によりリズムの乱れが認められるようになる．なお，このような所見に伴って構音そのものの不規則な崩れも多く認められる．母音のみを繰り返すいわゆる声のon-off検査では，無声区間の延長傾向があるといわれ，その機序については小脳障害による筋緊張の低下で説明されている（小島ら，1989）．

　英語の場合はstress timedの言語といわれるように，音節によってストレスのかけ方に変化をもたせることが自然性を保つために必要となる．運動失調性構音ではこれが崩れ，それぞれの音節に一様にストレスがかかるようになることが異常としてとらえられる．日本語の場合はsyllable timedの言語に属すると考えられており，むしろ各音節の時間が相対的に一様となって拍（モーラ）感覚のもととなるとされるので，音の強さの一様性などはあまり異常とはとられず，音節長の乱れのほうが聴覚的な異常性のもととなると考えられる．その根拠として，最近の研究（Ikuiら，2012）で，神経内科医によってscanningありと判定された日本人脊髄小脳変性症（SCD）症例群と健常者群とで有意味短文の発話を詳細な音響分析によって比較したところ，症例群では有意に発話時間の延長，各モーラ，とくに母音長のバラツキ，および特殊拍である長音の短音化を示すことが確認された．

4　運動低下性障害

　運動低下性障害としては代表的なParkinson病を中心に症状をまとめてみたい．

　前項でも述べたようにParkinson病では一般に表情に乏しく口輪部に振戦が認められることが多い．また喉頭鏡で観察すると安静時に披裂部に不随意運動を認めることがある．声帯運動についてはかなり以前からParkinson病に伴って喉頭麻痺の所見を呈する例があるという記載がある．確かに声帯の内・外転運動にみかけ上制限があり，発声時の声門閉鎖あるいは深吸気時の声門開大とも不十分にみえる例があることは事実であるが，われわれの筋電図学的検討ではこのような例でもNMUの減少などはなく麻痺については否定的である．むしろ筋電図所見として注目されるのは，吸気時には通常抑制されるはずの内転筋群に持続性の放電が観察されたことである．この所見は拮抗筋間のバランスの崩れを示唆するもので，従来口唇運動に関連して指摘されているように，固縮（rigidity）による運動制限を意味するものと考えられる（図3-10）．同様の意見はHansenら（1984）によっても提出されている．このほか構音器官の運動性については，運動の振幅が小さくなることがあるが，運動速度は減少せず，むしろ速い印象を与え，また規則性もあまり障害されないことが特徴的である．

（1）声の障害

　Parkinson病では，かなり軽症のうちから構音の問題よりも声の変化が起こる傾向があ

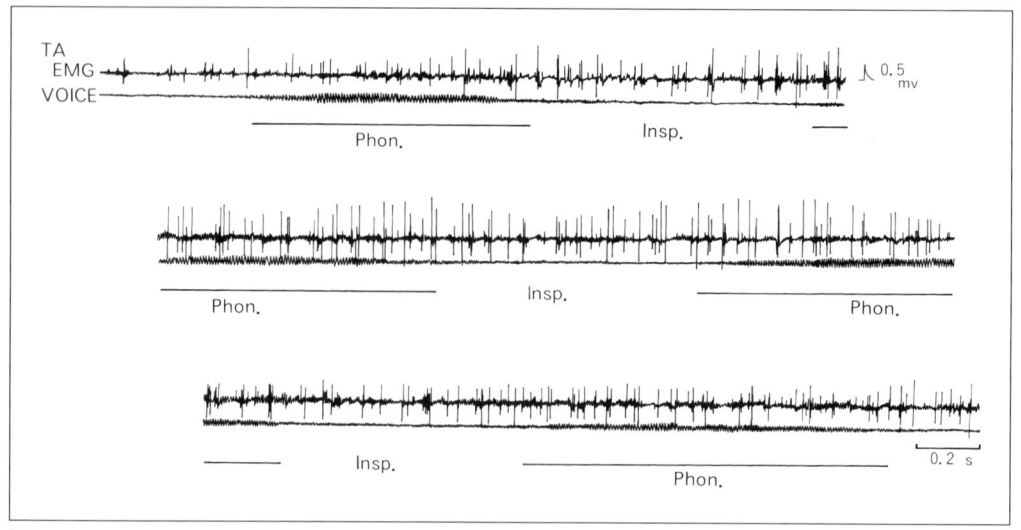

図 3-10　Parkinson 病症例の甲状披裂筋の筋電図所見
吸気時（Insp）にも活動が抑制されず持続的な放電を認める．

る．例えば Logemann ら（1978）は 200 例の Parkinson 病症例の検討から，全体の 89％に声の異常を認めたが，構音の異常を示した例はその半数であり，ほかは声の障害のみにとどまったと報告している．典型例では，まず声が小さく気息性となることが古くから指摘されている（Boshes, 1966）．これらの声の症状は，声門閉鎖不全，および呼気の支えの減弱の 2 つの要素によって説明されている．また興味ある点は，このような例に検者が大きい声を出すように強く指示し元気づけるように督励すると，かなり大きい声が出せる場合が多いことである．これは Parkinson 病のリハビリテーションの方針にも関係してくる事実である（Ramig ら，1995）．大きな声が出るようなときには，はじめ不全傾向にあった声門閉鎖が，一過性にもせよ改善することが観察される．

　声はやや高めで抑揚に乏しく，前述の小声傾向とあいまってボソボソ話す印象を与える．男女とも声域上限が低下し，さらに男性では声域下限の上昇を伴い声域は狭まる．

　このほか Parkinson 病の声に関連して従来指摘されていることに声の freezing 現象がある．この現象は"すくみ声"とも表現されているが声立てに際して声帯の内転が不十分となり，発声困難となるもので，Parkinson 病の症状として発現することもあり，さらに本症に対する抗パーキンソン剤投与の副作用として生ずる場合もあるとされている．その本態としては声帯内転筋の機能不全による内転障害と解釈されているが（三島ら，1997），後述する構音の障害における不自然な発話のとぎれに相当する現象として注目される．このような起声時の声門閉鎖不全は，咳払い動作などで改善されることが観察されているが，いずれにしても内喉頭筋の調節障害によって発声機能の異常をきたすことが Parkinson 病の特徴と考えられる（Schley ら，1982）．

（2）構音・プロソディの障害

　各構音器官についても，可動域の減少が指摘されており，また運動速度についてはあまり低下せず，かえって速くなる傾向が観察されている．構音動作では可動域減少による，運動の undershoot が基本的な特徴であり，会話などの連続発話ではこれがかなり目立つことがあるが，少なくとも軽症例では単音レベルでの明瞭度はあまり悪化しない．Logemann らの音声学的検討では，前にも引用した Parkinson 病 200 例中 90 例に何らか

の構音の異常を認めており，最も頻度が高かったものは破裂音/k/, /g/の軟口蓋摩擦音化であったという．このほかの破裂音の摩擦音化も認められ，一方/t/, /d/のような歯茎破裂音が両唇摩擦音に置換する現象もあったという．

話しの速度については，かなり早口の症例があることが指摘されているが，個人差が大きく，統計的には健常者の群と有意の差が出なかったという報告もある（Canter, 1965）．また，特徴的所見としてだんだん速くなる加速現象がみられる例が多い．単音節の繰り返し頻度は健常者とほぼ同等であるが，ゆっくり繰り返すように指示しても速くなってしまい，結局毎秒4〜5 Hz程度に落ち着くようである．このような加速傾向は指のタッピングなどでも観察されており，中枢神経系の固有振動系が解放された状態とも解釈されている（中村ら，1977）．

早口傾向がある場合，同音の反復がみられることがある．この現象は先に述べた同語反復症（palilalia）とみなすべきか否か問題があるところであるが，われわれの観察では，反復の単位が音節または単語レベル程度の短いものであるので，症候性吃と表現するほうが妥当であると考えられる（宮沢，2000）．

一方，声のfreezingに対応する現象とも考えられるが，話しの途中で不自然な発話の途切れ，ないしは沈黙がみられることがある．

プロソディの面では，このほか声の項で述べたような声の強さ（大きさ），高さの変動幅の減少傾向が主因となって，単調な話し方という印象を与えることが多い．

5　運動過多性障害

運動過多性の障害で臨床的にみられやすいのは舞踏病である．なお先に述べたように運動過多性の疾患のうち緩徐な運動を示すアテトーゼ型のものは脳性麻痺例にみられるが，本書では詳述しない．

舞踏病の特徴は突発的な不随意運動の発現であり，これがどの筋に発現するかによって症状が左右される．

例えば不随意運動が呼吸筋に起こると，話しているときに急に激しく息を吸い込んだりあるいは繰り返し深呼吸をして息の音が加わったりするようになる．そのため発話が不自然に途切れてしまう．

声の高さや強さの変動も突発的に起こることがある．なお録音中に頭部全体が揺れてマイクロホンとの距離を保ちにくいこともあるので注意が必要である．一方，全体としてみると声の高さ，強さとも単調な印象を与えることが少なくない．

構音は母音，子音とも不正確になりがちであり，音や音節の繰り返しがみられたりする．またプロソディの面では前述のようにことばが途切れたり話しの途中に長い沈黙が入ったりすることがあるほか，話しの速度が変動して急に速まったりすることがみられる．

6　混合性障害 ── 筋萎縮性側索硬化症について

混合性障害としては病態の項で述べたようにいくつかの代表的な疾患があるが，ここではこれらのうち最も頻度の高いと考えられる筋萎縮性側索硬化症（ALS）について述べておく．

筋萎縮性側索硬化症における声，構音，プロソディの障害の性質は，いずれも本質的には偽性球麻痺にみられるものと類似しているといえる．

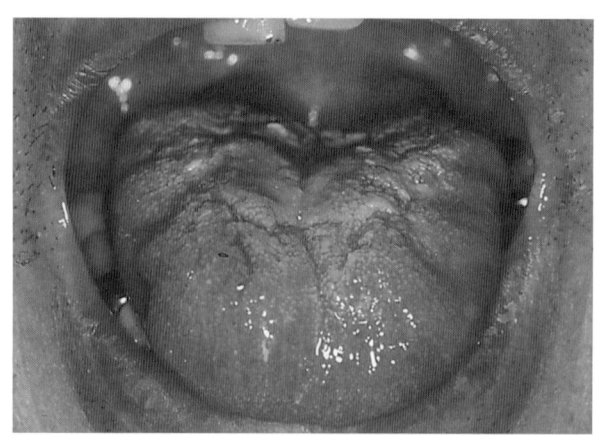

図 3-11 筋萎縮性側索硬化症症例の舌所見
側縁に萎縮が著明.

(1) 声の障害

　　筋萎縮性側索硬化症における声の障害は，偽性球麻痺に比較すると無力性の印象より努力性あるいは粗糙性が目立つことが多い．喉頭所見はかなり病期が進行するまで，みかけ上，声帯内外転運動が保たれる例が多い．ただしこのような例でも，筋電図上は高電位振幅などの神経原性の異常放電を認めることがある．ある程度進行してからは，声帯の外転制限，梨状陥凹の唾液の貯留などがみられることがあり，また発声時に声門上部の絞扼傾向がみられる例がある．このような例では努力性発声が目立つ．声の粗糙性については，梨状陥凹にたまった唾液が喉頭腔内に流入して声帯にからまることなども関係していると思われる．また全体として低音化傾向がある．

(2) 構音・プロソディの障害

　　上位，下位運動ニューロンの障害がともに存在するため構音筋の筋萎縮が起こり，運動障害は顕著である．特に舌の萎縮は両側辺縁部から起こり筋線維性攣縮を伴う（図3-11）．このため舌の前後，左右への運動は強く制限され構音運動の範囲，正確性，力，リズムのすべての面で障害が著しい．子音の弱音化に始まり，さらに高度の歪みに進む．また多くの例で口蓋帆挙上不全があるため鼻音化傾向，鼻漏出が起こる．母音についても中性母音化，開鼻声傾向が目立つ．個々の音の歯切れが悪く，音が引き延ばされたり，隣接する音が連続してきこえる傾向もある．しかしその一方，長い文を続けて発話しにくく，途中で区切りがちとなる．

　　発話速度は低下し，話声位は低く，高さの変化に乏しく単調となる．時どきことばの間隔が不自然に延長する傾向も認められる．

　　単音節の繰り返しは緩徐となるが，ポーズが延びるというよりも構音器官の運動速度が低下するため音が延長してきこえる．しかし繰り返しのリズムの異常は聴覚的には目立たない．

　　偽性球麻痺との鑑別は話しことばの性質だけからでは必ずしも明確とならないことがあり，この点については発病後の経過に関する問診のほか，構音器官の形状，運動性，反射，四肢など身体の他の部の症状などについての綿密な検査が必須である．この場合，構音諸筋の筋電図検査は確定診断の決め手となるものである．

　　筋萎縮性側索硬化症の発話状態に関する評価方法についてはいくつかの提案があるが，

表 3-4　筋萎縮性側索硬化症患者のことばの評価

総合評価	評価点とその内容		評価結果など
正　　常	10	発話正常	患者の訴えはなく検査でも異常を認めず
	9	わずかな異常	本人または家族が気づくわずかな異常
			発話速度は正常
軽度障害	8	軽度の障害	他人に異常を指摘される．疲労時に増悪
			速さは正常範囲
	7	明らかな障害	発話障害明確．発話速度，構音，共鳴の障害．明瞭度は良好
中等度障害	6	言い直しあり	速度の低下．時に言いなおす
	5	頻回の言い直し	速度低下著明．努力性．頻回の言い直し，通訳を要す
高度障害	4	筆談など併用	明瞭度低下．筆談や通訳を要す
	3	一語文	一語文程度の発話．明瞭度悪く筆談必要
重度障害	2	感情的発声	感情的な発声のみ可能
	1	重度発生障害	まれに努力性発声．持続短縮
			痛覚への反応のみ叫び声で
最重度障害	0	気管切開	声の喪失

(Hillel, 1989 を改変)

ここでは参考までに Hillel ら（1989）の方式を**表 3-4** に記載しておく．かなり実用的な評価方式ということができよう．

3　嚥下の障害

　嚥下は構音とならんで，口腔，咽頭の諸器官の協調性運動によって成立している重要な生理機構である．したがって特に運動障害性構音障害に際して同時に障害されることも少なくなく，診断，治療の上で考慮をはらうべきものである．
　ここでは嚥下機構に関する基礎的な事項を要約し，その障害の問題を運動障害性構音障害と関係づけながら整理してみたい．

1　嚥下機構の概観

　嚥下とは，飲食物を口腔内で食塊（bolus という用語が広く用いられている）として形成し，これを咽頭，食道を経て胃まで送り込む過程をさす．なお厳密にいえば食塊の形成には咀嚼機能も関係するが，ここでは便宜上狭義の嚥下過程に限定して考える．この経過を通常 3 つの時期に分けており，嚥下に関連する器官の運動生理の面から分けたものを"期（stage）"とよび，食塊の通過に注目して分けたものを"相（phase）"と名づけて，それぞれ口腔期（相），咽頭期（相），食道期（相）としている．つまり，一連の嚥下動作のなかで，どの部分の神経・筋機構が働いているかを問題にするのが"期"の分類であり，食塊がどこにあるのかを問題にするのが"相"の分類である．正常の場合には"期"と"相"が一致しているが，病的な場合は両者に"ずれ"が起こり，どちらかが遅れて，その結果後述するような誤嚥が起こりうる．

(1) 口腔期

　口腔内に食塊が形成される場合，まず口腔内に入れられた適量の食物が口腔内に保持さ

れる．この場合，咀嚼を必要とするような固形物では咀嚼が進行して食塊が形成され，また液体や半流動物のように咀嚼を要しないものは，そのままの形で保持されて嚥下の開始を待つ．その際，口唇は閉じ舌先は歯槽縁に向かって挙上して口腔前部が閉鎖され，さらに口腔の後方で舌と口蓋の間が閉鎖されて食塊の保持が成立している．つまりこの段階では，食塊は前にも後ろにも移動しない．

　次の瞬間，舌の前半部が後方に動くようにして食塊の後方への送り込みが始まる．このような食塊の口腔内保持と後方への送り込みが口腔期ということになるが，後方への送り込みそのものは咽頭期の開始でもあるので両者の時間的境界はそれほど明確ではない．いずれにしてもこの期が支障なく進行するには，口唇や顎の閉鎖力，舌先の運動性などが保たれている必要がある．なお，この期は随意的に遂行されることが特徴である．

(2) 咽頭期

　舌の運動によって食塊は口腔から口狭部すなわち両側の口蓋弓の間を通って中咽頭に送られるが，このとき口蓋帆挙筋の収縮，咽頭収縮筋の活動などで鼻咽腔閉鎖が起こり，ほぼ同時に喉頭は舌骨上筋群の活動によって前上方に引き上げられる．喉頭蓋は舌根に圧されるようにして後下方に倒れて喉頭入口部を閉じ，食塊は喉頭蓋の左右を通るように振り分けられて食道入口部に近づく．すると呼吸が停止して喉頭閉鎖が起こり，輪状咽頭筋が弛緩して食道入口部が開きぎみとなるため食塊は食道内に送られていく．このとき，口腔後部，鼻咽腔，喉頭入口部は閉鎖されており，また舌の後方への運動，咽頭筋群の収縮があるため咽頭内圧が高まり食塊の送出を助ける．これらの一連の運動は嚥下反射と呼ばれ，不随意的に進行するものである．

　嚥下反射は，延髄網様体の外側部でオリーブ核の近くに存在する嚥下中枢（嚥下運動の出力パターンを形成する機能をもち，central pattern generator；CPGと呼ばれる）に組み込まれた精巧なプログラムに基づいて遂行されるもので，再現性が高い（進，1994）．反射の解発には咽頭部からの知覚入力が重要である．咽頭期が円滑に進行するには，咽頭部の知覚が正常に保たれるほか，上述のような機構に関連するすべての筋群がプログラムに従って協調的に働くことが基本となる．

(3) 食道期

　食道内に入った食塊は，食道の蠕動と重力の効果によって胃に向かって送られていく．

2　嚥下障害の原因と分類

　嚥下障害は種々の原因で起こるが，これを大別すると静的障害と動的障害に分けることができる．静的障害とは嚥下の通路の機械的障害による通過障害である．一方動的障害とは食塊の運搬動作の障害（搬送障害）であり，運動障害性構音障害と関連があるのはいうまでもなく後者である．いずれの場合も食塊の胃への送り込みに支障をきたすものであるが，さらに食塊あるいは唾液などが食道に送られずに気道に迷入する，いわゆる誤嚥を生じ，これが二次的に肺炎を併発するなどの臨床的に重大な結果を生むことが特に問題となる．

　これらを原因別に総括的に示したのが表3-5であり，動的障害のかなりの部分が運動性構音障害と共通の原因疾患によるものであることがわかる．

表3-5　嚥下障害の原因と分類

A. 静的障害 static disorders（通路の異常による障害）通路そのものの病変と通路周囲の病変とが含まれる
　1）炎症：非特異性急性・慢性炎症，火傷（熱・化学薬剤など）による炎症，梅毒，結核など
　2）腫瘍，腫瘤：新生物，静脈瘤，動脈瘤など
　3）外傷（手術を含む）
　4）異物
　5）奇形
　6）瘢痕狭窄：炎症の後遺症，Plummer-Vinson症候群の器質障害型など
　7）その他：憩室，変形性頸椎症など

B. 動的障害 dynamic disorders（運搬動作の異常による障害）
　1．核上性 ｛錐体路両側性障害＝偽性球麻痺
　　　　　　錐体外路障害（運動減退性不随意運動，運動亢進性不随意運動）
　　血管障害：脳梗塞，脳出血など
　　変性疾患：筋萎縮性側索硬化症，Parkinson病など
　　炎症：膠原病，Behçet病，多発性硬化症（非化膿性脱髄炎），脳炎，脳幹脳炎など腫瘍
　　中毒
　　外傷
　2．核性（球麻痺）
　　変性疾患：筋萎縮性側索硬化症，脊髄性進行性筋萎縮症など

　　血管障害：Wallenberg症候群などの延髄の梗塞，あるいは出血
　　炎症：急性灰白髄炎，脳幹脳炎など
　　腫瘍：延髄部の腫瘍
　　先天性：延髄空洞症
　　中毒
　　外傷
　3．核下性
　　炎症：脳神経炎，Guillain-Barré症候群
　　腫瘍：頭蓋底部，頸部，胸部などの腫瘍
　　代謝障害：糖尿病など
　　中毒
　　外傷（手術も含む）
　4．神経筋接合部，筋原性
　　特発性：重症筋無力症，筋ジストロフィー症など
　　炎症：多発性筋炎，全身性エリテマトーデスなど
　　中毒：有機燐中毒，ボツリヌス中毒など
　　外傷（手術を含む）
　　内分泌障害：甲状腺機能亢進症（甲状腺中毒性ミオパチー）
　5．心因性
　　ヒステリー
　6．その他
　　食道痙攣，特発性食道拡張性（無弛緩症，アカラジア）

C. 知覚異常
　1．嚥下痛をきたすもの
　2．知覚鈍麻をきたすもの

（平野実ほか：標準耳鼻咽喉科・頭頸部外科，医学書院，1989より引用）

3　動的嚥下障害の病態と誤嚥の起こり方

　嚥下の神経制御の面からみると，嚥下の異常は各期の障害，あるいは期と相のずれによって起こるといえる．例えば進（1994）はこれを整理して3つのタイプを想定している．その考えをわかりやすくまとめると次のようになる．

(1) 咽頭期が遅れるタイプ

　遅れるというのは食塊の移動（すなわち相）に対しての遅れであり，食塊が下がってきているのに咽頭期としての神経・筋活動（すなわち嚥下反射）が遅れている．このタイプ（咽頭期嚥下の惹起遅延型；進による命名）では，例えば口腔内での食塊の保持ができず，

嚥下反射が起こる前に食塊が下方へ流れて誤嚥が生じる（前咽頭期誤嚥）こともあり，また嚥下反射が一応起こって喉頭が挙上しても声門閉鎖のタイミングが遅れたりして誤嚥を起こす（挙上期誤嚥）ことがある．

（2）咽頭期に食塊が停滞するタイプ

これは(1)と逆に，期に対して相すなわち食塊移動が遅れている型で，咽頭期嚥下の停滞型障害（進，1994）と呼ばれる．これには，上述したような咽頭期嚥下パターンの形成に障害を生じて咽頭筋の収縮と輪状咽頭筋の弛緩（すなわち食道入口部の開大）に時間的なずれをきたした場合や，あるいは疑核付近の障害により咽頭筋収縮力の低下を生じ咽頭期が進行しても食塊の送り込みが不十分な場合などが含まれ，咽頭期が終了して喉頭が下がったときに誤嚥が起こりやすい（下行期型誤嚥）．

（3）咽頭期が解発されないタイプ

咽頭からの知覚入力がなければ咽頭反射は起こらない．末梢からの入力が完全に絶たれることはあまり起こりえないと思われるが，部分的な障害によって入力が低下することがある．また，延髄背側にあって知覚入力処理機能をもつ孤束核の障害や，さらにこれに加えて嚥下中枢の障害があると全く嚥下が解発されない（咽頭期嚥下の惹起不全型）．

運動障害性構音障害を伴う嚥下障害ではこれらの各型の存在が考えられる．

4　運動障害性構音障害の各タイプにおける嚥下障害の病態

運動性構音障害がある症例では，構音運動に関与する器官が同時に嚥下運動にも関与することが多いために，構音障害に伴って嚥下に問題のあることが少なくない．また，食塊の通過ないし搬送の障害に加えて，誤嚥をきたす例も多いことに注意が必要である．

（1）痙性麻痺性構音障害に伴う嚥下障害

大脳半球の両側性の多発性小梗塞（lacunar infarction ないしは lacunar state）に基づく偽性球麻痺例では，一般に口腔期から咽頭期にかけての食塊の移動の障害が起こりやすい．なお，従来，一側性の病変では嚥下障害が起こりにくいとされていたが，一側性でも発症することがあるという記載もあり，左側障害では特に口腔期が侵され，右側障害では咽頭期に問題が起こるという説もある（Robbins ら，1988；藤，1982；Veis ら，1985）．

偽性球麻痺あるいは急性の脳血管障害などで皮質延髄路の障害があると，脳幹の嚥下中枢を活性化するための閾値が高まり，反射解発のためには末梢からの知覚入力が増加する必要がある．このため食塊の咽頭内流入に対して咽頭期嚥下の惹起が遅れるというパターン，つまり前述の惹起遅延型の嚥下障害が起こりやすい．口腔期においては，食塊の保持が悪く，液体などは咽頭に流入して挙上期型誤嚥をきたす．一方では舌を中心とした筋群の収縮開始の遅延が起こり，また運動は緩慢で咽頭への送り込みが障害される．さらに咽頭筋の筋力低下があり，咽頭期では嚥下反射の遅延のほか食道への送り込みも障害される．

（2）弛緩性麻痺性構音障害に伴う嚥下障害

個々の脳神経麻痺による構音障害例では，その神経の機能に対応して嚥下機能にも障害を起こすことがある．例えば顔面神経麻痺，特に両側麻痺例では口唇閉鎖不全のために口腔期の食塊保持の障害をきたす．迷走神経障害では，口蓋帆挙上不全があれば鼻腔への液体の迷入（逆流）が起こり，これが喉頭の下行期に咽頭に下がってきて誤嚥を起こすことがある．また喉頭麻痺による声門閉鎖不全があれば挙上期誤嚥を生じることがある．このほか咽頭筋も障害されると嚥下圧形成が障害される．なお，輪状咽頭筋枝の障害があると，

この筋の弛緩不全のため通過障害と誤嚥がみられる．

　神経筋接合部の異常，特に重症筋無力症では舌筋の易疲労性のための送り込み障害，口蓋帆挙上障害による鼻腔への逆流，咽頭筋疲労による嚥下圧上昇障害などによる嚥下機能障害をみることがある．

　脳幹部の神経核を含む脳血管障害によって運動障害性構音障害をきたす例では，嚥下反射の解発機構が障害されて重篤な嚥下障害を示す例がある．なお脳幹のうちでも延髄外側部の梗塞性あるいは出血性障害では，構音障害はあまり著明でなく，嚥下障害が主症状となる．このような病態は先にも述べた延髄背外側症候群（Wallenberg症候群）と呼ばれるもので，後下小脳動脈の閉塞で起こることが多く嚥下障害のほか解離性知覚障害，小脳症状，Horner症候群などを伴うことが多い．病変の拡がりによっては舌下神経核や疑核の障害を伴うこともあり，その場合は支配神経の障害の程度に応じて構音障害をきたす例がある．

(3) 運動失調性構音障害に伴う嚥下障害

　小脳疾患では原則的に嚥下のプログラムの障害はなく，したがって嚥下障害が臨床的に問題となることはあまりない．ただし，舌運動に失調性の障害があると，食塊の送り込みのタイミングが遅れ，輪状咽頭筋の弛緩とのずれを生じることも考えられる．

(4) 運動低下性構音障害に伴う嚥下障害

　Parkinson病を代表とする基底核障害例では，口腔期の随意的運動の緩慢性や，舌の振戦や固縮による食塊の送り込み障害がしばしばみられる．原病の重症度と嚥下障害の重症度とは必ずしも平行しない．なお，咽頭期においても嚥下反射の遅延傾向があり，また特に声門閉鎖不全のある症例では喉頭挙上期型誤嚥がみられる．咽頭筋の蠕動運動が低下する例もあり，そうなると下降期型誤嚥もみられるようになる．さらに食道期において食道蠕動運動の低下による食塊の輸送が障害されるといわれる．輪状咽頭筋機能は障害されないとされている（丘村，1993）．

(5) 混合型構音障害としての筋萎縮性側索硬化症（延髄型）における嚥下障害

　臨床的に最も多くみられ，対応に苦慮することがあるのがこの疾患である．

　一般的には構音障害が先行し，病初期にはあまり嚥下障害を訴えない例が多い．しかし詳細に検討すると，かなり早期から嚥下圧の低下や，口腔・咽頭内の嚥下圧測定各点における圧上昇の時間間隔の延長などが観察されている．

　筋萎縮性側索硬化症における嚥下障害の基本は口腔期の障害であり，特に舌萎縮や舌運動障害による送り込み障害が目立つ．また口蓋帆挙上不全があれば口腔内圧上昇が不十分で，これも送り込み障害の要因となる．しかし通常，咽頭期嚥下の惹起は多少遅れても，いったん咽頭期反射が起これば，咽頭期嚥下はほぼ円滑に進行するとされている（大久保，1980；村上，1990）．咽頭からの知覚入力は正常に保たれるので，咽頭期嚥下の惹起遅延には，皮質延髄路の異常が関与していると思われる．末期には喉頭挙上も障害され，さらに咽頭筋筋力の低下から咽頭圧上昇が不十分となり，食道への送り込みが障害されて下降期型誤嚥が起こってくる．透視所見上，梨状陥凹の造影剤残存（いわゆるクリアランス低下）がみられるが，輪状咽頭筋機能は正常とされている（丘村，1993）．筋萎縮性側索硬化症においては，嚥下病態の進行や構音障害の程度との関係に個人差が大きく，症例ごとに十分な検索ときめ細かい対策が必要である．

第4章

検査・評価から
訓練プログラム立案へ

Speech-
Language
Hearing
Therapist

第4章 検査・評価から訓練プログラム立案へ

1 検査・診断・評価の流れ

I 検査の概要

1 検査の種類と目的

　運動障害性構音障害に対して行う検査は，言語障害者のもつ問題点の把握と，その解決が最終的な目的である．言語障害者の問題点は言語症状だけではない．リハビリテーションにおいては，言語障害がもたらす問題を，すべて把握するつもりでいなければならない．そのための検査などには以下のようなものがある．

1. 問診と情報収集
2. ことばの音の評価
    1）言語病理学的評価（鑑別検査を含む）
    2）音声学的記述
    3）聴覚印象による評価
    4）音響分析による評価
    5）プロソディの評価
3. 調音音声学的評価
    1）調音運動の検査と評価
4. 発声発語器官の評価
    1）構音器官の随意運動検査
    2）発声発語器官の評価
    3）構音器官の動態解析
5. その他の評価
    1）心理的問題の評価
    2）代償手段・代行機器の適応評価
    3）その他の検査

　検査結果，収集した情報，そこから得られた方針やプログラムは必ず記録する．基本的な事項については，それぞれの病院の状況に合わせてフォーマットを作成する．例えば脳血管障害専門の病院と言語障害全般を扱うリハビリテーションセンターでは，フォーマットは同じではない．

2 検査・評価と診断の流れ

　運動障害性構音障害の臨床における診断の過程を図4-1に示した．

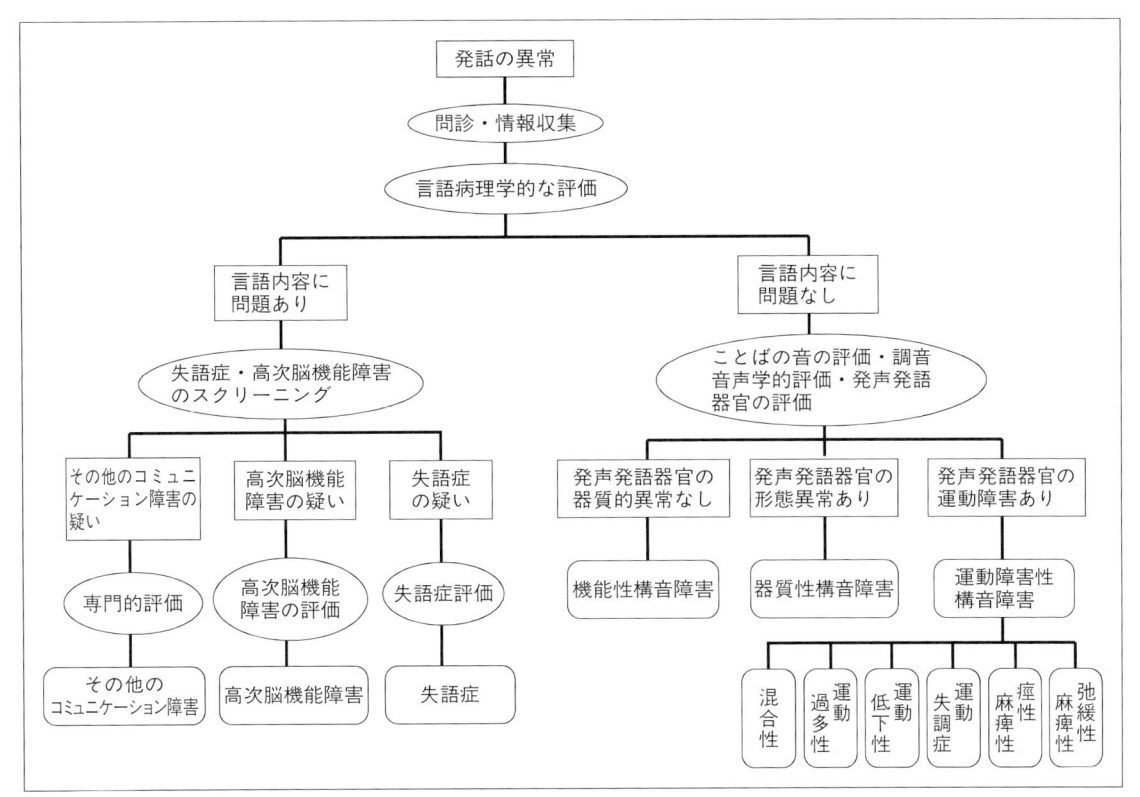

図4-1 診断の過程

　まず患者自身やご家族から，主訴その他の情報を得る．同時に，すでに検査評価などがすんだ他リハビリテーション部門などからの情報により患者さんの全体像および総合的なリハビリテーションの目標を確認する．

　つぎに，言語障害レベルの診断のために言語病理学的なレベルの評価（146頁「言語病理学的評価」）を行う．臨床的には，問診における発話や音節・単語などの簡単な復唱課題で，発話明瞭度を聴覚的に判断し，スピーチの問題があるかどうか判断する．構音チェックのための簡単なスクリーニング検査を準備しておいてもよい．

　同時に，問診における応答内容やスクリーニング検査によりコミュニケーションの内容に問題があるかどうか判断する．

　コミュニケーションの内容に問題があるが，発話が明瞭であれば，構音障害は否定され，ランゲージの障害である失語症や高次脳機能障害などが疑われるので，失語症および高次脳機能障害の検査を行う．なお，高次脳機能障害については，失語症よりも見逃しやすいので注意する．問診や自由会話での応答内容，検査課題の遂行に問題がある場合で，高次脳機能障害の可能性を示唆する徴候として，見当識障害，記憶障害，注意障害，発動性低下，病識欠如などがある．

　発話が明瞭で，かつ失語症などが認められなければ，言語障害以外のコミュニケーション障害（精神疾患，心理的な問題など）の可能性があるので，専門家に評価を依頼する．

　これら構音障害以外の言語障害に関する鑑別および精査については成書を参照してほしい．

　さて，発話が不明瞭な場合，構音障害を疑い発話に関する検査を実施する．まず，音声

学的記述により，発話の異常を記述する（→音声学的記述）．記述の方法はいくつか提唱されているが，原則としては，患者さんの発話を国際音声字母（IPA）に準拠した音声記号により記述するものである．

これによって，発話のどの音にどのような異常があるか，重症度はどの程度か，またプロソディその他に異常があるかを判定する．

さらに，必要に応じて，聴覚印象による評価，音響分析による評価，プロソディの評価を併用し，発話の特徴から運動障害の有無，タイプ分類などを推定する（152頁「聴覚印象評価」，161頁「音響分析による評価」，169頁「プロソディの評価」）．

調音運動の検査では，異常を呈している音を実現するための調音運動的要素をチェックし，具体的に，音の異常と発声発語器官の運動機能制限との関連性を推定する（176頁「調音運動の検査と評価」）．このさい可能であれば，構音動態の検査を併用する（202頁「構音器官の動態解析」）．

続いて，発声発語器官検査により，形態異常および運動障害の有無を判断する．いずれも認められなければ機能性構音障害であるが，成人では極めてまれである．むしろ，非流暢性失語の可能性を考える（196頁「発声発語器官の評価」）．

成人の形態異常は舌癌，咽頭癌などの手術後の構音障害がほとんどで，通常患者自身から術後の構音障害であることの訴えがある．それ以外では，軽度の粘膜下口蓋裂が見過ごされていた例などがまれに認められるので注意する．

運動障害が認められれば運動障害性構音障害と診断されるが，発声発語器官検査の目的は，さらに運動障害のタイプと重症度を判定することである．

ここまでが診断の過程である．検査のもうひとつの重要な役割は，運動障害性構音障害と診断された場合，こうした検査の結果から，リハビリテーションの方針を決定し機能訓練プログラムを策定することである．

評価結果から機能訓練プログラムを作成する方法については次項で述べる（128頁「評価から機能訓練プログラムへ」）．

その前に，運動障害性構音障害と合併する可能性のある失語症や高次脳機能障害の鑑別が困難な場合の留意点について述べる．

3　診断と鑑別

発話が不明瞭であるだけなら，失語症と運動障害性構音障害の鑑別は難しくない．視点は，運動障害性構音障害にはランゲージに問題がない，という1点である．すなわち音声の理解と文字言語の理解および表出過程には支障がない．したがって，問診，会話，検査のいずれでも検査者の言うことを理解できないということはなく，書字あるいは文字盤（50音表）を指差す方法で，正確に表現することができる．

しかし特定の状況，例えば運動障害性構音障害が重度の失語症や重度の痴呆，あるいは重度の両側上下肢麻痺と合併すると，鑑別が困難になる場合がある．主にそうした状態を想定して，鑑別の視点を以下に述べる．

臨床では，鑑別困難な場合の手がかりとして，医学的所見と身体状況，コミュニケーションの内容，発声発語器官の運動様態が有効である．

（1）医学的所見と身体状況

実は鑑別が困難であるかないかを問わず，医学的所見（原疾患の診断，損傷部位など）

表 4-1 交差性麻痺を呈する疾患群

損傷部位	症候群名	神経症状
中脳	ウエーバー(Weber)症候群	同側の動眼神経麻痺＋反対側の片麻痺
	ベネディクト(Benedikt)症候群	同側の動眼神経麻痺＋反対側の振せん＋アテトーゼ
橋	ミラール・ギュブレル(Millard-Gubrerl)症候群	同側顔面神経麻痺±同側外転神経麻痺＋反対側片麻痺
	フォビル(Foville)症候群	同側の水平注視麻痺±同側の外転神経麻痺±同側の顔面神経麻痺＋反対側片麻痺
延髄	ワレンベルグ(Wallenberg)症候群	同側の三叉神経障害±ホルネル徴候±失調症±球麻痺＋反対側の半身知覚鈍麻
	ジャクソン(Jackson)症候群	同側の舌下神経麻痺＋反対側の片麻痺

や身体状況に関する情報でかなりのことが判断できる．

　言語中枢は大多数の人では左大脳半球に存在している．言語中枢に損傷がなければ失語症は起らないので，CT や MRI の所見で損傷部位が小脳や脳幹部以下であれば失語症の可能性はほとんどない．同様に，左片側麻痺をもたらす右大脳半球損傷の場合，失語症の可能性は低い．

　運動皮質から下降する錐体路，錐体外路，そして小脳の損傷では当然，運動障害性構音障害が起りうる．しかし通常，片側麻痺では構音障害は出現しても軽度である．両側の上位運動ニューロンの障害，すなわち偽性球麻痺では，中等度以上の構音障害が出現する．ただし身体状況としては，両側重度とは限らず，一側重度，反対側軽度の場合も少なくない．また脳幹部の損傷では，身体状況は，閉じこめ症候群のように両側とも重度な場合から，一見片側のみの麻痺のようにみえる場合まで様態の幅が広いことを念頭において鑑別する．また脳幹部損傷では，病巣と反対側の痙性麻痺，同側の脳神経の末梢性麻痺を伴う場合があり，混合性の運動障害性構音障害を呈するので注意する（表 4-1）．

　いずれにしても，発声発語器官の運動障害の有無およびそのタイプ分類で，MRI や CT などによる損傷部位に関する情報，神経学的検査，身体状況の把握は鑑別上重要である．

　当然，損傷部位が特定される原因疾患では，診断の時点で判断できることがある．例えば，言語中枢の損傷をもたらしえない疾患（パーキンソン病，脊髄小脳変性症など）では通常，失語症は否定される．

　しかし主たる疾患で失語症が否定されても，合併する疾患が隠れていたり見逃されている可能性もあり，軽度から中等度の失語症や高次脳機能障害が見過ごされる可能性がないわけではない．言語聴覚士の役割はやはり，言語症状を通じて言語障害の鑑別を行うことである．ときに言語の評価から，隠れた疾病や症状が発見される場合もある．

　また高次脳機能障害は，失語症に比べて損傷部位や身体状況が多様なので，それだけで鑑別することは困難である．言語やコミュニケーションの症状から得られる情報は重要である．

(2) コミュニケーション

　実際のコミュニケーション場面での表出された音声すなわち，声や発話明瞭度，音の誤

りなどの構音症状は構音検査の対象であり，その鑑別については「ことばの音の評価」（146頁）を参照されたい．

　ここでは，音声表出か文字表出（文字盤の指さしを含む）かを問わず，コミュニケーションで伝達された内容，すなわち患者さんが表出した中身，会話のやりとりの整合性，それらを通じて知りうる患者さんの理解力などによる鑑別について述べる．

　いずれも，問診や訓練での自由会話，検査課題の実施の中で判断する．問診の内容としては個人情報から現病歴まで幅があるが，鑑別の材料としては重みづけが同じでないことを意識しておくべきである．自由会話の話題としては，その日の日付，居る場所など見当識に関する話題，芸能，スポーツ，時事的な話題など一般常識や教養，さらに本人の個人史，価値観，人生観に関わる話題まで，幅広く展開すべきである．また構音検査の単語絵カードの呼称や状況絵の説明では，患者さんの音の異常を記述するだけでなく，失語症や高次脳機能障害の鑑別的な視点からも観察していなければならない．

　鑑別検査用バッテリーをあらためて準備するまでもなく，こうした構音障害に対するルーチンな対応の中で，理解力の低さや，表出面の問題，知的低下などがおおよそ推測できるのである．

　なお，両側上下肢麻痺などによる書字障害で文字によるコミュニケーションが困難であり，構音障害も非常に重度で発話内容が把握しにくい場合，ランゲージの問題があるか判断に迷う．代償的な手段を速やかに講じるのは当然だが当面，いくつかの発話特徴からある程度の推測は可能である．

　第一に，かなり重度でも発話の音節数は数えられる．明らかに音節数が違えば，少なくともターゲットの語や文を発話していないことが推測できる．

　同様に，母音は比較的保存がよいので，母音部分が一致しているかどうかも手かがりになる．

　また運動障害性構音障害だけの場合，誤りの傾向は一貫している．1つのターゲットの語に対して，誤っているなりに毎回同じような発話がなされる．

　その他，課題の教示に正確に従えない場合でも，課題を遂行しようと努力しているが，運動機能制限のせいで実現できていない場合は問題ない．しかし，課題を遂行しようと努力していない，あるいは明らかに教示と異なる動作を行っている場合は，理解の障害を疑う．

（3）発声発語器官の運動様態による鑑別

　失語症などランゲージの問題がない場合，患者さんは，検査課題に従えるので，発声発語器官検査を的確に行えば運動障害の有無の判断と障害がある場合のタイプの分類ができる．すなわちその時点で鑑別がなされることを意味する．

　しかし知的低下や失語症による理解障害が著しく，発声発語器官検査の課題が通常通り遂行できない場合は，検査内で理解できる範囲内か，または日常生活動作での発声発語器官の動態の観察，あるいは家族や病棟から情報によって判断する（142頁「問診および情報収集」）．

　形態異常は視診で鑑別できるので問題なく，現実には，運動障害性構音障害の有無の判断や運動障害性構音障害内でのタイプ分類が問題になる．

　日常的な動作や検査のうち，例えば深部反射や粘膜反射のような意図的運動でない部分の結果から判断する．そのほか，摂食・嚥下動作の内，咀嚼，送り込み動作のような，随

意運動だが，かなり自動化された無意識的運動などが判断の対象となりうる（142頁「問診および情報収集」）．

また患者に発声しようという意図があるかどうか不明な場合など，発声を指示しながら下位肋骨を圧迫介助すると発声できることがある．本人が運動を意図しているにもかかわらず機能制限がひどく，結果が得られなかった場合などに試みる．このように検査や訓練で行う介助には隠れていた運動能力を引き出すだけでなく，見えなかった患者の運動の意図を見出すという効果もある．

その他，自発的な運動時の異常運動パターンと緊張亢進などから推測できる場合もある．

(4) 急性期の鑑別

運動障害性構音障害は，発声発語の問題であって，失語症や高次脳機能障害でみられるような言語の内容の問題は起こらない．ただし急性期では，失語症や高次脳機能障害（痴呆症状も含む）様の症状がみられることは少なくない．そういう可能性も頭に置きながら，常に経過観察を怠らないことが大切である．

4　方針決定およびプログラムの策定

得られた情報から，リハビリテーションの方針を決定する．言語障害に対する機能訓練や手術，代行機器や装具に関してだけでなく，心理的な問題の解決，障害受容やQOL確保，言語環境調整のためのプログラムも重要で，時にはそうした対策のほうが機能訓練に優先することもある．

方針やプログラムはできるだけ具体的であることが望ましい．短期目標，長期目標については到達すべき内容やレベルだけでなく，具体的にどれくらいの期間で行うかということも示す．目標実現のための方法も具体的に記述する．また，どういう専門職がどのように関わるかも検討し，明記しておく．方針とプログラムは患者さんと家族に説明し，理解されたことを確認したうえで，同意を得なければならない（インフォームドコンセント）．施設によっては，言語のリハに関するインフォームドコンセントも医師の役割としている．その場合は施設の方針に従う．しかし言語障害に関わる問題などの説明は，医師では不十分な場合もあり，言語聴覚士がある程度は行わざるをえない．その範囲については施設内での合意を得ておく．当然ながら，方針とプログラム（簡素化したものでよい）はカルテに記載しておく．

5　終了あるいは方針の修正

検査や情報収集には，診断およびリハビリテーションの方針決定とプログラム策定以外に，リハビリテーション効果の判定という重要な目的がある．すなわち一定期間リハビリテーションのアプローチを行った後，再度検査および情報収集を行う．リハビリテーションによって変化しない個人情報以外が評価対象となる．そこで，検査や情報収集においては，一貫性や再現性が要求されるのである．初期評価と再評価で基準が違っていたのでは，変化を客観的に把握することができない．

再評価の結果，当初の方針通りに進行していない場合，方針を修正する．下方修正となることが多いが，上方に修正する場合もある．再評価は必要があれば随時行うが，必要性を感じない場合でも一定期間（2カ月毎など）経てば評価を行ったほうがいい．渋滞している部分があっても，日常の臨床だけでは見逃している場合がある．

再評価の結果，当初の目標が達成されたことが確認されれば医学的なリハビリテーションアプローチは終了となる．患者自身にとってのゴールではなく，当該施設の役割の終了という場合が多い．終了にあたっては，チーム全体の了解が必要なのは当然であるが，患者ご本人やご家族の了解も必要である．終了時には経過と結果をカルテに記載する．引き続いて入所する施設やリハ担当者があれば，紹介状で経過と問題点などを報告する．ご本人のリハビリテーションは継続していることを忘れてはいけない．

2 評価から機能訓練プログラムへ

構音検査結果から，機能訓練プログラムを立案する考え方について，著者が用いている評価表に沿って説明する．

1 音の誤りの発現機序

［d］の音を例にとって音の誤りの発現機序を考えてみる．［d］の音を実現するのに必要な6つの要素を図4-2に示した（176頁「調音音声学的検査」）．各要素の状態を○で縦軸に記すことにする．実線は正常ラインで，運動障害がなければ，全ての要素で実線より上に○が記される（①のライン）．ところが構音器官に運動障害が起こると，これらの要素の1つ以上に問題が起こる．運動障害の結果，問題が生じた要素は，実線より下に○が記される．縦軸が重症度を示すので，重度になるほどより下に○が記される．ただし障害がごく軽度であれば，音に異常をきたさない．いわばその運動制限が音の異常をもたらすかどうかの閾値内にあることになる．点線が，この閾値に該当するレベルを示している．②のラインの例は，構音に歪みをもたらさない程度のごく軽度の麻痺が，軟口蓋に有ることを示す．他の要素は正常である．

もしも要素のひとつ以上で，運動障害の程度がこの点線を越えるレベルになると，音に異常をもたらすことになる．この場合，重要な点が2つある．

第一は，これら6つの要素のどの1つでも，点線を超えるレベルの運動制限があれば，［d］の音の異常をもたらすということである．

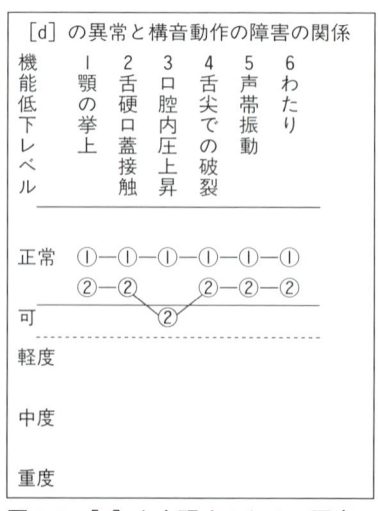

図4-2 ［d］を実現するための要素

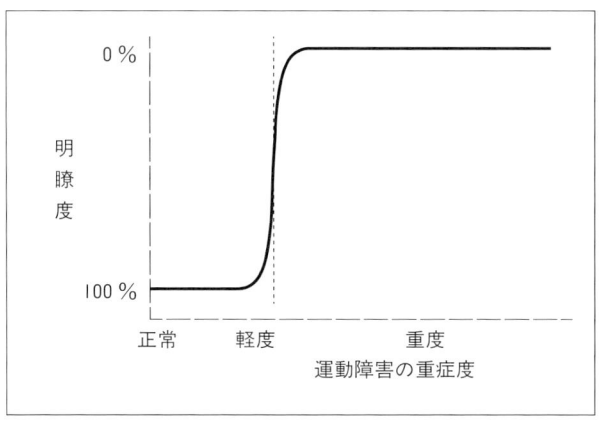

図4-3　発話明瞭度と重症度

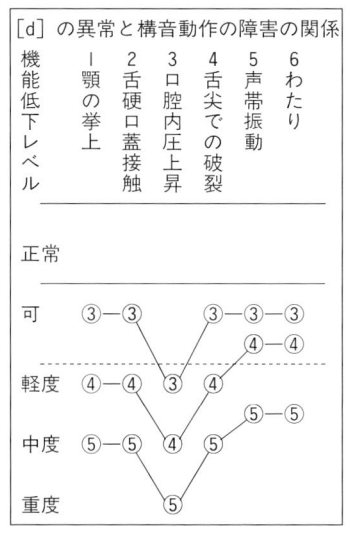

図4-4　構音障害のパターン例

　第二は、閾値レベルを一旦越えてしまうと、軽度であろうと重度であろうと、音への影響は同じように現れるということである。図4-3は、その関係を、模式的に示したものである。縦軸に音の明瞭度を示し、横軸に運動障害の程度を示した。運動障害の程度が重くなると、並行してだんだん音の明瞭度が悪くなるわけではなく、運動障害がこの閾値レベル（縦の点線）を超えると、一気に明瞭度は低下する。それは、縦軸に示された明瞭度とは、言語記号としての音としての性質であることから生じている。すなわちその音として認識できるか、できないかという性質、いわばonかoffかという性質によるものである。これは、聴覚における、語音明瞭度と同じで、一定の音圧を境に、弁別可能か不可能かに分かれる傾向と共通している。

　臨床にあたっては、この性質を十分理解している必要がある。図4-4に、異なる障害のパターンの3例を示した。図4-5は、③④⑤のラインの状態を呈する構音器官の障害を模式化したものである。③は、鼻咽腔閉鎖に軽度の障害があり、他の器官にも障害を認めるが、後者は発話には影響を与えない程度である。④は、鼻咽腔閉鎖不全が中等度で、顎、

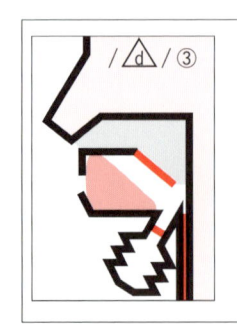

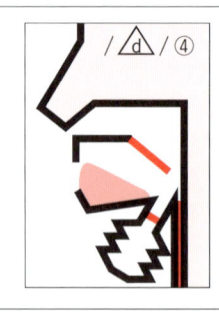

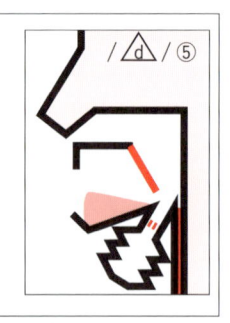

図 4-5　構音障害のパターンと構音器官の障害の関係

舌の運動障害は軽度，発声に関しては，発話にほとんど影響しない．⑤は，軟口蓋の障害が重度で，顎，舌，口唇，喉頭ともに中等度の障害である．ところで現実には，③のラインのような軽度障害パターンでも［d］のつもりで発話された音が，［d］の音としては認識されなくなり，④や⑤でも同様に［d］の音としては認識されない．

当然③④⑤の順に運動障害は重度になっていくが，［d］の音として認識されないという点では，いずれも，ほとんど変わらない．なお，実際の障害のパターンは，これだけでないのはいうまでもない．

ところで患者自身，ご家族，周囲のスタッフは，構音障害の症状を，図4-4のような運動障害のレベルでは捉えておらず，発話明瞭度で捉える．［d］の音として認識できないという事実の背景に，運動障害の③④ないし⑤といった，重症度やパターンの違いがあることはわからない．このことはしかし，リハビリテーションに対するモチベーションにも関わるし，言語療法の訓練効果に対する信頼性にも関係してくる重要な問題である．

こうして見ると，言語聴覚士が患者の発話の評価においてなすべきことが明確である．

第一に，［d］の音の訓練プログラムを立てたり，再評価したりするにあたって，［d］の音を実現するために必要な6つの要素について，こうした視点で評価し，図4-4の③④ないし⑤のような線を描くことである．そうすれば，どの要素が，どの程度の制限を受けているかが明確になり，問題点を改善するためのプログラムをたてることができる．

また継続的に評価を行えば，運動レベルの改善は⑤から④，④から③というラインの上昇で表される．音の発話明瞭度として明らかな変化をみせるのは，②のようにラインが点線より上に至らなければならないが，音の明瞭度に現れない各要素の運動機能レベルの改善を，言語聴覚士は把握することができる．

言語聴覚士がすべきことの第2点は，このように把握した内容を，患者さんご本人，ご家族，周囲のスタッフに的確に伝えることである．発話明瞭度の改善が認められなくても，機能回復が進んでいることを理解することは，モチベーションや信頼関係の維持に関係する．

さて，音素レベルの問題を評価する方法を［d］の音を例に説明した．このようにその音を実現する要素ごとに，重症度を評価する方法を，他の音素にも拡大していけば，結局全ての音素についての訓練プログラムを立案できることになる．それには，各音素の構成要素を取り出し（176頁「調音音声学的評価」），この方式の評価表を一枚ずつ用意すればいいことになる．しかしそれでは用紙が多く手続きが煩雑になるので，すべての音素の評価を一枚の評価表に載せることにした（図4-6）．各音素を実現するために必要な要素を

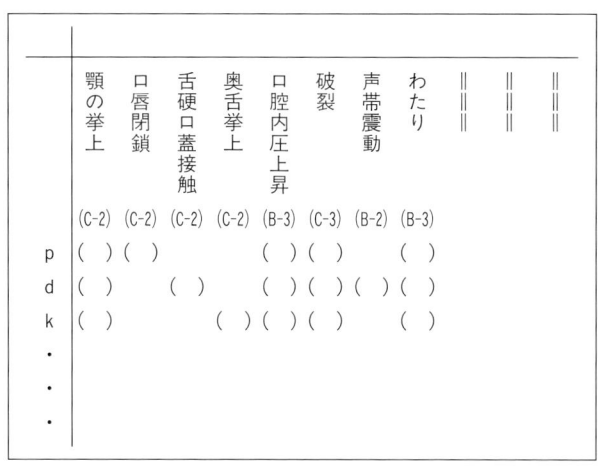

	わたり	声帯震動	破裂	口腔内圧上昇	奥舌挙上	舌硬口蓋接触	口唇閉鎖	顎の挙上
	(B-3)	(B-2)	(C-3)	(B-3)	(C-2)	(C-2)	(C-2)	(C-2)
p	( )		( )	( )			( )	( )
d	( )	( )	( )	( )		( )		( )
k	( )		( )	( )	( )			( )
・								
・								

図 4-6　評価表 1 の枠組

全て取り出してみると，重複しているものがあり，それを整理して残った要素を横軸に並べ，縦軸に日本語の音素を全て並べた．音素ごとに，必要な要素を上段の要素の中から選択し，選択された要素の垂直ラインと当該音素の水平ラインが交わる場所に（ ）を置いた．（ ）内には，図 4-2 では，○の位置で示した重症度を，4 段階評価で記入する．

さらに，有声と無声の対立だけで弁別される音素の組み合わせなどを 1 つの音素グループにくくり，最終的な書式として作成したのが図 4-7 の〔評価表 1〕である．

要素は，音の構えと操作の 2 つのグループに分けた．構えは，構音器官を構音開始の位置および状態に置くことで，比較的静的な運動である．操作は，その構えから構音器官を動かして音を産生する一連の動きであり，的確かつ敏速に行われなければ目的の音にならず，動的な運動といえる．当然，操作のほうが，構えより複雑な協調運動を要求する．また要素は，関連の深い器官ごとにまとめておいた．

またこの方法では，同じ項目をいくつもの音素で評価する．すなわち，ひとつの要素について，縦に並んだ（ ）の回数評価を行うことになる．これによる診断上のメリットもある．運動障害では，基本的に運動制限の様態には一貫性がある．したがって，縦の（ ）の列の評価には，ほとんどばらつきが起こりえない．ある音で，口腔内圧の上昇が良好で，別の音で不良ということはありえない．もし縦の（ ）の列でばらつきが大きいときは，評価が不適切か運動障害でないこと，例えば発語失行などの可能性を示している．

実際に〔評価表 1〕に記入する際は，音声学的記述と聴覚印象評価および調音音声学的検査の結果を踏まえて，**表 4-2** の評価基準に沿って記載していく．

この評価方法によって，これらの検査結果から，その発現機序を推定することが容易になった．これらの検査実施方法などについては，検査の章で詳述する．なお，機能性構音障害や器質的な異常が補償された後の器質性構音障害の構音評価も，この〔評価表 1〕で可能である．

2　音の誤りと発声発語器官の運動制限

運動障害性構音障害ではさらに，構音器官の運動制限と言語症状の関連性を把握することが必要である．

音	構え								操作								
	顎・舌 (子音・母音・半母音)		口唇 (口唇音・声門音)		舌 (舌子音)				鼻咽腔閉鎖		舌・口唇運動				母音・発声		
	1 顎拳上	2 舌の構え	3 口唇のまるめ	4 口唇閉鎖	5 舌縁硬口蓋閉鎖	6 舌尖硬口蓋接触	7 舌尖硬口蓋せばめ	8 奥舌拳上	9 口腔への呼気操作	10 口腔内圧上昇	11 瞬間的開放 (口唇) (舌尖) (奥舌)	12 摩擦操作	13 破擦操作	14 弾き	15 発声	16 母音とのわたり	17 有声・無声の対立
	C-2	C-1	C-2		C-2		C-3		B-2	B-3	A-4 +	B-4 +		C-3	A-2	A-2+C-3	A-3
a, o		( )	( )												( )		
e, ɯ, i	( )	( )													( )		
j	( )	( )													( )	( )	
ç	( )						( )		( )							( )	
h	( )								( )							( )	
w	( )		( )												( )	( )	
Φ	( )		( )						( )							( )	
m	( )			( )							( )				( )	( )	
p, b	( )			( )						( )	( )					( )	( )
n	( )				( )						( )				( )	( )	
t, d	( )				( )					( )	( )					( )	( )
s, z, ɕ, ʑ	( )						( )			( )		( )				( )	( )
ts, dz, tɕ, dʑ	( )				( )		( )			( )			( )			( )	( )
r	( )					( )								( )	( )	( )	
k, g	( )							( )		( )	( )					( )	( )

図 4-7　評価表 1

図 4-8 は，発声発語器官の運動機能評価の考え方を示す模式図である．発声発語器官を，発声に関係する呼吸器と喉頭のグループ（A），鼻腔共鳴に関係する軟口蓋・咽頭のグループ（B），母音子音の産生に直接関与する舌，顎，口唇のグループ（C）というように 3 つのグループにくくった．ただし，グループ単位で評価したときに運動制限が認められれば，個別に評価する必要が生じる．その場合は，呼吸器と喉頭，また舌，口唇，顎を別々に評価する．

また，障害の程度を，個々の粗大運動のレベル(1)，運動の保持・持続のレベル(2)，簡単な協調運動や連続繰り返し運動のレベル(3)，複雑な協調運動レベル(4)の 4 つのレベルで評価することにした．

発声発語器官検査による個々の検査課題に対する運動機能ではなく，構音器官のグループごとに重症度をみることは重要である．それによって発声発語器官のプロフィールを見ることができ，また〔評価表 1〕と同様に，継続的に評価し同じ評価表に記載することで，経時的な変化すなわち機能の回復を把握することが可能になる（図 4-8，ライン①，②，③）．これらをもとに，実際に使用している〔評価表 2〕を**図 4-9** に示した．

さらに，この〔評価表 1〕と〔評価表 2〕の重要な意図は，運動機能障害と構音運動の

表4-2 評価基準表Ⅰ

1）顎挙上
　0＝挙上不可．顎がまったく挙上しないか，挙上しても，歯間2指分以上開いている
　1＝舌圧子を平らにして，歯ではさむことができるが，保持できないか，スピードが非常に遅い
　2＝母音［i, e, a,］の顎の開きが，随意的に可能であるが，変換が遅い
　3＝母音［i, e, a,］の顎の開きが，随意的に可能で，しかも変換が十分速い

2）舌の構え
　0＝［a］のみ可能
　1＝［i］，［e］，［a］のいずれも単独では，可能だが連続しては不可
　2＝［i, e, a］が可能だが，変換に時間がかかり，速くすると歪みが増す
　3＝［i, e, a］が可能で，変換も速やかである

3）口唇のまるめ
　0＝口唇にまったくあるいは，ほとんど動きなし
　1＝［i, ɯ］のいずれも単独では，可能だが連続しては不可，あるいは不明瞭．視覚的にも口唇まるめ不十分
　2＝［i, ɯ］は可能で，口唇まるめを認めるが，変換に時間がかかり，速くすると，まるめ不十分で歪みが増す
　3＝［i, ɯ］いずれも明瞭で，変換も速やかである

4）口唇閉鎖
　0＝口唇にまったくあるいは，ほとんど動きなし
　1＝口唇を閉鎖しようとしているが明らかに不十分である
　2＝閉鎖するが，保持できない
　3＝十分に閉鎖し，保持できる

5）舌縁硬口蓋閉鎖
　0＝舌にまったくあるいは，ほとんど動きなし
　1＝歯列あるいは，硬口蓋とで閉鎖をしようとしているが，明らかに不十分である．［n：］が鼻音化した母音に聞こえる
　2＝閉鎖するが，保持できない．［n：］が可能だが，不安定で，特に鼻音化した母音に聞こえる
　3＝十分に閉鎖し，保持できる．［n：］が可能で，安定している

6）舌尖硬口蓋接触
　0＝舌にまったくあるいは，ほとんど動きなし
　1＝舌尖挙上の動き認めるが，接触しない
　2＝接触するが，保持できない
　3＝安定して，接触，保持できる

7）舌尖硬口蓋狭め
　0＝舌にまったくあるいは，ほとんど動きなし
　1＝歯列あるいは，硬口蓋との狭めが広すぎる．［s：］が摩擦成分として聞き取れない
　2＝狭めが可能だが，不安定である．［s：］が聞き取れるが，不安定である
　3＝狭めが可能で，安定している．［s：］が安定して聞こえる

8）奥舌挙上
　0＝舌の奥舌方向への動きを認めない
　1＝奥舌方向への動きあるが，軟口蓋との間に明らかに距離がある
　2＝接触しているように見えるが，［ŋ］の音が聞き取れないか，不安定である
　3＝接触しているように見え，かつ［ŋ］の音が安定して聞き取れる

9）口腔への呼気操作
　0＝口腔にまったく，あるいはほとんど呼気がこない
　1＝口腔に呼気がくるが，かなり弱い
　2＝口腔に呼気がきて，摩擦成分も聞き取れるが不十分である
　3＝十分な呼気がきて，鼻腔にもれない

10）口腔内圧上昇
　0＝呼気は，すべてあるいはほとんど鼻腔から排出する
　1＝頬がやや膨らむ徴候は認められるが，すぐに鼻腔より排出する
　2＝頬が膨らむが，持続が安定しない
　3＝頬が十分ふくらみ，持続する

11）瞬間的開放（破裂）
（1）口唇破裂
　0＝口腔への呼気の流れがほとんどない
　1＝呼気を一旦止めてからの開放が認められない（呼気を止められないか，止めても圧が弱い）
　2＝［p］あるいは［b］に近い音は聞き取れるが，不十分で，開鼻声を認める
　3＝［p］または，［b］がその音として聞き取れる

（2）舌尖破裂
　0＝口腔への呼気の流れがほとんどない
　1＝呼気を一旦止めてからの開放が認められない（呼気を止められないか，止めても圧が弱い）
　2＝［t］あるいは［d］に近い音は聞き取れるが，不十分で，開鼻声を認める
　3＝［t］，［d］のいずれかがその音として聞き取れる

（3）奥舌破裂
　0＝子音らしい音が聞き取れない

1＝子音部分で「ŋ」の音が聞き取れる
2＝[k][g]に近い音は聞き取れるが，不十分で，開鼻声を認める
3＝[k][g]のいずれかがその音として聞き取れる

12）摩擦操作
0＝子音らしい音が聞き取れない
1＝子音部で摩擦成分聞き取れるが不明瞭である
2＝[sa], [ɕa], [ɕi]のうち1つ以上が，歪みながらも，その音か周辺の音に聞き取れる
3＝[sa], [ɕa], [ɕi]の2つ以上がその音として聞き取れる

13）破擦操作
0＝子音らしい音が聞き取れない
1＝子音部で破擦あるいは摩擦成分が聞き取れるが，不明瞭である
2＝[tsɯ], [dza], [tɕi] [dʑi]のうち1つ以上が，歪みながらも，その音か周辺の音に聞き取れる
3＝[tsɯ], [dza], [tɕi], [dʑi]の2つ以上がその音として聞き取れる

14）弾き
0＝子音らしい音が聞き取れない
1＝弾きの動きないが，ℓに近い音が可能である
2＝弾きの動き可能だが，音は歪む
3＝[r]の音として聞き取れる

15）発声
0＝まったくの失声である
1＝発声は可能だが，母音および有声子音で常に有効ではない
2＝母音，および有声子音で発声を認めるが，声質，発声法などに問題がある
3＝いずれの母音，および有声子音でも，良好な発声が認められる

16）母音とのわたり
0＝わたりは，困難である
1＝簡単な組み合わせでは可能な場合がある
2＝基本的にわたり可能だが，できない組み合わせもある
3＝産生可能な子音とのわたり良好

17）有声・無声の対立
0＝失声か，それに近い状態である
1＝有声子音，無声子音の産生が可能だが不安定で，弁別には実用的でない
2＝有声，無声の対立可能だが弁別困難な場合がある
3＝有声無声の対立は，十分弁別的である．

制限（構音動作や構音の構え）との関連を把握しようとしていることである．〔評価表1〕の各要素の下に，その要素を実現するのに最低要求される，発声発語器官の運動レベルをA-1やC-2というふうに表記した．例えば，〔評価表1〕の口腔内圧上昇という要素には，〔評価表2〕のB-3のレベルが要求されることが示してある．そこで，口腔内圧が問題になっている患者さんに対しては，鼻咽腔閉鎖の協調運動レベルの訓練が必要であることがわかる．こうして，各構音器官に対する機能訓練のプログラムを立案することができる．

記入は，発声発語器官検査の結果をふまえ，評価基準（表4-3）に合わせて，行う．

3　訓練プログラムの実践と拡大

［評価表1，2］による評価の実践方法および評価基準の具体的な説明は，次項以下の「調音音声学的評価」(176頁)および「発声発語器官の評価」(196頁)で述べる．また，各評価項目に対応した具体的な訓練手技の選択は，第5章の「機能訓練」(264頁)の項で述べる．

運動障害性構音障害は，発声発語器官の運動障害が構音運動の異常をもたらし，その結果が音の異常を発現させるといういわば2層構造をもっている．そこでこの2層構造を評価するために，音の異常と構音運動の異常との関係を［評価表1］で，構音運動の異常と音発声発語器官の運動制限との関係を［評価表2］で評価する2段構えの方法を提唱した．

発声発語器官の運動機能評価から直接音の異常との関係を評価しようとした過去の検査法とは，この点で一線を画するものである．

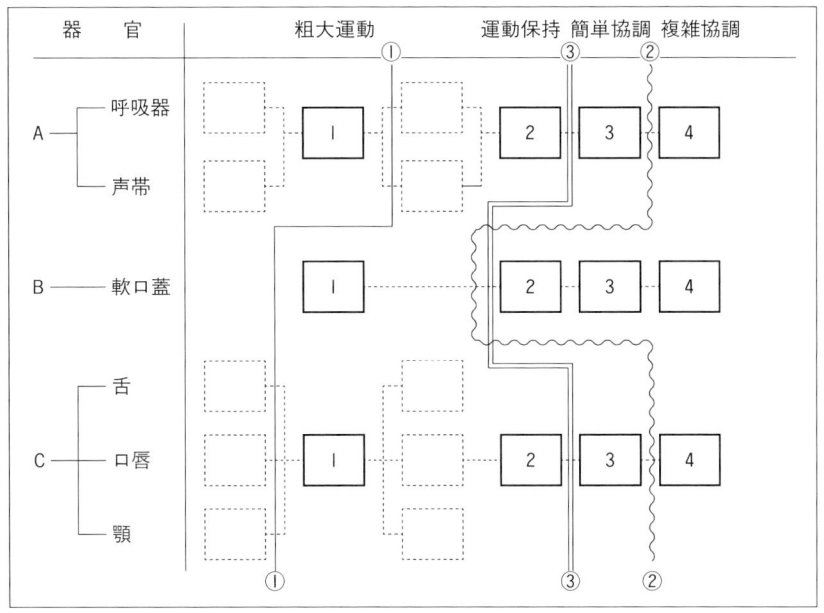

図4-8 評価表2の枠組

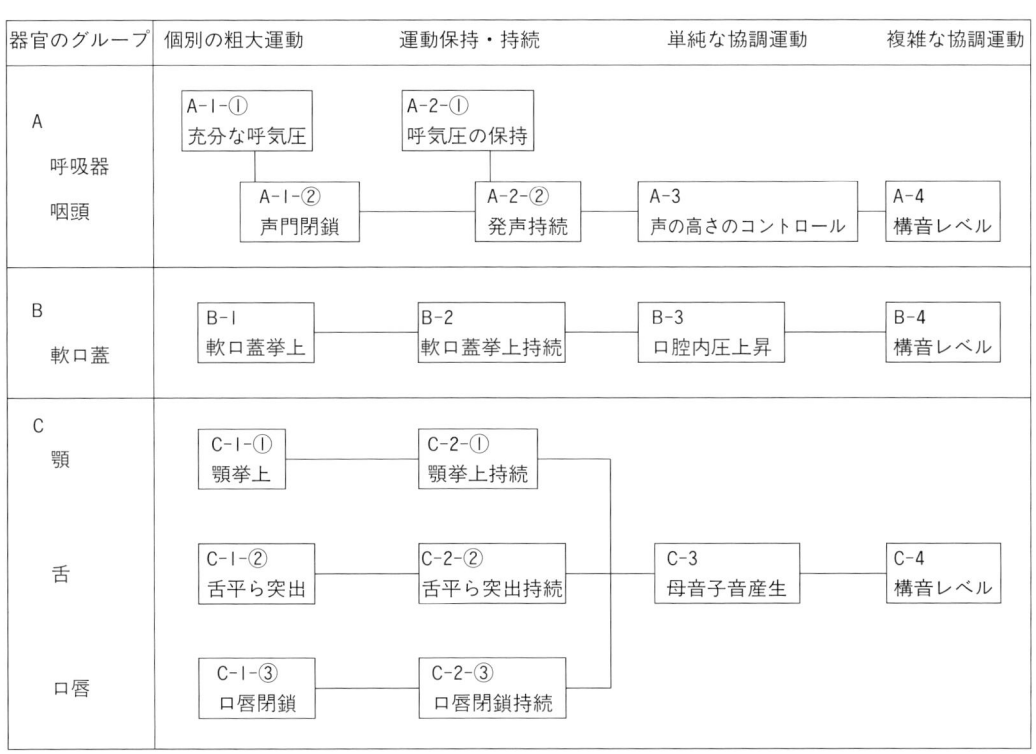

器官のグループ	個別の粗大運動	運動保持・持続	単純な協調運動	複雑な協調運動
A 呼吸器 咽頭	A-1-① 充分な呼気圧 / A-1-② 声門閉鎖	A-2-① 呼気圧の保持 / A-2-② 発声持続	A-3 声の高さのコントロール	A-4 構音レベル
B 軟口蓋	B-1 軟口蓋挙上	B-2 軟口蓋挙上持続	B-3 口腔内圧上昇	B-4 構音レベル
C 顎 舌 口唇	C-1-① 顎挙上 / C-1-② 舌平ら突出 / C-1-③ 口唇閉鎖	C-2-① 顎挙上持続 / C-2-② 舌平ら突出持続 / C-2-③ 口唇閉鎖持続	C-3 母音子音産生	C-4 構音レベル

図4-9 評価表2

表 4-3　評価基準表 2

1．呼吸
1）A-1　個別の粗大運動レベル（発声のための呼気圧の評価）
　0＝呼吸器介助しながら発声しても，有声音が得られない
　1＝呼吸器介助により発声が可能である
　2＝呼吸器介助なしでも，発声が可能であるが，声の強さは，非常に弱い
　3＝介助無しで，十分な声量の発声がある．声帯レベルの嗄声は評価しない
2）A-2　運動保持・持続のレベル（発声に十分な，呼気の保持の評価）
　0＝2 秒未満
　1＝2 秒以上 5 秒未満
　2＝5 秒以上 15 秒未満
　3＝15 秒以上

2．喉頭
1）A-1　個別の粗大運動レベル（発声の可否）
　0＝呼吸器圧迫介助をしても声がまったくでない
　1＝呼吸器圧迫介助をすれば声が出るが，非常に弱い
　2＝呼吸器圧迫介助にかかわらず十分聞き取れる声が出るが，嗄声が著しい
　3＝良好な発声．あっても軽度の嗄声
2）A-2　運動保持・持続（最長発声持続時間）
　0＝2 秒未満
　1＝2 秒以上 5 秒未満
　2＝5 秒以上 15 秒未満
　3＝15 秒以上
3）A-3　単純な協調運動（声の高さのコントロール）
　0＝高低，強弱の変化ほとんどなし
　1＝声域が 1 オクターブにはるかに満たないか，1 オクターブ程度あっても，変化が著しく制限されている
　2＝1 オクターブ程度の声域で，かつその範囲での変化がなんとか可能である
　3＝1 オクターブ以上で，かつ，なめらかな変化が可能である
4）A-4　複雑な協調運動（構音レベル）
　0＝有声音を認めない
　1＝母音が可能だが，子音は不可能
　2＝子音が可能だが，有声無声の誤りなどを認める
　3＝すべての子音が可能

3．軟口蓋
1）B-1　個別の粗大運動（視診による軟口蓋挙上の評価）
　0＝軟口蓋の動きがまったく認められない
　1＝やや動く，動くことがある
　2＝挙上するが，顕著な偏移があるなど，閉鎖不十分が明らかに認められる
　3＝十分挙上する
2）B-2　運動保持・持続（視診による軟口蓋挙上持続の評価）
　0＝ほとんど挙上しないか，挙上しても持続しない
　1＝挙上は持続するが，明らかに不十分である
　2＝断続で，明らかな挙上不全を認める
　3＝持続，断続ともに挙上持続は良好である
3）B-3　単純な協調運動（口腔内圧上昇）
　0＝まったく，頬を膨らませられない
　1＝いずれかの介助で膨らむ
　2＝膨らむが，すみやかに膨らまないか，保持できない
　3＝すみやかに膨らんで，保持できる
4）B-4　複雑な協調運動（構音レベル）
　0＝母音の著しい鼻音化，非鼻音の産生不可
　1＝非鼻音で可能な音がある
　2＝非鼻音がおおむね可能だが，鼻音化を認める
　3＝すべての子音が可能

4．下顎
1）C-1-①　個別の粗大運動（顎の挙上・閉鎖）
　0＝顎の挙上運動がまったくない
　1＝顎挙上の動きはあるが，閉鎖には至らない
　2＝顎閉鎖可能だが時間かかる
　3＝顎閉鎖すみやかに，かつ確実に可能
2）C-2-①　運動保持・持続（挙上・閉鎖保持）
　0＝閉鎖不可または，2 秒以内
　1＝閉鎖が 2 秒以上，5 秒未満
　2＝5 秒以上 15 秒未満
　3＝15 秒以上

5．舌
1）C-1-②　個別の粗大運動（舌を平らに出す）
　0＝まったくあるいは，ほとんど動きがない
　1＝歯列より外まで出ない
　2＝歯列より外まで出るが，短いか，平らに出ない
　3＝歯列より 2 cm 以上平らに突出する
2）C-2-②　運動保持・持続（舌を平らに出して保持する）
　0＝歯列にそって，平らに前方に出せない．また

は，出せても2秒未満
1＝平ら保持が，2秒以上，5秒未満
2＝5秒以上15秒未満
3＝15秒以上

6．口唇
1）C-1-③　個別の粗大運動（口唇を閉じる）
0＝口唇の動きがまったくあるいはほとんどない
1＝動きはあるが閉鎖明らかに不十分
2＝片麻痺などで閉鎖不全みとめるが，実質的な閉鎖可能
3＝閉鎖がすみやかで，かつ十分可能
2）C-2-③　運動保持・持続（口唇を閉じて保持する）
0＝口唇閉鎖しないか，しても2秒未満
1＝口唇閉鎖が，2秒以上，5秒未満
2＝5秒以上15秒未満
3＝15秒以上

7．顎・舌・口唇の協調運動（母音子音産生）
1）C-3　単純な協調運動
0＝母音不可能
1＝母音可能だが，子音不可能
2＝子音で複数可能な音がある
3＝すべての子音が一音節なら可能
2）C-4　複雑な協調運動（構音レベル）
0＝子音不可能
1＝子音で複数可能な音がある
2＝子音がおおむね可能だが，連続すると歪む
3＝すべての子音が連続して可能

　しかしそれは，この評価法が完成されたものであることを意味するわけではない．この方法で評価できるのは，基本的には，音素レベルの誤りについてであり，プロソディの障害についても配慮はしているが，十分説明できるとはいいがたい．また，運動障害の様態についても弛緩性麻痺，あるいは痙性麻痺は説明しやすくなったが，運動低下や不随意運動，失調などとの関連では，評価しきれない部分も多い．

　しかしこれらのタイプの運動障害性構音障害が，今回提示した評価表の完全な枠外にあるとは考えにくい．どのタイプの構音障害も，［評価表1］での構音の構えや構音操作の異常をもたらしている点では，共通しているはずである．しかし［評価表2］での，粗大運動から運動保持，簡単な協調運動，複雑な協調運動という枠組みだけでは，こうしたタイプの運動障害の様態は評価しきれないと推測される．

　したがって，これらのタイプの障害での訓練プログラムは，［評価表1］で音素レベルの異常の発現機序を判断しながら，［評価表2］では，それぞれの運動障害の様態を加味しながら，個別に異常の発現機序を推定していくことになる．

　具体的には，失調性では，簡単な協調運動レベルから，運動低下性では，運動の保持のレベル以上で固縮の影響が出現すると思われる．運動過多性では，粗大運動レベルから複雑な協調運動レベルまでのいずれにおいても，不随意運動が目的の運動を阻害することが考えられる．

　なお，日本音声言語医学会言語委員会の運動障害性構音障害小委員会は，1980年の第一次案（日本音声言語医学会言語委員会・運動障害性構音障害小委員会，1980）をもとに，短縮版「構音・プロソディー検査」「構音器官の検査」（表4-4）を呈示している．比較的簡単に発声発語の全体像を把握できるので，参照していただきたい．

表 4-4　構音・プロソディーおよび構音器官の検査法

(日本音声言語医学会言語委員会・運動障害性構音障害小委員会，1999)

| I　構音・プロソディー検査 |

実施・記入上の注意
1．すべて録音する
2．結果の項目に当てはまらない症状や特異な症状がみられたら，余白に記録する
3．※については，同年代の正常値を参考にする

	検査項目	検査方法	結果：当てはまる項目にチェック・記入する
声	声の状態（声質）	患者の自由な発話，または/a/か/i/の発声を評価する．	（　）正常 （　）失声 （　）気息性 （　）粗糙性 （　）努力性 （　）無力性
	声の能力（最長発声持続時間）	/a/または/i/の最長発声持続時間を測定する．2回行い，長い方を採用する．	1回目（　）秒　※ 2回目（　）秒　※
構音	母音	5母音を1音ずつ復唱させる．	/i/（　）正常（　）開鼻声（　）歪む /e/（　）正常（　）開鼻声（　）歪む /a/（　）正常（　）開鼻声（　）歪む /o/（　）正常（　）開鼻声（　）歪む /u/（　）正常（　）開鼻声（　）歪む
	子音	/pa/，/ta/，/ka/，/sa/を1音ずつ復唱させる．子音部分のみ評価する．	/p/（　）正常　　　（　）鼻漏出による歪みあり 　　（　）その他の歪みあり　　（　）出せない /t/（　）正常　　　（　）鼻漏出による歪みあり 　　（　）その他の歪みあり　　（　）出せない /k/（　）正常　　　（　）鼻漏出による歪みあり 　　（　）その他の歪みあり　　（　）出せない /s/（　）正常　　　（　）鼻漏出による歪みあり 　　（　）その他の歪みあり　　（　）出せない
	文章音読における傾向	テキスト「桜」．所要時間を計測．普通の声の大きさと速さで音読させ，右の項目を評価する．	（　）音の誤りはない （　）開鼻声・鼻漏出による歪み （　）その他の歪み （　）省略 （　）置換 （　）付加
プロソディー	発話速度	「桜」の音読所要時間を記入．	所要時間（　）秒　※
	その他	「桜」，右の各項目を評価	（　）下記の異常はない （　）語音の繰り返し （　）語頭，語音頭，音節間，語間の間隔の遷延または沈黙休止 （　）長母音化 （　）長母音の消失 （　）撥音，促音の長さの異常

検査項目	検査方法	結果：当てはまる項目にチェック・記入する
		（　）発話速度の変化 （　）一息で言える発話の長さが短い （　）短い早口の発話が出現する

　桜は中国やヒマラヤにもありますが，日本の桜は種類が多く，また美しいので有名です．冬が過ぎてしばらくすると，日本全国で咲き始めます．日本人で桜の花を知らない人はいないでしょう．丁度入学式の頃咲くのも印象的です．桜の花はパッと咲き，パッと散ります．そのいさぎよいところが好きだという人もいます．ずいぶん昔から絵にもかかれ，うたにもうたわれてきました．そこで，桜は日本の国の花といわれるようになりました．

Ⅱ　構音器官の検査

　実施・記入上の注意
　　1．患者は原則として座位とする．異なる場合は記録する
　　2．必要に応じて，検者が見本を示し，模倣させる
　　3．結果に当てはまらない症状や特異な症状がみられたら，余白に記録する
　　4．※については，同年代の正常値を参考にする

検査項目		検査内容，教示例は " " 内に提示	結果：当てはまる項目にチェック・記入する
口唇	安静時	安静時における上下口唇の状態を観察する．	（　）異常なし （　）左右非対称　[下垂，偏位など] （　）上下口唇の接触が不良
	突出運動	上下口唇をできるだけ前方に突出する． "口唇をできるだけ前に突き出して下さい"．	（　）できる （　）[右・左] のみできない，不十分 （　）突出そのものができない
	口角を引く	上下口唇をできるだけ左右に引く． "口唇をできるだけ横に引いて下さい"．	（　）できる （　）[右・左] のみできない，不十分 （　）引くことができない
	突出の反復運動	口唇の突出を5秒間，できるだけ速く繰り返す． "口唇を突き出す，元に戻す運動をできるだけ速く繰り返して下さい"．	5秒間の反復回数（　　）回※
下顎	安静時	安静時における下顎の状態を観察する．	（　）異常なし （　）下制位が顕著，または目立つ
舌	安静時	開口させ，口腔内の舌の状態を観察する．	（　）異常なし （　）委縮あり （　）不随意運動あり （　）筋線維束攣縮あり
	突出運動	開口位で（極端な開口は避ける），舌をできるだけ前方に突出する． "軽く口をあけ，舌をできるだけ前に突き出して下さい"	範囲（　）口唇を越える （　）口唇まで （　）歯列まで （　）歯列内にとどまる，不動

検査項目		検査内容，教示例は""内に提示	結果:当てはまる項目にチェック・記入する
			偏位（ ） 偏位なし 　　　　　（ ）［右に・左に］偏位
	突出後退反復運動	開口位で（極端な開口は避ける），5秒間，突出・退出を反復する．1往復を1回と数える． "口を軽く開け，舌を前に出す，ひっこめる運動をできるだけ速く繰り返して下さい".	5秒間の反復回数（　　）回 ※ 範囲（ ）十分 　　（ ）不十分 運動の規則性（ ）規則的 　　　　　　（ ）不規則
	左右反復運動	開口位で（極端な開口は避ける），5秒間，舌尖を左右口角に接触させる運動を反復する．1往復を1回と数える． "口を軽く開け，舌の先を左右の口角にくっつける運動をできるだけ速く繰り返して下さい".	5秒間の反復回数（　　）回 ※ 範囲（ ）十分 　　（ ）不十分 運動の規則性（ ）規則的 　　　　　　（ ）不規則
	舌尖の挙上	開口位で舌尖を挙上し，上唇の中央に接触させる．顎の挙上運動があれば，抑制する． "口を軽く開け，舌の先で上唇の中央に触れて下さい".	（ ）できる （ ）舌尖は挙上するが口唇に触れない （ ）舌尖は挙上しない
軟口蓋・咽頭	軟口蓋の挙上運動	大きく開口し，短く/a/または/ha/を発声させ軟口蓋の挙上の程度を観察する． ペンライトを使う．	（ ）軟口蓋の挙上は正常範囲 （ ）片方　［右・左］が挙上しない，不十分 （ ）左右ともまったく挙上しない，左右ともわずかな挙上のみ
	鼻漏出	母音/i/及び子音/s/の持続発声を指示し，鼻息鏡をあてて，呼気鼻漏出を測定する．	（ ）/i/,/s/ともに鼻漏出なし （ ）どちらかで，わずかにあり （ ）どちらかで，顕著にあり
嚥下機能	唾液嚥下	反復唾液嚥下テスト*を実施し，記録する． 1）患者は原則として座位． 2）患者の喉頭隆起及び舌骨に指腹を当て，唾液（空）嚥下を繰り返させる． 　喉頭隆起と舌骨は嚥下運動に伴って，指腹を乗り越え上前方に移動し，また元の位置へ戻る．この上下運動を確認し，下降時点を嚥下完了時点とする． 3）運動を30秒間観察し，触診で確認した嚥下回数を記録する． "できるだけ何回も，ゴックンとつばを飲み込むことを繰り返して下さい" 注1：口腔が乾いていて嚥下できない場合には，水1～2 mlを舌上に与えてもよい．	30秒間の空嚥下回数記録　（　　）回 水1～2 mlの使用　（無・有） （ ）正常：30秒以内回数が3回以上 （ ）問題有り：0～2回
	流涎	検査時の流涎を観察する．	（ ）全くなし （ ）若干あり （ ）顕著

検査項目		検査内容，教示例は" "内に提示	結果：当てはまる項目にチェック・記入する
その他	oral diado-chokinesis	/pa/を5秒間，できるだけ速く反復させる．	（ ）回／（ ）秒 1秒間当たり回数　（ ）回　※ リズム　　（ ）規則的 　　　　　（ ）不規則 構音　　　（ ）正確 　　　　　（ ）不正確
		/ta/を5秒間，できるだけ速く反復させる．	（ ）回／（ ）秒 1秒間当たり回数　（ ）回　※ リズム　　（ ）規則的 　　　　　（ ）不規則 構音　　　（ ）正確 　　　　　（ ）不正確
		/ka/を5秒間，できるだけ速く反復させる．	（ ）回／（ ）秒 1秒間当たり回数　（ ）回　※ リズム　　（ ）規則的 　　　　　（ ）不規則 構音　　　（ ）正確 　　　　　（ ）不正確
		/pataka/を5秒間，できるだけ速く反復させる．/pataka/を1回と数える．	（ ）回／（ ）秒 1秒間当たり回数　（ ）回　※ リズム　　（ ）規則的 　　　　　（ ）不規則 構音　　　（ ）正確 　　　　　（ ）不正確

*小口和代，才藤栄一，水野雅康，他：嚥下障害スクリーニング法「反復唾液嚥下テスト」，治療80：1405-1408，1998．より一部改変

第4章 検査・評価から訓練プログラム立案へ

2 問診および情報の収集

I 言語聴覚療法に必要な情報

　直接患者さんに対して行う検査の結果得られる情報のほかに，臨床を行っていくうえで不可欠な情報がある．問診で聞き取るべき主訴や個人に関する情報，および他科の検査の結果などである．患者にとって，同じことを各科で繰り返し聞かれるのは煩わしいし，信頼関係にも関わる．各科が取得した情報で，他科にも必要な情報は，できるだけ速やかに関連部署に提供されるべきである．ケース会議などがそうした情報交換の機能を負っているが，いわゆるケースカンファレンス用資料と別に，各科で必要とする情報がある．チームアプローチが機能している施設は，実はこうした情報交換が適切になされている．

　検査結果以外に，患者さんに関して言語聴覚士が把握すべき情報は，以下のとおりである．

1 個人に関する情報

　個人に関する情報で必要なのは，氏名，性別，年齢，住所，職業．加えて，健康保険や介護保険に関する情報，家族構成，経済状態などリハビリテーションに関係する情報，障害者手帳，宗教，趣味，生活習慣などである．

2 原疾患に関する情報

　主訴，既往歴，原疾患の発症の状況と経過，これまでの治療，訓練経過，身体機能（ADL），原疾患に関連するその他の情報がある．

　主訴は，言語障害についてのみ把握しているのでは不足である．原疾患に起因する障害全体についての主訴を知ることは，リハビリテーション全体のゴール設定や，患者の目的意識を把握するうえでも重要である．

　身体状況の把握は，その患者さんの身体機能の回復というリハビリテーションの重要な目的から必要なだけでなく，移動，移乗などにおいて事故を防止するという観点からも重要である．また，身体症状は言語障害の予後予測にも関係がある．したがって少なくとも作業療法士による，あるいは病棟のADL評価を把握しておく．ADLの評価基準としては，BI（バーテルインデックス）あるいはFIMが用いられることが多い．それぞれについて項目とその点数の意味を理解しておく．

3 言語障害に関する情報

(1) 言語症状

　言語障害に関する主訴，摂食・嚥下の状況，言語症状などについて情報を確保する．

主訴を聞くということは，本人の自覚しているコミュニケーションの問題点だけでなく，回復への期待や訓練の意志まで聞くことである．患者さんの主訴は，言語聴覚士の評価とずれることが少なくない．例えば，言語聴覚士から見た実用性ではほとんど問題がなくても，患者さんの不自由感は非常に強いことが多い．こうしたギャップは，障害受容など心理的問題とも密接に関係してくる．そこに問題があれば，リハビリテーションの課題となる．

　摂食・嚥下や言語の状況は，直接検査で把握できない場合や，検査結果を補うために，本人からの問診や家族，病棟から生活上で観察した様子を聞き取る．摂食・嚥下および言語症状で把握すべき内容を**表 4-5** に示した．

（2）言語環境とコミュニケーションの諸状況

　また，コミュニケーション環境についての情報も必要である．現在のコミュニケーション環境（同居家族，家族同士の会話，家族の雰囲気，病棟の同室者の数や，同室者のコミュニケーション障害の有無，個性など）やご本人のコミュニケーションに関する個性（社交的，おしゃべり好き，楽天的，開放的）も重要である．

　また，今後，家庭や職場に復帰後，それぞれの場で要求されるコミュニケーションの内容とレベルも知っておくべきである．特に，職場の状況については，リハビリテーションのゴール設定にも影響する．社外の人とのコミュニケーションの機会（営業など），電話の利用，社内の人とのコミュニケーションの機会などの頻度や役職などによって，要求されるコミュニケーションレベルは異なる．

　また，家族や職場などでの受け入れ，特にコミュニケーションに関する態度（言語障害に対する理解のレベル，コミュニケーションへの積極性，対応の仕方の上手下手など）を把握することも重要である．

4　心理的な問題，障害受容，QOL

　本人および家族に対しては，質問票や面接，個別訓練でのコミュニケーションを通じて，心理的な問題，障害受容，QOL の確保の状況を評価していくが，そのほか，病棟や他のリハビリテーションスタッフからの情報は重要である．生活や訓練場面での態度や行動に関して多数の目でみた情報から，言語聴覚士が把握していることを裏付けられる場合だけでなく，把握しきれていない側面が認識される場合もある．

2　情報収集の時期と方法

　情報の収集は，他科が把握している情報を取得する場合と，本人および家族からの問診，時に職場などの関係者から聴取する場合がある．得られた情報は，言語療法のカルテあるいは記録に必ず記載し，保存する．

1　リハビリテーションスタッフ間の情報交換

　通常は，言語聴覚士の初診以前に，外来カルテ，入院カルテなどが作成されている．原疾患に関する情報は，これらにすでに記載されている．また，入院時の病棟のムンテラ記録も同様に重要な情報が含まれている．

　言語療法初診の前に，これらの情報が取得できるようにしておく．言語療法開始後は，

表 4-5　摂食・嚥下及び言語の症状で把握すべき内容

---

1. 発話に関して
- 本人にとって発音できない音，しにくい音があるか．それはどの音か
- 周囲が聞いて，不明瞭な音があるか．それはどの音か
- 日常生活で人と話をするときに相手に内容がどれくらい伝わっていると思うか
- 話す相手，話す場所や環境によって伝わり方に差があると思うか
- 話の内容によって伝わり方に差があると思うか
- どれくらいの時間人と話をしていても大丈夫か，疲れを感じることはないか
- 一息でどれくらいの長さの文を話すことが可能か
- 家族および，家族以外の人は，本人の話す内容がどれくらい理解できるか
- 人との会話が通じにくく不便と感じることがあるか
- どんな時に会話が通じにくいと感じるか
- 会話以外にもコミュニケーションにおいて不便をかんじることがあるか

2. 構音関連動作に関して
1）摂食・嚥下動作
- 食事の際にむせるか，何にむせるか，特に液体でどうか
- 食事（特に液体）の呑み込みはどうか，時間がどれくらいかかるか
- いつも口の中の同じ側だけで噛むことはないか，片側に食べ物が残らないか
- 食べ物がよく口からこぼれないか

2）呼吸・発声
- しゃべる時に，声は出るか，弱すぎないか，声の質はどうか
- 不自然に声が途切れることはないか

3）鼻咽腔閉鎖
- 声が鼻にかかっていないか
- 食べ物や液体を飲み込むとき，鼻から出てこないか
- ろうそくの火を消すことができるか
- ストローで液体を飲むことができるか，麺類をすすり込むことができるか
- 頬を膨らませることができるか

4）口唇，舌，顎の運動
- よだれがひどくないか
- 舌で口の周りをなめることができるか
- うがいができるか，口の中の水を吐き出すことができるか
- 口をとがらせることができるか
- アイスクリームなどをなめることができるか

　ケース会議資料はもちろん，入院後実施された諸検査の結果を随時参照したり，各専門職から積極的に収集したりする．

　コミュニケーション状況や心理面，障害受容，その他言語訓練に関連する情報収集は，リハビリテーションの開始時に行えばいいというものではない．本人や家族の状態は，リハビリテーションの経過の中で変化するし，言語聴覚士が必要とする情報も変化する．そこで常に，リアルタイムで情報を得られることが重要になる．他のスタッフ，特に病棟と緊密に連絡がとれる態勢をつくっておかなければならない．

　チームアプローチは，単に役割分担でなく，リハビリテーションの相乗効果を目指すものであり，そのためには，継続的で密度の濃い情報交換が最も重要である（338頁「チームアプローチ」）．

2　本人・家族などへの問診と継続的な情報収集（コミュニケーション）

　本人・家族との初診時に，リハビリテーションに必要な，基本的で共通の情報は取得しておくべきであることはすでに述べた．それらを参照し，言語療法記録にあらかじめ記載しておく．他科ですでに聴いてしまっていることを，患者さん・家族に何度も聴くことは避ける．ただし話の脈絡で，不明な点があれば確認し，参照カルテに誤りがあれば，各科にフィードバックする．なお，ラポール形成や全般的精神機能等をチェックする目的で，氏名，生年月日，住所などを聞く場合は別である．（221頁「鑑別」）

　患者本人，および家族との問診では，その他の必要な情報を聴取する．原則として，家族に同席してもらうほうがいい．本人に意識障害，知的低下，記憶障害などがあって情報を聴取できない場合や不確かな場合は，家族から聞き取ることができる．

　また家族の主訴や希望，さらに家族の抱える問題についても聴取する．障害受容，心理的な問題，QOL の問題は家族にも生じており，それに対する援助も言語聴覚士の役割である（315頁「障害受容」）．

　なお患者が，まだ心理的に混乱している時期などに，家族と一緒に面談することを嫌がることがある．家族の前で自分の本音を言いにくい場合や，家族関係に問題がある場合もある．そのときは，家族との面談は別に設定する．

　またリハビリテーションの経過のなかで，他科からの継続的な情報収集が必要であるとともに，本人や家族からも，初診時だけでなく継続的に情報収集できることが必要である．そのために，普段から家族とのコミュニケーションに心掛ける．家族会などを定期的に開催することには，そうした面の効用もある．（324頁「家族指導」）

　その他，職場復帰や復学に向けて，関係者から情報収集が必要な場合がある．面談あるいは電話，書面で行う．

　なお，家族および周囲に対しての情報提供や指導については，別の章で述べる．

第4章 検査・評価から訓練プログラム立案へ

❸ ことばの音の評価

I 言語病理学的評価

1 目的

患者のコミュニケーション障害が，失語症など言語学的（ランゲージ）レベルの問題を含んでいるか，発話レベルのみの問題かどうかを判定する．

2 概要

問診においてコミュニケーションの内容を判断する．中等度以上の失語症，痴呆，記憶障害などがあれば，問診における質問に的確に答えないので判断は難しくない．しかし，軽度の障害は見逃すことがあるので，スクリーニング検査を用意しておくことが望ましい．失語症や高次脳機能障害が疑われたら，それぞれの精査を実施する．

同時に，問診における応答から発話の明瞭度を判断する．発話量が十分であれば，判定は難しくない．しかし，重度の運動障害性構音障害や失語症などを合併している場合は，発話量が少ないなどの理由で判定しにくいことがあるので，やはり発話明瞭度判定のためのスクリーニング検査を用意すると便利である．

発話レベルの問題があることがわかれば，発声発語器官の形態異常と運動障害を簡単にチェックする．

運動障害が疑われれば，次節以下で述べる運動障害性構音障害の精査を行い，診断，方針決定および訓練プログラムの策定などを実施する．

形態異常が認められれば，器質性構音障害の，形態異常も運動障害も認められない場合は，機能性構音障害の精査を実施する．

3 検査の内容

（1）スクリーニング検査

スクリーニング検査は，目的によって，少しずつ内容が変わる．失語症に関しても，失語症の有無を知ろうとする場合と，ある程度のタイプ診断をしようとする場合では，内容が異なる．

ここでは，失語症，高次脳機能障害および構音障害の有無を判断するのが主たる目的であるので，そのために必要な要件を検討しておく．

（1）道具

外来診療などでは，ボールペン，印鑑，ハサミ，診察券，手帳，封筒など身近な物品を

用いて検査できるが，文レベルで説明することを要求するやや複雑な状況を描いた絵カードや音読用に短い文章を書いたカードを用意すると，より的確に判断できる．

(2) 課題

①発話

物品を示して呼称させる課題，およびその日の日付，病院名，家族などに関する質問への応答から，失語症による語想起の障害や，錯語，高次脳機能障害による見当識障害などをチェックすると同時に，構音異常の有無を判断する．さらに状況絵を説明する課題により失語症の文レベルの異常や文法の誤り，また構音の文レベルの異常をチェックする

②理解

準備した身近な物品を5，6個並べ，「印鑑とハサミを入れ替えて，ボールペンを封筒の上に置いてください」といった口頭での指示によって，物品を動かしてもらう．失語症の理解の障害を検出できる．

③書字

状況絵の内容を紙に書いて説明する課題を実施し，失語症の書字の障害と文法的誤りの有無を判定する．

④読字

理解の課題同様物品を5，6個並べ，「印鑑とハサミを入れ替えて，ボールペンを封筒の上に置いてください」といった指示を書いたものを読んで，そのとおりに物品を動かしてもらい，読字障害の有無を検出する．

⑤記銘力

前日の夕食の内容を尋ねる，発症より数年以上前のことを尋ねる，また準備した物品のうち5個を見せて覚えてもらい，数分後にその5個を思い出してもらう．これらにより，近時記憶，遠隔記憶，記銘力障害をチェックする．

⑥計算能力

3桁以上の加減乗除を行うことにより，失語症あるいは高次脳機能障害の可能性を検出する．

⑦発声発語器官チェック

舌突出引きの繰り返し，同じく左右の繰り返し，頬を膨らませる，を行えば運動障害の有無はほとんど判断できる．

いずれかの課題が遂行できなかったり，明らかに時間がかかったり，問題を認めたりしたら，ためらわずに精査を実施する．失語症，高次脳機能障害の検査には以下のようなものがある．構音検査については，次節以降で詳しく述べる．

(2) 失語症の主な検査

失語症検査としては

①標準失語症検査（SLTA）
②失語症鑑別診断検査（老研版）
③WAB失語症検査（日本語版）
④実用コミュニケーション能力検査（CADL検査）
⑤失語症構文検査

などがある．詳細は，失語症に関する成書を参照してほしい．

####（3）高次脳機能障害検査

高次脳機能障害の精査に用いられる検査には以下のものがある．
① WAIS-R 成人知能検査
② 阪大式メモリースケール
③ 三宅式記銘力検査
④ YG 性格検査
⑤ トークン・テスト
⑥ ベントン視覚記銘テスト
⑦ コース立方体組み合わせテスト
⑧ レーブン色彩マトリシス

いずれも詳細については，成書を参照していただきたい．

2 音声学的記述

1 目的

音の記述とは，患者の発話を，音声記号を用いて記述することで，音の異常の有無とその性質を判断することが第一の目的である．音の異常が出現しているということは，構音運動に正常な運動からの逸脱が生じていることである．その逸脱を聴覚的に推測し，さらに，その逸脱と発声発語器官の運動制限の関係を類推することが第二の目的である．

2 課題

課題は，1拍，単語，文の三つのレベルで課題リストを準備するが，通常単語，拍，文の順序で実施する．課題については，あらかじめ正しく構音された場合を音声記号表記した記録用紙を準備しておく．

本検査は，診断および訓練方針を策定するだけでなく，一定の訓練アプローチなどのあと，訓練効果などを評価することにも用いる．したがって，再現性が要求されるので，発話のサンプルは，同じであるほうが比較しやすい．あらかじめ単語リストを準備するのはこのためである．

（1）単語

3から5拍の有意語のリストを準備する．語数は30～50語程度が適切である．後述する既存の検査法の単語リストを用いてもよい．単語検査から始めるのは，拍のレベルでは，一回の構音動作ですんでしまい，実用的な構音動作とは隔たりが大きいからである．しかし，文レベルでは，検査者側の聴覚的把持力の限界を超えてしまい，的確な記述が難しい．

リストの語には，日本語の子音，母音がすべて含まれていて，かつ語頭と語中それぞれの位置に出現している必要がある．また，幼児向けでは，対象年齢で原則的に獲得済みの語彙でなければならない．成人対象でも，軽度の痴呆，失語症に配慮し平易な語を選択する．絵カードの呼称方式で検査する場合を配慮して，複数の回答が起りうる語は避け，わかりやすい日常的な具体語から選択する．幼児の構音障害用の絵カードを兼用しても差し支えはない．ただし，その場合，幼児向けの絵であることにプライドが傷つけられる患者がいるので「幼児も使用するので絵が子ども向けである」ことを説明することが望ましい．

記述は，どの音を誤るか，そして誤り方はどうかを評価する．また，可能な範囲で構音器官の動きなどを視覚的に観察し，気づいたことがあれば記録する．後述する調音音声学的検査や発声発語器官検査などに重要な情報を提供することになる．痙性麻痺の異常運動には特に注意する．異常運動が疑われた場合は，発話中に筋に触れたり，負荷や抵抗をかけたり，介助をしたりして様態を観察し，記録する．

（2）拍（音節）

拍の単位，すなわち1母音または子音に母音がついたものを評価する．通常音節検査と呼ばれるが，音節は長母音なども含むので，ここでは拍の単位と表記しておく．拍の単位では運動制限などがあっても時間をかけて構音の構えを準備し，そこで一回限りの構音動作を行うので，比較的音の誤りが出にくく，歪みなども小さい．

単語において生じる誤りが，1拍のレベルでも出現するか，誤り方は同じかどうかを判断する．検査者にとって聴覚的な把持も十分な範囲なので，比較的微妙な音の歪みも聞き取って記述しやすい．また，連続した動きではないので，構音動作が視覚的にもより観察しやすい．

さらに，2音間の変換についてみたいときは，ターゲットの母音あるいは子音に母音を先行させた2音節についても評価することがある．

なお子音の〔t〕といった音素単位（単音と表現することがある）の評価は，「調音音声学的評価」（176頁）でふれる．

3　課題提示方法

（1）自発

検査者が提示した絵カードに描かれた物の名前を言ってもらったり（呼称），絵で示された状況を説明してもらったりする（説明）方法や，検査者の質問に答えてもらう方法を用いる．患者さんの日常の状態に最も近い発話が得られる．しかし，自発の場合，特に説明や質問に答える方法では，検査者が期待するとおりの発話サンプルが得られるとは限らない．その場合は，復唱などで目的のサンプルをとっておくことが，再検査時の再現性を確保するために必要になる．この再現性の問題などの理由で，現実的には，文レベルでは，復唱あるいは音読で実施することが多い．また，拍レベルの検査は，か「蚊」，ひ「火」など，1拍の有意味語を除いて自発では検査できないので，復唱か音読で実施する．

（2）復唱

準備された課題リストを検査者が読み上げ，患者さんはそれを復唱する．あらかじめテープに録音した課題を再生して，それを復唱する場合もある．復唱で行った場合，自発による検査の場合とは患者さんの発話が同じでない場合がある．多くの場合は明瞭度がよくなる（264頁「機能訓練」）．このように，音声が呈示されたりした場合に発話に影響があることを，被刺激性があるという．復唱法は，拍，単語，文レベルで用いて，確実に検査者が求める発話サンプルがとれるが，一方では，特に自発話とは異なる発話になることを理解しておく必要がある．

（3）音読

拍，単語，文レベルで用いる．課題を書いたものを呈示して，音読してもらう．通常，拍では仮名，単語では漢字又は仮名，文は漢字仮名混じり文を用いる．復唱法と同様，検査者が求める発話サンプルがとれるが，音読でも被刺激性はありうる．ただし，視覚刺激

なので復唱よりは影響は少ない．文字獲得前の幼児，失語症の合併がある場合などは，適応にならないこともある．なお，仮名だけが読める小児に対しては，仮名のみで書かれたものも準備しておく．

4 記述の方法

　上記の方法で，患者さんの発話サンプルを得て，それを音声記号で記述する．記述にあたっては，誰が行っても，また何度記述しても内容が変わらないという記述の客観性・再現性が要求される．しかし，基本的には，聴覚印象に頼った主観的な検査なので，検査者の熟練度に依存する部分が大きい．言語聴覚士は，より的確に記述できるよう訓練しておく必要がある．

　また検査時は，視覚的な情報，特に拍レベルでの構音動作などに注意する．口唇閉鎖はもちろん，口腔内の舌の動きもある程度は観察できる．調音音声学的検査に有効な情報をもたらす．

　記述のための音声記号は，基本的に国際音声字母を用いる．ただし，国際音声字母の日本語への適応では，音声学者によって若干の異論があるので注意する．

　また，国際音声字母は本来，世界中の言語を記述するための記号で，あくまで正常な構音を記述するためのものである．しかし患者さんの音の記述は，いわば正しい音からのずれを記述することであり，誤り方については国際音声字母で用意された補助記号では不十分で，誤り方を記述する視点およびそのための補助記号を工夫する必要がある．一般に臨床に用いられている音声学的記述法と記述の視点は以下のとおりである．

（1）誤り音

　異常を認める音について，誤りを表4-6のように分類記述する．

（2）誤り方

　誤り方は表4-6のように分類する．

（3）誤りの条件

　誤りの起り方や明瞭度の違いに条件があればそれを記述する．運動障害性構音障害では，語頭と語中で極端な差はないが，語頭音は構音の構えを準備して始められるので明瞭度が高い傾向がある．また痙性麻痺や，運動低下性では，発話の前半より後半で明瞭度が落ちることは多い．また，前後の音にも多少影響を受けることがある．

（4）誤りの一貫性

　誤りの起り方と誤り方の一貫性を検討して記録する．誤りの起り方の一貫性とは，当該音が産生された場合必ず誤っていることを示し，誤り方の一貫性とは，誤りが起った時に，その誤り方はいつも同じであることを示している．運動障害性構音障害では，明瞭度や歪みの程度にはある程度のばらつきは認められるが，基本的には誤りは，起り方も誤り方も一貫している．失調性の誤りも，ばらつきの範囲がやや大きいが，やはり一定の範囲内の誤りと考える方が妥当であろう．非一貫性が認められるのは，ほとんど発語失行や失語症状，また小児の機能性構音障害などの場合と考えてよい．

（5）被刺激性

　聴覚的な刺激や，視覚的な刺激によって，発話に何らかの変化（改善）がみられるような場合，被刺激性があるという．運動障害性構音障害の場合，自身の発話をコントロールしようという注意度が発話の明瞭度に影響する．そのため，発話の内容にも注意をしなけ

表 4-6 誤り音・誤り方の分類

種類	内　　　容
①省略	目的の音が全く産生されておらず，それにかわる音も聞き取れない重度の麻痺性の障害で認められることが多い．記録用紙のあらかじめ記載された課題語（音）の音声記号の該当部位に／を引くか，Om と記述する．
②歪み	運動障害性機能障害では，最も多い誤りのタイプである．目的の音の位置（と推測される位置）でなんらかの音が聞き取れるが，正しい音ではなく歪んでいる場合である．歪みを示す補助記号としては，当該音に△を付すか，D と記述する．その音に聞き取れるが正しい音ではないという場合は，単に補助記号を付す．別の音に近く聞こえる場合は，補助記号の脇に，「…の音に近い」のように記述する．どの音にも聞き取れないが，確かに音は産生されている場合も補助記号を付し，可能な限り，音の印象を叙述する．
③置換	目的の音が全く別の音に聞き取れる場合で，その音は，正しい明瞭な音でなくてはならない．運動障害性機能障害ではあまり見られない誤りである．発語失行，失語症などではよく認められる．また，小児の機能性構音障害でも多い誤りのタイプである．該当音に下線を引くか，Sb と記して，その下に起き換わった音を音声記号で示す．
④付加	本来なにもない位置に，なんらかの音が聞き取れる場合である．運動低下性の障害での吃様症状などを除けば運動レベルの障害ではほとんど出現しない．ランゲージレベルの問題や小児の言語障害で音韻構成に問題や見塾がある場合には認められることがある．付加された音を，その位置に音声記号で記述する．付加であることを明示するために A を記載することもある．
⑤その他	鼻咽腔閉鎖不全による鼻音化には，該当音の上に～を付す．また，無声化にはやはり該当音の上に小さな○を付す．

なお，②〜⑤に該当する誤りは，本来の構音方法や構音点が，別の構音方法や構音点の方向に向かって逸脱した結果である場合が多い．その場合誤りの起っている方向の構音点あるいは構音方法ら「化」つけて「…化」と表現する．本来歯茎音であるものが口蓋で構音されれば口蓋化と表現される．この記述は後述の調音音声学的検査において重視される．

ればいけない自発課題よりも，発話の内容は呈示されていて，発話のコントロールに集中できる音読や復唱課題で明瞭度が若干あがることは観察される．

(6) 誤りの自覚

　　誤りが自覚され，自己修正しようとしているかどうかを判断する．運動障害性構音障害では，自分の自覚している明瞭度より明らかに低下しているときには，言いなおしがみられることがある．発語失行では，探索行動やいい直しが頻繁に認められる．

(7) 発声発語器官の状態

　　発話時の発声発語器官および体全体の緊張や異常運動に注意する．痙性麻痺では緊張が高く，弛緩性では緊張は低い．

5　既存の検査リスト

　　既存の音声学的技術の検査バッテリーとしては，以下のものがある．
　1) 運動障害性構音障害の検査法－第一次試案（日本音声言語医学会）
　2) 構音検査法試案（日本音声言語医学会・日本聴能言語士協会）
　　　記録用紙，絵カード，解説書からなり，音節復唱検査，単語検査，文章検査，構音類似運動検査を含んでいる．音声学的記述用として音節復唱検査，単語検査，文章検

査が利用できる．主に機能性構音障害と口蓋裂を想定した検査法で絵カードが子ども向けであるが，それに配慮すれば，運動障害性構音障害にも準用できる．ただし前述方法には前述のような工夫が必要である．

3）その他

文章検査として，国際音声字母の解説に使用された「北風と太陽」などが用いられることがある．

3 聴覚印象評価

運動性構音障害の症例の話しことばの性質をとらえるためには，各症例の発話を聴いて，その特徴を抽出していくことが極めて実際的である．人間の耳が優れた分析器であることはよく知られている．人間は聴覚によって多数の情報を総合的に判定することができると考えられている．この点に着目して，例えば嗄声の分類や記載の手段として聴覚心理的方法が採用され，臨床的にも大きな意義が認められている．

運動性構音障害症例の話しことばの評価についても，アメリカのDarleyらのグループが1969年，はじめて聴覚心理的評価に基づいた鑑別診断へのアプローチを報告した．この方法は先にも簡単にふれたDAB方式として，今日でもアメリカで広く用いられている．

この方式では，各症例について30秒分の録音サンプルを用意し，これを複数の検者が繰り返し聴取して，あらかじめ設定した38の評価項目（dimensions）についてそれぞれ7段階の評価を行う．この評点を各項目ごとに検者の人数で平均して最終的な値を得ている．また各項目についての相関を調べたり，因子分析を行って疾患別の特徴抽出を試みている．

彼らが用いた38項目は表4-7に示すとおりで，7つのカテゴリーに分けることができる．すなわち，声の高さ（pitch）に関するカテゴリーに属するものが4項目，声の大きさというカテゴリーに属するものが5項目，声の音質というカテゴリーに属するものが9項目（このなかには鼻腔共鳴に関連するものも含まれている），呼吸というカテゴリーに属するものが3項目，プロソディというカテゴリーに属するものが10項目，構音というカテゴリーに属するものが5項目，さらに全体的な印象というべきものが2項目設定されている．

わが国においてもDarleyらのアプローチは注目をひき，彼らの発表の翌年にはこの方式にならって日本語に適したと考えられる項目を設定して症例の検討を開始した．その一端は1970年度の日本耳鼻咽喉科学会総会で発表され，以来この日本語を対象とした方式に基づいて改良が加えられ，多数の研究が積み重ねられてきた．

当初の検討では表4-8のように，大別して3つのカテゴリーを設定した．すなわち，声そのものの性質として12項目，話し方として8項目，構音ないし共鳴の状態として5項目の合計25項目について，それぞれ5段階評価を行った（廣瀬，1973）．

その後，カテゴリーを増やす方向で検討が行われ，また全体評価として異常度と明瞭度の項目を設定して最終的には表4-9に示したような評価票を作成し，ここにあげた25項目からなる評価方式が設定された．ここでは，Darleyらの原法にあげられていた項目のなかから運動性構音障害の鑑別上，比較的意義の少ない項目を除いたり，評価の

表 4-7 Darley, Aronson, Brown の評価項目の解説

Number	Abbreviation	Description
1	Pitch level	Pitch of voice sounds consistently too low or too high for individual's age and sex.
2	Pitch breaks	Pitch of voice shows sudden and uncontrolled variation (falsetto breaks).
3	Monopitch	Voice is characterized by a monopitch or monotone. Voice lacks normal pitch and inflectional changes. It tends to stay at one pitch level.
4	Voice tremor	Voice shows shakiness or tremulousness.
5	Monoloudness	Voice shows monotony of loudness. It lacks normal variations in loudness.
6	Excess loudness variation	Voice shows sudden, uncontrolled alterations in loudness, sometimes becoming too loud, sometimes too weak.
7	Loudness decay	There is progressive diminution or decay of loudness.
8	Alternating loudness	There are alternating changes in loudness.
9	Loudness level (overall)	Voice is insufficiently or excessively loud.
10	Harsh voice	Voice is harsh, rough, and raspy.
11	Hoarse (wet) voice	There is wet, "liquid sounding" hoarseness.
12	Breathy voice (continuous)	Voice is continuously breathy, weak, and thin.
13	Breathy voice (transient)	Breathiness is transient, periodic, and intermittent.
14	Strained-strangled voice	Voice (phonation) sounds strained or strangled (an apparently effortful squeezing of voice through glottis).
15	Voice stoppages	There are sudden stoppages of voiced airstream (as if some obstacle along vocal tract momentarily impedes flow of air).
16	Hypernasality	Voice sounds excessively nasal. Excessive amount of air is resomated by nasal cavities.
17	Hyponasality	Voice is denasal.
18	Nasal emission	There is nasal emission of airstream.
19	Forced inspiration-expiration	Speech is interrupted by sudden, forced inspiration and expiration sighs.
20	Audible inspiration	There is audible, breathy inspiration.
21	Grunt at end of expiration	There is a grunt at the end of expiration.
22	Rate	Rate of actual speech is abnormally slow or rapid.
23	Short phrases	Phrases are short (possibly because inspirations occur more often than normal). Speaker may sound as if he has run out of air. He may produce a gasp at the end of a phrase.
24	Increase of rate in segments	Rate increases progressively within given segments of connected speech.
25	Increase of rate overall	Rate increases progressively from beginning to end of sample.
26	Reduced stress	Speech shows reduction of proper stress or emphasis patterns.
27	Variable rate	Rate alternates from slow to fast.
28	Prolonged intervals	There is prolongation of interword or intersyllable intervals.
29	Inappropriate silences	There are inappropriate silent intervals.
30	Short rushes of speech	There are short rushes of speech separated by pauses.
31	Excess and equal stress	There is excess stress on usually unstressed parts of speech, e.g., monosyllabic words and unstressed syllables of polysyllabic words.

Number	Abbreviation	Description
32	Imprecise consonants	Consonant sounds lack precision. They show slurring, inadequate sharpness, distortions, and lack of crispness. There is clumsiness in going from one consonant sound to another.
33	Prolonged phonemes	There are prolongations of phonemes.
34	Repeated phonemes	There are repetitions of phonemes.
35	Irregular articulatory breakdown	Tere is intermittent, nonsystematic breakdown in accuracy of articulation.
36	Distorted vowels	Vowel sounds are distorted throughout their total duration.
37	Intelligibility (overall)	This is a rating of overall intelligibility or understandability of speech.
38	Bizarreness (overall)	This is a rating of degree to which overall speech calls attention to itself because of its unusual, peculiar, or bizarre characteristics.

表4-8 廣瀬（1973）が用いた25の評価項目

声そのものの性質		話し方
声の高さ	・高すぎる ・低すぎる ・変動著明 ・一様なピッチ	・速すぎる ・遅すぎる ・速くなったり，遅くなったりする ・段々速くなってしまう
声の強さ	・変動が急に起こる（爆発性） ・強さが変動しすぎる ・一様な強さ ・段々弱くなる	・音節が一つ一つにとぎれる ・一つの音が引き延ばされる ・度々息つぎがあって文がとぎれる ・繰り返しが起こる
声の音質	・粗糙性 ・気息性 ・無力性 ・しぼり出すように努力性	構音ないし共鳴の状態
		・開鼻音 ・鼻から息洩れ ・母音の崩れ ・子音のくずれ ・不規則な構音の崩れ

内容に正負の方向があるもの（例えば"高すぎる"対"低すぎる"など）はひとつの項目にまとめるようにして整理を行っている．そして評価項目の内容は**表4-10**のとおりであり，さらに各項目について**表4-11**のような解説が加えられて，この方式のわが国における普及がはかられた．また，日本音声言語医学会では多数の典型的症例から得られた話しことばの録音サンプルをまとめ，各項目の特徴を聴覚的にわかりやすく提示した基準テープも作製された．

われわれはその後，この方式を実際に多数の症例に適用した結果を報告した（福迫ら，1983）．この報告では，対象を**表4-12**に示すように正常者20名を含む100名とし，7つの病院で神経学的検査を中心にして確定診断の得られた疾患群4群（各群について20名ずつ）とした．各例について，自由会話，文章の朗読，短文の復唱などを施行して録音し，2分以内に編集したサンプルを繰り返し聴取するようにした．なお評価点は，明瞭度を除いて正常を0，最重症を4とし，その間を等間隔で評価する5段階尺度を採

表4-9 福迫ら (1983) が提案した麻痺性 (運動障害性) 構音障害の評価票

患者名 ＿＿＿＿＿＿＿＿＿＿＿＿ 歳 男・女　　評価年月日 ＿＿＿＿＿＿＿＿＿＿＿
評価資料 (文・繰り返し音) ＿＿＿＿＿＿＿　　評 価 者 ＿＿＿＿＿＿＿＿＿＿＿

注意:
1) 各項目の評価に当っては，正常の場合を"0"，最も重症な場合を"4"とする．ただし，明瞭度は正常の場合を"1"，最も不明瞭な場合を"5"とする．
2) さらに，各患者の年齢，性に留意して評価すること．
3) 音声資料は，評価項目の各カテゴリー，すなわち音質，声の高さ・大きさ，話す速さ，話し方，共鳴・構音，全体，について少なくとも1回以上聞き，評価を行う．つまり，1人の音声資料を少なくとも6回聴くことが望ましい．

		項　目	異常の程度 (0：正常, ±4：最も異常)	備　考
声質	1	粗 糙 性	0　2　4	
	2	気 息 性		
	3	無 力 性		
	4	努 力 性		
声の高さ・大きさ	5	高さの程度	−4　−2　0　2　4　低＿＿＿＿＿＿＿高	
	6	声の翻転		
	7	大きさの程度	小＿＿＿＿＿＿＿大	テープの場合, 評価不要
	8	段々小さくなる		
	9	大きさの変動		
	10	声のふるえ		
話す速さ	11	速さの程度	−4　−2　0　2　4　遅＿＿＿＿＿＿＿速	
	12	段々速 (遅) くなる	遅＿＿＿＿＿＿＿速	
	13	速さの変動		
話し方	14	音・音節がバラバラにきこえる	0　2　4	
	15	音・音節の持続時間が不規則にくずれる		
	16	不自然に発話がとぎれる		
	17	抑揚に乏しい		
	18	繰り返しがある		
共鳴・構音	19	開 鼻 声	0　2　4	
	20	鼻漏れによる子音の歪み		
	21	母音の誤り		
	22	子音の誤り		
	23	構音の誤りが不規則に起る		
全体評価	24	異 常 度	0　2　4	
	25	明 瞭 度	1　3　5	

表 4-10 表 4-9 の各項目の内容

	項　　　目	項　目　の　内　容
声質	1. 粗糙性	いわゆるがらがら声，二重声（diplophonia）を含む
	2. 気息性	息漏れのあるいわゆるかすれ声．最も高度の場合は失声（有響成分のないささやき声となる）
	3. 無力性	弱々しくか細い声
	4. 努力性	のどに力の入ったしぼりだすような声
声の高さ・大きさ	5. 高さの程度	声の高さが年齢，性に比べて高（低）すぎる．高なら正，低なら負
	6. 声の翻転	声がひっくりかえる現象．すなわち地声に時どき裏声が混じる状態
	7. 大きさの程度	声が大き（小）すぎる．大きければ正，小さければ負
	8. 段々小さくなる	句や文の最後になるに従って，声が小さくなる
	9. 大きさの変動	声が大きくなったり，小さくなったりする
	10. 声の震え	声の大きさや高さの細かい震え
話す速さ	11. 速さの程度	話す速さが速（遅）すぎる．速ければ正，遅ければ負
	12. 段々速（遅）くなる	句や文の最後になるに従って，話す速さが増加（減少）する．増加なら正，減少なら負
	13. 速さの変動	数音節あるいはそれ以上の単位で，速くなったり，遅くなったりする
話し方	14. 音・音節がバラバラに聴こえる	個々の音・音節を引き伸ばしていう，あるいは音節ごとに区切っていう
	15. 音・音節の持続時間が不規則に崩れる	個々の音，音節の持続時間が不自然に，かつ不規則に長くなったり短くなったりする
	16. 不自然に発話がとぎれる	発話開始時あるいは発話中に不自然な沈黙がある
	17. 抑揚に乏しい	棒よみのように一本調子である
	18. 繰り返しがある	音，音節，単語の一部，単語，句などを繰り返す
共鳴・構音	19. 開鼻声	過度の鼻腔共鳴による母音の誤りがある
	20. 鼻漏れによる子音の歪み	呼気の鼻漏出による子音の誤りがある
	21. 母音の誤り	歪み，母音の歯切れの悪さ，不鮮明さ，省略，置き換えなどがある
	22. 子音の誤り	歪み，子音の歯切れの悪さ，不鮮明さ，省略，置き換えなどがある
	23. 構音の誤りが不規則に起こる	母音または子音の誤りが不規則，または間欠的に起こる
全体評価	24. 異常度	患者の話しことば全体に関する異常の程度
	25. 明瞭度	患者のことばの明瞭さを評価する．明瞭なら"1"，まったくわからなければ"5"

表 4-11 福迫ら（1983）の検討対象

	例　数	年齢（歳）
小脳変性症	20	24〜65
Parkinson 病	20	36〜71
偽性球麻痺	20	31〜73
筋萎縮性側索硬化症	20	26〜76
正　　常	20	28〜77
計	100	24〜77

表4-12　表4-9の各項目の解説

> 評価項目の解説

項目1：粗糙性

声帯辺縁の変化または分泌物の付着などによって声帯振動が不規則になり，声帯原音の基本周期あるいは振幅の不規則なゆらぎを生じた場合，このような印象を与える．

評価は粗糙性の程度による．

実際のサンプルには，ほかの項目，特に**努力性（項目4），気息性（項目2）**などが混在することがある．

項目2：気息性

発声時，声門にすき間があり（声門閉鎖不全），このため息漏れ，気流雑音を伴う．

評価は気息性の程度による．

項目3：無力性

喉頭原音が著しく弱い場合このような印象を与える．

評価は無力性の程度による．

項目4：努力性

声帯が硬くなったり，または過緊張状態にある場合などにみられる．

評価は努力性の程度による．

項目5：高さの程度

成人の話し声は，音名で表現すると男子Gis-dis，女子g-cisといわれ，男子がほぼ1オクターブ低い，老齢者では，男子がやや高くなり，女子は低くなる傾向がある．病的例では，声門閉鎖不全があると高くなる傾向があり，声帯辺縁の肥厚，声帯の緊張低下などでは低くなる傾向がある．

評価は年齢・性を考慮したうえで高さの程度による．

項目6：声の翻転

通常の話し声はいわゆる地声発声であるが，声帯の緊張異常（前後方向の緊張が高まるような状態）が急に起こると，いわゆる裏声が混じることがある．典型的なものは声変わりのときなどにみられる．

評価は翻転の起こる頻度による．

項目7：大きさの程度

発話の平均的な声の大きさ（強さ）を評価する項目である．声が大きすぎる例としては，失調によるものや難聴が考えられ，声の小さすぎる例としては，呼吸筋や声帯の麻痺によるもの，体力低下によるものなどがある．

評価は声の大きさの程度による．

この項目では平均的な大きさを評価し，これ以外の大きさの変動は，**だんだん小さくなる（項目8），大きさの変動（項目9），声の震え（項目10）**で評価する．

項目8：段々小さくなる

声の大きさの減衰を評価する項目である．呼吸筋・発声筋の筋力低下，全体的な体力低下などによって起こる．無力性化や気息性化が次第に起こり，声が小さく感じられるものも含む．

評価は声の大きさの減衰の程度による．

爆発的な発話開始や，急激に声が大きくなった後に起こる大きさの一時的減衰は，**大きさの変動（項目9）**で対象とすべき項目であり，ここでは評価しない．

項目9：大きさの変動

急激，爆発的，不規則という印象を受けるような変動と，全体的に大きくなったり小さくなったりするような変動を評価する項目である．声の震えは除く．筋の協調不全や不随意運動がある場合には，声の大きさの調節ができなくなり大きさが変動するような印象を生じる．

評価は，変動の幅と頻度の両者を考慮して行う．

大きさの変動ののち，徐々に小さくなるものは**段々小さくなる（項目8）**で，細かい変動は**声の震え（項目10）**で評価するが，その他の変動はすべてここに含める．

項目10：声の震え

声の高さあるいは大きさ（強さ）の細かい変動のため，声が震えて聴こえるものを評価する項目である．筋の緊張の不安定さを反映している．

評価は震えの変動の幅による．

項目11：速さの程度

発話の平均的な速度を評価する項目である "遅すぎる" には，個々の音・音節が引き延ばされたり，音節ごとに区切っていった結果遅くなる場合を含む．

評価は速さの程度による．

この項目では平均的な速さを評価し，これ以外の速さの変動は**段々速（遅）くなる（項目12），速さの変動（項目13）**で評価する．**音・音節がバラバラに聴こえる（項目14）**の要素が併存する場合には，項目11と項目14の両方で評価する．

項目12：段々速（遅）くなる

発話の速度の加速（減速）を評価する．

評価は，速さの増加（減少）の幅と頻度の両者を考慮して行う．

項目13：速さの変動

代償的な話し方（ゆっくり，はっきりいおうと努力する）が部分的に認められる場合を含む．

評価は，変動の幅と頻度の両者を考慮して行う．

項目14：音・音節がバラバラに聴こえる

①音・音節を引き延ばす，②音節ごとに区切っていう，

③代償的にゆっくりはっきりいう，④音・音節の持続時間が不規則に崩れる，⑤呼吸運動の障害・その他の原因によって音節ごとに発話が途切れるなどによって生じる．

評価は"バラバラ"という印象の程度による．

速さの程度—遅すぎる（項目11），速さの変動（項目13），音・音節の持続時間が不規則に崩れる（項目15），不自然に発話がとぎれる（項目16）の要素が併存する場合には，これらの項目と項目14の両方で評価する．

項目15：音・音節の持続時間が不規則に崩れる

評価は，崩れの程度と頻度の両者を考慮して行う．
音または音節の各々に注目する点で，**速さの変動（項目13）**と異なる．

項目16：不自然に発話がとぎれる

呼気持続が短いための息つぎによる発話の中断，呼吸が滑らかに行われないために起こる発話の中断，および何らかの原因による発話開始時や発話中の不自然な沈黙などを含む．
評価は頻度による．

項目17：抑揚に乏しい

声の高さや大きさが一様なために抑揚に乏しい印象を生じる．
評価は，発話全体の"抑揚に乏しい"という印象の程度による．

項目18：繰り返しがある

吃症状に似た繰り返しを評価する．
評価は頻度による．

項目19：開鼻声

軟口蓋の運動不全があり，発話時に鼻咽腔の遮断ができず呼気流が鼻腔へ漏出し，過度の鼻腔共鳴を生じ，母音に歪みを生じる．
評価は母音の歪みの程度による．

項目20：鼻漏れによる子音の歪み

軟口蓋の運動不全があり，発話時に鼻咽腔の遮断ができず呼気流が鼻腔へ漏出し，子音に歪みを生じる．
評価は子音の歪みの程度による．

項目21：母音の誤り

発声発語筋の筋力低下，緊張低下などによって起こった母音の崩れ，不明瞭さを評価する．ただし，過度の鼻腔共鳴の結果起こった母音の歪み（項目19）は除く．

評価は，母音の誤りの頻度と崩れの程度の両者を考慮して行う．

話す速さ（項目11，12，13）で正常範囲を越える速さにおいて，あるいは**音・音節の持続時間が崩れる（項目15），構音の誤りが不規則に起こる（項目23）**がある結果母音に誤りが生じていれば，これらも考慮した母音の誤り全般について，項目21で評価する．

項目22：子音の誤り

発声発語筋の筋力低下，緊張異常などによって起こった子音の崩れ，不明瞭さを評価する．ただし，鼻漏出のため起こった子音の歪み（項目20）は除く．

評価は，子音の誤りの頻度と崩れの程度の両者を考慮して行う．

話す速さ（項目11，12，13）で正常範囲を越える速さにおいて，あるいは**音・音節の持続時間が崩れる（項目15），構音の誤りが不規則に起こる（項目23）**がある結果子音に誤りが生じていれば，これらも考慮した子音の誤り全般について，項目22で評価する．

項目23：構音の誤りが不規則に起こる

音節の長さが不規則に崩れて短（長）くなった部分がゆがんだ音に聴こえる場合，同じ系統の音が続く文脈で誤りが目立つ場合，などを評価する項目である．
評価は誤りの起こる頻度による．

音・音節の持続時間が崩れる（項目15）結果構音に誤りが起こる場合はその頻度によって項目23で評価する．**母音の誤り（項目21），子音の誤り（項目22）**，または**開鼻声（項目19）**や**鼻漏れによる子音の歪み（項目20）**があって構音の誤りが不規則に起こる場合には，その頻度によって項目23でも評価する．

用した．明瞭度については，言語病理学で一般に用いられている5段階尺度，すなわち正常（明瞭）を1，最も不明瞭（まったくわからない）を5とした．

この研究では評定者は5名であった．評価の信頼性については，評定者間の一致度と，個々の評価者内の安定性について検討された．

まず評定者間の一致度については，各評定者が100例，25項目を評定した総計2,500の場合について，5名の評定者による評価点の標準偏差が1を超えたのは83の場合，すなわち3.3％に過ぎなかった．また，評定者内の安定性については，100例中25例について約2か月の間隔をおいて再評価したところ，2回の評価点が一致したもの

表 4-13 小脳変性症における高得点項目

順位	項目	平均評価点
1	子音の誤り	1.68
2	音・音節の持続時間が不規則に崩れる	1.50
3	構音の誤りが不規則に起こる	1.39
4	音・音節がバラバラに聴こえる	1.15
5	速さの変動	1.00
6	粗糙性	0.92
6	母音の誤り	0.92
8	抑揚に乏しい	0.82
9	大きさの変動	0.81
10	不自然に発話がとぎれる	0.64
11	繰り返しがある	0.56
12	気息性	0.53

表 4-14 Parkinson 病における高得点項目

順位	項目	平均評価点
1	気息性	1.09
2	抑揚に乏しい	0.89
3	子音の誤り	0.86
4	粗糙性	0.71
4	声の震え	0.71
6	繰り返しがある	0.68
7	段々小さくなる	0.66
8	無力性	0.59

表 4-15 偽性球麻痺における高得点項目

順位	項目	平均評価点
1	子音の誤り	3.00
2	抑揚に乏しい	2.75
3	母音の誤り	2.56
4	不自然に発話がとぎれる	2.12
5	開鼻声	2.00
6	鼻漏れによる子音の歪み	1.80
7	音・音節がバラバラに聴こえる	1.63
8	粗糙性	1.58
9	気息性	1.37
10	遅すぎる	1.29
11	無力性	1.05
12	段々小さくなる	0.72
13	努力性	0.71

表 4-16 筋萎縮性側索硬化症における高得点項目

順位	項目	平均評価点
1	子音の誤り	2.38
2	開鼻声	2.01
3	鼻漏れによる子音の歪み	1.94
4	抑揚に乏しい	1.81
5	母音の誤り	1.76
6	遅すぎる	1.26
6	不自然に発話がとぎれる	1.26
8	粗糙性	1.22
9	音・音節がバラバラに聴こえる	1.09
10	無力性	0.82
11	努力性	0.68
12	段々小さくなる	0.51

75.7％，1段階ずれたもの22.4％となり，結局ずれが1段階以内のもの98.1％（個人別では95.6～99.7％）となって再現性も十分高いと判断されている．

4つの疾患群についての評価点を高い順に列記したものが**表 4-13～16**である．これらの結果は従来，類似の方法によって検討された結果とほぼ対応するものでそれぞれの疾患群の特徴をよく表しているものと考えられた．

一方，全体的評価に関連して異常度と明瞭度の相関図が得られている（**図 4-10**）．例えば小脳変性症の群では，異常度の範囲が0.8～3.8，明瞭度の範囲は1.2～3.0と広く，両者の相関係数は0.90と高かった．ところがParkinson病の群では異常度0.4～2.8と比較的低く，明瞭度は1.0～2.2と明瞭度がよいほうに偏しており，両者の相関係数は0.80とほかの群に比べて低かった．つまり，Parkinson病では明瞭度が比較的良好に保たれていても，聴覚印象的な異常度は高い例があることが示された．これに対し，偽性球麻痺の群では異常度の範囲1.8～4.0，明瞭度の範囲2.0～5.0と，重症度は最も

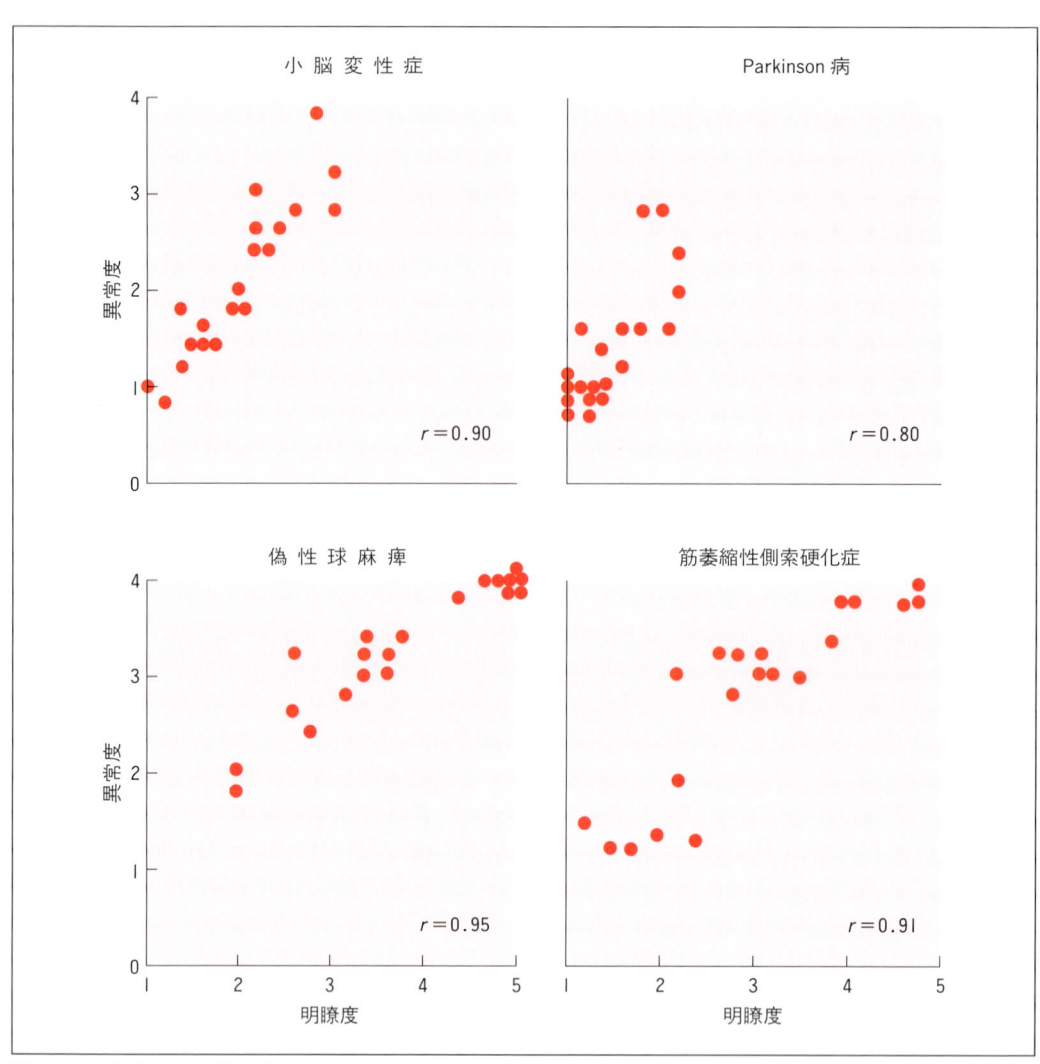

図 4-10　各疾患群の異常度と明瞭度の相関図からみた各群の全体評価に関する分布

　高くバラツキの範囲も広かった．また両者の相関係数は 0.95 と最も高値であった．
　参考までに筋萎縮性側索硬化症の群では異常度 1.2～4.0，明瞭度 1.2～4.8 で偽性球麻痺群についで重症度が高かった．また両者の相関係数は 0.91 と偽性球麻痺群についで高い値を示していた．症例全体としての異常度と明瞭度の相関係数は 0.92 であった．
　現在この方式はわが国においてかなり広く定着したものと考えられる．具体的な方法としては，各症例の自由会話あるいは朗読や復唱の録音資料から，あらかじめ 2 分間程度の代表的なサンプルを取り出して聴取資料としてダビングしておく．これを原則として複数の判定者が繰り返し聴きながら，表 4-9（155 頁）に示したような評価票を用いて各評価項目ごとに評価点を記入していく．最後に各項目について評定者全員の平均点を求める．
　この方式によってとらえられる各種の疾患群の話しことばの特徴は，ほかの研究手段によって明らかにされたそれぞれの疾患のもつ神経学的異常とよく対応することが指摘されており，運動性構音障害例の鑑別診断，重症度の評価，経過の記述（福迫ら，1990）

などの種々の側面で広く適用が可能な有用な方法であると思われる．

4 音響分析による評価

　前項で述べたように，話しことばの聴覚印象的評価は運動障害性構音障害の評価・診断上，有用であると考えられた．このことは，話しことばという信号のなかに含まれる音響的性質が，それぞれの病態を表す要素を含んでいることを示している．

　このような音響的性質ないしは特徴を分析的に検討して臨床的な評価に役立てようとする試みは，これまで声の性質の評価，あるいはことばの音の評価などの面で徐々に実用化されつつある．特に最近ではコンピュータの発達と普及に伴ってこの方面の研究がかなり急速に発展しようとしている．

　運動障害性構音障害の評価における音響分析的アプローチの臨床的意義は，それぞれの疾患の鑑別診断上の手がかりを得る可能性があることと，個々の症例の障害の程度や，経過中の変化の状態などを客観的，数量的に記述するのに有用と考えられるという2点が主なものであろう．

　音響分析については，周波数軸上の分析と時間軸上の分析の2つの要素があり，さらにこの2つを統合した分析もある．スペクトログラム（sound spectrogram）などは統合的分析のひとつである．ただしスペクトログラムにしても，これは音響現象を視覚表示に換えたものであり，その客観的記述方法については問題が残される部分もあると考えられる．なお細かい分析の手法についてはフーリエ解析，LPC分析，線形予測分析，ケプストラム分析など多くの方式があるが，その詳細については成書を参照されたい．

　音響分析を行うにあたって，声の要素については比較的分析が容易ともいえる．それは，声の要素を声の高さ，強さ，音質に分けてそれぞれの音響パラメータを解析していくという手法がこれまでかなり実用化しているからである．これに対して狭い意味での構音，つまりことばの音の要素については，その音響的内容が複雑であり，なかなか実用的な方法が適用しにくいという困難がある．しかしここでは，現在試みられているいくつかの方法について述べ，各疾患の特徴について考えてみたい．

1 声の要素についての音響分析的アプローチ

　声の高さとその時間的変化については，声の基本周波数の抽出と記録が簡単に行えるようになったため広く実用化している．話声位の値，基本周波数の時間軸上の推移などは各種のソフトを用いて容易に記録・解析でき，また市販の機器（Visi-Pitch［HOYA社のPENTAX部門］，発声機能検査装置［永島医科器械：図4-11］など）も使用されている．

　声の強さについては，口から一定の距離にマイクロホンを設置して音圧を測定する方式がとられ，上記の発声機能検査装置に組み込まれて使われている．騒音計による測定も可能である．

　声の分析で問題になるのは声の音質の評価である．声の音質，特にその異常を表現するために適当とされるパラメータとしてはいくつかのものが提案されている．例えば，総合的な嗄声の程度を表現するものとしてはH/N比（湯本，1982）などがある．

　コンピュータ・ソフトを用いた音響分析システムはかなり実用化されている．その例としては今泉（1993）が開発した評価システム（SONG）がある．これらのシステムで得

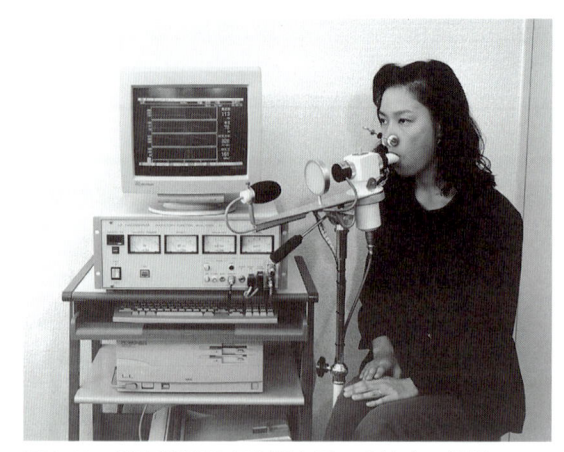

図4-11 発声機能検査装置を用いる検査の情景

られる分析パラメータで音声評価に用いられるものは，基本周波数の変動指数（PPQ）と音声波形の振幅の変動指数（APQ）——これらは声の速いゆらぎの大きさの指標となると考えられており，聴覚印象評価における声の粗糙性と相関が高い——基本周期および振幅のフラクタル次数（ゆらぎの規則性を表す），加法的雑音レベル（noise level）——フィルタによって声を周期的成分と非周期的成分に分けて比をとったもの——などがある．このほか特殊なパラメータとしては，基本周波数時系列のスペクトル上高周波帯域のエネルギー（基本周波数の速いゆらぎの大きさに相当する）や同じく低周波帯域のエネルギー（基本周波数の遅いゆらぎの大きさに相当）なども算出される．

実例としてSONGを用いて複数の症例の音声を分析した研究結果について述べる．この研究では，運動障害性構音障害の例から得られた発声サンプル数として痙性麻痺21個——このうち10個は声の努力性が目立つタイプのもの（図のPBPS）であり，残りの11個は声の無力性ないし気息性が目だつタイプのもの（図のPBPA）であった——と，Parkinson病症例（図のPKN）のサンプル12個を対象とした．このほか対照群としてのサンプル数は健常者（Hlth；51個），痙攣性発声障害（SPD；51個），本態性音声振戦症（Tr；46個），さらに喉頭の局所性疾患として声帯ポリープ（VCP；44個）と喉頭麻痺（RNP；37個）を加えた．

分析の結果の一部をパラメータ別に，箱髭グラフの形式で図4-12-a～dに示した．

箱髭グラフでは，箱の中央部の線は中央値を表し，箱の左右端はそれぞれ25および75パーセンタイル（Q1，Q3），箱の中央部から出た斜線が水平になる値は95％信頼区間を表す．したがってこの95％信頼区間が互いに重ならない群間では，中央値が95％の確率で異なるということになる．髭，すなわち箱の両端から出る棒の先端は，箱から4分位範囲（Q3−Q1＝H）の1.5倍以内で最も外れにあるデータを示し，＊は中央値からさらに1.5H～3H以内にある外れ値を表す．

いずれの病的例においても基本周波数と振幅の変動（図4-12-aおよびbにおいて，それぞれの対数値で現しPPQおよびAPQとして示してある）が健常者より大きく，さらに，基本周波数時系列のスペクトル上高周波帯域のエネルギーすなわち基本周波数の速いゆらぎ（図4-12-c）および雑音レベル（図4-12-d）も健常者より大きかった．

結果的に，各パラメータについて，運動障害性構音障害例のサンプルについての分析値

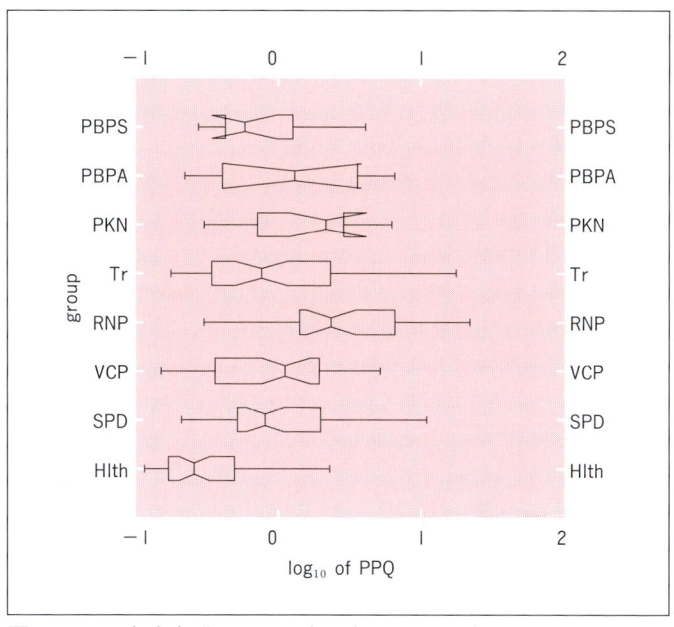

図 4-12-a　各疾患群における声の高さのゆらぎ

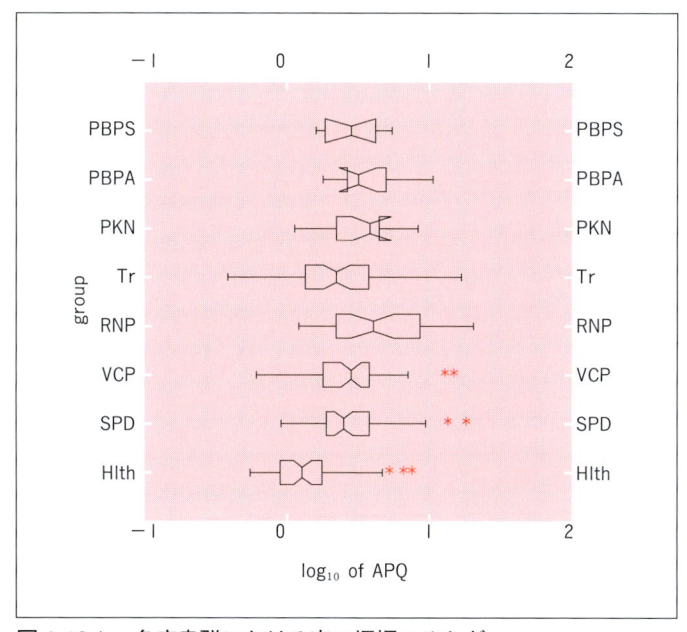

図 4-12-b　各疾患群における声の振幅のゆらぎ

は末梢性疾患群（ポリープと喉頭麻痺）から得られた値に類似するか，あるいは末梢性疾患群と痙攣性発声障害や音声振戦症の群との中間にあり，特に Parkinson 病群の値は喉頭麻痺群に類似していた．Parkinson 病では声の振戦がある場合もあるが，これらの例ではむしろ声門閉鎖不全に基づく音声パラメータの変化が前面に出て，音声振戦症の群よりもむしろ喉頭麻痺に類似した結果を与えたと思われる．

　一方，痙性麻痺例を上述のように PBPS と PBPA の 2 つのグループに分けたが，分析結果においても 2 つのグループ間に明らかに差があることが認められ，やはり前の章でも

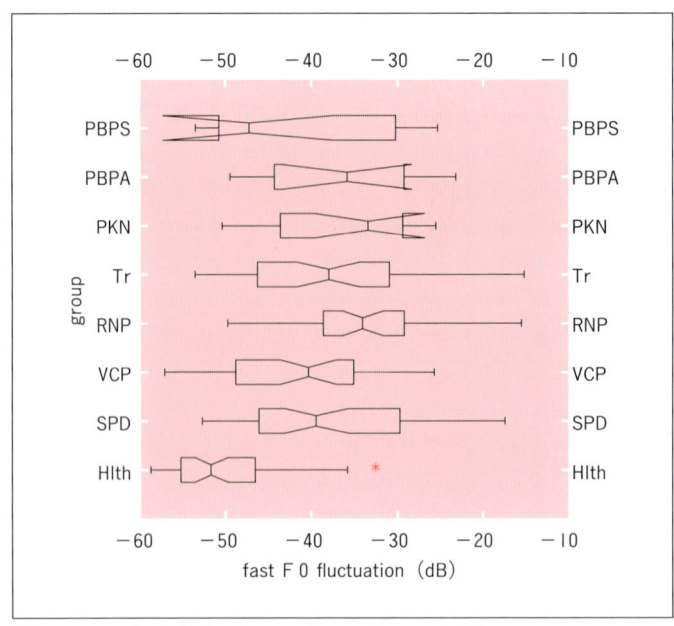

図 4-12-c　各疾患群における高さの速いゆらぎ

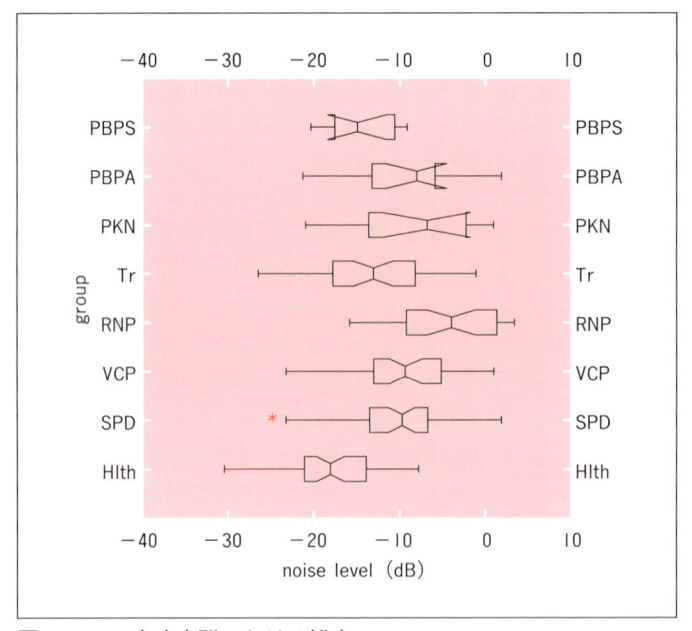

図 4-12-d　各疾患群における雑音レベル

述べたように，痙性麻痺における声の音質の異常には2つのパターンがあることが示唆された（Hiroseら，1995）．

なお，一般的にいえば，声の聴覚的印象における粗糙性は喉頭音源の基本周波数の周波数あるいは振幅の不規則なゆらぎに対応するほか，低い周波数帯域の雑音の存在も関係するとされている．また気息性については中音域の雑音の添加が影響しており，努力性については高音域での雑音成分の存在と高音域に調波成分が多いことなどが関係すると考えられている．

図 4-12-e　音響分析による検討結果

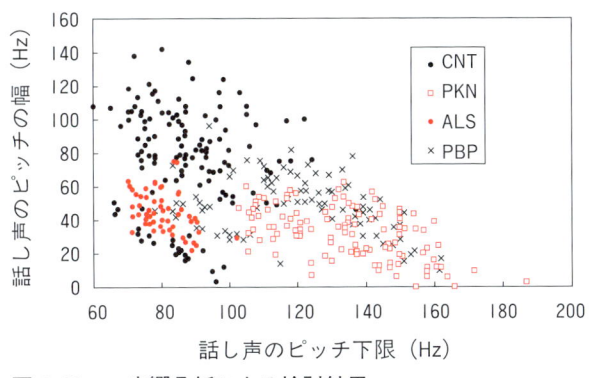

CNT：健常人（1名抑揚の乏しい話者があり，その，データが図の左下方に集まっている）
PKN：パーキンソン病
ALS：筋萎縮性側索硬化症
PBP：偽性球麻痺

　これらのパラメータを求めるための専用機器として市販され，現在かなり広く使用されているものとしてはコンピュータ・スピーチ・ラボ（CSL シリーズ：HOYA 社の PENTAX 部門）があり，複数のパラメータの数値表示と，レーダチャートによる表示が可能となっている．SH-10 を用いて得られた正常者における検査値についてはすでに田中らの報告（1991）がある．

　上述のような方法を用いることによって各種の音響パラメータの記述は可能であるが，それらを実際の評価に結びつけていくためには広くコンセンサスをえる必要があり，さらに今後の検討が必要と考えられる．

　臨床的観察から，疾患によって話し声の高さ，および高さの変化（抑揚）に違いがあるという印象を受けるが，この点について音響分析によって検討した結果を図 4-12-e に示す．これはパーキンソン病，筋萎縮性側索硬化症，偽性球麻痺，および健常者（いずれも成人男性）について，朗読サンプルから各人の話し声の高さ（ピッチ）の変化幅（抑揚の程度を表すと考えられる）と，その下限を求めてプロットしたものである．各人のサンプルを多数の句（イントネーション・フレーズ）に分け，それぞれについて分析した結果である．図から明らかなように，大多数の健常者に比して各症例とも縦方向の拡がりが狭く，抑揚に乏しいことが示されている．さらに症例別にみると，パーキンソン病ではピッチの下限が高く，低い声が出しにくいことが推測されるのに対し，筋萎縮性側索硬化症では逆に低い方に偏していることがわかる．これはパーキンソン病では筋の固縮により緊張が高まって低い声が出しにくいのに対して，筋萎縮性側索硬化症では筋の萎縮や緊張低下で高い声が出ないことが推論される．一方，偽性球麻痺ではピッチ下限の分布が広い（横方向に拡がっている）ことから，痙性に緊張が高まるタイプと筋力低下が前面に出るタイプの両方があることが推測され，前述した 2 つのパターンの存在（p.164）を裏付けるものと考えられる．なお健常人で 1 例，聴覚印象的に抑揚に乏しいと思われた例があったが，この例のデータは図の左下方に集まる結果となった（森，2007）．

2　ことばの音の要素に関する分析

　ことばの音の要素には多くの側面があり，また個人差が大きい．さらに性差，年齢差，人種差，方言差などが存在し，その解析には難しい点が多い．このような制約はあるにせよ，前述したように周波数要素と時間要素を考慮に入れた分析的アプローチが必要となる．この点に関してはスペクトログラムの詳細な観察や計測が重要な意味をもつ．

　例えば母音の性質については，スペクトログラムにおけるホルマント値の測定が重要で

3　ことばの音の評価

ある．F1～F3の値を記述することや，F1，F2，F3三次元空間上における症例ごとの値の分布を求めて正常例と疾患群とのずれを算出したり（渡辺ら，1994），F1-F2ダイアグラムを求めて表示したりすることによって，母音の性質の変化，特に中性母音化の有無を明確にできる．

　子音については，子音から母音部への変化の状態，例えばF2遷移の状態を観察することや，無声子音における無声部分の性質に注目して，破裂音における破裂の程度や摩擦音における摩擦に伴う雑音成分の分布などに注目して記述することが必要である．これらのパターンの異常の例として，痙性麻痺症例の発話サンプルのサウンド・スペクトログラムを健常者のサンプルと対比させて図4-13-a～cに示す．

　またVOTの測定を行って有声・無声の弁別との関係をみることも重要である．さらに鼻咽腔閉鎖機能に関連して，鼻音ホルマントやアンチホルマントの存在などを検討することも有意義である．

　発話全体としてのパターンの評価としてプロソディの面での検討が必要であり，周波数軸上の分析には，文のピッチパターンの観察が行われる．声の分析の場合は単純な持続発

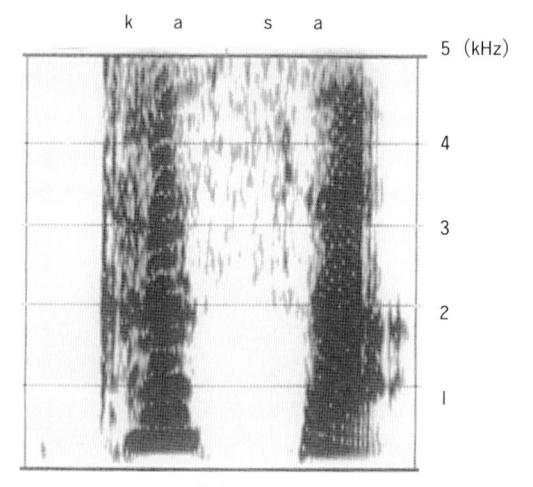

健常人

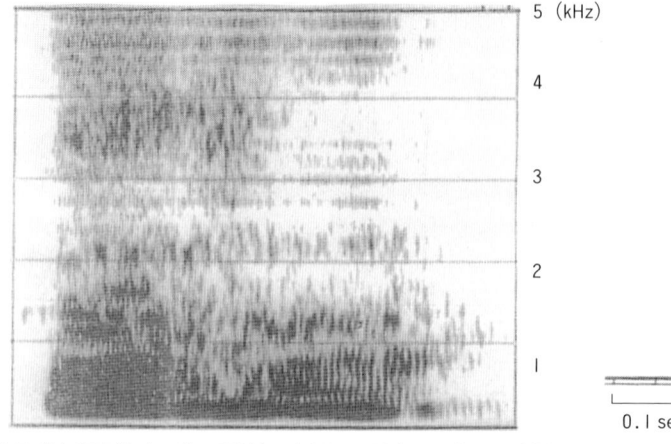

偽性球麻痺症例（68歳，男性）．症例では母音，子音とも音響的特徴の崩れが著明で，各音の判別は困難である．また全体に nasal murmur が認められる．

図4-13-a　"かさ"発話時のサウンドスペクトログラム

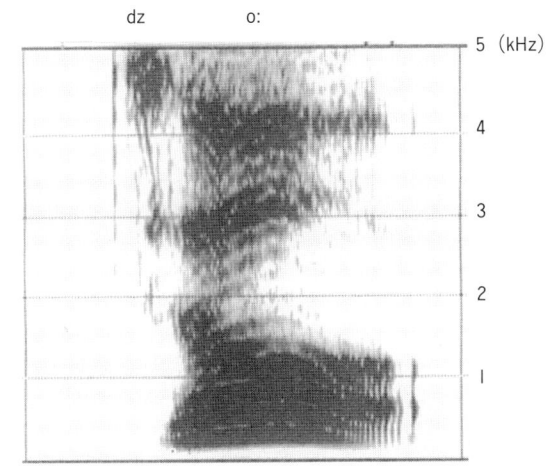

健常人

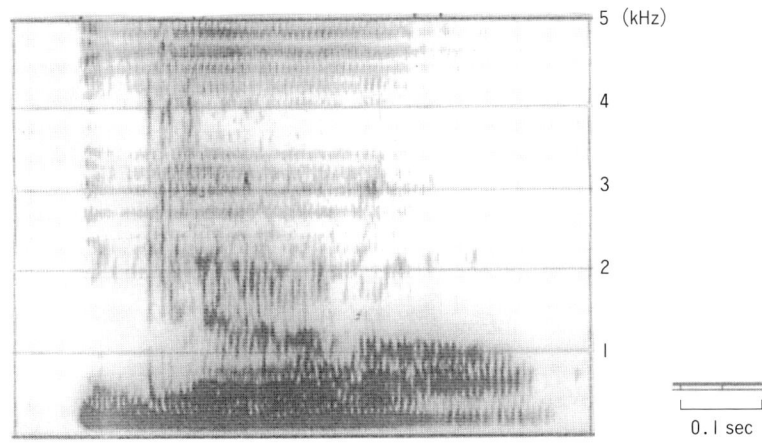

偽性球麻痺症例（68歳，男性）．症例では破擦音の特徴は若干現れているものが鮮明ではない．また母音の特徴は不鮮明で全体に nasal murmur を認める．

図 4-13-b　"ぞう" 発話時のサウンドスペクトログラム

声時の分析が行われるが，文においては基本周波数の変化を経時的に観察して，変化の幅や自然性を評価することが必要である．一方時間軸上の分析においては，各モーラ（音節）長の測定やポーズの長さの測定などを行う必要がある．また一種の負荷検査としての意味をもつ単音節の繰り返し検査を行って，その結果を分析することも有意義である．

単音節繰り返し検査については，例えば得られた音声波形の記録から，単に視覚的にその特徴を記述することもある程度可能であるが（例えば図 4-14），さらに各音節長やポーズおよびその変動を求め，あるいは母音部分の振幅の変動などを算出することによって構音運動の規則性や単音節生成時の構音器官の調節様式などを評価することができる．これによって，例えば運動失調性障害や Parkinson 病についての特徴が示されている．図 4-15 はその実例で，単音節繰り返し検査における音節長の平均値とその変動（SD）を，運動失調性構音障害（小脳変性症）群と Parkinson 病群とについて年代別にみたグラフである．運動失調性構音障害群では各年代とも音節長の延長傾向があり，さらにその値の変動が大きい．Parkinson 病群では，一部の例を除いて音節長の延長，およびその変動ともあまり著明ではない．

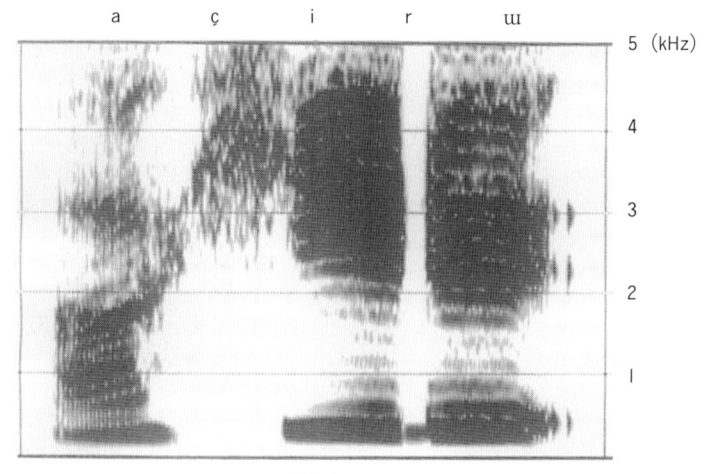

健常人

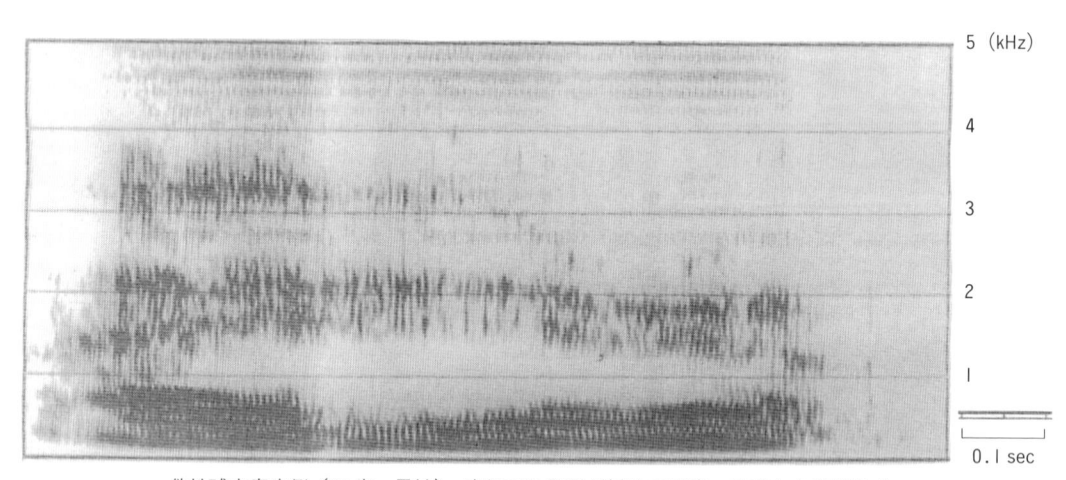

偽性球麻痺症例（66歳，男性）．症例では発話が緩徐で母音，子音とも音響的特徴が不鮮明である．全体に nasal murmur を認める．

図4-13-c　"あひる"発話時のサウンドスペクトログラム

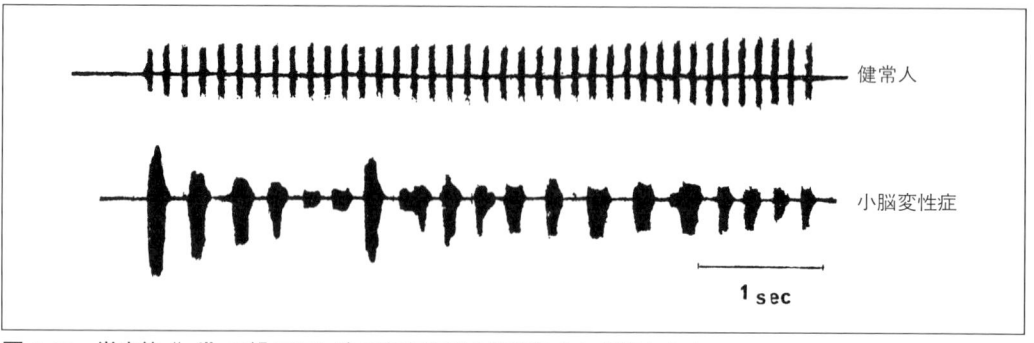

健常人

小脳変性症

図4-14　単音節"パ"の繰り返し時の音声波形を時間軸上に描記したもの

　　このような検査には通常子音＋母音の音形（すなわちCV音節）が用いられるが，このほか母音"ア"のみを繰り返す方法（いわゆる声の on-off 検査；小島ら，1988）が用いられることもある．この方法とCV音節の繰り返しを併用して痙性麻痺例と失調性障害例とを対比させた結果については前章で述べた．

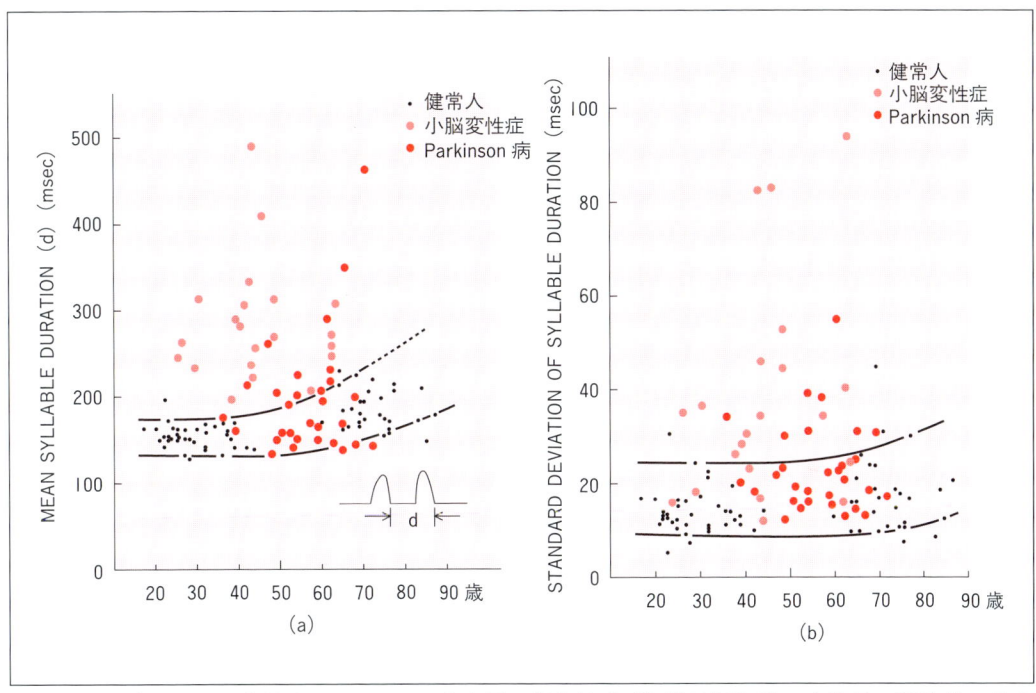

図 4-15　健常人，小脳変性症，Parkinson 病症例の単音節"パ"繰り返し時の音節長の平均値の分布 (a) とその変動の程度（標準偏差でみた）(b)

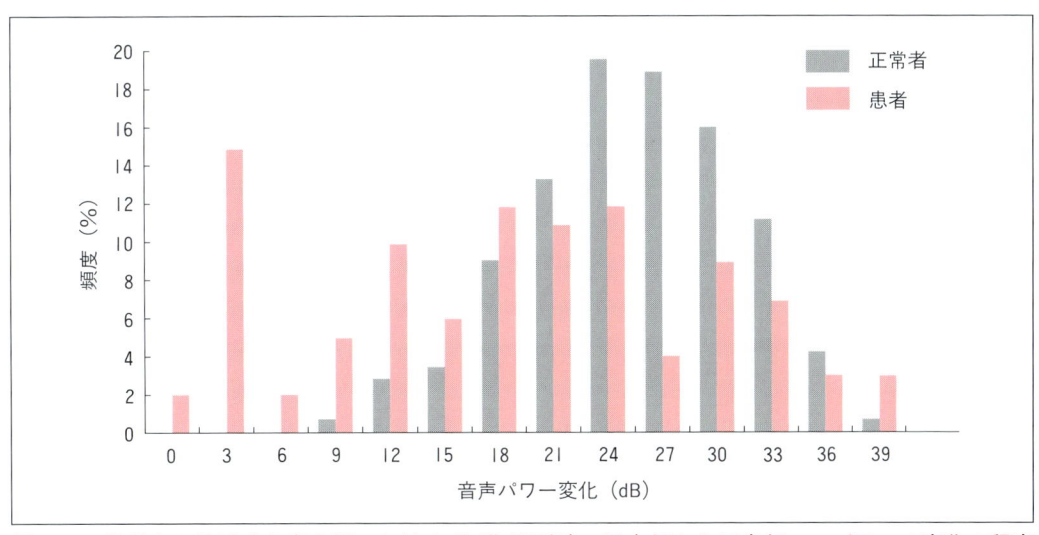

図 4-16　健常人と偽性球麻痺症例における"パ"発話時の子音部から母音部へのパワーの変化の程度 (dB) の頻度分布

　最近の試みとしては，運動障害性構音障害症例のことばの明瞭性，いわば"歯切れのよさ"とでもいうものを少しでも客観的に表示する目的で，CV 音節の語頭の子音から後続する母音にかけての音響パワーやスペクトルの変化の程度を算出し，その値の大きさによって障害の程度を評価しようとする方法が提案されている．具体的な例としては，例えば無声破裂音/p/から後続母音/a/にかけての音響パワーの変化を，母音の立ち上がりの前後の一定の時間窓におけるパワーの差として計算する方法などがある．図 4-16 にそのよ

3　ことばの音の評価　169

うな計算の結果の一例を示すが，正常群で得られた値の分布と比較して，偽性球麻痺群ではパワーの変化が小さい例が多いことがわかる．またこうして算出されたパワーの変化の値の大きさとそのサンプルについての聴覚印象評価値との間には相関が認められ，変化の程度が小さいほど，評価値が低いという結果が得られている．

音響分析的手法は言語障害学の領域に着実に取り入れられつつあり，これまで多くの研究結果が報告されている．今後このようなアプローチがさらに普及していくことが期待される（Carusoら，1987；Kentら，1994；Kentら，1997；Kentら，1999）．

5 プロソディの評価

1 プロソディとは

（1）プロソディの定義

運動障害性構音障害の臨床において，プロソディという語は，比較的あいまいなまま使用されている．単に，アクセントやイントネーション，スピード，リズムといった要素の羅列で済ませていることが多い．

例えば，運動障害性構音障害のタイプ分類でいえば，失調性や運動低下性では，プロソディの障害が顕著に認められると説明されるが，それは正確ではない．これらのタイプでは，構音レベルでの歪みなどが比較的少なく，相対的にプロソディの誤りが目立つということと，アクセントやイントネーションといったプロソディの代表的な要素に異常が現れることが，そのように説明される理由である．しかし，運動障害性構音障害のそれ以外のタイプで，プロソディに異常を認めないことは，ほとんどない．しいていえば，機能性構音障害で子音の置換のみを症状とする場合に，プロソディに異常を認めないと表現することが可能かもしれない．

プロソディの定義自体は，言語学的には，厳格になされている．しかし，実態が十分に解明されているとはいいがたい．その，あいまいさゆえに，運動障害性構音障害の臨床においても，評価法や訓練方法が確立されていない．といっても，解明されていないということは，重要でないことではない．現実のコミュニケーションでは，プロソディの果たす役割は非常に大きい．

ここでは，言語学的なプロソディの定義を踏まえて可能な限り，評価と訓練について整理を試みる．

本項では，プロソディの定義は，フランスの構造言語学者 A. Martinet の定義に従うことにする（Martinet，1970，1972）．

「言葉（音声）として実現されたあらゆる事象のうち，音素の枠の中に入らないものすべてをプロソディと呼ぶ．言い換えると，どうやっても二重分節からはみ出してしまうもののことである」．

二重分節とは，発話が，表意的な最小単位である記号素と，弁別的な最小単位である音素という2種類の単位で作られた二重構造をもっているということである．

（2）プロソディの要素

プロソディの要素の中で比較的役割などが解明されているのが，アクセント，イントネーションなどである．しかし，こうした要素を列挙するだけではプロソディを説明するこ

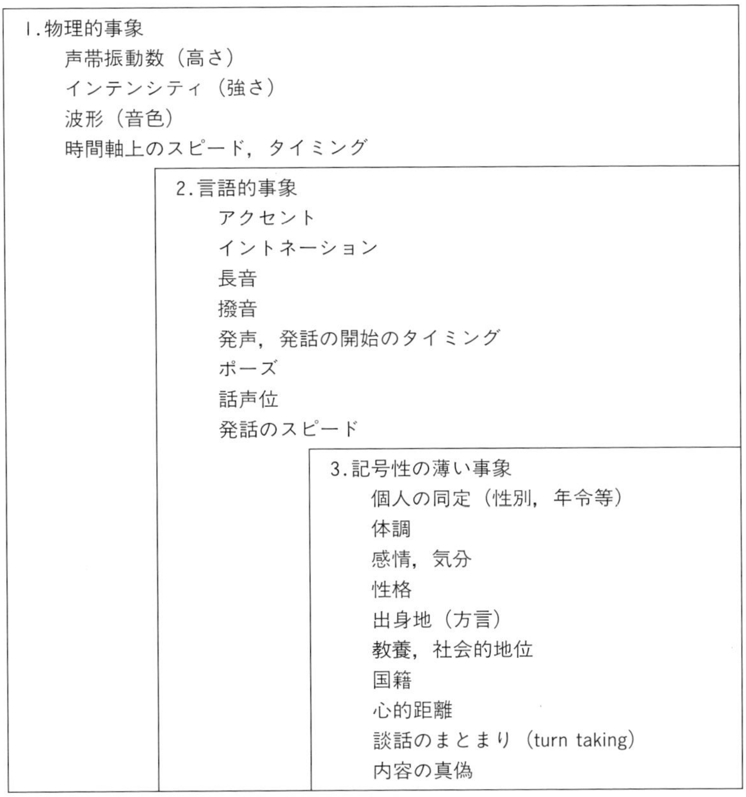

```
1. 物理的事象
    声帯振動数（高さ）
    インテンシティ（強さ）
    波形（音色）
    時間軸上のスピード，タイミング
        2. 言語的事象
            アクセント
            イントネーション
            長音
            撥音
            発声，発話の開始のタイミング
            ポーズ
            話声位
            発話のスピード
                3. 記号性の薄い事象
                    個人の同定（性別，年令等）
                    体調
                    感情，気分
                    性格
                    出身地（方言）
                    教養，社会的地位
                    国籍
                    心的距離
                    談話のまとまり（turn taking）
                    内容の真偽
```

図4-17 プロソディの構造

とはできない．Martinet の定義を踏まえ，プロソディを以下の3段階に分けて，検討する（図4-17）．

①物理的事象

プロソディは，「言葉（音声）として実現されたあらゆる事象のうち」とされている．言い換えると，プロソディは，音響的な要素から逸脱しないということになる．その意味で，プロソディの物理的な要因を取り出すことは，それほど困難でない．音声の音響学的なレベルの要素であり，声帯振動数（高さ），音の振幅（強さ），波形（音色），そして時間軸上のスピード・タイミングである．

②言語的事象

物理的事象の上に言語的事象を想定する．言語的，記号的規則性がより強く，意味的情報伝達に関与する要素で，有意味語（記号素）以上のレベルで見られる．一般的にプロソディといわれている事象のことで，アクセント，イントネーション，発話のスピードやリズムなどが含まれる．ある程度意識的にコントロールできるもので，比較的その性質や機能が解明されている．

③記号性の薄い事象

Martinet の「音素の枠の中に入らないもの全てをプロソディと呼ぶ」という定義からすれば，言語的事象のようには規則性をもたないが，しかしなんらかの情報を伝えている要因を想定する必要がある．すなわち記号的規則性が弱く，話し手に関する情報など非意図的な情報に関与する要素である．これを記号性の薄い事象として設定した．

例えば，個人の性別や年令などは，確かにその人の声の高さや音色によって表されてい

るが，コントロールすることはできない．その他記号性の薄い事象としては，話し手の体調，感情，気分，性格，出身地（方言），教養，社会的地位，国籍，心的距離，談話のまとまり（turn taking），発話内容の真偽などがあげられる．

これらは，おそらく言語的事象に属する要素だけでなく，外見，表情の動き，ジェスチュアなど非音声的要素が関与していると推測されるが，詳しいことはほとんどわかっていない．

ただ電話でのコミュニケーションを想像すればわかるように，こうした情報は音声すなわちプロソディだけでもかなりの部分は伝えられる．

この記号性の薄い事象レベルで伝えられることは，発話の内容にも関わるが，どちらかというと話者に関する情報を聞き手にもたらしているように思われる．

(3) プロソディの機能

プロソディがコミュニケーションに果たしている役割を前述の3段階（図4-17）に沿って考えてみる．

①物理的な事象

物理的事象自体は，コミュニケーション上の役割を，直接は負っていない．コミュニケーション的な機能を果たす言語的事象や，記号性の薄い事象を構成する要素をさしている．

②言語的事象

言語的事象のレベルの機能についてはある程度の研究がなされている．Martinetはプロソディの果たす機能として，
(1) 弁別機能：その記号を他の記号と区別する
(2) 頂点表示機能：語の中のある部分（音素）に聞き手の注意を促し，それによってメッセージ（意味）の理解を容易にする
(3) 境界表示機能：語と語の切れ目を知らせる
の3つをあげている．

日本語のアクセントは，「個々の語について定まっている高低関係」であり，この3つの機能を備えている．問いかけなどにおける語尾の高まりも高低関係であるが，常に定まっているわけではなく，また語ではなく文全体にかかっているので，アクセントとはみなさない．また，強弱アクセントではない．

高い部分と低い部分に分けられたものの組み合わせを，アクセントパターン（図4-18）というが，同音異義語の多い日本語では，意味の違いを区別するのにアクセントパターンの違いが大変役に立っている．雨と飴，橋と箸等の区別がそれで，これはMartinetのいう弁別機能である（金田一春彦，1958）．

また東京方言では，あるモーラ数の語がとりうるアクセントパターンはそのモーラ数＋1のパターン数である（図4-18）．このパターンをよく見ると，一つの語の中でアクセントの高い部分（ピーク）が2度現れることはない．これが頂点表示機能である．これによって聞き手は，発話の中にピークが二つあれば，それが1語ではなく2語であることを予測することができる．

さらに東京方言アクセントでは語の第一モーラ目と第二モーラ目とは必ず高さが異なるという性質がある．これが境界表示機能である．頂点表示機能と境界表示機能によって我々は語の切れ目，意味をもつ単位の区切りを判断している．

このようにMartinetのいう3つの機能を日本語ではアクセントが3つとも持っている

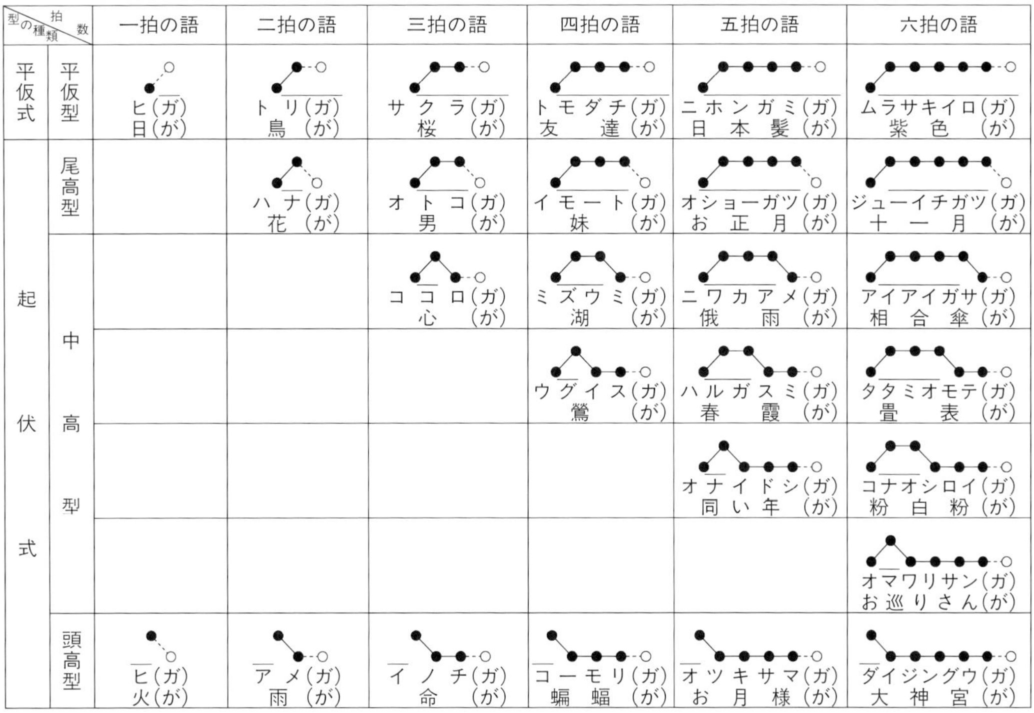

図4-18 日本語のアクセントパターン

注 ●は名詞の一拍を，○は動詞の一拍を示す．

ことがわかったが，プロソディに含まれる要素が機能として必ずこの3つの機能をもっているわけではない．そして，また当然のことながらこの3つの機能がプロソディの機能の全てというわけでもない．

③記号性の薄い事象

プロソディは，発話の意味内容に直接関わらない情報も伝えている．もし，話し相手が，機械的な合成音声のような話し方で，性別，年齢，感情等，話し手についての情報を何も伝えてこなかったらどれほど不安になるか考えてみるとよい．プロソディから得ているはずの記号性の薄い事象の情報も，聞き手は無意識のうちに解読したうえで，安心して話しを聞いている．

（4）プロソディの障害

プロソディに問題が認められると，言語的事象や記号性の薄い事象に様々な問題が起こる．

まず考えられるのは，弁別機能の障害によって同音異義語が弁別できなくなることである．さらに，頂点表示機能や境界表示機能が損傷されると，語と語の切れ目がわからなくなる．ひらがなだけで書かれた文章を読むときに，意味や語の切れ目がわかりにくく，立ち止まったり前に戻ったりするように，聞き手側は迷ったり，文脈を活用して想像しながら聞かなければならない．話し手側も多くの文脈を聞き手に与えたりしなければならず，それができてもできなくてもお互いに，コミュニケーションにストレスを感じたり，多くのエネルギーを必要とすることになる．

また，記号性の薄い事象のレベルでいえば，聞き手は話し手に関する情報の不足に少な

からず動揺し，不安を覚える．その不安が，プロソディの損傷による情報不足であるという認識がなければ，動揺，不安の矛先は話し手の障害者に向かってしまう．

実際，知人に電話をして，家人が応答した際，障害者であることを知らないゆえに不審に思われ，いたずら電話に対するように扱われたり，電話を切られたりという経験をもつ障害者は少なくない．こうした体験は，障害者の発話意欲やコミュニケーション場面への参加意欲をそぐことにつながっている．

家族や周囲の人にとっても，なぜ伝わりにくいのか，不自然な感じがするのかがわからなければ，障害者の能力を実際より低く評価してしまうことになる．こうした誤解，意欲の低下が構音障害者のコミュニケーションの機会や意欲を奪い，結果的にQOLを低下させている．

プロソディの問題に対しては，機能訓練はもちろんだが，周囲の人々への説明や指導を正しく行うなど，障害者のQOLの確保を図らなければならない．

プロソディは，このように発話明瞭度だけでなく，むしろ発話の異常度に強く関与する要因といえる．こうした発話の異常感は，実際に，構音障害者のQOLに大きく影響する．発話明瞭度の他に，発話の異常度を評価するのは意味がある．（伊東実江，1997）

2 プロソディの評価

プロソディが損傷されている場合，聞き手側は発話の内容が聞き取りにくい，理解しにくい，話者についての情報が伝わってこない等の不自然さを感じるのであるが，訓練を行おうとするときは，実際どの要素がどのレベルで損傷されていて現在の状態になっているかということをまず把握する必要がある．

(1) 物理的事象の評価

音声の音響学的なレベルの要素についての検査を行うことになる．具体的には，声の高さ，声の強さ，声質，そしてこれらの時間軸上のコントロール，すなわちスピード・タイミングのコントロールである．基本的な検査は，声域の測定，声の強さ，声質の評価やoral diadochokinesis 検査などがある（152頁「聴覚印象評価」）．

さらに，高低のコントロールの検査として，音域を測定した後，その範囲内で，異なる高さの2〜3音（患者さんが構音可能な音節）以上を呈示し，復唱させる方法がある．2音の間隔は少しずつ広げ，3音以上では上昇下降を組み合わせるなど，より複雑なパターンで評価する．反応が，ターゲットの音程からのずれを生じたところが，訓練のスタートレベルとなる．このとき，検査者が発声するのが道具も必要なく簡単だが，visi-pitch のような音響表示装置を用いて呈示した音と反応を周波数で記録したり，キーボードで呈示した音のキーと反応を記録したりすれば，より再現性と客観性が高くなる．

声の大きさのコントロールも同様に，大きさの異なる2〜3音以上の音を呈示して，復唱させる方法で検査する．高さに比べると，強さのほうが刺激の統制と反応の評価が難しい．visi-pitch のような音響表示装置は有効であるが，簡易的には，テープレコーダーなどの録音用VUメータなどが使える．口唇からマイクまでの距離を一定にし録音レベルを固定すれば，相対的な評価はある程度可能である．訓練にも使用でき，当然評価の結果は訓練のスタートレベルになる．

スピードとリズムの崩れの評価としては oral diadochokinesis 検査があるが，臨床的にはメトロノームを使った評価が，訓練の目標を設定するのに便利である．メトロノームは

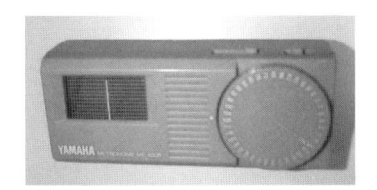

図 4-19　メトロノーム

表 4-17　検査用語彙リスト

ア̄メ　（雨）	ア＿メ̄　（飴）
イ̄マ　（今）	イ＿マ̄　（居間）
カ̄ッコウ　（郭公）	カ＿ッコウ̄　（滑降）
ロバ（驢馬） コト（古都） ユキ（雪）	ロウバ（老婆） コウトウ（高等） ユウキ（勇気）
ブシ（武士） オト（音）	ブンシ（文士） オット（夫）

図 4-19 に示した電気式のものが，ダイヤルでスピードを連続的に変化させられるので，振り子式のものより便利である．1分間に 60 回くらいのスピードで，クリック音と振り子表示を呈示しながら，1拍に1モーラの音を合わせて発話させる．スピードを徐々に変化させ，スピードに遅れないかと同時に，ターゲットのタイミングからのずれを観察する．崩れはじめるところが訓練のスタートであるのはいうまでもない．

高さ，強さ，スピード・リズムともに，呈示のパターンやスピードについての詳細は，プロソディの訓練を参照して欲しい．

(2) 言語的事象の評価

言語的，記号的規則性がより強く，意味的情報伝達に関与する要素，すなわち，アクセント，イントネーション，発話のスピードやリズムなどの状態と機能制限について評価する．これらは，一般には，会話などの中で，検査者の主観的な尺度で評価するに留まっている．しかし，表 4-17 のような統制された検査課題によって評価しようとする試みは無駄ではない．これは，音素が同一で，それぞれの要因だけの違いを持つ最小のペア，あるいは近似の音素で，時間的な操作が違いを示しているような課題である．検査者がその違いの実現度を聴覚的に評価するほか，前述の visi-pitch などで分析することも可能であり，そのほうが再現性も客観性も保たれる．

(3) 記号性の薄い事象の評価

記号的規則性が弱く，話し手に関する情報など非意図的な情報に関与する要素で，性別や年令，話し手の体調，感情，気分，性格，出身地（方言），教養，社会的地位，国籍，心的距離，談話のまとまり (turn taking)，発話内容の真偽などがどの程度伝達されるかということである．

通常の臨床では，発話異常度として一括して測られているだけである．もう少し詳細な尺度の設定が望まれるが，現時点ではたとえ評価が難しくとも，臨床においてこれらの事象を常に頭に置いておくことが重要である．

第4章 検査・評価から訓練プログラム立案へ

4 調音音声学的評価

I 調音運動の検査と評価（〔評価表1〕による評価）

1 概要

（1）目 的

　　ことばの音の評価，特に音声学的記述と聴覚印象による評価などから明らかになった構音の異常，特に音素レベルの異常について，構音動作あるいはそれに類似する動作の検査課題を実施して，発声発語器官の運動障害による構音動作の異常との関係を明らかにしようとする検査である．発声発語器官検査とことばの音の評価とを結びつける中間的意味合いをもつ．ある程度訓練的アプローチも行いながら，主に音素レベルの具体的な機能回復訓練プログラムを策定することが目的である．

（2）検査の内容

　　検査の具体的な内容は，訓練プログラム立案のための〔評価表1〕の各項目を評価することである（128頁「評価から機能訓練プログラムへ」）．項目は，構音時の構音器官の運動であり，音の構えと動きに分けられる．構えは，音を産生しはじめる際の，構音器官の状態を示す．操作は，それに引き続いて音を産生するために行われる一連の協調動作である．課題は，単音節レベルの発話かそれに近い動作課題を行い，構えと操作を評価する．連続音節では，構えと操作を把握するのは困難であるが，参考にすることはできる．

（3）音と評価項目の関係

　　〔評価表1〕の評価項目（133頁，評価基準表1）は，各音を産生するために必要な要素を示している．各項目を理解するために，各音の産生時の構音器官の状態を模式図で示す．図は，構音器官の正中断面と，舌と硬口蓋の接触パターンである．なおこれらの項目は，あくまで評価のために抽出されたものである．運動動態の評価については，「構音器官の動態解析」（202頁）を参照してほしい．

①母音［a, i, ɯ, e, o］

　　顎を適切な位置に挙上させ，舌のボリュームと位置の変化によって，口蓋と舌の間の共鳴腔の形と容積を変えることによって音色を作る．基本的に有声音である（図4-20）

②口唇音［p, b, m, ɸ］

　　閉鎖音［p, b, m］（図4-21）は，すべて口唇の閉鎖を要求する（4.口唇閉鎖〈評価基準表1〉，以下同様）．ということは，顎が挙上しなければならない（1.顎挙上）．［p, b］では，閉鎖を保ちながら，軟口蓋が挙上し，その状態のままで，胸腔から呼気が上がると口腔内の圧が上昇する（10.口腔内圧上昇）．続いて，口唇を速やかに離し，圧を開放

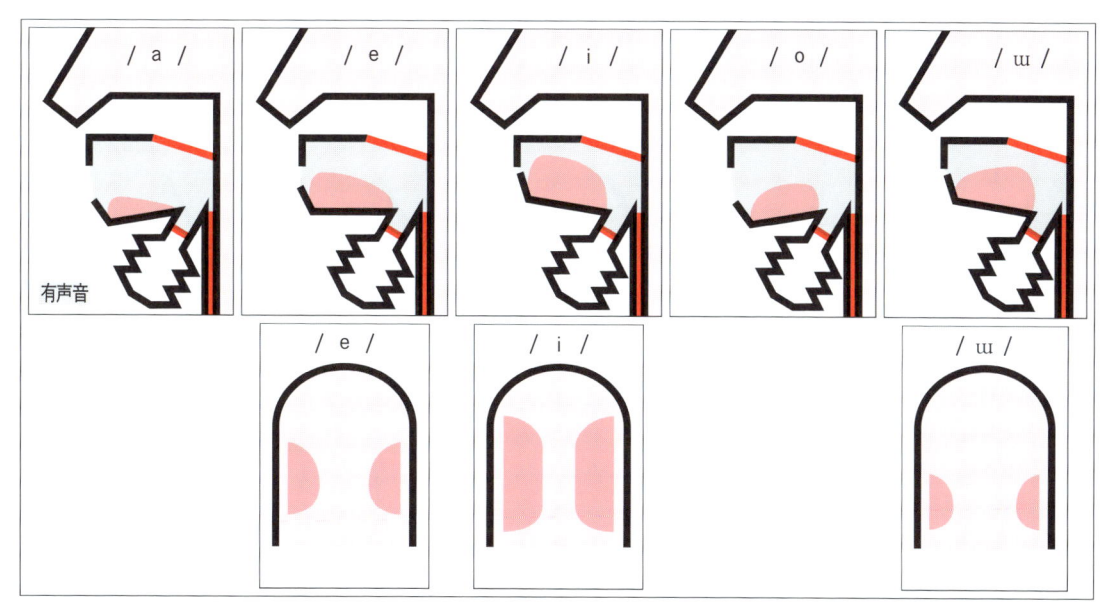

図 4-20　母音

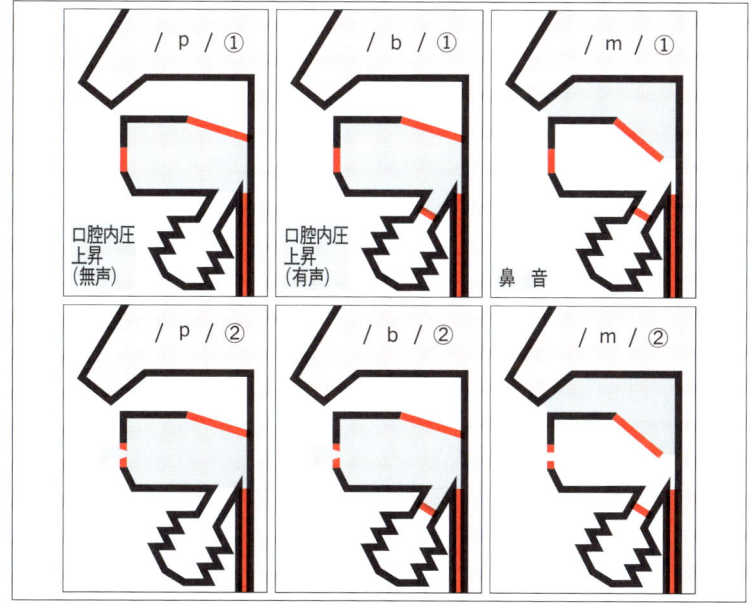

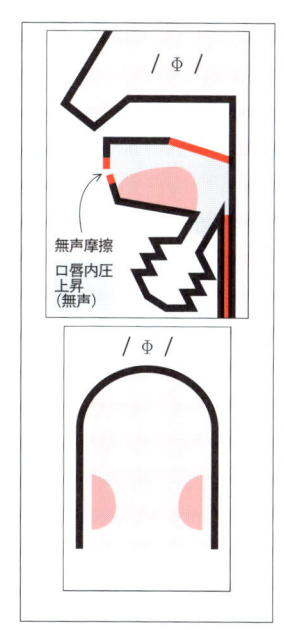

図 4-21　口唇閉鎖音

図 4-22　口唇摩擦音

する（11.瞬間的開放）ことで，音が実現する．破裂の瞬間に［p］は声帯振動を伴わないが，［b］は伴う（17.有声無声の対立）．［m］は，口唇閉鎖の状態で軟口蓋を挙上させずに発声する．発声と同時に，口唇を開放させる．また［p, b, m］は，すべての母音［a, i, ɯ, e, o］と半母音［ja, jɯ, jo］を後続（16.母音とのわたり）させる．

　摩擦音［ɸ］（図 4-22）は，口唇の狭めを要求し（3.口唇の丸め），当然，顎の挙上を前提とする（1.顎挙上）．狭めから，十分な圧を伴った呼気流を出す（12.摩擦操作）ために，一定以上の強さの呼気流を口腔に送る（9.口腔への呼気操作）ことが前提である．後続母

4　調音音声学的評価　177

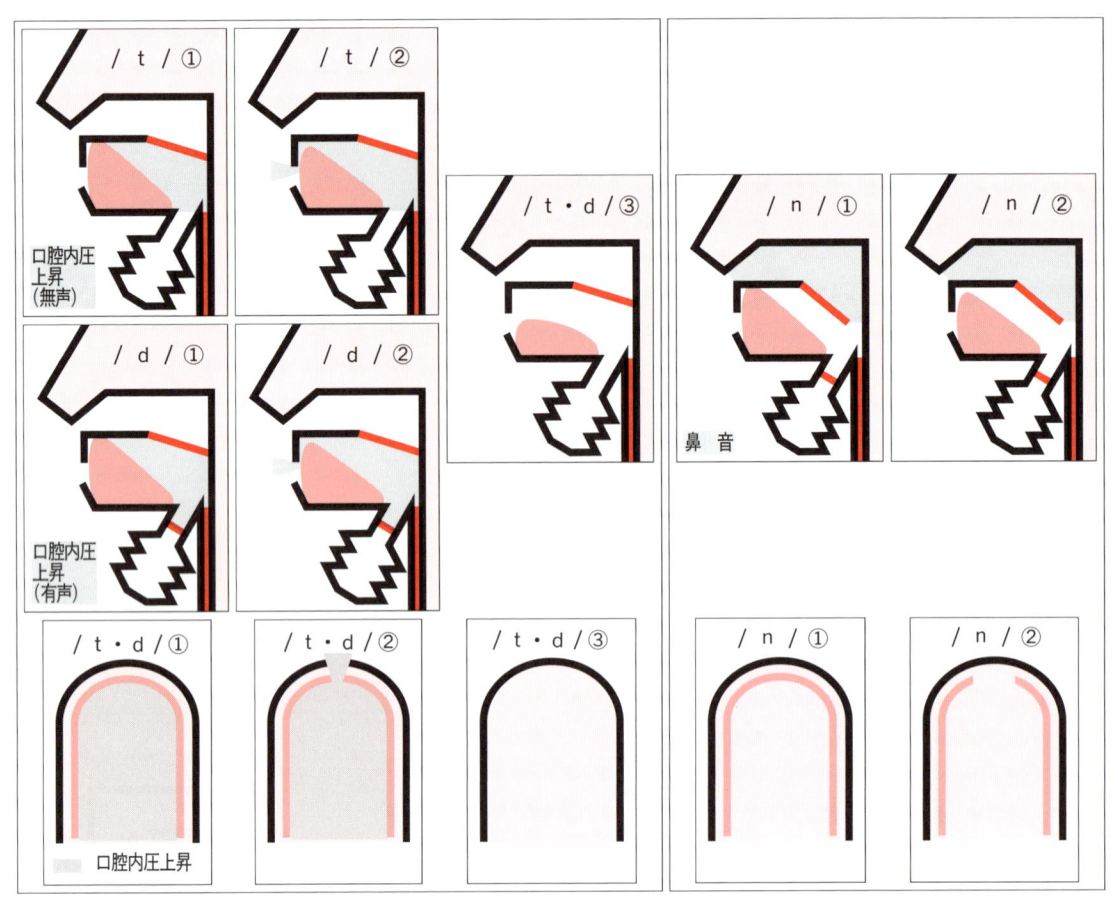

図 4-23 舌尖閉鎖音

音は，[ɯ] のみである．
③舌尖歯（茎）音

　閉鎖音 [t, d, n]（図 4-23）は，舌縁全体と硬口蓋の歯列に沿った部分との接触により閉鎖（5.舌縁硬口蓋閉鎖）を作る．舌尖のみの接触と勘違いすることが多いので注意する．舌尖のみの接触では，左右の舌縁が口蓋から離れ，どこにも閉鎖は実現しない．当然，顎が挙上する（1.顎挙上）．[t, d] では，閉鎖の状態で軟口蓋を挙上させ，そのままで口腔内圧を高める（10.口腔内圧上昇）．続いて，舌を舌尖部分から速やかに離して圧を開放する（11.瞬間的開放）．このとき [t] は，声帯振動を伴わないが，[d] は，伴う（17.有声無声の対立）．[n] は，[t, d] の構えのまま軟口蓋を挙上させず，舌尖を離しながら発声する．[t, d] は母音 [a, e, o] を，[n] は [a, ɯ, e, o] を後続（16.母音とのわたり）させる．

　摩擦音 [s, z]（図 4-24）は，舌縁全体と硬口蓋の歯列部分との接触までは [t, d, n] と全く同様で，舌尖のみ歯茎から離すことで狭め（7.舌硬口蓋せばめ）を作る．顎は挙上する（1.顎挙上）．摩擦の（12.摩擦操作）ために一定以上の強さの呼気流を，口腔に送る（9.口腔への呼気操作）．[s] は無声で，[z] は有声，後続母音はいずれも [a, ɯ, e, o] である．

　破擦音 [ts, dz]（図 4-25）は，[t, d, n] と全く同じ閉鎖（5.舌縁硬口蓋閉鎖）を作

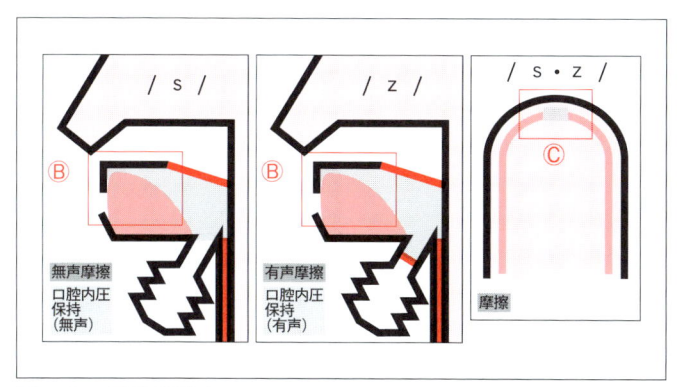

図4-24 舌尖摩擦音

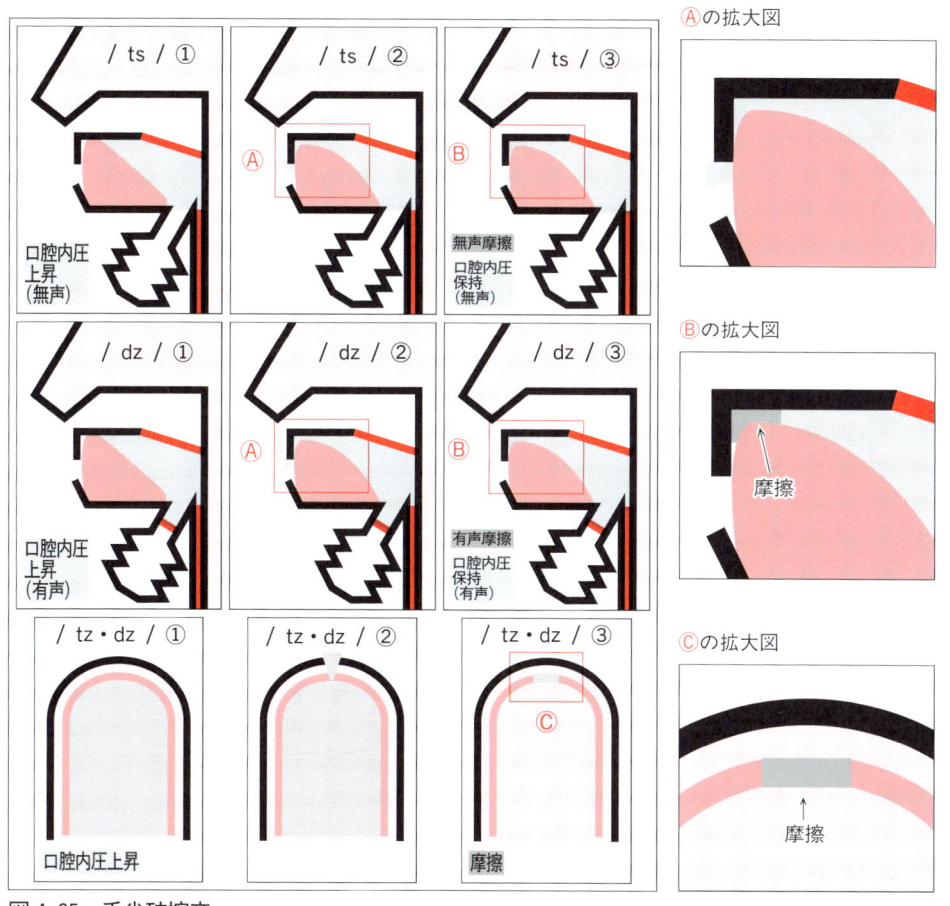

図4-25 舌尖破擦音

り，口腔内圧を十分上昇（10.口腔内圧上昇）させる．その後，後続の摩擦操作のために圧が十分残る程度に舌尖を開放し，瞬間的に小さな破裂を行う．開放した舌尖は［s, z］と同じ狭めの状態になっており，そのまま，摩擦操作を行う（13.破擦操作）．後続母音は［ts］で［ɯ］，［dz］で［a, ɯ, e, o］である．

④舌尖硬口蓋音

摩擦音［ɕ, ʑ］（図4-26）は舌縁ではなく，ほとんど舌面全体が硬口蓋と接触する．［s,

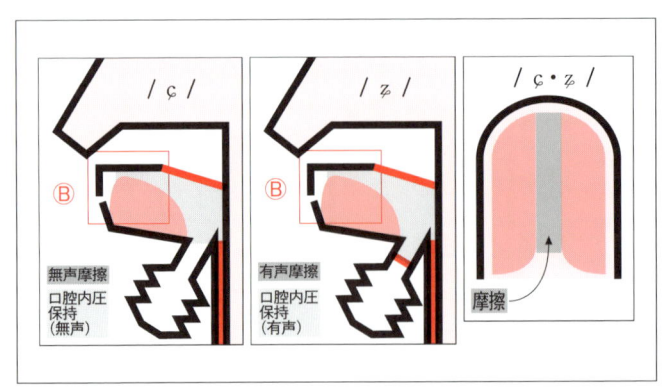

図4-26　舌尖硬口蓋破擦音

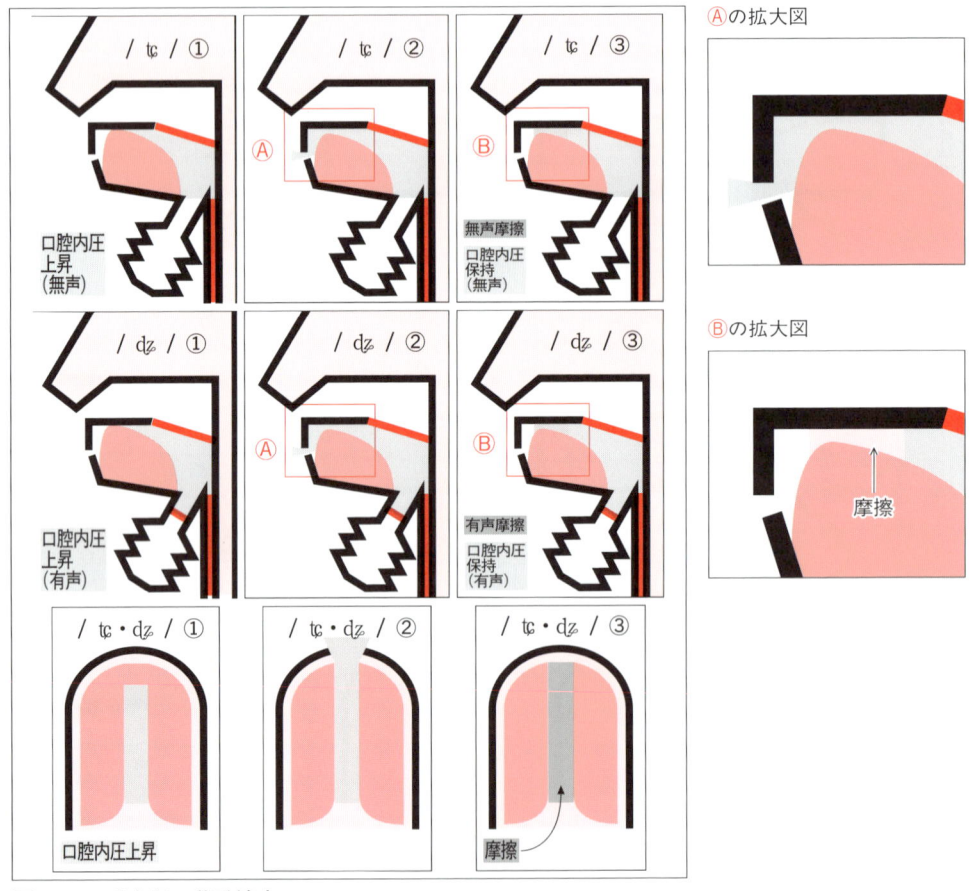

図4-27　舌尖硬口蓋破擦音

z]よりはるかに厚く接触し，硬口蓋中央部に縦長に接触のない狭めの部分が生じる．すなわち[s, z]よりはるかに狭めの面積が広い．それ以外は，[s, z]と同じである．[ɕ]は無声で，[ʑ]は有声，後続母音は，いずれも[a, ɯ, o, i]である．

破擦音[tɕ, dʑ]（図4-27）は，[s, z]に小さな破裂を先行させて[ts]，[dz]を作るのと同様，[ɕ, ʑ]の構えのまま，舌尖を閉鎖，その後小さく破裂させて，そのまま摩擦を行う．後続母音は，いずれも[a, ɯ, o, i]である．

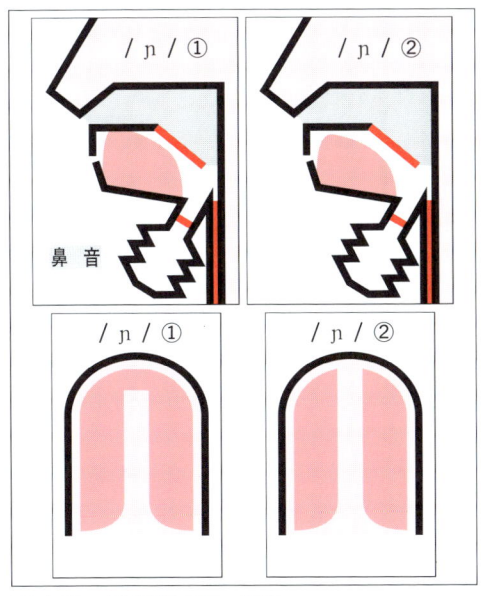

図 4-28　舌尖硬口蓋　鼻音

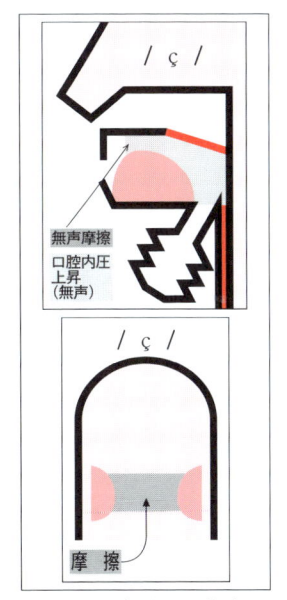

図 4-29　中舌硬口蓋音

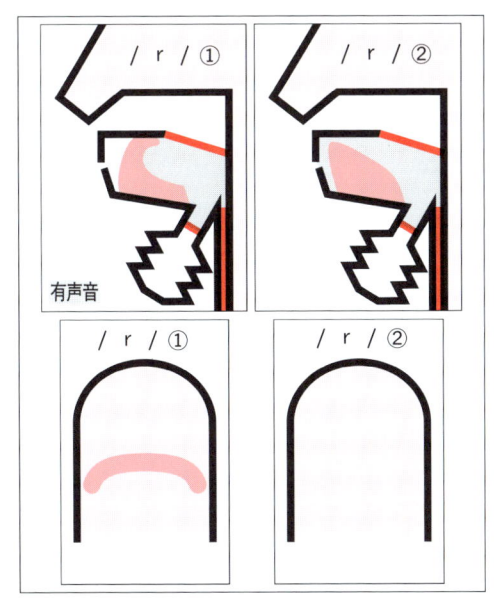

図 4-30　弾き音

　鼻音 [ɲ]（図 4-28）も，舌縁ではなく，舌面のほとんど全体が硬口蓋と接触する．鼻咽腔閉鎖は伴わない有声音である．後続母音は，[a, ɯ, o, i] である．

⑤中舌硬口蓋音

　舌尖音は，舌の前方から後方まで口蓋に接触するか接近するが，中舌摩擦音の [ç]（図4-29）では，舌尖は下がり，舌の中央部が硬口蓋に接近（7.舌硬口蓋せばめ）する．口蓋との距離は比較的広く，顎の挙上も舌尖音ほどには要求しない．その構えで，呼気操作，摩擦動作を行う．無声子音である．後続母音は，[a, ɯ, o, i] である．

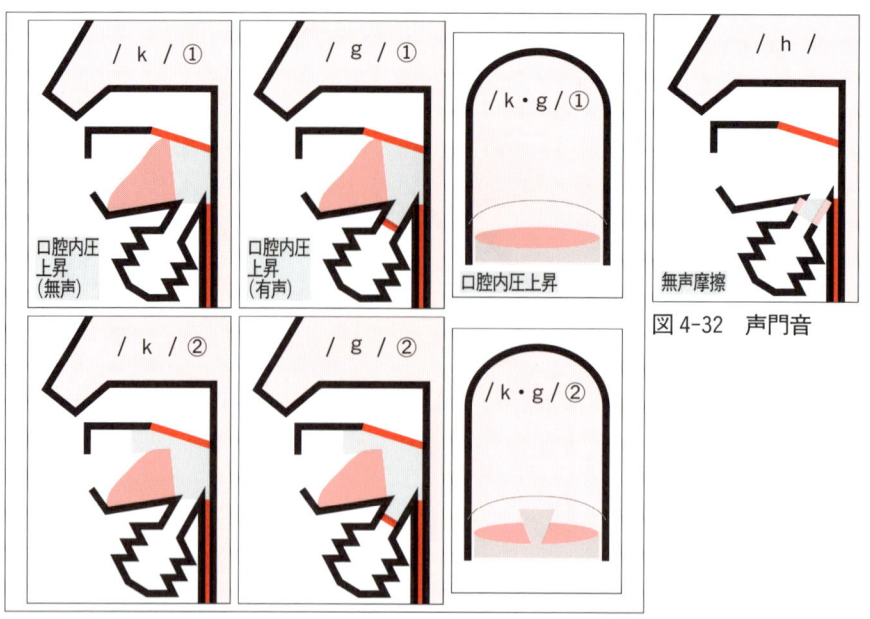

図 4-31 奥舌軟口蓋音

図 4-32 声門音

⑥弾き音

　弾き音 [r]（図 4-30）は，舌尖の比較的広い部分で，硬口蓋の前方部分に接触（6. 舌尖硬口蓋接触）し，その後弾く（14. 弾き）動作を行って産生する．顎は挙上するが，舌尖音ほど厳密には要求しない．口腔内圧も求めないが，口腔への気流は必要で，鼻腔共鳴を伴うと明瞭度は下がる．有声音である．経験的には，[r] の音はかなり許容範囲が広く，重度に運動障害が観察される場合でも単独では比較的それらしい音を産生することが可能である．全ての母音 [a, i, ɯ, e, o] と半母音 [ja, jɯ, jo] を後続させる．

⑦奥舌軟口蓋音

　破裂音 [k, g]（図 4-31）は，子音部分では，顎挙上を必要としない．ただし後続する母音によっては必要とする．舌尖は下げ，奥舌を挙上させて，軟口蓋部分とで接触，閉鎖（8. 奥舌挙上）を作る．鼻咽腔閉鎖（10. 口腔内圧上昇）の後に，一気に奥舌を開放（11. 瞬間的解放）し，破裂呼気流を出して作る音である．[k] は無声，[g] は有声である．後続母音は，全ての母音 [a, i, ɯ, e, o] と半母音 [ja, jɯ, jo] をとる．

⑧声門音

　摩擦音 [h]（図 4-32）は声門の緊張による狭めを作り，鼻腔閉鎖の後に呼気流を通し，摩擦音を産生する．後続母音は [a, e, o] である．

2　検査の実際

　評価項目ごとに，〔評価表 1〕に示した評価基準（133 頁，表 4-2）について説明する．〔評価表 2〕（135 頁「評価表 2」）での運動能力との関連についても述べる．評価は 4 段階で行うことにする．

（1）顎挙上

　〔評価表 2〕の C-2．顎の挙上の状態を評価する．子音産生時の顎の開きは，舌尖音ではほとんど閉鎖に近い状態である．中舌音 [ç]，奥舌音 [k]，[g] では，舌尖が下がる

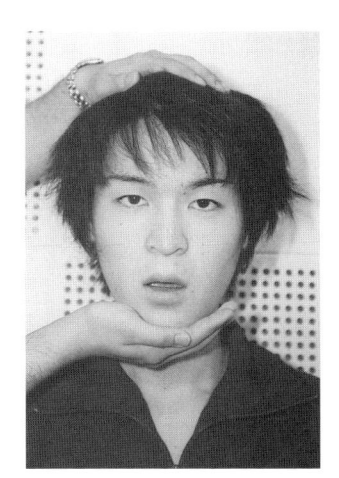

図 4-33 顎の介助

分，顎はやや開きぎみであるが，母音［a］より広いことはない．その後の顎の開きは，母音の開口度に依存する．言い換えると，発話時の顎の位置は母音の開口度の範囲内にあることになる．そこで，母音産生時の顎の位置を評価基準に用いる．

　0＝挙上不可．顎が全く挙上しないか，挙上しても，歯間 2 指分以上開いている．
　1＝舌圧子を平らにして歯ではさむことができるが，保持できないか，スピードが非常に遅い．
　2＝母音［i, e, a］の顎の開きが随意的に可能であるが，変換が遅い．
　3＝母音［i, e, a］の顎の開きが随意的に可能で，しかも変換が十分速い．

（2）舌の構え

　この運動を行うには，顎の挙上保持は前提である．〔評価表2〕のC-1ないし2のレベルの舌運動が要求される．当然，舌運動の評価であるが，視覚的な評価が困難で，母音の音色が目的の音にどれだけ近いかを聴覚的に判断する．顎の開口度が適切であることが条件である．もしも，顎の挙上が悪い場合は，言語聴覚士が顎を持ち上げて，適切な位置になるよう介助したまま行う（図4-33）．課題は，母音［i, e, a］の復唱である（1音ずつではなく，3音を連続して言う）．なお，声の質は評価しない．無声母音になっていても可とする．

　0＝［a］のみ可能
　1＝［i］，［e］，［a］のいずれも単独では，可能だが連続しては不可．
　2＝［i, e, a］が可能だが，変換に時間がかかり，速くすると歪みが増す．
　3＝［i, e, a］が可能で，変換も速やかである．

（3）口唇のまるめ

　〔評価表2〕のC-2，口唇のまるめ保持のレベルに相当する口唇の運動能力を必要とする．口唇の運動評価であるが，視覚的な評価と母音の音色の聴覚的評価を併用する．舌運動同様顎の開口度が適切であることが条件で，顎の挙上が悪い場合は，言語聴覚士が顎を持ち上げて，適切な位置になるよう介助する．課題は，母音［i, ɯ］の2音を連続して復唱する．声の質は評価せず，無声母音も可とする．なおこの項目は，評価の重要性は低い可能性があり，他の項目で代行できるか検討の余地がある．

　0＝口唇に全くあるいは，ほとんど動きなし．

1＝［i, ɯ］のいずれも単独では，可能だが連続しては不可，あるいは不明瞭．視覚的にも口唇まるめ不十分．
　　　2＝［i, ɯ］は可能で，口唇まるめを認めるが，変換に時間がかかり，速くすると，まるめ不十分で歪みが増す．
　　　3＝［i, ɯ］いずれも明瞭で，変換も速やかである．

（4）口唇閉鎖

　評価表2のC-2，口唇の閉鎖保持レベルを必要とする．口唇閉鎖を視覚的に評価する．顎の適切な開口度は常に要求されており，必要なら言語聴覚士が介助しながら実施する．課題は，口唇を閉鎖させる．

　　　0＝口唇に全くあるいは，ほとんど動きなし．
　　　1＝口唇を閉鎖しようとしているが明らかに不十分である．
　　　2＝閉鎖するが，保持できない．
　　　3＝十分に閉鎖し，保持できる．

（5）舌縁硬口蓋閉鎖

　舌尖破裂音および破擦音の構えである．評価表2のC-2，舌全体の挙上保持を必要とする．顎の挙上不全は言語聴覚士が介助する．舌を平らにし，歯列に接触させながら課題を行い，視覚的評価と聴覚的評価を併用する．このとき口唇を他動的に引きぎみに開いて舌縁が接触しているかどうかを確認する．舌が歯列より外側に出る必要はない．ただし重度では困難なので，歯列ではなく硬口蓋との接触を指示し，聴覚的にのみ評価する．課題は，上記のいずれかの状態で発声［n:］を指示する．

　　　0＝舌に全くあるいは，ほとんど動きなし．
　　　1＝歯列あるいは，硬口蓋とで閉鎖をしようとしているが，明らかに不十分である．［n:］が鼻音化した母音に聞こえる．
　　　2＝閉鎖するが，保持できない．［n:］が可能だが，不安定で，時に鼻音化した母音に聞こえる．
　　　3＝十分に閉鎖し，保持できる．［n:］が可能で，安定している．

（6）舌硬口蓋接触

　［r］の音の構えで，評価表2のC-2，舌尖の挙上保持を必要とする．5）の舌全体の接触より簡単な運動である．課題は，舌尖を歯茎あるいは硬口蓋の前方に接触させ，視覚的に評価する．顎が挙上しない場合は介助する．

　　　0＝舌に全くあるいは，ほとんど動きなし．
　　　1＝舌尖挙上の動き認めるが，接触しない．
　　　2＝接触するが，保持できない．
　　　3＝安定して，接触，保持できる．

（7）舌尖硬口蓋せばめ

　舌尖摩擦音の構えであり，同時に破擦音での小さな破裂後の構えである．5）の，舌縁硬口蓋閉鎖の構えで，舌尖部分だけを少し離し，呼気を強く出してもらい，聴覚的に判断する．狭めが適切であれば，［s:］に近い摩擦成分が聞き取れる．評価表2のC-2，ないし3のレベルを必要とする．鼻咽腔閉鎖不全に対しては，鼻をつまんで行う．

　　　0＝舌に全くあるいは，ほとんど動きなし．
　　　1＝歯列あるいは，硬口蓋との狭めが，広すぎる．［s:］が摩擦成分として聞き取れない．

2＝狭めが可能だが，不安定である．［s:］が聞き取れるが，不安定である．
3＝狭めが可能で，安定している．［s:］が安定して聞こえる．

(8) 奥舌挙上

［k］,［g］の構えである．開口して舌尖を下の前歯の歯茎につけ，［ŋa:］を産生し，奥舌方向への動きを評価する．評価表2のC-2, ないし3のレベルを必要とする．なお，［ŋa:］以外の母音では開口が狭く，舌の動きの観察は困難である．

0＝舌の奥舌方向への動きを認めない．
1＝奥舌方向への動きあるが，軟口蓋との間に明らかに距離がある．
2＝接触しているように見えるが，［ŋ］の音が聞き取れないか，不安定である．
3＝接触しているように見え，かつ［ŋ］の音が安定して聞き取れる．

(9) 口腔への呼気操作

評価表2のB-2, 鼻咽腔閉鎖保持を必要とする．［h］［ɸ］［ç］および，舌音系の摩擦音につながる動作である．課題は，母音［a:］または，［i:］の構えで，呼気を口腔から出す．顎運動に制限があれば介助して実施するが，鼻咽腔閉鎖不全に対する鼻つまみの介助はしない状態で評価しなければならない．

0＝口腔に全く，あるいはほとんど呼気がこない．
1＝口腔に呼気がくるが，かなり弱い．
2＝口腔に呼気がきて，摩擦成分も聞き取れるが不十分である．
3＝十分な呼気がきて，鼻腔にもれない．

(10) 口腔内圧上昇

評価表2のB-3, 他の発声発語器官と協調しながらの鼻咽腔閉鎖を必要とする．破裂音および舌尖摩擦音，舌尖破擦音の産生の前提となる動作で，鼻咽腔閉鎖した状態で口腔へ呼気を送り，口腔内の圧を高める．

評価は，口唇閉鎖し頬を膨らませる．鼻咽腔閉鎖と呼吸器の呼気操作を見るので，顎と口唇の運動不全は介助するが，鼻つまみや呼吸介助は行わない．

0＝呼気は，すべてあるいはほとんど鼻腔から排出する．
1＝頬がやや膨らむ徴候は認められるが，すぐに鼻腔より排出する．
2＝頬が膨らむが，持続が安定しない．
3＝頬が十分ふくらみ，持続する．

(11) 瞬間的開放（破裂）

いずれも，評価表2のA-4, B-4, C-3レベルの呼吸・発声，軟口蓋，顎，口唇，舌の協調運動を要求する．

①口唇破裂

課題は，［pa］または，［pi］あるいは［ba］ないし，［bi］の復唱で行う．介助はしない．

0＝口腔への呼気の流れがほとんどない．
1＝呼気をいったん止めてからの開放が認められない（呼気を止められないか，止めても圧が弱い）．
2＝［p］あるいは［b］に近い音は聞き取れるが，不十分で，開鼻声を認める．
3＝［p］または，［b］がその音として聞き取れる．

②舌尖破裂

　舌縁との接触は，硬口蓋でも歯列でもよい．［ta］または［te］，あるいは［da］ないし［de］を復唱させる．なお，鼻咽腔閉鎖不全に対しては介助する．

　0＝口腔への呼気の流れがほとんどない．
　1＝呼気をいったん止めてからの開放が認められない（呼気を止められないか，止めても圧が弱い）．
　2＝［t］あるいは［d］に近い音は聞き取れるが不十分で，開鼻声を認める．
　3＝［t］，［d］のいずれかがその音として聞き取れる．

③奥舌破裂

　開口して，舌尖を下の前歯の歯茎につけ，［ga:］または［ka:］，ないしは［gi:］または［ki:］を産生する．

　0＝子音らしい音が聞き取れない．
　1＝子音部分で［ŋ］の音が聞き取れる．
　2＝［k］［g］に近い音は聞き取れるが，不十分で，開鼻声を認める．
　3＝［k］［g］のいずれかがその音として聞き取れる．

(12) 摩擦操作

　(11)同様，評価表2のA-4，B-4，C-3レベルの呼吸・発声，軟口蓋，顎，口唇，舌の協調運動を要求する．舌縁を歯茎または歯列に接触させ，［sa］，［ça］，［çi］を産生させる．

　0＝子音らしい音が聞き取れない．
　1＝子音部で摩擦成分聞き取れるが不明瞭である．
　2＝［sa］，［ça］，［çi］のうち1つ以上が，歪みながらも，その音か周辺の音に聞き取れる．
　3＝［sa］，［ça］，［çi］の2つ以上がその音として聞き取れる．

(13) 破擦操作

　(11)，(12)と同様で，評価表2のA-4，B-4，C-3レベルを求める．課題は，［tsɯ］，［dza］，［tɕi］，［dʑi］を産生させる．

　0＝子音らしい音が聞き取れない．
　1＝子音部で破擦あるいは摩擦成分が聞き取れるが，不明瞭である．
　2＝［tsɯ］，［dza］，［tɕi］，［dʑi］のうち1つ以上が，歪みながらも，その音か周辺の音に聞き取れる．
　3＝［tsɯ］，［dza］，［tɕi］，［dʑi］の2つ以上がその音として聞き取れる．

(14) 弾き

　同じく課題は，［ra］または［ri］の復唱で行う．同様に，評価表2のA-4，B-4，C-3レベルである．

　0＝子音らしい音が聞き取れない．
　1＝弾きの動きないが，lに近い音が可能である．
　2＝弾きの動き可能だが，音は歪む．
　3＝［r］の音として聞き取れる．

(15) 発声

　評価表2のA-1〜2を要求する．母音および有声子音で評価する．

0＝全くの失声である．
　　1＝発声は可能だが，母音および有声子音で常に有効ではない．
　　2＝母音，および有声子音で発声を認めるが，声質，発声法などに問題がある．
　　3＝いずれの母音，および有声子音でも，良好な発声が認められる．

(16) **母音とのわたり**

　評価表2のA-2およびC-3レベルの協調運動を要求する．後続しうる母音とのわたりを評価する．
　　0＝わたりは，困難である．
　　1＝簡単な組み合わせでは可能な場合がある．
　　2＝基本的にわたり可能だが，できない組み合わせもある．
　　3＝産生可能な子音とのわたり良好

(17) **有声無声の対立**

　評価表2のA-2およびC-3レベルの協調運動を要求する．対立する対を，同じ母音をつけた音節単位で，評価する．
　　0＝失声か，それに近い状態である．
　　1＝有声子音，無声子音の産生が可能だが不安定で，弁別には実用的でない．
　　2＝有声，無声の対立可能だが弁別困難な場合がある．
　　3＝有声無声の対立は，十分弁別的である．

第4章 検査・評価から訓練プログラム立案へ

5 発声発語器官の検査と評価

I 構音器官の随意運動検査

　dysarthriaの訓練の主目標は，構音器官の運動機能回復であり，その方法は，構音器官の運動機能そのものに働きかけること，端的にいえば，患者の胸部・腹部，頸部，口腔，顔面領域などに直接触れて操作を行い，望ましい運動を得ていくことである．

　そしてその訓練の前提に，構音器官の各部位の語音産生という目的的運動がどのように制約されたり，病的特徴を有しているかを調べておく必要がある．これが構音に即した，あるいは，関連する運動の随意運動の検査である．そして，回復の視点から各部の低下した運動機能を掘り下げて吟味して，回復の可能性を探り出し，働きかけの対象，方針，方法などの策定材料を得るのが評価である．

　実際臨床では，検査と評価が一貫して行われ，その所見，知見，印象などが，訓練，プログラムの骨格になる．したがって，dysarthriaの臨床の基本となる構音器官の検査に十分，馴れておく必要がある．

　表4-18の縦の欄に検査する構音器官の部位ごとに，安静時の状態と運動時の課題を示した．横欄に検査の方法，所見として正常か異常か，また，異常の場合の起きうる症状，そして最右欄に注釈として検査の目的，検査手技，方法，障害との関連性などを示した．以下に部位ごとに説明を加える．

1 口唇

　口唇音あるいは，口唇が関与する音の異常を聴取したとき，あるいは流涎のある場合のみ行う（無駄を省く）．

（1）安静時

　安静時に上下口唇が接触しているか，非対称性，偏位があるかを視診で確認する．上下口唇が合わさらないときは，下顎が下制しているためのことが多い．顎を手で下から押し上げてみればわかる．流涎の原因のこともある．

　左右の非対称性は，鼻尖と顎の先端（頤）を結ぶ線を中央線として想定して判断する．左右の鼻唇溝の深さに差がないか着目する．麻痺側は浅くなる．口唇の偏位は，偏位しているほうが健側で，頬も含めて平坦な印象があるほうが麻痺側である．対称性や偏位の視診で病変部位の左右性を判断する．

（2）運動課題

　閉鎖・破裂動作，半母音の動作，母音の構え，食物を取り込むなどに必要な運動を調べるのが目的である．そして運動は，運動の要素，すなわち運動の力，速度，範囲，正確さ

表 4-18　構音器官の随意運動検査（柴田貞雄：言語聴覚療法の医学的基礎．協同医書出版社．p.447）

部位	方法	所見			注釈
口唇	視診・触診				●口唇音（p, b, m, f, w, i, o, u）の調音との関連
安静時		□正常	□異常（非対称，偏位など）		
運動時					
閉鎖		□正常	□異常	運動の力，範囲，速度，正確性の低下，diado-chokinesis の異常，偏位，不随意運動の存在	●運動の力は手指などを用いて行う．diadochokinesis は /pa/，/ba/ の反復発話をさせ，速さ，リズムをみる
突出		□正常	□異常		
横開き		□正常	□異常		
舌	視診・触診				●母音，半母音，子音などの大部分の語音の調音に関連
安静時		□正常	□異常	非対称，偏位，線維束性攣縮，萎縮，振戦など	
運動時					●力は手指を用いる
突出		□正常	□異常	口唇の運動時の項と同じ	●diadochokinesis 課題は /ta/，/ra/，/ka/ などを単独または組み合わせて行う
後退		□正常	□異常		
挙上・下降					
全体		□正常	□異常		●特に s, z, i, u との関連
舌尖（前舌）		□正常	□異常		●特に t, d, r, tɕ, ts との関連
後舌		□正常	□異常		●特に k, g との関連
口蓋帆・咽頭	視診				●過鼻声，鼻漏出による語音のひずみの原因となる鼻咽腔閉鎖機能不全との関連
安静時		□正常	□異常（非対称, myoclonus など）		
運動時		□正常	□異常	非対称，挙上範囲減少：重，中，軽	
鼻漏出	鼻息鏡	□無	□有	（高，軽）	
下顎	視診・触診				●舌，口唇の調音運動は上方への運動を基調とするが，その運動の支持的な働きをする．したがってすべての語音に関連
					●流涎，咀嚼・嚥下障害との関連
安静時		□正常	□異常（下垂，偏位など）		
運動時		□正常	□異常	力，範囲，速度，正確性の低下など	
喉頭	視診				●発声異常との関連
					●プロソディ（アクセント，抑揚）との関連
安静時		□正常	□異常	非対称性，梨状陥凹の pooling など	●誤嚥，嚥下障害との関連
運動時		□正常	□異常	非対称性，声門閉鎖不全など	●起声困難，音質異常，発声持続時間の短縮，高低・強弱変化の制限などとの関連
呼吸器	視診				●発話呼吸パターンとの関連
安静時		□正常	□異常	呼吸の型，呼吸回数の増加など	
運動時		□正常	□異常（呼気持続時間の短縮など）		
摂食動作	視診				●すべての語音の構音運動との関連
吸啜		□正常	□異常（不十分，困難）		●口唇の閉鎖と鼻咽腔機能との関連
咀嚼		□正常	□異常（不十分，困難）		●舌と下顎の運動との関連
嚥下		□正常	□異常	流涎，bolus の咽頭への送り込み困難，むせる，誤嚥など	●口唇，舌，下顎，口蓋，咽頭，喉頭の運動機能との関連

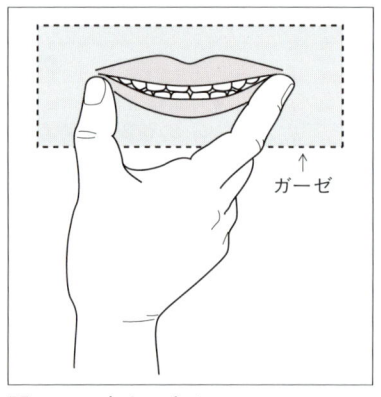

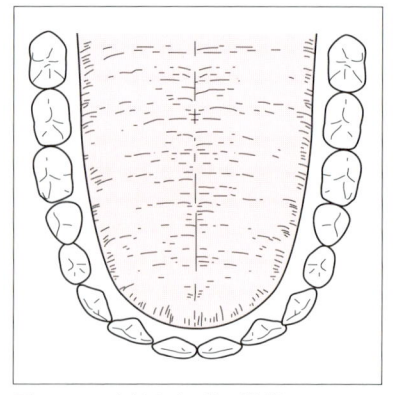

図 4-34　突出の力をみる　　　　図 4-35　安静した舌の状態

などに分けて診る．
　視診と，検者の手指を用いて行なう触診の 2 つの方法がある．
a,閉鎖：口唇の開閉や口を固く閉じたり，つぐんだりすることを指示する．閉鎖の力は，舌圧子などを上下口唇の間に挟んで固持させたりして判断する．速さは開閉を反復させてその回数をみる．/pa/や/ba/の発話をできるだけ速く反復発話をさせる diadochokinetic ability の検査も行う．反復回数の減少，リズムの乱れ，動作の不正確さなどが着目点である．開閉運動の異常では，/p/,/b/,/m/などの閉鎖・破裂動作が不完全となる．
b,突出：口唇を笑うときのように，左右に開かせておき，前に突き出すように指示する．口唇のとがらし程度をみる（範囲）．突出の力は，患者の母指と示指を患者の左右の口角にあてがい突き出すように指示する（図 4-34）．そのとき，両指に力を加え，口角が前方に出てくることに抵抗する．この指に受ける力を感じ取って判断する．ガーゼなどを用いて指が直接，口角に触れないように配慮できる．
　　突出の速度は，口唇を前にとがらせることと笑うときのように，横にひいた型を素早く繰り返させる．
　　突出の力，速度や範囲の低下は，/o/,/u/などの構えを不正確にする．片側に麻痺があれば突出の方向は，患側に向かう．
c,横開き：/i/を発話しようとするときや笑ったときの口唇の型をとるように指示する．検者がやって模倣させるのも役立つ．/i/や/w/の調音動作に関係する．片側の麻痺はこの型をとると一層，明らかになる．

2　舌

　舌は，いうまでもなく母音，半母音，子音などの大部分の語音の調音と吸啜，咀嚼，嚥下に関与する．

(1) 安静時

　舌の安静位を得るために，大きく開口することだけを指示する．アーと言わせない．開口に意識を向けさせる．安静した舌は，固有口腔内で低い位置で収まっている（図 4-35）．この状態で舌を視診する．
　舌の大きさが左右対称的か，どちらか一方に偏位していないかをみる．障害側や病巣の

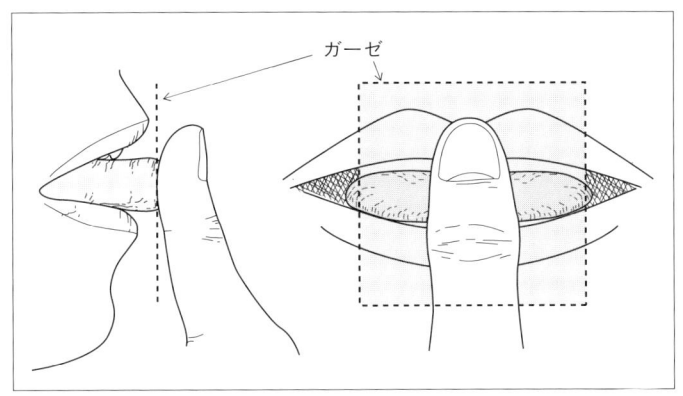

図 4-36　突出の力をみる

片側性がわかり，運動制限のあり方が予測できる．次に舌表面がさざ波のようにチリチリと動く線維束性攣縮や深い不規則な表面のしわとしてみえる萎縮がないかをみる．

これらは下位運動ニューロン損傷の兆候である．筋収縮力の低下，従って，運動の力や速度の低下が予想できる．振戦やジストニアの存否も確かめる．小脳系，錐体外路系損傷を疑わせ運動機能への影響が予測できる．

舌では，運動時の動態に注意が向きがちであるが，安静時に出現する症状は，病巣部位，病因，運動機能異常の判断に重要である．

(2) 運動時

調音のための舌の基本的な動きは，前後と上下方向の運動（粗大運動）と局所的な調音に類似した運動に分けて検する．

a. **突出**：舌の運動機能を検査する場合に必ず行う基本的課題である．まず舌を口外にできるだけ一杯だすように指示する．この時，舌が前方に動く速さと，どの程度，口外にでるか運動の範囲をみる．速さは正常であれば，スッと出る．異常では，努力して漸く前進してくるほど低下する場合がある．また範囲は，口唇の位置からどれほど口外に出るかをみて判断する．異常では口唇のあたりか，僅かしか口外に出て来ないことがある．また舌突出時に偏位があれば，左右の機能に差があることを意味する．舌は，患側に向かう．舌の突出の力は，図 4-36 のように検者が口唇の直前で母指をあてがっておき，患者に舌を口外に突出し，検者の母指に精一杯押しつけるよう指示する．検者は，前進する舌に抵抗を加え，舌の力を感じとる．力の減弱では，舌が極めて柔らかく感じられる．突出運動の正確さは，舌を出したり引っこめたりするよう指示し，運動の状態を観察する．舌の突出検査では，患者が突出を試みると下顎が大きく開いてしまい十分な突出が得られないことがある．軽く開口した状態，場合によっては，検者が下顎の下から押し上げて行うとよい．極端な開口は，共同運動のことがある．ちなみに，舌が前進しない場合は，前舌部で舌背から口腔底にかけてガーゼ等をあてがい，指でつまんで引き出したり舌後部に舌圧子をあて，舌を前方にたぐるようにする（図 4-37）．

b. **後退**：舌を下顎切歯あるいは口唇あたりまで前進している状態にさせておき，後方に引込めるよう指示する．舌が軟口蓋や咽頭の方向に向かう速度や範囲を視診し後退運動の知見を得ておく．動きが遅かったり，十分な範囲に達しないことがある．他動的に

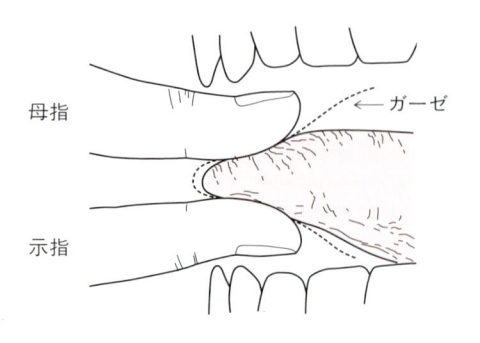

図4-37 舌の引き方（つまんで引っ張る） 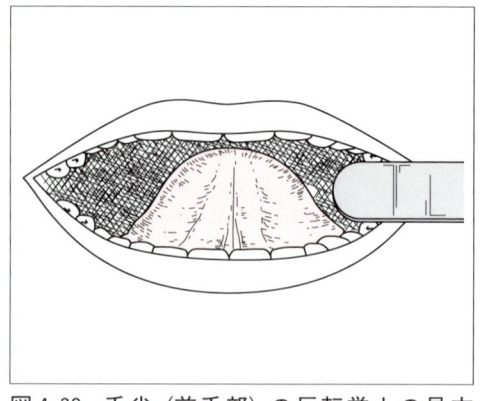　　図4-38 舌尖（前舌部）の反転挙上の見方
（側方から舌圧子を挿入し，上下の臼歯で噛ませる）

　　は，前舌部に舌圧子をやや水平にあてがい押し込んでやる．
　c.挙上-下降：3つに分けて行う
　　イ.舌全体；舌が全体として挙上・下降するのは粗大運動であり，/s/, /z/, /i/, /u/などの類似運動でもある．大きく開口させ，舌を全体として上あごにつけるよう指示する．上顎の歯列弓に沿って，歯茎部・硬口蓋を舌圧子でなぞるように触れ，同時に舌尖を除く舌側部にも触れて互いに触れ合うことを手がかりに動作を導く方法もある．この時の運動の速度や挙上の程度をみる．挙上の力をみるには舌圧子を4〜5 cmほど舌背中央部に乗せ，挙上するよう指示する．挙上に対して舌圧子を押し下げるように抵抗を加え，挙上の力を感じとる．挙上が困難な患者では，下顎の挙上で代償しようとするので，空いた手で下顎を開口位に押しとどめる必要がある．
　　ロ.舌尖（前舌）；舌尖を上顎切歯から後方1〜2 cmの硬口蓋に触れさせる動作を反転挙上といい，/r/の弾き動作の開始位置である．舌尖と硬口蓋の目標とする場所に舌圧子で軽く触れた後で，舌尖の挙上を指示する．Instructionは，「舌の尖で上あごの今，触った場所に触れてください」である．こうして，動作の速さと範囲をみる．範囲がより重要である．挙上の力は，挙上しようとするときに前舌部に舌圧子をあて，力を感じとる．舌の挙上が困難な患者では下顎の挙上で補おうとするので，舌尖挙上能力だけをみるために下顎の挙上を阻止する必要がある．それには上下臼歯の間で側方から挿入した舌圧子を立てたまま噛ませておくのがよい（図4-38）．硬口蓋に触れるかわりに，開口したまま上口唇を舌尖で触れさせてもよい．下降は，「舌尖で上あごを前歯のほうに向かって，なめるようにして素早く動かしてください」と指示して動作をみる．舌尖の積極的な動作がないまま挙上した位置からそのまま下に動くのは，舌尖と前舌部分で作る硬口蓋・歯茎部・歯にかけて弾くように触れてゆく動作がないことである．つまり/r/が産生できない．このように舌尖の求められる動作の範囲・速さ・正確さなどを判断する．力は，下降時に舌の下方から手指などで抵抗を加えて感じとれる．一方，/t/, /d/, /ts/, /tɕ/では，舌尖のみならず舌端が挙上して上顎歯（茎）部全体と密着し，次いで舌尖の急速な下降運動をする．つまり，呼気流を阻止する閉鎖と呼気の開放の動作である．舌の挙上は，患者に舌尖を上顎切歯の裏側，歯茎に触れるよう

指示し，挙上の範囲，速度などをみる．このとき，顎は上下の切歯間が約1cm，すなわち舌の挙上動作が見える程度に開口位をとっておく．実際に'て'/te/, 'ち'/tɕi/, 'つ'/tsu/などの発話を指示し，閉鎖・開放動作を目で確かめてもよい．時に側方で閉鎖が不完全なことがあり呼気の開放が頬部に向かうことがある．

ハ．後舌：/k/, /g/, /ŋ/を想定した運動で，舌を後方に精一杯，引き込むように指示する．舌圧子を前舌から中舌部に圧しつけながら後方に押して舌の後部を他動的に挙上させて，求める運動の手がかりを与えてから行ってもよい．直截に/ka/と言わせて，そのときの舌の後方への移動とともに，後部が挙上して軟口蓋に接する動きをみてもよい．舌後部挙上の範囲の判断が重要である．

d.**左右**：舌の左右運動は調音動作ではないが，運動機能の左右差をみるために行う．舌尖を左右の口角に交互に触れるよう指示する．左右差があると健康側に向かうのが困難になる．頬の内面に舌を強く当てさせておき，検者は，頬の上から舌を押して舌の力を感じとることができる．以上，自発的な自動運動を中心に述べたが用手的に行う他動運動や介助運動も運動の評価に役立つので積極的に行う．

3　口蓋帆・咽頭

鼻咽腔閉鎖機能を検査する軟口蓋や咽頭の視診に必要なことは，明るくて十分な視野を得ることである．それには大きな口を開けるように指示するが，極力，（大きく開くために）顎の下降に意識を向けさせる．こうすれば舌は，緊張がとれリラックスして口腔底に向かう．その分，軟口蓋を形成する口蓋弓や咽頭の視野が大きくなる．患者が協力しているつもりで舌を突出したり，/a/の発声をしてくれるのを断わる．しかし，それでも舌が盛り上がって視野を妨げる場合は，舌のいずれか片側だけを舌圧子で軽く押し下げる．その場所は，手前から2cm程度の所から始め，視野が得られるまで徐々に奥に進めるが，最小限を心がける．次いで，反対側を押し下げて全体像を描く（図4-39）．

舌の正中線上を，一挙に奥深く，しかも力をこめて押し下げると絞扼反射が誘発されやすい．また，舌圧子の操作を安定するため舌圧子の持ち方，手の固定を考える（図4-40）．

そしてペンライトで口腔深部に的確に光を入れる．ともすれば目標部位に光があたっていないことがある．また，舌圧子を持つ手とペンライトで口腔内の視野を妨げないよう留意する．

(1)安静時

安静時では，まず軟口蓋の対称性を左右の口蓋弓の形をみて判断する．なお，軟口蓋を観察するときは，常に口蓋垂を無視する．口蓋垂が左右のいずれかに向いていたり，後向きになっていたりし，一見左右口蓋弓の非対称を思わせてしまうからである．どちらか一方が麻痺していると健側に引かれたように歪む．時に規則的な不随意運動を認めるが，ミオクローヌス（myoclonus）である．咽頭から喉頭全体に及んでいることがあり，錐体外路系障害の徴候といわれている．

(2)運動時

運動時では，軟口蓋の挙上範囲，左右の対称性を主にみる．指示は，「鼻で息をしてください」といって軟口蓋を完全に弛緩させてから"ア"とやや力強く，短かく発声させる．こうすると軟口蓋の安静下降位（鼻呼吸位）から鼻咽腔閉鎖のための軟口蓋の後上方への

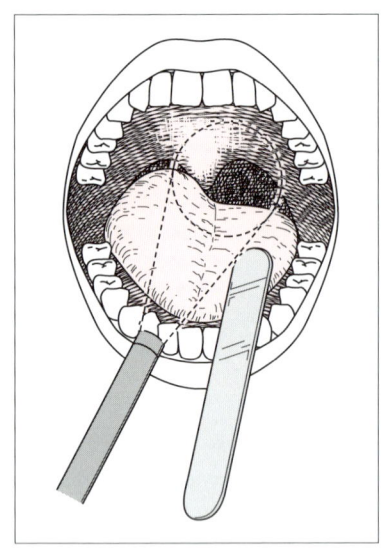

図 4-39 舌圧子で舌の片側だけを押し下げる

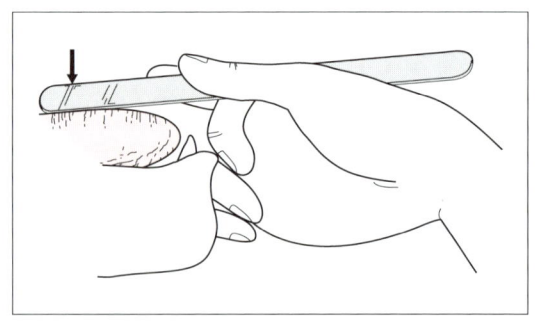

図 4-40 静かに舌を押し下げる方法（環指と小指を頤部に固定する．母指と示指と中指で舌圧子を操作する．小さく舌を押し下げる動きを調節しやすく，手全体の小刻みな動揺を抑制できる）

動きが，静と動の対比として鮮明になりやすい．繰り返し行うときも，必ず鼻呼吸をさせてから'ア'を発声させる．患者が'ア'の発声を予期して，声にはならないが軟口蓋は，'ア'の発声の指示前に挙上位をとっていることが多いからである．

軟口蓋の挙上範囲は，全く動かない，かすかに動く，半分程度動く，ほぼ完全に挙上するなどいろいろの程度である．患者の発声に鼻音性が混入するか否かに注意をはらう，つまり視覚と聴覚の両方で判断する．また'ア'の発声に合わせて口蓋垂基部を舌圧子で後上方に押し上げたときに鼻音性が消失すれば鼻咽腔閉鎖機能不全があると判断できる．最大挙上時，口蓋垂の先端と咽頭後壁の距離を目測，あるいは実測しておくと鼻咽腔閉鎖機能不全の有無を一層確信できる．

片側性の麻痺があると挙上時，左右の口蓋弓は，非対称になる．健側の口蓋弓が持ち上がり障害側より大きくみえる（図 4-41）．鼻息鏡で障害側からの呼気の漏れを確認できることもある．

軟口蓋の挙上時に咽頭の括約閉鎖運動として側壁が素早く左右に動くが，これも確認しておく．

4　下顎

舌や口唇の調音運動の基本は狭めを作ることで，それは，上口唇，上顎に向かって下方から口唇や舌が接近して実現する．下顎は，口唇や舌の上方への運動を下支えしているといえる．下顎を挙上したり，挙上しておれることが重要なのである．全ての語音の調音動作のみならず，咀嚼・嚥下などに関与する．従って，下顎は挙上困難が問題となる．

（1）安静位

下顎が下降していないかを，上顎歯と下顎歯が軽く噛み合わさる正常な安静咬合位かどうか，口腔内をみて確認する．下顎が下降していても上下の口唇を合わせる努力をして閉口を保っている場合があるので，口腔内をみる必要がある．

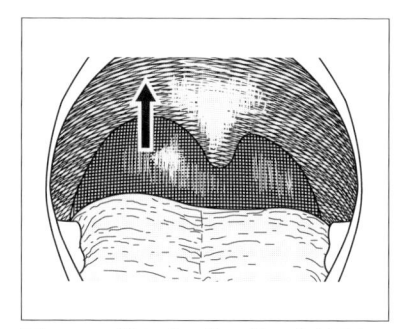

図 4-41 挙上時の軟口蓋の非対称性

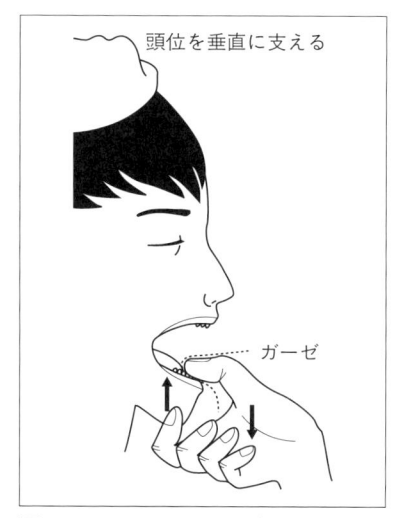

図 4-42 下顎の閉口の力の測定と，頭位の前屈による代償運動の阻止

ある程度下降が大きくなると上下口唇をつぐむようにしても合わさらず，開口したままの状態になる．流涎は常態になる．

(2) 運動時

下顎を最大に下げ，その位置から挙上を求めて挙上運動を調べる．範囲は，最大開口位にしておき「あごを閉じてください」と指示し，動く距離の目安をつける．速度は，そのときの速さで極めて遅いことがある．開口と閉口（下降と挙上）を反復させてその速さや正確さ（円滑さ）も観察する．

力の測定は，図 4-42 のように最大開口位にして，ガーゼを介して母指を下顎切歯にしっかり当てておき，「ゆっくり嚙んでください」と指示する．このとき，母指に力を入れて患者の嚙む（挙上）運動に抵抗しながら力を感じとる．この手技は，指を嚙まれる危険性があるので，慎重に指示を与える．

嚙ませるとき，軽く嚙んで，もう少し力を入れてといいながら徐々に閉口の努力を高めさせ，検者は，それに合わせて指に加える力を強めていき，安全なところでやめる．閉口（挙上）が困難な患者は，下顎挙上の代わりに頭位を前屈して嚙もうとするので，検者は，もう一方の手で頭位を垂直位に保持する．

5　喉頭

喉頭の視診は，耳鼻咽喉科に委ねる．しかし医師が行うファイバースコピーなどを共に観察する機会が多いので，発声機能や嚥下機能の障害に関する喉頭所見について熟知しておく．

(1) 安静時

喉頭粘膜の状態（炎症や腫瘍），声帯の形の左右差，嚥下第 2 相の障害の徴候である梨状陥凹の唾液等の貯溜（pooling）の有無などをみる．

(2) 運動時

発声時と呼吸時の左右の声帯運動の対称性，声門閉鎖の状態などをみる．

発声持続時間の測定をする．患者に「大きく息を吸って，できるだけ長く'アー'と声を出してください」と指示する．普通の声の大きさで行う．発声が暫く続いて，やゝ苦しくなっても「もう少しがんばって」といって最大値を得るようにする．起声が得られなかったり，スムーズでない場合には，頭位を変えたり，甲状軟骨を手ではさんで左右に移動させたり，前方から圧迫を加えたりして声帯の緊張を間接的に変えて発声を導いてみる．

6　呼吸

発話呼吸パターンの是非をみるために行う．安静時でも運動時でも正しい座位姿勢が保たれているかどうかも重要な視点である．

(1) 安静時

呼吸の型（胸式，腹式，胸腹式など）をまず確認する．次に，できれば胸廓と腹部を直接みて，姿勢，胸廓の動き，腹部の動き，呼気と吸気におけ胸廓と腹部の協調運動をみる．衣服の上から触診して判断してもよい．安静時の呼吸回数（1分間あたり）は，呼吸運動範囲の指標でもあるから必ず測定する．患者に自然で楽に座ってもらい胸腹部の動きを数える．

(2) 運動時

運動時では深吸気や深呼気の動作を確かめる．次に，深吸気から最大呼気持続時間を測定する．この値は，発声持続時間とほぼ同じである．呼気持続延長を図るために姿勢を前かがみにさせたり，腹部を圧迫したりして補助することもある．呼吸は，循環器系と密接な関係があるので，課題を何度か連続して行うときは，患者が苦しくならないように間隔をあけて十分に休みをとってから続ける．

7　摂食動作

摂食動作は調音の運動基盤であるから，各動作の是非は運動機能の指標になる．各動作は協調運動で，関与する器官は注釈の欄のとおりである．主に観察して判断する．

吸啜では，ストローを用いて実際に水などを吸い上げさせる．

咀嚼・嚥下では，食物摂取後，食物のこなれ具合や咽頭への送り込みを判断するために口腔内，特に頬の内側部をチェックする．むせることは，誤嚥防止機構が機能していることを示してはいるが，誤嚥している事実であることも多い．咀嚼・嚥下の詳細は，115頁「嚥下の障害」，322頁「摂食・嚥下障害のリハとチームアプローチの実際」に詳しい．

2　発声発語器官の評価（〔評価表2〕による評価）

〔評価表2〕は，発声発語器官の機能回復訓練のプログラムを立案するためのものである．すでに述べた発声発語器官検査の結果のうち該当する項目を以下の評価基準に沿って評価し，後述の訓練プログラムを選択し実施する．発声発語器官検査のそれ以外の検査項目による詳細な結果は，具体的な訓練手技を選択したり，実施したりする際に，有効な情報をもたらす．

1　姿勢

姿勢は発声発語器官の機能全体に関係するので，〔評価表2〕には加えなかった．発声

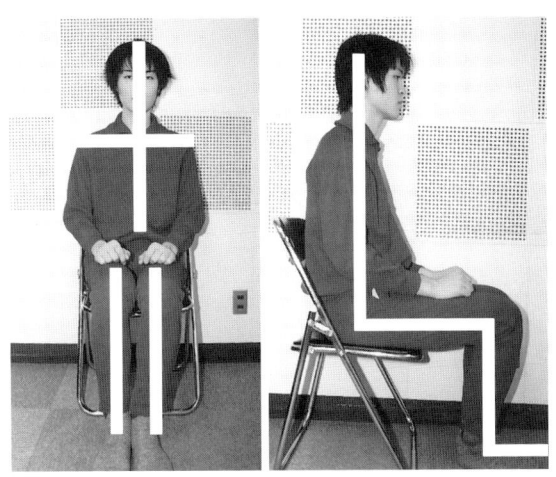

図 4-43　正しい姿勢

　発語機能の全体に関係するというのには，2 つの大きな意味がある．
　1 つは呼吸への影響である．呼吸器は，人間の発声発語に際して気流を送り出すポンプの役割を果たしている（28 頁，「発声・構音器官の構造」）．ところが健常者でも，例えば極端に前屈みになったり，体幹をいっぱいまで左右にどちらかに傾けたりしたままでは，深呼吸をうまくできないことを実感できる．胸郭と横隔膜の可動範囲が制限されているのである．呼吸機能に制限のある，運動障害性構音障害の患者であれば，運動制限はさらに増大する．呼吸効率は低下し，発声発語に必要な呼気量（圧）が確保できず，声量が下がったり，それを補なおうとして誤った運動パターンが出現したりする．
　もう 1 つはバランスの問題である．人間の上肢，下肢，頭部は様々な随意的巧緻動作を行うが，実はどんな場合でも，それに優先する機能がある．それはバランスの維持である．われわれが，足元のぐらつく脚立の上で作業をするとき，両手がバランスをとろうとするので，手先の巧緻動作が困難になることを想像すればいい．ところで運動障害性構音障害の患者さん（特に，上下肢，体幹の麻痺の方）で姿勢制御の困難な方は，どうしてもバランスを保つために上・下肢や頭部などを働かせる．そのため，そうした部分の随意運動の巧緻性は低下し，また必要以上の緊張を強いる．ただでさえ運動制限を受けている上下肢，頭部（発声発語器官のほとんどは頭部にある）の運動を，姿勢やバランス保持のせいでさらに低下させることは避けなければならない．
　正しい姿勢を図 4-43 に示した．体幹が正面からも側面からも垂直に保たれている．大腿部は水平で，膝から下が直角に下りる．足首も 90°に折れ，足底は，水平に床につく．上肢は体幹に沿って垂直に下がる．頭部も垂直に立つ．一部が崩れると全体が崩れることにも注意をしておく．例えば，骨盤の保持が悪いと，体幹全体が後ろに傾斜する．そこで崩れたバランスを保持しようとすると，下肢を進展させ頭部は前屈する．全体に大きく崩れているようでも，骨盤を保持すれば全体のバランスが回復する．このように一部のバランスの崩れが全体に影響することを頭に入れておくことが大切である．
　評価は，自力でこれらの姿勢がとれるか，さらにそれを一定時間維持できるか，また運動時に姿勢の崩れが発生しないか，をみる．したがって評価は，検査開始時だけでなく継続的に，また運動課題を負荷している間行われていることになる．

2　呼吸器

（1）A-1-①　個別の粗大運動レベル（発声のための呼気圧の評価）

　　発声は，呼吸器と喉頭の協調運動の結果である．A-1のレベルでは，呼吸器からの呼気圧が発声に十分かどうかを評価する．発声に十分な呼気圧がなければ，呼吸器への訓練アプローチをしなければならない．

　　声を出すように指示する．発声が困難な場合に，呼吸器介助を行う．介助は，通常，座位での下位肋骨介助（277頁，図5-22参照）を用いる．声を出そうとしてもらいながら，呼気のタイミングで胸郭を強く押す．

　　0＝呼吸器介助しながら発声しても，有声音が得られない
　　1＝呼吸器介助により発声が可能である
　　2＝呼吸器介助なしでも，発声が可能であるが，声の強さは，非常に弱い
　　3＝介助なしで，十分な声量の発声がある．声帯レベルの嗄声は評価しない

（2）A-2-①　運動保持・持続のレベル（発声に十分な，呼気の保持の評価）

　　臨床的には，最長発声持続時間を先に計測する．最長発声持続時間が15秒以上であれば，この評価は不要である．

　　精一杯息を吸い込むことと精一杯長く息を出すことを，的確に指示する．呼気持続時間の計測は，視覚的，触覚的あるいは聴覚的に行う．視覚的な計測とは，ティッシュペーパーを短冊状に切ったものを吹くなどして，呼気流を視覚的にとらえるようにすることである．手のひらに息を吹きつけるのは，触覚的なフィードバックである．

　　聴覚的な計測の際，子音/ç/，/s/を発声してもらう方法には難がある．多くの患者さんは，これらの音の操作が悪い．中等度以上の痙性麻痺では，顎開大，無声音の有声化は頻発である．閉顎，無声を要求する/ç/，/s/では，過緊張により成績は悪く出たり，課題が不可能になったりする．

　　課題の開始は言語聴覚士の合図で行わせてはいけない．患者のやりやすいタイミングで始めてもらい，言語聴覚士が計測開始を合わせる．練習効果があるので，課題は2～3回行い最長値を記録する．鼻咽腔閉鎖不全があれば鼻をつまんで実施する．

　　0＝2秒未満
　　1＝2秒以上5秒未満
　　2＝5秒以上15秒未満
　　3＝15秒以上

3　喉頭

（1）A-1-②　個別の粗大運動レベル（発声の可否）

　　呼吸器圧迫介助しながら，[a]と発声を促す．痙性麻痺では力むとよけい声が出にくいので，「普通に[a]と言ってください」と指示する．介助を行うのは，あらかじめ声が出ていないことがわかっている場合である．声が出ていれば，介助なしで評価する．

　　0＝呼吸器圧迫介助をしても声がまったく出ない
　　1＝呼吸器圧迫介助をすれば声が出るが，非常に弱い
　　2＝呼吸器圧迫介助にかかわらず十分聞き取れる声が出るが，嗄声が著しい
　　3＝良好な発声．あっても軽度の嗄声

（2）A-2-② 運動保持・持続（最大発声持続時間）

　十分息を吸い込んでできるだけ長く声を出すことを，きちんと説明しておく．痙性麻痺では過緊張の発声になりやすいので，「できるだけ小さな声で」と指示する．［a］［e］または［i］を発声させ，時間を計測する．開始を言語聴覚士の合図で行わせてはいけないのは，呼気持続時間計測と同じである．2～3回行い，最長値を採用する．鼻咽腔閉鎖不全があれば鼻をつまんで行う．

　最長発声持続時間が15秒以下であれば，最長呼気持続時間を計測する．発声持続時間が短くて呼気持続時間が十分であれば，声門閉鎖に対する訓練が必要である．しかし呼気持続も短かければ，声帯の問題ではなく呼吸機能の問題である可能性があるので，まず呼吸機能へのアプローチが必要である．その場合は呼吸機能の回復と並行して，発声持続は改善する．呼吸機能が改善しても発声持続が改善しないようであれば，並行して声帯へのアプローチを行う．

　　0＝2秒未満
　　1＝2秒以上5秒未満
　　2＝5秒以上15秒未満
　　3＝15秒以上

（3）A-3　単純な協調運動（声の高さのコントロール）

　まず，声域を測定する．キーボードなどの鍵盤楽器で，本人が楽に出せる音を確認する．そこから1音ずつ高い音を呈示し，音に合わせて声を出してもらう．続いて低い方へ音を提示し，合わせて声を出してもらう．いずれもこれ以上は出ないという範囲が声域である．

　さらに，本人の声域の範囲で，異なる2つ以上のキーの音を提示し，それに合わせて音が出るかを確認する．

　声域の制限が少なくてコントロールが悪い場合，失調性をまず念頭におくが，運動低下性についても考慮する．

　　0＝高低，強弱の変化ほとんどなし
　　1＝声域が1オクターブにはるかに満たないか，1オクターブ程度あっても，変化が著しく制限されている
　　2＝1オクターブ程度の声域で，かつその範囲での変化がなんとか可能である
　　3＝1オクターブ以上で，かつなめらかな変化が可能である

（4）A-4　複雑な協調運動

　　0＝有声音を認めない
　　1＝母音が可能だが，子音は不可能
　　2＝子音が可能だが，有声無声の誤りなどを認める
　　3＝すべての子音が可能

4　軟口蓋

（1）B-1　個別の粗大運動（視診による軟口蓋挙上の評価）

　できるだけ大きく開口して［a］と発声させ，直接軟口蓋の動きを観察する．舌が邪魔な場合は舌圧子で押さえる．

　　0＝軟口蓋の動きがまったく認められない
　　1＝やや動く，動くことがある

　　　　2=挙上するが，顕著な偏移があるなど，閉鎖不十分が明らかに認められる
　　　　3=十分挙上する
　（2）B-2　運動保持・持続（視診による軟口蓋挙上持続の評価）
　　　大きく開口して［a:］と長く発声し，持続を評価する．続いて，［a・a・a・a］と断続的に発声させて，軟口蓋の挙上をみる．持続のみでは，中度～軽度の麻痺を見逃すことがある．発声の長さは，その人の発声持続時間に依存する．計測は，できれば5秒以上行いたい．
　　　　0=ほとんど挙上しないか，挙上しても持続しない
　　　　1=挙上は持続するが，明らかに不十分である
　　　　2=断続で，明らかな挙上不全を認める
　　　　3=持続，断続ともに挙上持続は良好である
　（3）B-3　単純な協調運動
　　　口唇閉鎖して，頬を膨らませるよう指示する．口唇，顎の機能不全があれば，介助して行う．鼻漏出が認められる場合には，鼻をつまむ介助して実施する．
　　　　0=まったく，頬を膨らませられない
　　　　1=いずれかの介助で膨らむ
　　　　2=膨らむが，速やかに膨らまないか，保持できない
　　　　3=速やかに膨らんで，保持できる
　（4）B-4　複雑な協調運動
　　　　0=母音の著しい鼻音化，非鼻音の産生不可
　　　　1=非鼻音で可能な音がある
　　　　2=非鼻音がおおむね可能だが，鼻音化を認める
　　　　3=すべての子音が可能

5　下顎

　（1）C-1-①　個別の粗大運動（顎の挙上・閉鎖）
　　　顎を閉じるように指示して行う．介助はしない．運動の範囲と運動速度を評価する．このとき口唇が閉鎖していても，下顎と上顎がきちんと咬合しているとは限らないので，顎の挙上不十分が疑われたら，口唇を押し開いて確認する．
　　　　0=顎の挙上運動がまったくない
　　　　1=顎挙上の動きはあるが，閉鎖には至らない
　　　　2=顎閉鎖可能だが時間がかかる
　　　　3=顎閉鎖速やかに，かつ確実に可能
　（2）C-2-①　運動保持・持続（挙上・閉鎖保持）
　　　顎を閉じた状態を保つよう指示し，時間を測る．
　　　　0=閉鎖不可または，2秒以内
　　　　1=閉鎖が2秒以上5秒未満
　　　　2=5秒以上15秒未満
　　　　3=15秒以上

6 舌

(1) C-1-② 個別の粗大運動（舌を平らに出す）

舌を歯列に沿って，平らに前方に出すよう指示する．顎挙上制限があれば，介助する．運動範囲が最も重要だが，舌が平らに出るかどうかも重要な要因である．

- 0＝まったくあるいは，ほとんど動きがない
- 1＝歯列より外まで出ない
- 2＝歯列より外まで出るが，短いか，平らに出ない
- 3＝歯列より2cm以上平らに突出する

(2) C-2-② 運動保持・持続（舌を平らに出して保持する）

舌を歯列に沿って，平らに前方に出したまま，しばらく保持するように支持する．顎挙上制限があれば，介助する．

- 0＝歯列に沿って，平らに前方に出せない．または，出せても2秒未満
- 1＝平ら保持が，2秒以上5秒未満
- 2＝5秒以上15秒未満
- 3＝15秒以上

7 口唇

(1) C-1-③ 個別の粗大運動（口唇を閉じる）

顎は，しっかり咬合させて，口唇を閉じるように指示する．顎挙上制限があれば，介助する．

- 0＝口唇の動きがまったく，あるいはほとんどない
- 1＝動きはあるが閉鎖明らかに不十分
- 2＝片麻痺などで閉鎖不全を認めるが，実質的な閉鎖可能
- 3＝閉鎖が速やかで，かつ十分可能

(2) C-2-③ 運動保持・持続（口唇を閉じて保持する）

上下口唇を閉鎖したまま保持できる時間を計測する．顎挙上制限があれば，介助する．

- 0＝口唇閉鎖しないか，しても2秒未満
- 1＝口唇閉鎖が，2秒以上，5秒未満
- 2＝5秒以上15秒未満
- 3＝15秒以上

8 顎・舌・口唇の協調運動

母音，子音の構音，およびその連続で評価する．

(1) C-3 単純な協調運動

- 0＝母音不可能
- 1＝母音可能だが，子音不可能
- 2＝子音で複数可能な音がある
- 3＝すべての子音が1音節なら可能

(2) C-4 複雑な協調運動

- 0＝子音不可能

1＝子音で複数可能な音がある
2＝子音がおおむね可能だが，連続すると歪む
3＝すべての子音が連続して可能

3 構音器官の動態解析

　運動障害性構音障害の病態の把握のためには障害の程度や変動の状態などを客観的に記述してこれを臨床的評価に結びつける必要がある．この目的のためには構音器官の動態解析に基づく構音運動の記録が有用であると考えられる．ただしこの種の検査はなかなか実施が困難で，臨床的評価法としては必ずしも定着したものがないのが現状である．

　これまでのところ構音運動の記録・解析には，著者らの報告を含めていくつかの方法が提案されているので，その一部について述べる．

① X線マイクロビームシステムの応用

　構音運動を記録するのに，従来はX線映画あるいはビデオ撮影を行って，主として側面像における各構音器官の運動を観察する方法がとられてきた．ところが最近ではX線被曝に対する配慮から，このような記録方式は好ましくないとされるようになった．しかしほとんどの構音器官は外部からの観察が困難であるので，やはりX線下の観察には捨て難いところがある．そこで開発されたのが，X線マイクロビームシステムである（Kiritaniら，1975）．

　このシステムは，X線を発生させてから，これを小さいピンホールを通して細いX線ビームを作り，その照射方向を計算機で制御することによって構音器官にはりつけた金属の小球の運動軌跡を追跡するものである（図4-44）．金属球としては，鉛または金の小球（ペレット）が用いられ，貼布には歯科用接着剤が使用される．追跡の結果は同じ計算機に入力されデータとして保存される．このためデータ処理は容易で，例えば小球の運動軌跡を側面像におけるX, Y軸上の変位として表すことができる．X線ビームが細いために爆射量は極めて少なくでき，人体への影響はほとんどない．

　このシステムは東京大学医学部において開発されて多数のデータが得られたが，現在では米国ウィスコンシン大学所有のものだけが稼動中である．

　運動障害性構音障害の症例の構音動態についてこのシステムによって得られた代表的な結果をいくつか提示する．

　図4-45は健常者と筋萎縮性側索硬化症患者および偽性球麻痺患者が，それぞれ単音節"パ"を繰り返し発話したときの下口唇の運動を矢状断面上でX軸とY軸上の変位に分解して時間軸上に描記したものである．なお下口唇の運動はある程度下顎の運動に依存すると考えられるので，この図では下口唇の運動量から下顎の運動成分を引き算して，下口唇そのものの運動を示すようにしてある．また健常者では，2段目にゆっくり発話したときの記録を示してある．

　健常者では，最上段に示すように下口唇の速い開閉に対応して前上方から後下方への規則的で速やかな往復運動が記録されている．またゆっくり発話したときには，口唇の閉鎖時間が延長しているものの，開閉時の運動速度（ここでは曲線の傾き）は上段の速い発話の場合とほとんど変わらないことが示されている．

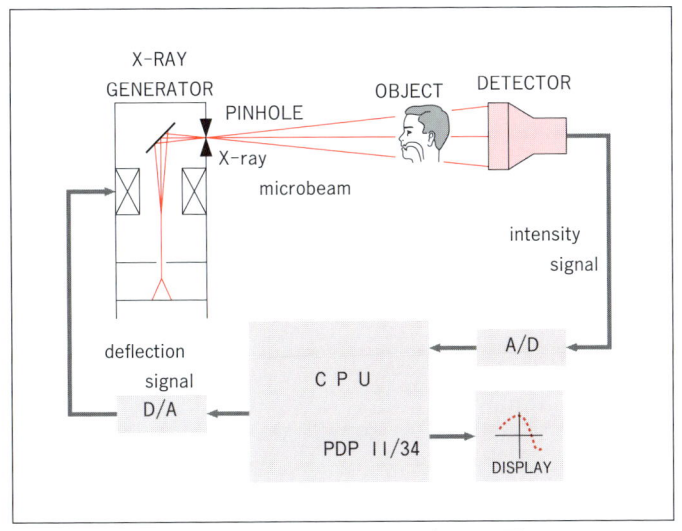

図 4-44　X線マイクロビームシステムのブロック図
（東大医学部におけるシステム）

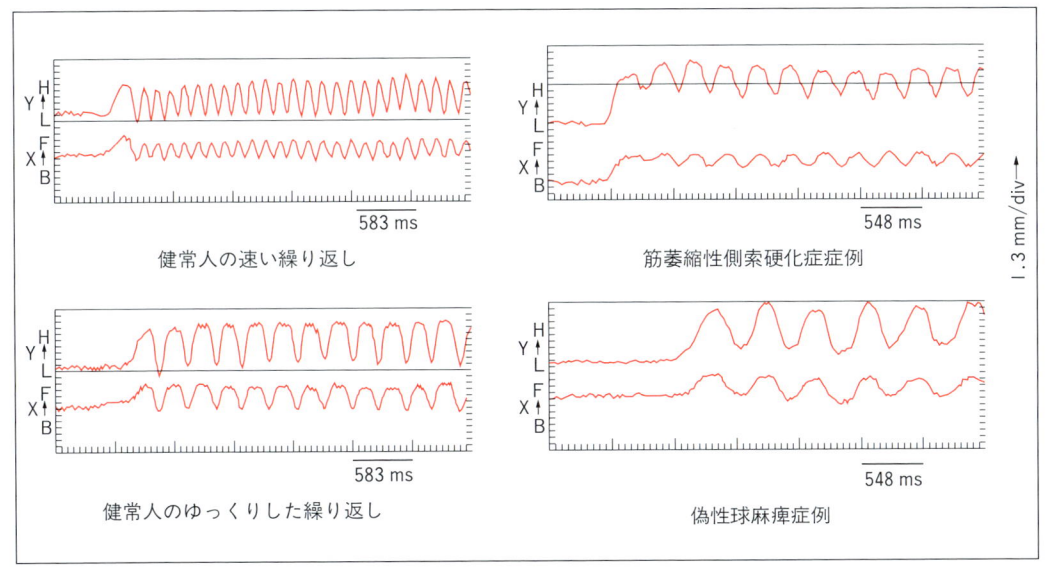

図 4-45　単音節"パ"繰り返し時の下口唇の運動パターン

　これに対して患者の記録では，両疾患とも口唇の運動が緩徐になり，また繰り返し頻度も著しく減少していることがわかる．しかし繰り返し運動の規則性はかなりよく保たれている．さらに両疾患の間には，この記録でみる限り運動パターンに大きな相違はない．

　図 4-46 はやはり"パ"の繰り返し発話時の下口唇および下顎の運動を健常者と小脳変性症患者について比較したものである．上段の健常者では規則的で速い繰り返しが行われており，下顎の運動は極めて小さい．これに対して下段の小脳変性症患者では，運動パターンの不規則性が著明であり，また下顎も不規則な運動を示していることがわかる．

　図 4-47 は同様の発話を行わせたときの，健常者と Parkinson 病患者の記録を比較したものである．Parkinson 病患者において，繰り返しの頻度はかなり高く規則性も比較的保

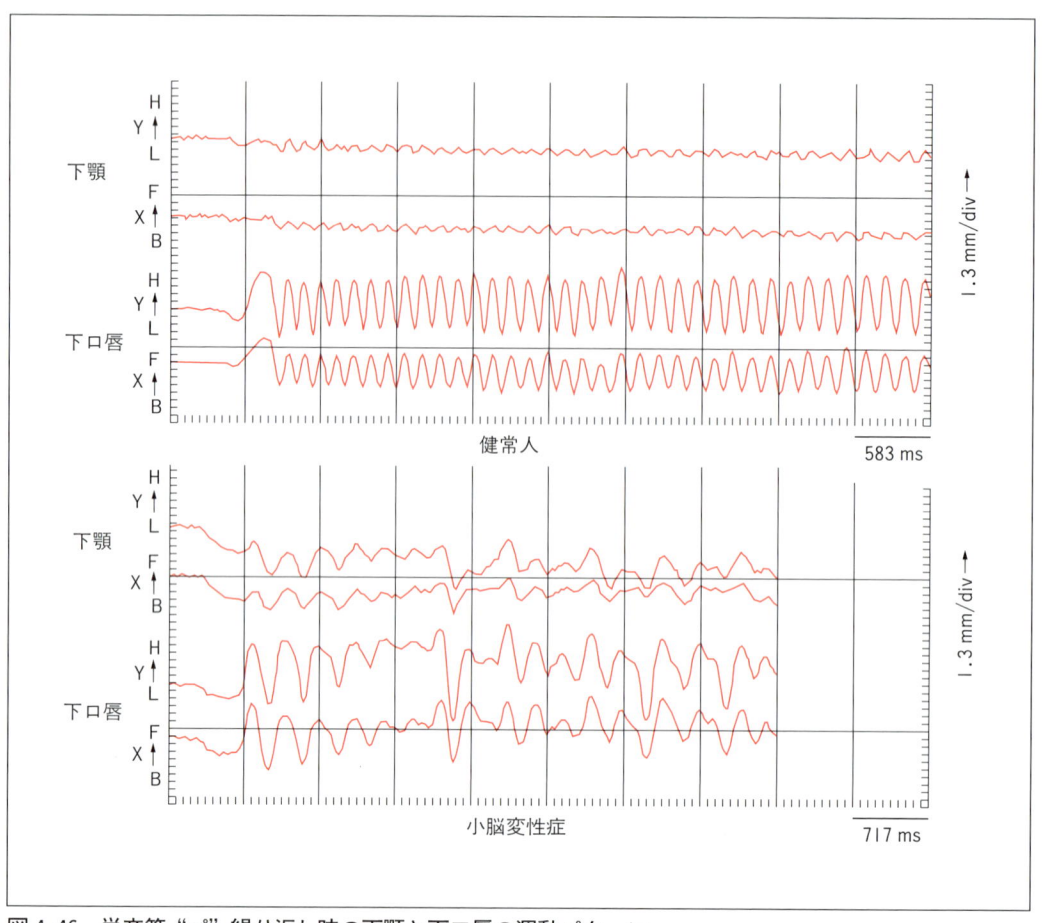

図 4-46　単音節"パ"繰り返し時の下顎と下口唇の運動パターン

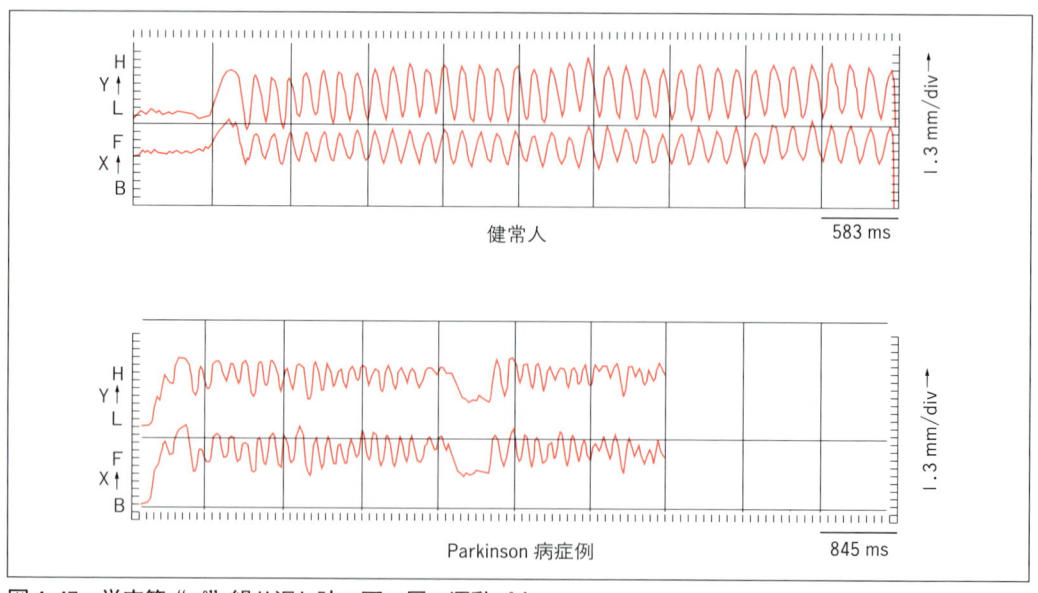

図 4-47　単音節"パ"繰り返し時の下口唇の運動パターン

204　第 4 章　検査・評価から訓練プログラム立案へ

たれているが，繰り返しを続けるうちに変位の振幅が徐々に小さくなり，ついにはいったん止まって再び繰り返しが起こっていることがわかる．Parkinson病にみられる加速現象に相当する所見と考えられる．

　この方式によって単音節繰り返し以外にも有意味単語発話時の構音運動を解析することが可能である．図4-48は，"かかと"という単語を発話したときの，健常者および各種の症例の構音運動を，下口唇，下顎，舌先および舌背に貼布した鉛の小球の軌跡として時間軸上に描記したものである．健常者では2回の施行で再現性が高く，速くて正確な構音が行われていることが推察されるが，症例においては2回の施行結果に不一致があり，音節長のバラツキや延長などが指摘される．

2　マグネトメータの応用

　X線マイクロビームシステムによる動態解析は病態生理の解明にも有用であるが，前述のようにこのシステムの利用がいささか困難である．そこでこれに変わって現在注目さ

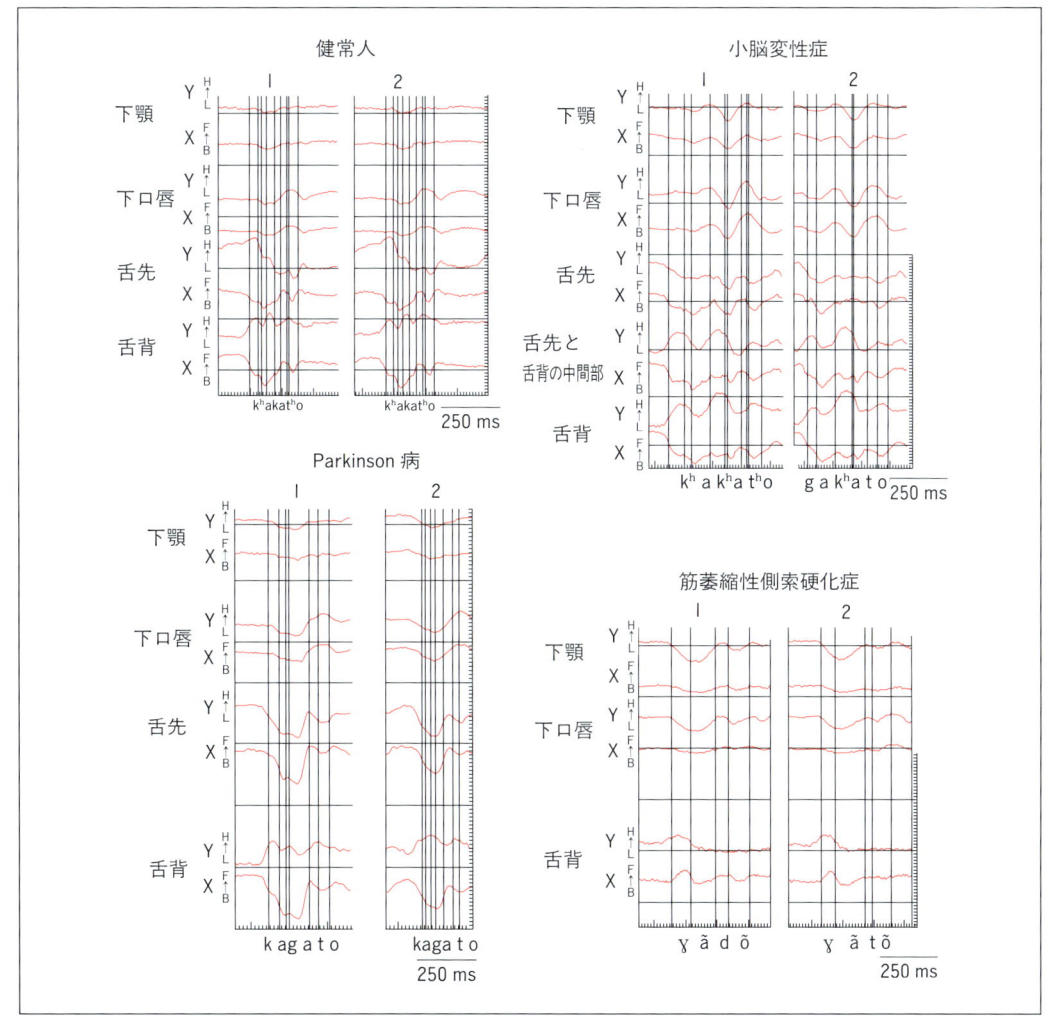

図4-48　"かかと"と発話したときの下顎，下口唇，舌先，および舌背の運動パターンを健常人，小脳変性症，Parkinson病，および筋萎縮性側索硬化症の各症例で比較したもの

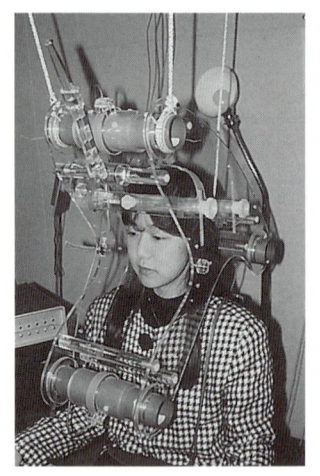

図4-49 マグネトメータによる記録の情景

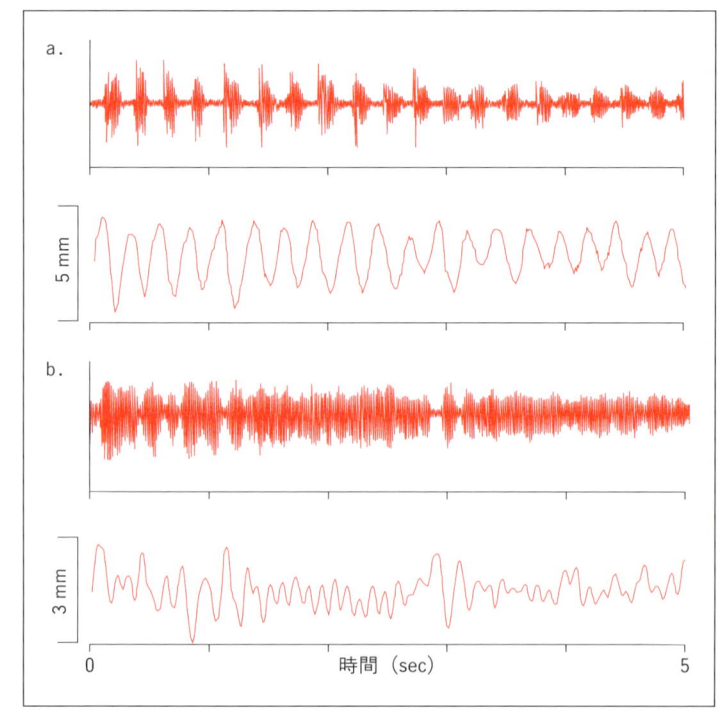

図4-50 マグネトメータによる記録の1例
a. 健常人が単音節"バ"を繰り返したとき下口唇の上下方向の運動軌跡（下段）と音声信号（上段）
b. 単音節"タ"を繰り返したとき舌先の上下方向の運動軌跡（下段）と音声信号（上段） （Ackermannら，1993）

れているのがマグネトメータ（磁気記録装置）による方法である．これは被検者の構音器官，たとえば舌の表面に小さな磁力線レシーバ・コイルを貼付し，頭部の三方に3つの大型のトレンスミッタ・コイルを置いてその磁場内でのレシーバ・コイルの軌跡を追跡記録するものである（図4-49）．データはA/D変換器を介して計算機に送られ，そこで解析される．この方式によって得られるデータもX線マイクロビーム方式で得られるデータに類似した時間軸上の変位の形で表すことが可能で，すでにいくつかの報告がある（たとえば図4-50；Ackermann, 1993）．この方法では身体への侵襲性がないと考えられており，今後の普及が期待されている．

3 超音波による解析

　超音波プローブを下顎下面にあてて超音波を照射すると，組織内を通過した超音波は舌の表面に達したとき，それより上方が口腔内という含気腔であるため，境界にあたる舌上面で反射されて舌の輪郭を描記することができる（図4-51）．これを利用して発話時の舌の表面の全体的な運動像を解析することができる．この場合，計測のための基準線の指定や，口蓋との距離の計測に困難があるため実用上の制限はあるが，非侵襲的にデータを得ることができるので，これまでいくつか臨床的応用に関する報告がある（Kellerら，1983；Hamlet, 1981）．

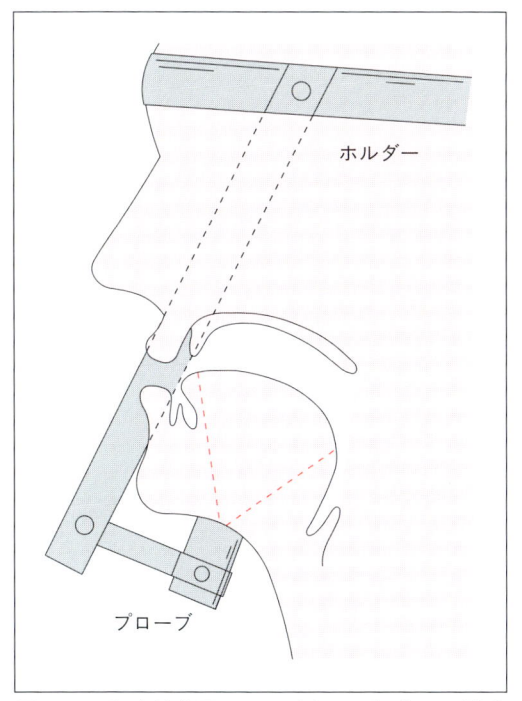

図4-51 超音波装置による舌表面の観察法の模式図

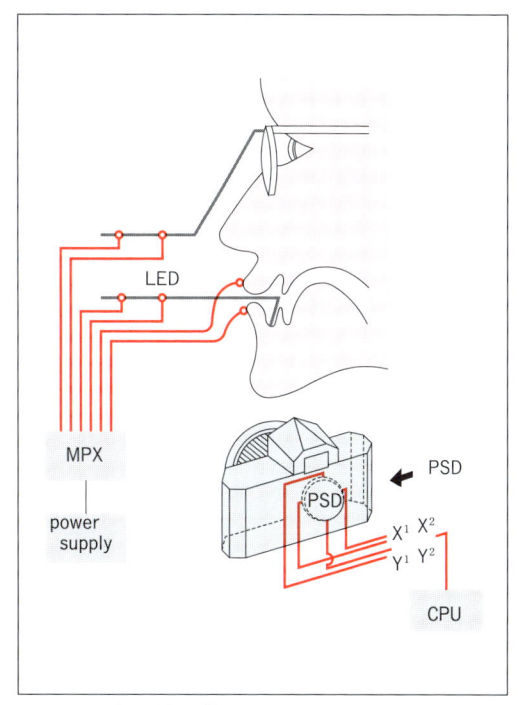

図4-52 位置検出装置の記録法
CPU：計算機，MPX：マルチプレキサ

4 位置記録装置（position sensitive detector；PSD）による解析

　構音器官に赤外線ダイオードを貼布してその軌跡を追跡記録する方法である．外部から見える部分でないと追跡できないため，口内の器官には応用できない．現在のところ，口唇と顎（顎の場合は歯に金属棒を固定して口の外に出し，その部分にダイオードを貼布する）の運動記録だけが可能である．図4-52にその摸式図を示すが，眼鏡から出ている棒には，頭全体の動きをキャンセルするための基準点となるダイオードを貼布するためのものである．データは計算機に入力され処理される．

5 光電声門図（photoglottography；PGG）による声帯運動の解析

　無声音を含む構音に際して声帯が開閉運動を示すことは別章で述べた．この運動は声帯振動に比べれば変位が大きく，ゆっくりとした動きである．これを記録することは構音時の喉頭調節を理解するうえで有意義と考えられる．

　光電声門図は声門を通過する光の量を光センサで定量するもので，通常は経鼻的にファイバースコープを挿入して喉頭を観察しながら，声門を通過した光量を気管前壁に光センサをあてて記録する（図4-53）．

　たとえば健常者が単音節繰り返し発話を行ったときの記録を筋萎縮性側索硬化症患者の場合と比較したものが図4-54である．各図の上段（PG）が記録された光量の曲線で，上向きの変位は声門が開いていることを意味する．無声子音部に相当して声門が開くことが観察される．健常者と比較すると，筋萎縮性側索硬化症例では繰り返しが不規則で遅く，声門開大の程度にもバラツキが大きいことがわかる．

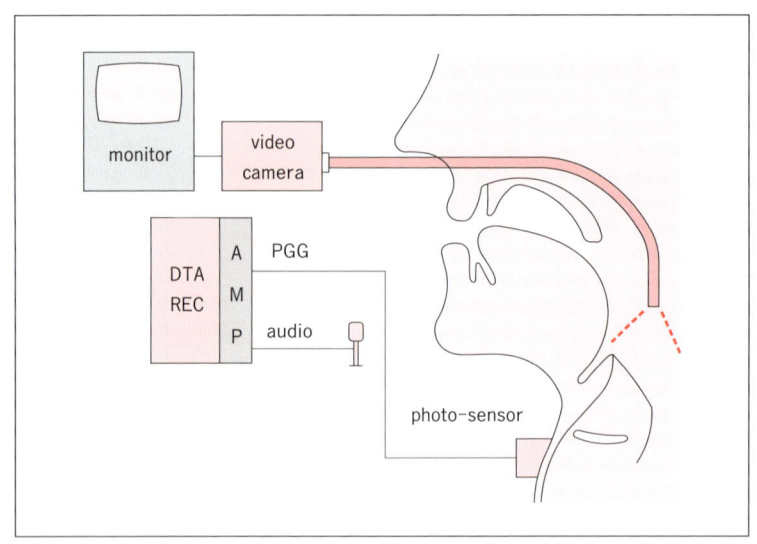

図 4-53　光電声門図の記録システムのブロック図

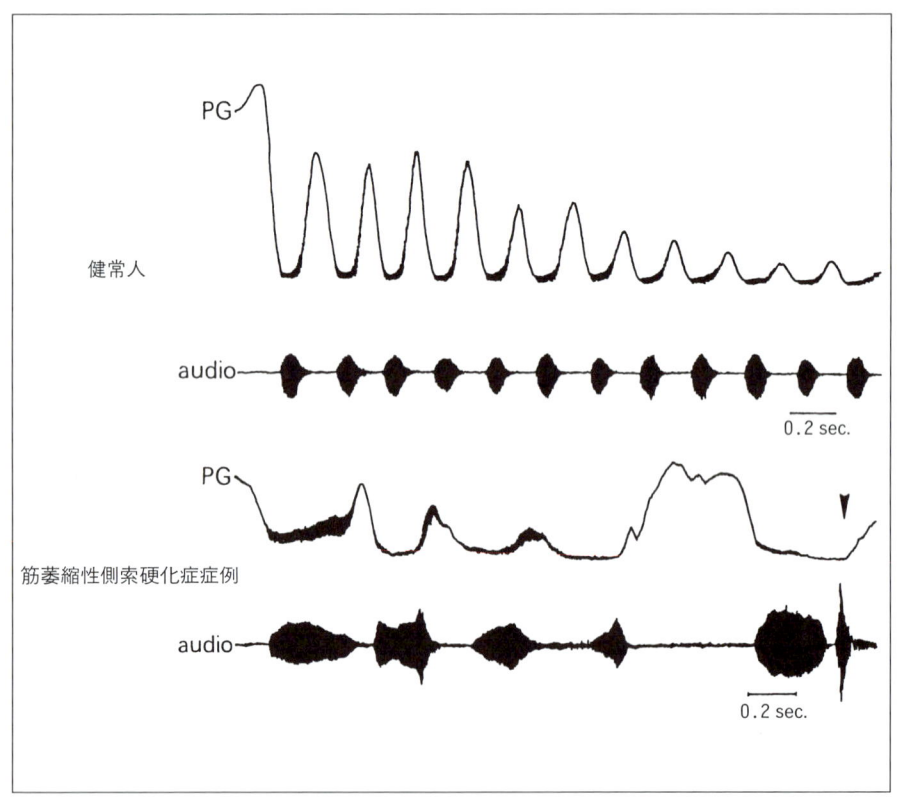

図 4-54　単音節"へ"を繰り返したとき光電声門図

6　その他の方法

　これまで述べた方式以外にも構音動態を間接的に推測する方法としては，たとえば圧センサを用いて口唇の閉鎖圧を測定する試みがあり，また発話時の呼気圧や呼気流率を測定することも試みられている．今後，こうした研究が積み重ねられて実用的な解析が可能になっていくことが期待される．

第4章 検査・評価から訓練プログラム立案へ

❻ その他の評価

Ⅰ 心理的問題の評価

1 障害受容と心理的な問題

(1) 運動障害性構音障害と障害受容の問題

　言語障害がもたらす障害の受容と，その経過で起こる様々な心理的問題は，これまで必ずしも重要視されてこなかった．こうした問題は，機能制限に伴う二次的な問題であって，機能回復によって解決する，あるいは機能訓練的アプローチが優先すると考えられてきた感がある．

　しかし臨床的にみると，たとえ発生機序が二次的なものであっても，障害受容の問題はリハビリテーションの成否を握る重要な鍵である．機能訓練と同じ重みづけでアプローチすべきであるし，また時間的な流れからいえば，機能訓練に先んじてアプローチしなければならない問題である．

　1) 障害受容が促進されないと，機能が回復し維持期リハビリテーションに入っても家に閉じこもりになり，QOL確保に結びつかない．

　2) 訓練は，自発的に行わなければ効果がない．心理的な問題から訓練意欲が低下することは少なくなく，機能回復の成果に影響する．

　3) 患者にはコミュニケーションの制限が生じていて，それによる苦痛を現に感じている．

　などがその理由である．こうした問題を解決するために，言語障害者の障害受容と心理的な問題を，具体的にみてゆく．

(2) 障害受容の過程 —— ハビリテーションの流れと心理的な変化

　リハビリテーションの流れは，急性期，回復期，維持期という経過でとらえられる（333頁「リハビリテーションの流れ」）．

　しかし，患者の心理的な変化は，こうした流れとは必ずしも一致していない．図4-55に，障害受容に至る過程のモデルを示した．

　ショック期は，病気あるいは事故の身体的・精神的衝撃による，強い混乱の時期である．何が起こったかよくわからないとか，起こったことの重大さが認識できない，自分や家族の状態が把握できないという状態である．

　続いて，否認・否定・あるいは拒否の時期がある．病気や事故自体を否定したり，完全に回復するのが不可能な病気とわかりつつ，すぐに回復するように思い込もうとしたり，実際より軽かったと思おうとするなど，現状を認めようとしない時期である．

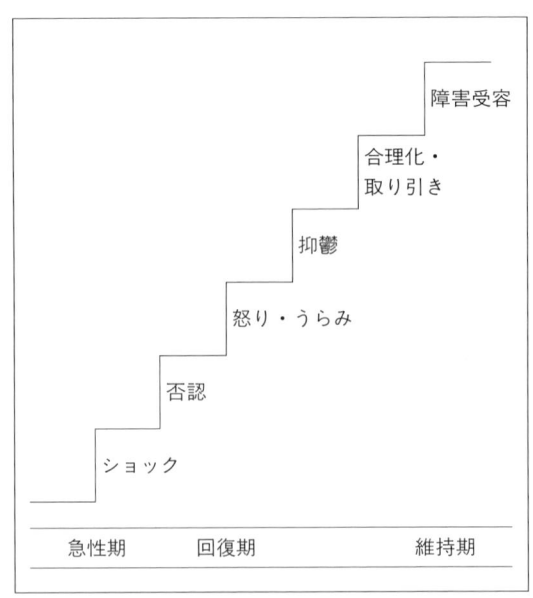

図 4-55　障害受容の過程

　しかし，障害自体が否定できないことがわかり，今度は障害をもったことをうらんだり，自分のそれまでの健康管理の不十分さに怒りを感じたり，家族や仕事のせいにしたりと，現状に対し怒り・うらみの気持ちをもつ時期がある．

　時間とともに，自分自身の障害の状態などを客観的にみるようになり，また家族や医師，リハビリテーションスタッフの話に耳をかせるようになり，現実を冷静にみつめ始める．しかしそれは，自分の機能回復の限界や将来の生活の変化を認めることでもあり，そのことに失望を抱き，抑鬱された状態（抑鬱期）となる．

　次に，これまでできたことができなくなった，その結果自分自身の価値が前より低くなったと感じ，しかしそれはしかたがないと，無理やり正当化してしまうようになる．いわば，あきらめのかたちで障害を受容している時期である．

　そして最終的には，自分が障害によって変化して，これまでできたことが制限されてはいる，しかし自分の価値は低くなってはいない，あるいは新しい価値観や生きがいをみつけて本当に満足のいく新しい人生を歩きはじめていると感じられる真の障害受容に至るといわれている．

　これらの心の変化には，個人差もあり，また最後の段階の真の克服に至らない場合も実は多い．

　身体機能や言語機能の回復と障害の受容とは関係がある．機能回復が進めば希望や意欲が膨らみ，障害受容が早まることもあるし，逆に思ったよりはかどらなければ，意欲も低下する．しかし機能回復が進んでも障害受容が進まないことや，その逆もある．完全に相関しているわけではない．

　図 4-55 の下段に，おおよその身体的な機能回復の時間経過との関係を示した．身体機能がプラトーに達する時期に，障害受容が実現することは少なく，それからさらに長期間かかる．障害の種類や程度によっても時間のかかり方は異なるし，真の障害受容に到達できる割合も違ってくる．対麻痺に比べると片麻痺の，特にコミュニケーション障害を伴う場合は，障害受容がより難しいとされている．

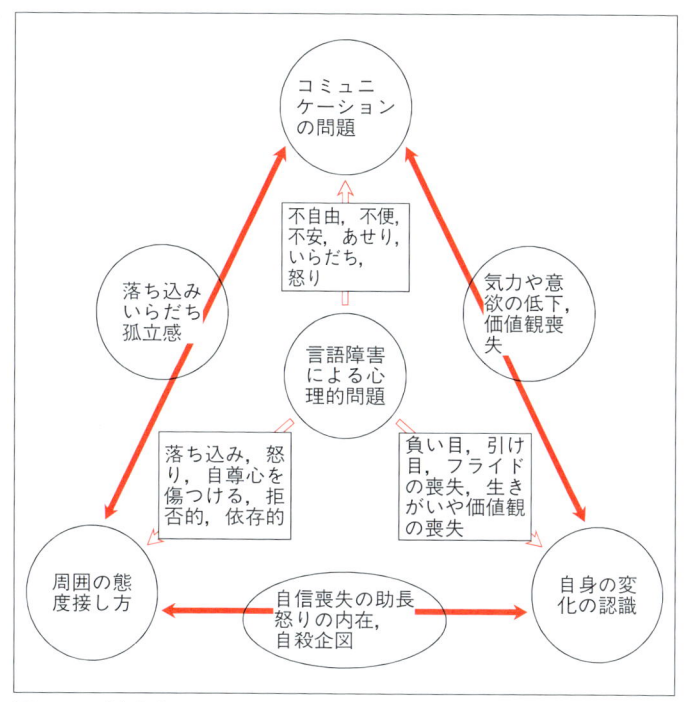

図4-56 障害者の心理的問題

また個人差も大きく，そこには個性が関与するのは明らかだが，それまでの人生の価値観や生きがいに対する自己認識の度合いなども関係すると考えられている．

(3) 障害受容の過程で生じる心理的な問題

こうした障害を受容していく過程で，様々な心理的な問題が起こっている．これら心理的な問題の解決と障害受容は密接に関係していて，本人および家族に対して，問題解決の援助をしてゆくことは，障害受容に確実に結びついてゆく．言語障害がもたらす心理的な問題を細かく検討してみると，以下の3つの観点から分類することができる．(図4-56)

① 障害自体がもたらす問題

身体の障害などによって行動が制限されると，外出や人と会う機会が減りがちになるだけでなく，コミュニケーションの制限によって人間関係から疎外され，孤立しがちになる．

たとえば自分の意志が伝わらないもどかしさや，いつも緊張や不安をもって話すためのストレスを感じ，コミュニケーションを気軽に楽しめない．結果的に，人との関わりを避け，自ら孤立したり鬱状態などになりがちである．また話し相手が患者の発話を理解しにくいことから，コミュニケーションを避けることにもなりがちで，結果的に人との関わりやコミュニケーションの楽しみが生活から欠落してしまう．

また運動障害性構音障害は，理解に問題がないために周囲からの情報の吸収には支障がないと思われがちだが，自分の知りたいことを尋ねられないとか，わからない部分を質問したいが難しいために結局，必要な情報が不足する事態に陥りやすいことに注意する．情報不足は，不満足感，焦燥感，抑鬱感をもたらしている．また病気の経過や予後など自分に関する重要な情報が不足することは，不安感をつのらせることになる．いったん，治療の仕方，訓練への不満が生じると，コミュニケーションで解決できず，医師や訓練者に対して攻撃的になる，誰かに責任を押しつける，怒りを家族に向けるなどの状態が起こりう

る．

②周囲の態度や接し方とそれに対する本人の意識

　身体や言語の障害について，周囲特に家族が十分理解せずに気持ちの動揺を表したり，不適切なあるいは過剰な期待をするために，患者にプレッシャーをかけたり追いつめたりしてしまう．

　また機能制限があるのでコミュニケーションをとるのがいやだろう，と決めつけて，他人と会わせなかったり，お見舞いを断ったり，外出を規制したりとコミュニケーションや行動を制限してしまう場合もある．極端な場合，準禁治産宣告の手続きを求められたりするようなこともある．

　あるいは家族や周囲が，適切な接し方やコミュニケーションのとり方を知らなかったり，患者の状態を誤解していたりすることがある．その結果，子ども扱いする，痴呆の人に対するような接し方をする，言語の不明瞭や間違いを指摘する，ことばの状態を笑う，無理に言い直しさせる，言い間違いをなじるといったことをしてしまうことがある．自分の変化に敏感になっている時期なので，よけいに自尊心が傷つく，抑欝状態になる，プライドや自信をなくす，周囲から馬鹿にされていると感じて被害妄想的になる，孤立感を感じるといった現れ方をしてくる．特に家族は，自分を最も理解してほしい相手であるからこそこうした状態が，強く，あるいは極端に現れやすいので注意が必要である．（小沢芳則, 1998）

③本人の変化とそれに対する本人の認識

　すでに述べたように障害受容の経過のなかで，自分の状況を否定したり，拒否したり，逃避したりする時期がある．失敗することは，ある意味で現実を認めることにつながるので，失敗よりも，はじめからしないことを選ぶ．コミュニケーションがうまくいかないことを嫌って，コミュニケーションを避けるようになる．あるいは訓練や生活から逃避してしまうなどである．

　また職を失う，働き手としての権威を失う，学校を退学せざるをえない，友人と会う機会がなくなる，子どもの学校との連絡に支障をきたすなど，自分が以前と同じようには役割を果たせないという現実を，具体的に認識せざるをえなくなったときに，結局，家族や社会のなかでの自分の役割が変わったり失われてしまったと感じることになる．

　ハンディキャップゆえに他者の干渉が増え，自分で意志決定したり問題を解決していく自由を奪われることで，自信やプライドをなくしたり，逆に依存的になったりすることもある．

　また障害を受けた自分の状態を見たくない，見られたくないという気持ちからも，拒否的，消極的な状況は生じてくる．

④複合的な問題

　こうした問題は，単独に現れるだけでなく，それぞれがさらにからまって複雑な様相を呈してくる．

2　障害受容の評価

　こうした心理的な問題を，具体的かつ網羅的に把握したうえで，障害受容とQOLの確保の状況について評価する．障害受容とQOLの確保に関する評価は，心理的な問題の延長上にあって，いわばリハビリテーションの目的への方向づけが患者および家族において

どこまでなされているかをみることになる．

　障害受容についての系統的な評価法はほとんどないが，一般に障害受容のプロセスとして呈示されているモデルにそって，患者さんおよびご家族がどのレベルに居るのかを把握することが大切である．**表4-19**は，中司利一（1975）の障害受容度診断検査に言語障害の項目を追加したものである（松木るりこ，1999）．

表4-19　障害受容度検査

1. 身体が不自由でない人の中にいるとなんとなく気おくれを感じますか
2. 他の人のことが気になりますか
3. 不自由な手または足が変に感じられて（たとえば，暖かいとか冷たい）気になりますか
4. 身体が不自由なので人前に出るのは気がひけますか
5. もっと違う境遇に生まれればよかったと思うことがありますか
6. 一般の障害より大変重いため（または比較的軽いけれど生活する上に大事なところが侵されたので）非常に不便を感じることが多いですか
7. いつも誰かに相談したいですか
8. 身体のことで何か言われると，じきに涙が出ますか
9. 身体が不自由でない人を見るとうらやましく思うことがありますか
10. 人は私を十分に認めてくれないと思いますか
11. なるべく人から目立たないようにしていますか
12. 自分は不幸な人間だと思うことがありますか
13. あまり人前に出たり話をしないのは，身体が不自由なせいですか
14. もし，よい先生の治療や訓練を受けていたらもっと身体がよくなったと思いますか
15. 身体が不自由なため，ちょっとしたことでも人に頼ってしまうことがありますか
16. 少しのことでふくれたりすねたりしますか
17. 自分の容姿が気になりますか
18. ものごとがうまくいかないとき，自分はつまらないものだと思いますか
19. 人に先立ってやらなければならないことはなるべく避けていますか
20. 作業や仕事がうまくできない時，身体が不自由なためだと思いますか
21. 身体のことで愚痴をこぼしますか
22. ちょっとしたことで大げさにいうくせがありますか
23. 身体について何か言われるとくやしく思うことがありますか
24. 身体の不自由がもっとひどくなるのではないかと心配ですか
25. 知らないところへ行くとき，階段やトイレなど不便なところはないかととても気になりますか
26. 早くから十分な治療を受けなかったので，身体がよくならなかったのだと思いますか
27. 身体が不自由なため時々人より劣った感じをもちますか
28. どこはっきりしない痛みがありますか
29. 手足の不自由だけでなくほかにも身体の具合の悪いところがあって元気がでないですか
30. 困ったときや失敗したとき，手足の不自由のためだといいわけすることがありますか
31. 知らないところへ行ったり新しい仕事を始めるとき，誰かがついていないと心配ですか

〈コミュニケーション障害編〉
1. 言葉が不自由でない人の中にいると気おくれを感じる
2. 言葉が不自由なので人前に出るのは気がひける
3. 言葉のことで何か言われると悲しくなる
4. 言葉が不自由でない人を見るとうらやましいと思う
5. あまり人前に出たり話をしないのは，言葉が不自由なせいである
6. もし，よい先生の治療や訓練を受けていたらもっと言葉の状態がよくなったと思う
7. 言葉が不自由なためちょっとしたことでも人に頼ってしまう
8. 言葉のことで愚痴をこぼす
9. 言葉のことで何か言われると悔しく思うことがある
10. 早くから治療を受けなかったので，言葉がよくならなかったと思う

表4-20　家族の障害受容度検査
家族の障害受容診断検査

〈身体障害編〉
1. 身体が不自由な人と一緒に人前に出るのは気がひける
2. もっと違う境遇に生まれればよかったと思う
3. 一般の障害より大変重いため（または比較的軽いけれど，生活する上で大事なところが侵されたので）非常に不便に感じることが多い
4. いつも誰かに相談したい
5. 身体が不自由でない人を見るとうらやましく思う
6. 人は自分を十分に認めてくれていないと思う
7. 一緒にいるときは，なるべく人から目立たないようにしている
8. 自分は不幸な人間だと思うことがある
9. あまり人前に出たり，話をしないのは障害者の家族がいるせいである
10. もしよい先生の治療や訓練を受けていたらもっと身体がよくなったと思う

〈コミュニケーション障害編〉
1. もしよい先生の治療や訓練を受けていたらもっと言葉がよくなったと思う
2. 言葉が不自由でない人を見るとうらやましく思う
3. 言葉が不自由な人と一緒に人前に出るのは気がひける

　家族の障害受容も，リハビリテーションの効果に非常に関係している．患者さんと同様に，可能なかぎり評価し，必要であれば対策を行う．実際往往にして，ご家族の障害受容の問題が，リハビリテーションの支障になることがあり，対策が必要ない場合のほうが少ない．表4-20に，松木（1999）による家族の障害受容の評価表に言語障害の受容の項目を追加したものを示した．

2　代償手段・代行機器の適応評価

　運動障害性構音障害のリハビリテーションにおいて，代償手段や代行機器の適応は，重要である．

急性期においては，当面のコミュニケーション手段の確保が中心であるが，回復期では，長期的，恒常的なコミュニケーション手段として検討されることが多い．しかし回復期でも，機能回復が期待できる場合は，暫定的な手段が選択されたり，機能回復の促進という意味で装用される場合もある．維持期においては，導入された手段の実用的使用が期待される．また促進性の疾患では，障害の進行に応じて，代償手段を追加したり，変更したりする．

　したがって，代償的手段などの適応評価は，リハビリテーションの時期によって異なる．

　評価は2段階でなされる．まず，患者がどの程度のどのような障害をもっているかという評価によって，代償手段の候補が選択される．続いて，実際に装用した場合のコミュニケーション能力の変化，すなわち装用効果の評価である．

　具体的な評価の方法は，それぞれの代償手段によって異なるし，代償手段の特性を理解する必要があるので，第5章の2「運動障害性機能障害に対する代償的手段」の項で述べる．

3　その他の検査

　心理検査，聴力検査などがルーチンに行われていない場合は，その患者の状態から判断して必要と思われる検査などを実施する．なお，老人性難聴を合併している可能性が高いので，聴力検査はルーチンに行うことが望ましい．

第4章 検査・評価から訓練プログラム立案へ

7 評価留意点と鑑別

I 検査における留意点・予後・検査（訓練）機器

1 検査における留意点

（1）患者に触れる

　運動障害性構音障害の検査・訓練では，患者に正確に触れることがなにより重要である．たとえば，舌や口唇・顎の筋力を測定する場合には，運動方向と反対方向から圧をかけて，拮抗するところで，筋力を測る．主観的な方法だが，それだけに正しく圧をかけなければ正確に測定できない．さらに，発話時および運動時の，異常運動やそれに伴う過緊張（痙性）などは，視覚的にはほとんどとらえられない場合でも，問題となっている部分に抵抗や負荷を加えたり，あるいは他動的に動かしたりすることで判断できることが多い．患者に触れずに検査を行うということは，行っていないに等しい．

（2）介助を適切に

　検査においては，器官の運動を補助したり他動的に動かしたり，また異常運動を抑制するといった介助を行う．

　ある検査課題を行うとき，介助をすれば可能になるのと，介助をしてもできないのでは意味が異なる．介助によって可能となるなら，訓練は介助をしながらその課題を実施するところからスタートし，徐々に介助をはずして，自力運動に移行する．介助をしてもできない課題は，一段階，あるいはそれ以上レベルを下げた段階から訓練をスタートすることになる．

（3）教示（インストラクション）を適切に

　教示の適否は，検査結果を左右する．患者にとって，特に初診では，構音検査は馴染みのないもので，ほとんどの課題が初めての経験である．検査課題は，原則として検査者が説明しながら見本をみせる．舌の突出であれば，どこまで出すことを要求されているのかわかりやすい．

　また患者の反応が悪い場合，特に他の動きなどから推測して，もう少しできると思われるような場合，繰り返しインストラクションしたり，見本を呈示したり，言い方を変えてみる．

　運動課題や発話課題において，患者は自分にとって確実にできる範囲やスピードを知っている場合が多く，最もやりやすいやり方や，運動や発話が最も崩れにくい速度で行おうとする．しかし言語聴覚士が検査で知りたいのは運動の限界であって，どこからその運動や発話が崩れるのかを求めている．したがって，こうした傾向がみられたら，訓練のプロ

グラム作成に必要であることを説明したうえで，もっと速い動きをするよう指示したり，早く動かす見本を呈示し，運動が崩れたり，うまくいかなくなる場面を誘導して観察，評価する．

（4）患者の不安への配慮

初診時の患者は，慣れない検査で，しかも見慣れない器具を目の当たりにし，様々な不安や緊張感や抵抗感を抱いている．患者がリラックスできるよう配慮が必要である．

言語聴覚士が初心者の場合に，言語聴覚士側の緊張が，不要に患者の緊張をあおっていることがある．検査の結果に影響があるだけでなく，信頼関係にもかかわる．せめて施行方法や手順に習熟し，検査で渋滞しないようにする．

2　予後

予後を決める因子は，中枢性の損傷の場合，損傷の範囲，損傷の程度，年齢，全身状況などであるということは，経験的に知られている．すなわち，損傷範囲が大きい，損傷の程度が重い，年齢が高い，全身状態が悪いほど，予後は悪い．また，明らかな構音障害が出現した場合，全く正常まで回復することは困難である．

末梢性では，原因疾患や，損傷の様子によるが，正常に回復する場合から，全く改善しない場合まで幅がある．

また，原疾患が進行性である場合には，原疾患の医学的治療に依存するが，一般に予後は悪い．言語聴覚士の役割としては，機能回復というより機能維持を目指すものとなる．また心理的な問題はより深刻な場合が多く，障害受容も難しさがある．逆にそれゆえに，長期的かつ，患者の変化に合わせた心理面の援助が必要である．

発声発語器官でみると，同じ程度の機能障害にみえても経験的に，訓練効果が比較的出やすい器官と出にくい器官がある．機能回復は，本来損傷部位などの回復に依存するのは同様であるはずだが，その部位の発声発語への関与の仕方や，本来の運動機能と発声発語の運動機能の差が理由と推測される（128頁「評価から機能訓練プログラムへ」）．

舌および口唇は，発声発語においてはそれほど大きな動きや筋力を要求されず，また顎などで代償されやすいので，もともと発話への影響はそれほど大きくなく，また比較的発話機能の回復はしやすい．

呼吸器・喉頭による発声機能は，すべての音に関係しており，発話への影響は大きいが，機能自体は比較的回復しやすいという印象をもっている．特に呼吸機能は，生命維持が可能な程度の機能が残存していれば，発声に結びつけるのはそれほど困難でない．

下顎と軟口蓋（鼻咽腔閉鎖）は，本来の機能と発声に要求される機能にあまり大きな差がないことと，それぞれ日本語のほとんどの音に関与している点などから，発話への影響も大きく，機能回復が直接発話の予後に反映している．

3　検査（訓練）機器

構音運動は，複雑・微細・敏速かつ自動的・無意識的な運動であるが，口腔内の運動であり，また運動の結果が音声であるため，フィードバックが困難である．そのため，運動障害性構音障害の検査では，触覚，視覚，聴覚を最大限に活用し，評価をより確実なものとするよう努める．

第一に，運動をそのまま観察しようとする機器類がある．構音時の舌と硬口蓋の接触点

を表示するダイナミックパラトグラフィや，主に耳鼻咽頭科的検査に使用され，軟口蓋や声帯の動きを直接観察できるファイバースコープなどである．

　第二に，運動の結果である声や，呼気の流れなどを分析して表示する機器がある．声の高さや強さを表示するピッチ表示装置などである．実際，音声や呼気は，実現すると同時に消えてしまうので，こうした視覚的フィードバックは，患者にとって非常に手がかりにしやすい．

　さらに声の高さ強さに加えて，呼気の流れや鼻腔共鳴の程度を測定する機能，さらに前述のダイナミックパラトグラフィを組み合わせた総合的な検査・訓練装置も開発されている．ただしこうした機器はいずれも高価で，一般の臨床用にはなかなか普及しにくい．

　次に，ある構音器官の動きや機能を，間接的に監視したり，誘導したりするために，その器官が正しく運動したときにのみ，操作が可能となるような道具を使用する．たとえば吸うという動作は，鼻咽腔の閉鎖が必要である．もしストローで水などを吸えなければ，鼻咽腔閉鎖機能の障害が疑われる．逆に，鼻咽腔閉鎖機能の障害があるなら，ストローの使用は軟口蓋の機能回復訓練になる．吸おうという努力が，そのまま軟口蓋を挙上させる運動になるからである．またストローは，同時に口唇でしっかり支えることが不可欠で，この動作は，口唇，顎の評価にもなっている．

　最後に構音器官の運動訓練に際して，正しい運動の方向を指示したり抵抗を加えたりするための舌圧子や綿棒，発話のスピードや声の高低の訓練で手がかりを与える鍵盤楽器な

表4-21　構音検査訓練用機器

品名	用途	検査	訓練
ホノラリンゴグラフ SH-01	発声機能検査用—声の高さ，強さ，発声時の呼気流率を検出— 訓練に用いるには手続きが繁雑	○	
発声機能検査装置 PS-77	同上	○	
VISI PITCH 6095/6097	発声，プロソディ訓練用 声の高さ，強さの表示	○	○
エレクトロパラトグラフ DP-20	舌と硬口蓋の接触パターンなどを表示 舌子音の訓練		○
発声発語訓練装置	音声及び構音器官の動きを10種のパラメータで表示		○
Sインジケータ	音声の摩擦成分を検出表示 摩擦音の訓練		○
Nインジケータ	音声の鼻音成分を検出表示 鼻音，非鼻音の訓練		○
Fインジケータ	声帯振動の基本周波数を検出表示 声の高さの訓練		○
ディジタルソナグラフ 7800	音声の基本周波数，周波数スペクトルなどを分析し表示する	○	

どがある．検査（訓練）用機器を**表 4-21，22** に示した．

こうした機器は当然，検査訓練いずれにも用いられるのがほとんどであるが，使いやすさなどの点からみた主な目的を表に示した．（日本言語療法士協会，1992）

表 4-22 構音検査訓練用具

品名	用途	検査	訓練	備考
舌圧子	舌を押さえる．舌位置の誘導抵抗を与える．	○	○	滅菌済みの使い捨て（木製）が訓練室では便利．一枚 10 円程度
鼻息鏡	鼻漏出を検査する．手鏡でも代用可	○		2,500 円程度
鼻漏出検出チューブ	鼻漏出を検査する	○		補聴器調整用チューブを転用
ストロー	ブローイング，吸うの訓練	○	○	いろいろな太さを準備する
紙コップ	液体の嚥下訓練	○	○	口を半月形に切ると液体が見える
風船	ハードブローイング		○	
まき笛	ブローイング		○	
蠟燭	ブローイング		○	
ガーゼ（八つ折程度）	舌，口唇に触るとき使用	○	○	10 センチ角程度が使いやすい
シャボンダマ	ソフトブローイング		○	
カスタネット	プロソディ（リズム）の誘導		○	
鍵盤楽器	プロソディ（高低）の誘導	○	○	カシオトーンなど．10,000 円から
メトロノーム	プロソディ（リズム）の誘導	○	○	電気式が便利．10,000 円程度
綿棒	舌位置の誘導など	○	○	長さ 15 センチ程度，折れにくいもの
打腱器	脳神経検査など	○		打腱部が三角のもの
ストップウォッチ	運動持続時間の計測	○		
ペンライト	口腔内の観察用	○		明るいもの．1,000 円から
肺活量計	肺活量測定	○		乾式またはデジタル．20,000 円より
囊盆トレー	患者の唾液，痰，喀出物の処理	○	○	
消毒薬	機器，手指の消毒	○	○	
訓練用おしゃぶり	嚥下，鼻咽腔閉鎖訓練		○	400 円程度
訓練用コップ	嚥下訓練用		○	ベビー用品，特殊教育教材扱い
スプーン	検査・訓練時に試用する．	○	○	ティスプーン．離乳食用スプーンなど
計量カップ（200 cc）	患者の摂取量の計測や，検査用	○	○	
調理用はかり	摂取量をはかる	○		
吸引器	吸引	○	○	在宅で使用
増粘剤	液体の濃度を調節する	○	○	

2　異常運動の評価の留意点

　発声発語器官の痙性麻痺における異常運動は十分に解明されているとはいいにくい．しかし，発声発語器官の評価においては重要な問題である．ここでは発声発語器官における異常運動と思われるものの評価に際して，注意すべき点について整理しておくことにする．

　痙性の異常運動パターンは，2つに分けて考える．

　1つは，ある器官を動かそうとしたときに，その動きが目的の動きと異なる場合で，軽度ではいわゆる巧緻性の低下である．中等度から重度にかけて，運動速度の低下が顕著になり，運動範囲の制限が大きくなる．最重度では筋の収縮力の低下がみられるが，それまでは比較的収縮力は保たれる．陰性の徴候とされるものである．

　もう1つは，ある器官を動かそうとするときに認められる他の部位の異常な動きで，陽性の徴候とされる．

　痙性の異常運動パターンは，運動を行うときにのみ現れる．また，意思でコントロールできない不随意的な運動である．なお運動過多性でいわれる不随意運動は，運動を行っていないときも起こる点が異なる．

　臨床的には，軽度の異常運動と，患者が指示された動作がうまくできないために行ってしまう代償的動作との区別は，判断が難しいことがある．したがって評価においては，こうした徴候が認められたら患者によく説明し，自分で異常な動きを修正するよう努力してもらうか，あるいは軽く押さえるなどの介助を行う．それで修正可能であれば，異常運動はあっても軽度と判断できる．

　いずれにしても，痙性麻痺の訓練においては，異常運動の抑制や側通が重要であることを忘れてはならない（269頁「タイプ別訓練法」）．

　以下に，臨床的にみられる，異常な運動パターンを部位ごとに示す．

(1) 体幹（姿勢）

　姿勢は，バランスの問題が重要であると述べた．痙性麻痺の患者は，体幹の水平や垂直の保持困難，骨盤の不安定などから，バランスの崩れが起こりやすい．それに伴う下肢の伸展，背中の丸まり，頸部・頭部の前屈（時に後屈）などが，正常な姿勢制御の範囲なのか，異常運動の範疇に入れるべきか判断に迷うことがある．安静座位の状態で起こっている場合，姿勢制御の反射と考えたほうがよいが，検査課題で各器官を動かしたり，発声・発話のときに起こる場合には，異常運動パターンとして抑制することを検討するのが妥当と思われる．いずれの場合も，正しい姿勢を確保して訓練しなければならないという点では共通している．また，身体全体が過緊張ぎみなので注意する．

(2) 呼吸器

　肩を使った，すなわち呼吸補助筋を用いた呼吸運動パターンや，呼吸リズムの不規則性，腹式呼吸における逆呼吸パターン（腹筋が吸気で膨らみ，呼気でへこむ）など，が正常な呼吸ではみられないパターンとして出現する．呼吸運動レベル（安静呼吸時・呼吸検査課題あるいは呼吸訓練課題実施時）で現れる場合と，発声・発話レベル（発声や発話運動時）に認められる場合がある．もちろん同時に現れる場合もある．いつ現れるかを把握し，適切にプログラムを検討する．

(3) 喉頭

　喉頭での異常運動パターンは明らかでないが，努力性の発声はこれに含めて考えるほう

が臨床的には便利であろう．単純に，中枢性麻痺の緊張亢進の反映と考えてもよいが，母音の持続発声のような場合だけでなく，音節，単語，文という具合に発話運動が複雑になるにつれて努力性が増し，有声と無声の誤りも増加する傾向があることからみても，協調運動に関係する巧緻性の低下と考えて，訓練プログラムを立てるのが有効のように思われる．

(4) 軟口蓋

軟口蓋は，発話時およびほとんどの課題遂行時の動きが直接観察できないので，異常運動パターンを評価しにくい．ただし視覚的に挙上を観察した印象に比べ発話の開鼻声が強かったり，逆に鼻咽腔閉鎖不全に対する訓練が，通常予想されるより著しく短期間で効果を示したりするとき，軟口蓋の「異常運動」という考え方で説明したほうが適当と考えられる場合がある．

(5) 顎

発話運動を含めた舌や口唇などの運動時，顎が不随意的に動くことが頻繁に認められる．具体的には，舌突出時や口唇突出時，発話時に顎が正常な運動での範囲を著しく超えて開大したり，舌の左右運動で顎が同時に左右に動いたりする．あるいは発話において，顎が一定の位置に，痙性のために固定される状態が認められる．

その他，下顎の開閉連続運動で，開閉を繰り返すにつれて，徐々に開大範囲が狭くなることがある．

(6) 舌

舌に関してはまず，運動方向の異常があげられる．片麻痺による左右の偏位だけでは説明できない，たとえば舌突出を指示すると，舌が水平方向に出ずに，下方向へ出るなどの動きの異常である．また口唇突出課題で，舌が同時に突出方向に動いてしまうような，本来動くはずのないときに不随意的に動く場合もある．

(7) 口唇

検査・訓練課題実施時に，片麻痺の左右偏位や巧緻性低下では説明しにくい動きが観察されることがある．

また，他の構音器官の運動時に，同方向への口唇の動きを認めることがある．

(8) 頸部・頭部

頸部では，発声時の過緊張が最も重要である．さらに頭部では，口唇，舌，顎などの運動時，突出方向では前方へ，引きでは後方へ，左右方向では，同じ方向へ動くことが多い．

3 鑑別

運動障害性機能障害のタイプを，発話の特徴と運動障害の様態から鑑別する方法を述べる．

発話の特徴および運動障害の様態は，タイプ別の特徴を網羅的に列挙すると，同じような特徴があげられることも多く，混乱しやすい．そこで，運動障害性構音障害の各タイプをさらに障害の重症度によって分けて比較を試みた（**表4-23**）．

1　弛緩性麻痺

筋自体の損傷の言語症状は，弛緩性麻痺の症状に準ずる．

軽度の障害は，ほとんど軽度の単独の脳神経麻痺や，複数の損傷でも全体がごく軽度の

表 4-23 運動障害性構音障害のタイプ別特徴

		弛緩性			痙性			運動失調性			運動低下性			運動過多性		
		軽度	中等度	重度	軽度	中等度	重度	軽度	中等度	重度	軽度	中等度	重度	軽度	中等度	重度
言語症状	子音の歪み	△	○	◎	△	○	◎	△	△			△	○	△	○	◎
	母音の歪み			△	△	○				△			△		△	○
	子音の省略			◎	△	○							△		△	○
	母音の省略			△			△						△			△
	子音の有声・無声の浮動的誤り								△	○						
	一貫した開鼻声	△	○	◎	△	○	◎						△	△	○	◎
	無力声	△	○	◎							△	○	◎			
	気息声	△	○	◎							△	○	◎			
	努力声				△	○	◎							△	○	◎
	粗ぞう声				△	○	◎									
	失声			○			○						○			○
	音節の引き伸ばし				△	△		△	○	◎					△	○
	音・音節持続時間の不規則な崩れ								△	○					△	○
	1音1音の途切れ							△	○	◎						
	1音1音ひきずるような発話				△	○	◎									
	声の規則的な震え							△	○	◎						
	声の翻転							△	○							
	声の高さ強さの急激な変化					○	○		○					△		◎
	声の強さのコントロール能力の低下		○				○	△	○	◎	△	○	◎			○
	平板なアクセント・抑揚		○			△	○	△	○	◎	△	○	◎			
	発話開始時の爆発性					△	○	△	△	◎						△
	発話開始時の繰り返し												○			
	発話開始の渋滞								○	◎		○	◎			△
	発話の加速											△				
	声がだんだん小さくなる											△	○			
	発話の不自然な途切れ		○	○										△	○	◎
	発話の異常な中断													△	○	◎
	発話全体の努力性				△	○	◎									
	発話時の異常運動パターン				△	○	◎									
	発声発語不能			○						○			○			○
運動障害の様態	筋緊張亢進				△	○	◎									
	病的反射の出現				△	○	◎									
	筋緊張低下	△	○	◎				△	○	◎						
	反射亢進				△	○	◎									
	反射減弱, 低下		○	○												
	神経・筋原性萎縮		○	○												
	廃用性委縮						○									
	振戦							△	○	◎						
	硬直										△	○	◎			
	不随意運動													△	○	◎
その他	摂食嚥下困難		○	◎		○	◎								○	◎
	呼吸困難			○			○									○

△浮動的に認められる　　○認められる　　◎顕著に認められる

麻痺の場合で，当該の神経が支配する器官が関与する音で軽度の歪みを生じる．呼吸器や喉頭の麻痺では気息声や無力声になりやすい．軟口蓋麻痺なら軽度の開鼻声を生じる．

中等度異常の言語症状は，ALSや球麻痺など末梢神経の複数系での中等度以上の障害で生じる場合が多い．開鼻声，子音の歪みが顕著になるが，全体に無力性の発話になる．声量の変動や音節の不自然な引き伸ばしはほとんど認められないが，発話のとぎれは観察される．重度では，母音の歪みも目立ち，発話明瞭度は明らかに下がる．

ALS末期などの最重度では，呼吸困難，摂食嚥下困難，発声発語不能を呈する．

筋緊張は低下し，深部反射は低下する．

2 痙性麻痺

軽度の言語症状は，一側性の麻痺で起こる．子音（舌尖音，口唇音）の軽度の歪みや軽度の開鼻音を呈する．

偽性球麻痺では，中等度以上の言語症状を示し，努力声や粗糙声を認めることが多く，発話全体も努力性になる．顎の不自然な開大や，発話時の補助筋群を使った不自然な呼吸パターンなど発話動作における異常運動パターンが認められる．子音の歪みがみられ，音節は不自然に引き伸ばされたり，逆に速すぎる発話になる．一貫した開鼻声は歪みを増長し，時に省略をもたらす．音節レベルで比較的明瞭であるのに，単語，文と発話が長くなるにつれて，歪みなどの誤りは急激に増大し，音節レベルの明瞭度からは想定できないほど明瞭度が下がることが多い．また，声の高さや強さの不自然な急激な変化を認める．

重度では，開鼻声はさらにひどくなり，子音の歪みは増大し，母音の歪みも明らかになる．これらは音節，単語の短い発話でも顕著になり，そもそも長い発話自体困難になる．発話時の異常運動パターンは運動制限が大きくなった分だけ目立たなくなる．

最重度では，摂食嚥下および発声発語不能となる．

緊張筋は亢進しており，反射は亢進するか，病的反射が出現する．これらは，通常重症になるほど，顕著になる．

3 運動失調

運動失調性で鑑別の目安になりやすい言語症状は，軽度でも重度でも，一貫した開鼻声は認められないという点である．また，声の規則的な震えが認められることが多く重度になるほど顕著になる．声の高低の変化のコントロールは低下する．その結果アクセントやイントネーションで変化が乏しくなり，やはり重度になるほど平板な印象を与える．強弱のコントロールも悪くなり，発話の開始で大声になったり（爆発性），大声のままで話したりする．また，時間軸上のコントロール低下を反映してと思われるが，中等度までは，拍あるいは音節ごとに切れる発話になるが，重度では音素の持続時間が不規則に崩れることが多い．しかし，子音，母音の明瞭度は重度でも比較的保たれ，軽度では明瞭度低下はほとんどない．

中等度以上では，筋緊張の低下が認められやすい．

4 運動低下

軽度では，気息声，無力声が認められるが，子音・母音の明瞭度は比較的保たれる．中等度から，気息声，無力声や子音の歪みが顕著になり，発話中の加速や声量低下，語頭音

節の繰り返しが認められるようになるが，構音が可能な間は，母音の顕著な歪みや，開鼻声はあまり認められない．重度になると，発話を意図しても，失声や母音・子音動作不能にいたることが多い．

5 運動過多

　軽度の不随意運動は，目的の運動にそれほど強く干渉しないので，子音・母音の歪みはそれほど大きくなく，発話の変動や途切れも発話明瞭度をそれほど低下させない．中等度以上になると，子音や母音の歪み，開鼻声，発話の不自然で急激な変動や途切れは顕著になり，重度では音節レベルで歪みを生じる．

第5章 治療とリハビリテーション

第5章 治療とリハビリテーション

1 リハビリテーションの流れ

I 運動障害性構音障害の臨床

　第1章で，運動障害性構音障害に対するリハビリテーションの概要が述べられている．この項では，言語聴覚士が臨床において，どのような内容を，どの時期に行うのかを具体的に述べる．

　なお，ここでは脳血管障害などの非進行性疾患を想定している．進行性疾患のリハビリテーションの流れ，臨床の実際，それに特有の留意点については，本節の終わりに，改めて述べることにする．

1　急性期のリハビリテーション

　急性期では，当面のコミュニケーション手段の確保が重要である．

（1）コミュニケーション手段の確保

　発症後間もなく，言語症状はこの後大きく変化しうるので，恒久的なコミュニケーション手段を求めることは無意味である．しかし，当面のコミュニケーション困難に早急な対応が必要であり，代行手段や代行機器の暫定的使用によってその時点で最良のコミュニケーション方法を確保する．

　病状は不安定で，患者さんに多大な負荷をかけられないので，簡単にコミュニケーション能力を評価する．言語理解力が障害されていないか，障害されているとしたらその程度はどれくらいかを知ることが第一である．表出は，音声，うなずき，首振り，あるいは手指などによる「はい-いいえ」の意志表示，筆談あるいは，コミュニケーションボード（図5-1）の使用のいずれが可能かを知る．知りえた有効なコミュニケーション手段について，主治医，看護職に知らせ，医学的ケアがより緻密にできるようにする．同時に家族，および親しい人にもコミュニケーション手段を説明しコミュニケーションの確保を図る．

　その他，気管切開者に対しては，スピーキングバルブなどの補助具が有効かどうか判断し，有効であれば速やかに装用する（243頁「代償的手段」）．

（2）機能回復訓練的アプローチ

　急性期における，上肢下肢などの廃用症候群同様，発声発語器官の廃用症候群を想定すべきである．発声発語器官の廃用症候群についての研究報告はほとんどないが，臨床の場面では，長期に発話や摂食嚥下を行わなかった結果の拘縮や廃用萎縮と推測される症状をみることは，稀ではない．発声発語器官の自発運動や介助，他動運動などをできるだけ，早期から実施すべきである．

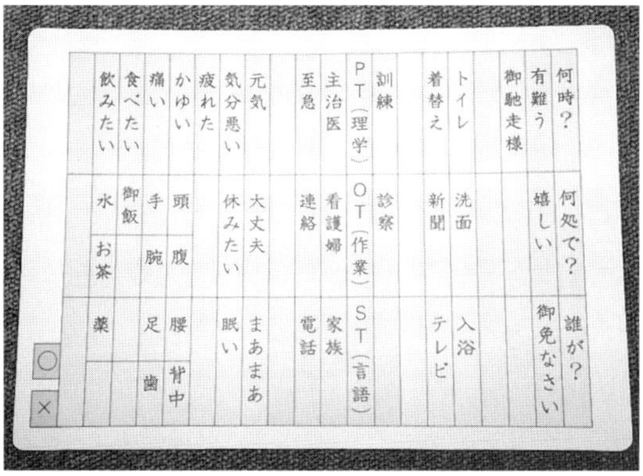

図5-1　コミュニケーションボード―単語―

（3）コミュニケーションのQOL確保

心身状態が安定していれば家族とのコミュニケーションを楽しむ場面を確保する．いわゆるショック期で，混乱や動揺が認められる場合が多く，そうしたときに家族の役割は重要である．情報伝達の面よりも，不安の解消や，精神の安定に役立つ．そのためにも，最低のコミュニケーション手段の確保がなされている必要がある．

（4）心理的問題の援助

この時期は，自分の状態を冷静に認識するのも困難な状態であることが多い．直接に患者さんの心理状態を評価したり，対策を実施するという時期ではない．しかし，家族に対して，リハビリテーションを実施していくうえでの心理的な問題や，障害受容についての情報提供を開始するのに早すぎるということはない．悲観的な情報を呈示する場合には，表現に配慮する．リハビリテーションに対する意欲に直接関係してくる．

2　回復期のリハビリテーション

機能障害，能力障害への直接的，集中的取り組みの時期であるが同時に，維持期へ向けての準備期間の意味があることを忘れてはならない．回復期から維持期へのリハビリテーションの流れを中断させないためには，心理面やQOL確保へのアプローチを厳密に行うべきである．

（1）機能回復訓練的アプローチ

回復期は，機能障害，能力障害に対する機能回復訓練を積極的に実施する時期である．いうまでもなく，発声発語器官の運動機能や，発声発語の明瞭度を上げるための訓練である．これについては，（264頁「機能訓練」）の項で詳しく述べる．なお，運動障害性構音障害と密接に関係する摂食・嚥下障害に対する直接的・間接的訓練もここに含まれる（338頁「チームアプローチ」，332頁「嚥下障害」）．

（2）コミュニケーション手段の確保

代行手段や代行機器・補助具などの適応を評価し，可能性があればそれを実用的なレベルで使用できるまで訓練する．大別すると，残存機能を補うものと，全く別の手段や方法を用いるものと2種あるが，いずれにしても機能回復に限界があって，障害やハンディキャップが残ることが前提になっている．急性期と違って暫定的なものではなく，長期的，恒常的なものとして検討する．ただしさらに機能回復が見込まれる場合は，機能回復の促

進や，急性期同様，代償・代行手段の暫定的な確保が目的となることがある．

(3) コミュニケーションのQOL確保

機能訓練に集中する時期であり，心理的には，余裕のない時期であるが，こうした時期ほど，安心してコミュニケーションを楽しめることが必要である．言語聴覚士は，コミュニケーションを楽しむ場所や素材を提供し，自分を含め，患者の周囲の人間が，コミュニケーションを楽しめる相手となるよう調整しなければならない．グループ訓練を活用することはもちろん，個人訓練も，訓練の場であると同時に，コミュニケーションの場であることを認識する．病院全体の，特に病棟でのコミュニケーション環境についても気を配る必要がある．

(4) 心理的問題の援助

自分の障害について，客観的な認識が始まる時期であるが，同時に動揺も激しい．障害受容の過程の「否認」「怒り」「抑鬱」「合理化」のあたりを行きつ戻りつしている．また，家族の心理的状態も同様で，しかも患者とのコミュニケーションが困難な状態に対するとまどいもある．患者，家族双方に対して，心理的な問題について説明やアドバイスを繰り返すことが大切である．直面している心理的な問題はもとより，今後の障害受容の過程も視野に入れた取り組みが求められている．

3　維持期のリハビリテーション

維持期では，障害を真に受容して，新たなQOLを確立することが目的である．不可能な目標を設定して，機能回復訓練に執着し，受容を遅らせることがあってはいけない（315頁「障害受容・家族指導・地域リハビリテーション」）．

(1) 心理的問題の援助

積極的に，自分の状態，すなわち機能回復の限界とハンディキャップを受け入れる時期である．そのために，カウンセリングはもちろん，障害者団体の活動への参加，地域の活動への参加を促す．

(2) コミュニケーションのQOL確保

地域へ戻ってからは，コミュニケーション確保が恒常的になされなければならない．コミュニケーションの場は，訓練場面から日常生活場面に，コミュニケーションの相手は，家族や言語聴覚士から一般の人に広げなくてはならない．そのために，コミュニケーションの困難に直面しやすくなるので，失望や閉じこもりのおそれが生じる．地域での生活のなかで，コミュニケーションの場と素材と相手を確保することが，言語聴覚士の重要な役割となり，活動の場は家庭や地域に移ってゆく．

当然，地域社会の側に対する，言語障害者の受け入れに関する働きかけや，コミュニケーションのとり方の具体的なアドバイスを行うことも期待されている．

(3) コミュニケーション手段の確保

回復期で，検討あるいは導入された代償手段や機器を地域参加と自立のために，実用的に使用してゆく．また，地域参加のための特定のニーズに対する対応，例えば，職業復帰のための情報機器の使用訓練などが求められることもある．

(4) 機能回復訓練的アプローチ

この時期で，機能制限がほぼ限界に達しているのに，なお機能回復に執着するのは望ましくない．ここで必要なのは，ハンディキャップゆえに生活が制限されることからくる運

動不足などによる機能低下（広義の廃用症候群）を引き起こさないための維持的な機能訓練である．家族などの意識，話題，素材，方法に関する指導なども含んでいる．

2 臨床の実際

1 臨床の形態

臨床の形態は，臨床の目的や理念を反映する．目的や理念にあった形態をきちんと選択し，設定すべきだが，実行されていないことが多い．忙しさを理由に，訓練用個室から一歩も出ずに臨床を行うようなことは本来は許されない．

(1) 病棟

ベッドサイドで行う訓練にはいくつかの場合がある

①ベッドサイドでしか行えない

座位保持が不可能で移動が困難であるとか，酸素吸入や人工呼吸器が必要であるとか，感染症のために訓練室に出ることを禁じられている場合などである．判断は主治医が行い，言語聴覚士の選択の余地はない．

②生活空間としての病棟で行う意味がある

摂食・嚥下の訓練は，決まった時間に，実際の食事場面で行うことに意味がある．訓練室では，準備できる食物は限られてくる．食事（訓練）時間も不定期になりがちである．食事のリズムが変わるのは食欲低下などをもたらし好ましくない．変更すべきは言語聴覚士の食事時間である．

コミュニケーションについても，病棟が患者にとって，その時点での生活空間であることを尊重して，あえて病棟で臨床を行う場合もある．時には，家族や看護職，医師とのコミュニケーションに介入する．

③コミュニケーションのQOL確保

入院中はコミュニケーションの確保が難しい．努力をしなければ，コミュニケーションの機会は家庭などに比べて著しく減少する（317頁「言語障害者の環境」）．病室の同室者の組み合わせや食堂でのテーブルのメンバー，病棟での会話やレクリエーションの確保，患者同士のコミュニケーションの場の確保など，改善の余地があれば，言語聴覚士が病棟に提言すべきである．そのためには，頻繁に病棟に出入りし，患者さんのコミュニケーション状況を観察したり，看護職と情報交換することが大切である．

訓練室でどれだけコミュニケーションがとれても，病棟でのコミュニケーション（患者と家族とのコミュニケーションも含めて）が同じように成立しなければ意味がない．直接的な臨床を行わない場合でも，看護職からのコミュニケーションについての情報を重視し，また，家族・看護職のコミュニケーションに関する生活上のニーズを最優先すべきである．

(2) 個別訓練

言語訓練のかなりの部分は個別訓練であり，その大部分が言語訓練室での評価，機能訓練，指導，カウンセリング，適応訓練である．維持期での訪問言語治療などでも，患者や家族の個別の訓練やカウンセリングは基本である．

また言語訓練は，音声の理解と表出が基本である．周囲の会話や社会音は，訓練当事者にとっては雑音であり，訓練の支障となることがある．また，訓練当事者が発する音声は，

他の訓練者や一般の人に対して迷惑となることもある．そこで，言語治療・訓練は伝統的に個室で，時には防音された個室で訓練が行われてきた．

　言語障害の患者にとって雑音が不利になるのは確かである．しかしリハビリテーションの目的は，QOL確保であり，生活のなかでのコミュニケーション能力の獲得や改善である．そして生活の場面には，雑音が満ちあふれている．訓練の方向は，コミュニケーションに有利な防音室に閉じこもり，その条件のなかだけでコミュニケーション能力を改善させることではない．日常生活に戻れば，車の中，電車の中，食堂やスーパーなど雑音にあふれた場所でコミュニケーションをとる．歩きながら，複数の人と，外でといったように言語障害者にとって不利な場面でも会話をしなければならない．日常生活のコミュニケーション確保を目指せば当然，言語治療・訓練は個室を出ることを目指すべきである．

　また，言語障害者は，自分の言語機能すなわちコミュニケーション能力が低下した状態を，他人に見られることを嫌がるので個室で行うと説明されることがある．

　確かに言語障害者が，他者から見られることを避けたい気持ちは，リハビリテーションの初期にはありうるかもしれない．だからといって個室からいつまでも出ないのは，障害受容を目指すという方向性からは逆行している（315頁「障害受容」）．

　こう考えると言語聴覚士は，言語障害のリハビリテーションにおいて，その初期にはともかく，長期的には個室から外に出ることを目的にすべきである．廊下を歩いたり車椅子を押しながら話すとか，屋外で話すとか，訓練室外での機能訓練を積極的に取り入れることは，こうした意味に加えて，患者の気晴らし，気分転換になるといった効果も期待できる．

　また，回復期の臨床場面では，機能回復訓練が重要視されるがゆえに，常にそれを行わなければならないというプレッシャーも強い．しかし，個別の訓練場面が，同時にコミュニケーションのQOL確保の場であることも忘れてはいけない．フリートークや患者の種々の訴えをただ聞くことも時には重要なリハビリテーションである．

（3）集団訓練

　集団訓練は，単に言語聴覚士の人的不足を補うために，機能回復訓練の課題を同時に複数で実施するような場合もあるが，むしろ集団の特性を生かしての訓練，個人では不可能な訓練に意味がある．複数とのフリートーク，複数の人を前にしての発表，テーマを決めてのディスカッションなどがある．また，フリートークやゲーム形式の課題では，コミュニケーションを楽しむ場としても機能している．

　さらに，同じような言語障害の方とコミュニケーションを行う安心感で，リラックスして発話できることが機能回復に役立つだけでなく，障害受容や心理的問題を共有できる仲間を見出すこと，あるいは，そうした仲間の経験を参考にすることが，心理的問題解決の援助にもつながっている．（今野昌子，1997）

（4）生活適応訓練

　維持期では，言語聴覚士は，病院の臨床とは違って，日常に近い場面で取り組みができる．家庭や，できれば買い物，レストラン，タクシーの利用，趣味の会への参加など生活のさまざまな場面に介入することが望ましい．

　そこでは，第三者とのコミュニケーション，複数の人とのコミュニケーション場面，初対面の人とのコミュニケーション場面などで，コミュニケーション能力の実用性や適応力を上げることが目標である．

2　訓練時間と頻度

運動障害性構音障害の訓練時間と効果は，原則として比例する（264頁「機能訓練の原理と原則」）．しかし，実際の訓練時間は，訓練対象患者数と担当者数によって決まる．通常，回復期の病院での入院リハビリテーションでは，一人の患者さんに対する一回の訓練時間は，30～45分間，週に3～5回程度である（日本リハビリテーション病院協会．診療報酬等対策委員会，1996）．患者の訓練適応の程度によって，これを前後した回数確保することになる．また多くの場合，訓練時間の不足は，集団訓練や自己訓練で補っている．少数頻回の訓練が特に効果的と考えられる場合は，10～15分間の訓練を1日に数回行うことが望ましい．

回復期で身体機能の障害が軽ければ通院のリハビリテーションになる．その場合は，頻度は通院の負担などを考慮して入院よりやや少なくなるので，その分1回の時間を長めにとることが多い．

急性期では，1回の時間は短くなる．頻度は，疾患の状態と言語聴覚士に対するニーズによって決まる．

維持期では，機能維持的な訓練になるので，頻度は減る．そのほか，心理的問題やQOL確保へのアプローチなどを含めても，週に1回から月に1回のペースになる．患者さんの自立度が増せば回数はさらに減る．

実施時間帯としては，基本的には通常の勤務時間帯に行われる．しかし，摂食・嚥下訓練などは，実際の摂食場面で行うので，朝食，夕食の時間にも立ち会う必要が生じてくる．そのほか，職場復帰した方の外来訓練などを想定して，夜間や休日診療を実施している病院も，少ないがある．

また地域リハビリテーションでは，障害者団体の組織化や活動の援助，また地域の啓発活動なども，言語聴覚士の役割であり，そうした活動は，通常の勤務時間帯からははずれてくる．

3　空間

言語聴覚士が臨床を行う空間としては，「臨床の形態」の項で述べたように，病棟，訓練室，集団訓練室，家庭などがある．訓練室，集団訓練室などは病院の条件によって決定されるが，日本言語聴覚士協会では広さとしては個別の訓練室で，$8 m^2$以上，集団訓練室で$16 m^2$以上が望ましいとしている．ただし，集団訓練室で$16 m^2$では，車椅子使用者では，机なしでも10人も入れない．臨床の実状によるが，占有の部屋である必要はないので，もう少し大きい部屋が望ましい．

さらに，訓練室から外に出ることが重要であることも述べた．診療報酬の問題や事故防止の懸念などから，訓練室外や病院外での訓練には，制約がかかりやすいが，そうした面に配慮しながら実施していく努力が大切である．

地域リハビリテーションにおいても，事故防止には配慮が必要だが，家庭に閉じこもらずに地域の様々な活動場面に展開していくことが重要である．

4　機能訓練における留意点

検査における留意点とも共通する部分が多いが，機能訓練において特に注意すべきこと

を述べる．(日本言語療法士協会，1992)

(1) 介助を適切に

訓練においては，介助を適切に行うことは極めて重要である．例えば，座位保持が困難で，体幹が前屈あるいは後屈する場合，そのまま発声させれば，胸郭の可動性が悪く，呼気圧の不足から声量が弱くなる．しかし，体幹を起こして，支えながら発声させれば，声量が上がるということはよく経験する．

このように，ある訓練課題が介助によって可能となるなら，介助をしながらその課題を実施し，徐々に介助をはずして，自力運動に移行する．介助をはずしても，運動が可能となれば，すなわち機能の回復である．また介助をはずす方向へはいかない場合でも，介助によって明瞭度の改善が認められれば，その介助法を家族に指導する．日常的に定着させればコミュニケーション確保に結びつく．介助をして訓練を行っても改善に結びつかない場合，訓練のレベルを下げることになる．介助を適切に行うということは，患者にきちんと触れることであることはいうまでもない．

(2) 教示（インストラクション）を適切に

教示の適否は，検査の場合と同様訓練の結果や成果を左右する．患者にとって，訓練課題は口頭で説明しただけではわかりにくいものがほとんどである．詳しく丁寧に説明すると同時に，訓練者が見本を見せる．他の運動課題に比較して，反応がよくない場合，運動能力の問題でなく，課題の理解が不十分な場合があるので，改めて見本を呈示したり，言い方を変えてみたりする必要がある．

また運動課題でも，発話課題でも，患者は自分にとって確実にできる範囲やスピードを知っている場合が多く，最もやりやすいやり方や，運動や発話が一番崩れにくい速度で行う傾向がある．しかし，訓練効果が上るのは，安全な範囲で運動を行うことではなく，やや困難な運動課題を苦労して実施する場合である．見本や丁寧な説明で，必要な運動へと誘導することが大切である．

5 臨床の運用

できれば，臨床の内容や時間的な流れは最初に患者に呈示し，その進行具合を患者と言語聴覚士相互でチェックできることが望ましい．そのための運用システムにクリティカルパスがある．パスの効果としては，臨床的なサービスを一定水準に保ち，かつ迅速にサービスを提供することや，他職種との連携を緊密かつ効率的にすること，臨床上の様々な問題が生じたときに，速やかに対応できることなどがある．

筆者らの作成したクリティカルパスの試案を呈示する (**表5-1**)．このパスは，言語療法部門内で用いることを想定している．病院あるいはリハビリテーション部門全体で用いる場合，介入項目と時間軸は異なる．また施設の役割や性質によっても少しずつ異なったものになる．必ずしもクリティカルパスを作成する必要はないが，均一で，漏れがなく，できるだけ速やかなサービスが提供できるよう努力することは非常に重要である．

3 運動障害性構音障害のリハビリテーションにおける留意点

運動障害性構音障害のリハビリテーションを実施する際の留意点を述べる．検査および機能訓練に固有の留意点については，すでに述べた．

	介入項目	第1週	第2週	第3週	第4週	第5週	第6週	第7週	第8週	第9週	第10週	第11週	第12週
1	情報収集												
	1）本人・家族面接	＊											
	2）主治医・病棟・他科	＊											
2	評価												
	1）問診												
	2）失語症検査												
	3）高次脳機能障害												
	4）構音検査												
	5）嚥下検査												
	6）心理的問題の検査												
3	インフォームド・コンセント		＊										
4	家族面接・アドバイス												
	1）個別面接		＊						＊				＊
	2）家族会			＊					＊			＊	
5	ケースカンファレンス		＊										
6	データ入力		＊										
7	リハビリテーション												
	1）コミュニケーション手段の確保												
	2）心理的問題の援助												
	3）機能回復訓練												
	4）コミュニケーションQOLの確保												
8	主治医・病棟・他科との調整		＊										
9	サマリー		＊										＊
10	ST内ケースカンファレンス		＊										

継続的に行うもの　実施した部分に実線を引く．
断続的に，あるいは1回限りのものは，実施した部分に，＊をつける．

表5-1　クリティカルパスの例

1　医学的リスク管理

心疾患などがある場合には，かけられる負荷に制限があるので，医師からの情報を十分に把握し，1回の検査や訓練の長さを調整する．また，疾患などによって，何らかの痛みを感じている場合には，実施できない課題もある．

脳血管障害患者は，再発作や痙攣発作の可能性があり，緊急時の連絡や対応方法を明確にしておく．

運動の訓練であるかぎり訓練による疲労を伴う．しかしいったん過度になると，重要なリスクファクターとなることに留意する．言語訓練自体はそうでなくとも，生活全体としてみると，過負荷となることがあるので，体調，病棟での介助量の変更，PT・OTの訓練内容なども考慮に入れながら，常に，疲労の様子などに気を配っておくことが大切である．

2　感染予防

患者の身体や唾液などに直接触れることが多いので，感染症に十分注意する．また，言語聴覚士や検査・訓練用具を媒体にして，他の患者に感染するおそれの大きいMRSAのような場合も想定する．定期的健康診断，予防ワクチンも含めて，院内で定められた感染症対策に沿って行う．

感染症のある患者の使用用具は専用とし，他の患者には使用しない．使用後は薬剤滅菌やガス滅菌などを施す．

言語聴覚士は，検査・訓練前後には必ず手洗いを励行し，最低限の消毒薬は訓練室に準備する．患者の口腔内や皮膚に直接触れる舌圧子，ガーゼなどは，使い捨てとする．また手袋やマスク，眼鏡なども必要により装用するが過度になると患者の心象を悪くする．食べかすなどが菌の培養物となるので訓練室での飲食は，摂食・嚥下訓練目的以外は慎む．

3　事故防止

車椅子からベッドや椅子・トイレへ，および，その逆の移乗時，あるいは歩行時の転倒事故などの防止に配慮する．基本的な介助動作には習熟しておくべきだが，介助に自信のない場合や，特別な状況では，手を下さず病棟に依頼する．

また，カニューレやチューブを挿入していたり，点滴針を刺したまま，あるいは人工呼吸器装用で訓練を行う場合もある．これらの取扱についても十分気をつける．

また高齢で，残存している歯の状態が悪い場合，顎の筋力の測定などで不用意に圧力をかけてはいけない．

4　合併症

運動障害性構音障害に合併する問題は，他の言語障害，身体障害だけではない．感情失禁，注意の障害，保続，性格変化により起こる問題，病識欠如，知覚障害，視覚障害（視野障害・複視・眼振），見当識障害，易疲労性，失認，失行，痴呆・全般的精神機能の低下，意識障害，精神障害，排泄障害などがある．

それぞれに必要な配慮や対策を講じながらリハビリテーションを行ってゆく．本書においてこうした問題の内容や対策に触れる余裕はないが，それぞれについて主治医や他の専

門職とも情報交換し，適切な対応をしていかなければならない．

5 口腔内の衛生について

運動障害性構音障害の患者は唾液が粘稠で流涎も多く，唾液による口腔内の自浄作用が悪いことが多い．また口腔内，特に患側での食物残渣貯留，口腔内知覚低下，開口状態による口腔内乾燥，うがいや歯みがき困難が重なることが多く，口腔内の衛生が保たれにくい．

そのため齲蝕をはじめ口腔内軟組織の感染を引き起こしやすく，また流涎のにおい，口臭などは，周囲の人々にも不快な印象を与えやすく心理的な問題を引き起こす要因となる．食物残渣は菌の繁殖源となり，誤嚥した場合に肺炎になりやすい．

言語聴覚士は，看護職，家族などとも協力して，患者の口腔ケアにも気を配る必要がある．

また歯自体は，構音運動を行わないが，歯の欠損などの異常や義歯の不適合は発話に影響する．歯の状態あるいは義歯の適合状態を観察し，必要であれば歯科受診を勧める．

6 痛みや疲労への配慮

運動障害性構音障害の検査や訓練では，痛みや疲れを感じることもありうる．しかし，その検査が通常もたらす範囲内の痛みや疲労の場合，検査を途中で中止するわけにはいかない．また訓練では，疲労が伴わない程度の訓練ではむしろ効果が出ないし，時に痛みをおして行わざるをえない場合もある．

検査や訓練を行う前に，その目的・必要性，伴う痛みや疲労について患者が納得のいくように説明し，一方で，最低限の負荷ですむような配慮が必要である．

7 心理面への配慮

患者にとっては，リハビリテーションという世界は馴染みのある状況ではない．ましてや言語の検査や訓練に対してはほとんど知識がなく，不安をもって臨んでいる．また，初対面の相手から顔や身体を触れられたりすることへの緊張感や抵抗感も抱いている．

丁寧な説明や誠実な態度をもって，十分な信頼関係を築けるよう努力し，同時に，可能なかぎりリラックスした状態でリハビリテーションに臨んでもらうよう環境だけでなく，態度にも配慮しなければならない．

8 接遇

医療スタッフとしての倫理や心得の遵守，そして対応はいうまでもないが，1対1の個人的人格としての対応にも配慮が必要である．患者は，自分の機能訓練を担当してくれる医療技術者として尊重してくれるが，人間としては対等であり，年長者であれば，敬意をもって接する．言語聴覚士であるというだけで，患者より高みに立っての応対は見苦しい．

9 患者との距離

運動障害性構音障害の検査や訓練では，直接患者の構音器官や頭部，また身体に触れなければならない．時に介助が必要で，その際かなりの力を要することがある．また，構音器官の動きを視覚的に観察することも重要である．そういう意味で言語聴覚士と患者との

距離は重要である．言語聴覚士は，患者にほとんど動かずに手を触れられるように，膝をつき合わせて正面に向かい合うか，机のコーナーに90°の位置で座り，膝が触れる程度の距離に位置取りするのが適切である．

机をはさんで検査や訓練を行うと患者にきちんと触れられない．触れるときにいちいち机を迂回するのは，時間の無駄であるだけでなく，患者に不快感を与える．また心理的にも，机をはさんだ位置取りが，患者にプレッシャーを与えている場合がある．

10 服装

介助を考えると，服装は機能的であることを要求される．異常運動を抑制したり，姿勢の崩れを立て直したり，移乗動作を介助したりするとき，しっかり足を踏ん張らなければならないこともある．清潔であることと，患者さんに不安感や不信感を与えないことも大切である．そうしたことが配慮されていれば，白衣などの制服でなくてもよい．ただし，施設の規定があればそれに従う．

4 進行性疾患・変性疾患のリハビリテーション

前項までに述べたリハビリテーションの流れは，主に脳血管障害の後遺症による運動障害性構音障害のリハビリテーションを想定している．しかし，運動障害性構音障害を呈する疾患には，他に進行性疾患・変性疾患もあり，そのリハビリテーションには脳血管障害のリハビリテーションとは異なる特徴的な部分がある．

最も大きな点は，時間的な流れ，すなわち疾患の変化の仕方である．脳血管障害は，急性期では，生命の危険が高く，医学的管理が必要であるが，その後疾患自体は安定する．

一方，一部症状が一定の状態で停止したり，治癒したりするものもあるが，多くの変性疾患は，時間が速いか遅いかの差はあっても，疾病は進行するか，改善と悪化を繰り返す．疾病の進行の最後は不幸な帰結（死）で完結することも少なくない．その場合，疾病の末期は，生命の危険に直面しており，介護よりも医学的な管理の必要性が高くなるという意味では，急性期的な様相を呈している．

疾患の時間的な変化の様子が違うということはリハビリテーションの様相も異なるということである．脳血管障害の場合は，後遺症としての機能障害が残るが，それは，比較的安定しており，しかもある程度改善が期待できる．一方，変性疾患では，機能障害も疾患と並行して悪化するか，改善と悪化を繰り返す．それは，そのままADLの低下に結びついてくる．

そのため，行うべきリハビリテーションの枠組みは，脳血管障害と変わらないが，その具体的な内容は異なってくる．

1 進行性疾患・変性疾患の言語臨床

機能訓練は，進行する機能の低下に対して，残存機能を精一杯使用しての機能維持あるいは一時的にもせよ部分的な機能の改善を図ることから始まり，最終的には機能訓練の限界を見極めて，音声によるコミュニケーションを放棄することで終了する．

並行して，コミュニケーションの代償手段を導入し，コミュニケーション確保を早期から図る．また発声発語器官だけでなく通常，身体機能の低下を伴うので，最終的には，限

られた残存能力を活かしての，コミュニケーション代行手段の選択，適用に移行していく．同時に，コミュニケーション困難による介護の軽減にも可能なかぎり対応する．

　また日常的なコミュニケーションのQOL確保や心理的問題，障害受容の問題への対応も言語聴覚士の役割であるが，より深刻になることが多い．なぜなら，こうした疾患の患者にとって，受容は現状を受け入れるのではなく，死を含めた，現状よりも悪い未来を受け入れることになることが多いからである．進行性疾患・変性疾患のリハビリテーションでは，実際に障害の受容，死の受容，ターミナルケア，告知などの問題が課題として提示されている．言語聴覚士もその場面に向かい合うことが今後ますます要求されてくる．

2　臨床の形態・時間・空間

　臨床の場面としては，病院，施設，在宅などいろいろであるが，入退院を繰り返すなど頻繁に変化する場合もある．また，疾患が進行すると医療的なケアの必要性が高くなり，医療施設へ移ることが多い．

　臨床の内容からも推測できるように個別の機能訓練は，全体的な割合としては少なく，個別の対応では，機能低下が進行していくにつれての代償手段の適用などが重要になってゆく．

　QOL確保や心理的な問題についても言語聴覚士の個別の対応だけでなく，同じ疾患をもつ患者さん同士の交流や情報交換の場を利用したり，ボランティアの参加を要請したり，様々な場や形態で実施することが望ましい．

3　留意点

　前項で述べた留意点は，基本的にすべてあてはまる．進行性疾患・変性疾患の特徴を十分理解したうえで，臨床にあたることが重要である．

第5章 治療とリハビリテーション

2 薬物療法と手術的治療

　本書の主な読者と考えられる言語聴覚士は，自分で薬剤を処方したりあるいは手術に参加したりする立場にはないが，自分が担当する症例がどのような医学的治療を受けているかについて十分情報を集め，さらにその内容について理解している必要がある．その意味で運動障害性構音障害症例に対する薬物療法および手術的治療の現状を知ることは有意義と考えられる．ここでは運動障害性構音障害の原因疾患ごとに，その治療にあたっての医学的側面を概観してみたい．

　具体的な記述に先立って理解すべきことの1つは，運動障害性構音障害を引き起こすような疾患の多くは中枢神経系の病変に基づくものであり，一般に有効な治療法に乏しいということである．特に薬物療法についてはいくつかの例外を除きいわゆる対症的な（すなわち症状を軽減させることを目指した）ものが少なくない点を認識する必要がある．また，薬剤の種類によっては服薬に際して副作用を示すこともありうる点に注意しなくてはならない．

　一方，手術的治療については，そもそも運動障害性構音障害に対する適応が極めて限られており，特殊な状態に対して考慮されることがあるにすぎない．むしろ手術的治療は，運動障害性構音障害に併発する嚥下障害の対策として意味をもつことが多いといえよう．

　これらの点をあらかじめ指摘して，次に各病態について記述を続けたい．

I 薬物療法

1 痙性麻痺性障害に対する薬物療法

　痙性麻痺性障害は前述のとおり中枢神経系の循環障害，特に出血や梗塞に基づくことが多い．その病型としては急性のものと慢性のものがあり，また障害部位も限局的な場合と，いわゆるラクナ梗塞のように広く散在性の病変を認める例もある．後者のような場合には，発話に関する症状ばかりでなく，全般的な精神活動の低下を伴うことも少なくない．従って痙性麻痺性障害に対する薬物療法も一様なものではないが，一般的にいえば原因となる循環障害の改善を目指すものが多い．

　まず急性の脳血管障害に際しては多くの症例で高血圧の既往があるので，血圧をモニターしながら適切な降圧薬の使用が行われ，また同時に，全身的な水分バランスや血液中の電解質の状況をチェックしながら脳浮腫を軽減あるいは予防する薬剤が投与される．血栓が疑われる症例では，血栓溶解薬も使用される．急性期においては発話に関する症状も不定であり，これに対する薬物療法を考慮するという段階ではない．

　安定期あるいは慢性期においては，血圧のコントロールを主体とした薬剤，また梗塞に

関しては抗凝血薬や抗血小板薬（例えばアスピリン）などの投与が考慮されうる．さらにこれらの症例では不安，抑うつなどの精神症状も伴いがちで，向精神薬（主としていわゆるマイナートランキライザー）の投与もかなり高頻度に行われる．この場合，その副作用として意欲や自発性の低下をみることもありうる．このような自発性の低下や先にも述べた全般的な精神活動性の低下は散在性の梗塞などに伴うことが少なくないもので，こうした症例には脳循環改善薬を含むいわゆる脳代謝機能改善薬が投与されることがある．

これらの症例の多くはリハビリテーションが長期にわたることもあるので，言語聴覚士としては，担当する症例の全身状態，精神状態を十分把握するように努めるとともに，主治医から薬物療法の内容について説明を受け，特に副作用の可能性についても知識を得ておくことが望ましい．

2　弛緩性麻痺性障害に対する薬物療法

一般に弛緩性麻痺性障害に対する薬物治療は確実なものが少ない．脳幹レベルの血管性障害によることが画像診断などで明らかにされた例などでは，上述したような脳血管障害全般に対する処置に準じて投薬が行われる．

いわゆる純粋な球麻痺のような延髄レベルの進行性の変性疾患が疑われる例では有効な治療はない．

末梢神経障害に基づく運動障害に起因する運動障害性構音障害では，神経麻痺に対してビタミン薬（ビタミンBの系列を主とする）や，神経代謝機能賦活薬（ATP製剤など）が投与されることがあるが，効果のほどは疑問である．なお急性期の神経炎が疑われる例に対してはステロイド薬が有効な場合がある．

特殊な病型として重症筋無力症については，抗コリンエステレース薬が有効である．また，本症が自己免疫疾患であるところから，ステロイド薬も有効であることが知られている．

3　運動失調性障害に対する薬物療法

最近の薬剤として承認されているものにTRH-T（thyrotropin releasing hormoneの酒石酸塩）（ヒルトニン®）があるが，全例に有効というわけではない．

4　運動減少型障害（特にParkinson病）に対する薬物療法

一般に抗Parkinson薬といわれ，いくつかに分類される．

（1）ドパミン補充薬（L-ドーパ：L-DOPA）

不足しているドパミンの補充を目的としたドパミン前駆物質である．ドパミンそのものを用いないのは，ドパミンが血液脳関門を通過できないからである．悪心，嘔吐などの副作用がありうる．

（2）ドパミンアゴニスト

脳内のドパミン受容体に結合してドパミン様効果を示す．

（3）ドパミン放出促進薬（アマンタジン）

ドパミンニューロン終末からのドパミン放出を促進する．

（4）抗コリン薬（アーテンなど）

線条体におけるドパミン減少のため相対的にアセチルコリン作用が高まるので，これを

抑制する．

（5）その他

ドパミン分解抑制薬なども用いられる．

5 運動過多型障害（特に舞踏病〈chorea〉）に対する薬物療法

舞踏様運動に対する対症療法として向精神薬のうちいわゆるメジャートランキライザーが用いられることが多い．

6 混合型障害に対する薬物療法

（1）筋萎縮性側索硬化症

筋萎縮性側索硬化症に対して有効な治療薬はなかったが，グルタミン酸による神経毒性を抑制する目的で経口薬 riluzole が開発され 1999 年に認可された．治験では死亡率の低下は認められたものの機能的障害の進行抑制はみられていない．またいくつかの神経栄養因子の投与も検討されている．

そのほか，運動神経再生促進を目指す一般的治療としてビタミン剤が投与されたり，痙縮が強い例に対症的に筋弛緩薬（ミオナール® など）が用いられることもある．

（2）多発性硬化症

ステロイド薬や免疫抑制薬が用いられることが多い．症状が多彩であるので種々の対症療法的薬剤も用いられるが詳述を避ける．

（3）Wilson 病

銅代謝を改善する目的で銅キレート薬（ペニシラミン）の投与が行われる．

以上に述べたように，各種の病態，あるいはその病期に応じて種々の薬物が用いられるが，その薬効には個人差があり，また副作用の出現にも個人差がある．主治医と緊密な連絡をとり，患者の病状を把握しながらリハビリテーションを進めていくことが望ましい．

2 手術的治療

運動障害性構音障害に対しては対症的処置として手術が計画されることがある．その例をいくつかあげておく．

1 軟口蓋運動不全に対する手術

痙性麻痺性障害などで非進行性の病態による軟口蓋運動不全がある例では，開鼻声の改善あるいは後述するような嚥下機能の改善を目指して咽頭弁手術を行うことがある．この手術は咽頭後壁に上方に茎をもつ粘膜弁を作成し，その遊離縁を軟口蓋鼻側面（口蓋垂の裏側）に縫着するものである．鼻呼吸は弁の両脇から行われる．

2 声門閉鎖不全に対する手術

片側性の喉頭麻痺があって発声時の声門閉鎖不全がある例では発声障害や誤嚥を来たすことがある．このような例に対しては，麻痺側の声帯を手術的に内転固定して声門閉鎖を図る手術（声帯内転術）や，麻痺側声帯内に筋膜や脂肪を挿入（あるいは注入）して声門閉鎖を助長しようとする手術などが行われることがある．従来は声帯内シリコン注入など

も行われていたが，製造物責任法（いわゆるPL法）の施行以来これらの人工物の使用が困難となり，現在では上述のような自家組織の使用が一般化しつつある．

3 気管切開術

　気管切開術の基本的な適応は気道の確保である．運動障害性構音障害の臨床においては脳血管障害の急性期に気道確保が必要と考えられて施行される場合があり，またその慢性期や筋萎縮性側索硬化症の末期などに誤嚥に伴う窒息のおそれがある例などで施行されることがある．この場合には喉頭および喉頭より上部の気道内分泌物の処理障害がある例や，下気道内の分泌物の喀出が困難で経気管孔的に吸引を行う必要がある例が含まれる．これらの症例では，カフ付き気管カニューレを使用して上部からの漏れを防止するのが通例である．

　このほか，Parkinson病あるいはShy-Drager症候群をはじめとする多系統萎縮症の症例などで声門開大が不十分で呼吸困難がある場合にも適応とされうる．さらに高位頸髄損傷など呼吸筋麻痺がある症例では気管切開を行って人工呼吸器を長期にわたって装着することがある．

　気管切開後は通常発声が不可能になるが，喉頭機能が保たれている例では気管孔を必要に応じて手指などで閉じることによって発声をさせることができるため，リハビリテーションに際してこのような手法を練習させることがある．こうした例では気管カニューレの外窓に弁を付けたスピーチ・カニューレを用いることが可能である．

　また上述のように人工呼吸器を装着している例においても，気管カニューレと，呼吸器に接続されたチューブの中間に特殊な弁（スピーキング・バルブ：代表的なものとしてはPassy-Muir speaking valve® がある）を挿入すると呼気を用いて声を出すことができる（三浦，1995）．このような症例では言語聴覚士の発声指導が望ましい．

　気管切開孔は，術後に喉頭より上方の気道が十分に確保された状態が得られればその時点で閉鎖することが可能で正常の呼吸に戻すことができる．

4 嚥下障害・誤嚥に対する手術的治療

　運動障害性構音障害を起こすような原疾患に伴って嚥下障害を来たし，あるいは誤嚥を認めるような症例では嚥下訓練を施行することが多いが根本的な治療として手術的処置を考慮する場合がある．気管切開術も誤嚥の1つの対策として施行されることがあることは前述したが，ここではその他の方式について簡単に述べる．

　運動障害性構音障害に伴う嚥下障害は食塊の送り込み（搬送）機構の障害として理解される．このための手術的治療は便宜的に次の3種に分けることができよう．

(1) 残存嚥下機能を活用することを前提とする手術

　これには，嚥下時の喉頭挙上が不十分であるために喉頭挙上期に誤嚥を起こすような例に施行される喉頭挙上術（具体的には喉頭を吊り上げるようにして舌骨や下顎に固定する．この場合同時に舌骨より下方の前頸筋を切断することもある），および嚥下反射に際して輪状咽頭筋の弛緩が不十分なために食道入口部が十分に開かず，喉頭下降期にたまっていた食塊が誤嚥される下降期型誤嚥に対して施行される輪状咽頭筋切断術（Guilyら，1994）などが代表的なものである．延髄梗塞に伴うWallenberg症候群などで適応となることがある．

（2）誤嚥の防止を直接の目的とする手術

これは喉頭機能が廃絶に近い症例に適応となるもので，声門閉鎖術（左右の声帯を縫合して完全に声門を閉じる方式），喉頭気管分離術（喉頭下で気管を切断しその断端を閉鎖するか，あるいは食道に縫着する方式），さらには喉頭全摘術（村上，1990）などが考慮される．喉頭全摘術は筋萎縮性側索硬化症例に施行されることがある．これらの手術では喉頭における発声機能は失われる．なお，単純な永久気管孔設置もこのカテゴリーに入るといえるが，吸引を容易にするメリットはあるにしても喉頭が残っていれば誤嚥の可能性を否定できない．

（3）経口摂取を断念する手術

胃瘻造設術がその代表である．

以上のような手術的治療は，緊急気管切開術を除いては症状が固定した症例に対して行われるのが通例であり，主治医を中心に耳鼻咽喉科医がその適応と効果について十分に患者本人や家族に説明してから実施することが必要と考えられる．

第5章 治療とリハビリテーション

❸ 運動障害性構音障害に対する代償的手段

I 代償的手段とAACの定義

　言語障害のリハビリテーションの第一歩は，障害されたコミュニケーションの過程をなんらかの方法で補償することから始まる．ここで代償手段とAACについての筆者の考え方を明確にしておく．AACは，augmentative and alternative communication の略であり，augmentative は補助的あるいは拡大的，alternative は代替的と訳されることが多い．狭義には，augmentative が残存能力を補う形のもの，alternative が喪失状態を代行するものを指している．

　安藤忠（1998）は，AACをさらに広げて「人と人の相互理解と交流の深化のために用いられる，言語以外の意図的なすべての生理的手段と，その補完のために用いられる，主として心理的・福祉工学的な援助技法の総称」としている．

　本項では，代償手段を「障害によって支障を生じた言語処理過程に対して，何らかの方法を用いて，その過程を補償し，コミュニケーションを確保すること」の意味で用いることにする．何らかの方法とは，他の処理過程を利用する，代行機器を使用する，残存能力を補完するために装具を用いるなどのほかに，音声言語や文字言語とは異なる記号体系の使用も含んでいる．そしてそれはリハビリテーションの目的である，機能回復および障害者の自立や，社会参加，QOLの確保に役立つものでなければならない．

　前述の狭義のAACではなく，広義のAACの概念に近いものである．ただし本書では，AACという語ではなく，代償手段という語を用いることにする．

　この章では，運動障害性構音障害のリハビリテーションにおける代償手段について，
1）代行機器や手段の言語処理過程での位置づけ
2）適応評価
3）既存の機器や方法
4）機器類の使用と訓練

という視点でまとめることにした．（テクノエイド協会，1993）

　なお，運動障害性構音障害の代償的手段というと，まず発話の代償が考えられるが，運動障害性構音障害に合併しうる障害として，認知や理解に支障をきたすものがある．これらを補償することは，コミュニケーションを確保するうえで重要であることはいうまでもない．ここでは，代償手段をコミュニケーション確保の一環として位置付け，発話の代償以外にも拡大して論じることにする．

　さてリハビリテーションにおいて，適応の有無，手段の選択，そのための評価方法や実用のための訓練について正確に知るためには，まず運動障害性構音障害とそれぞれの手段

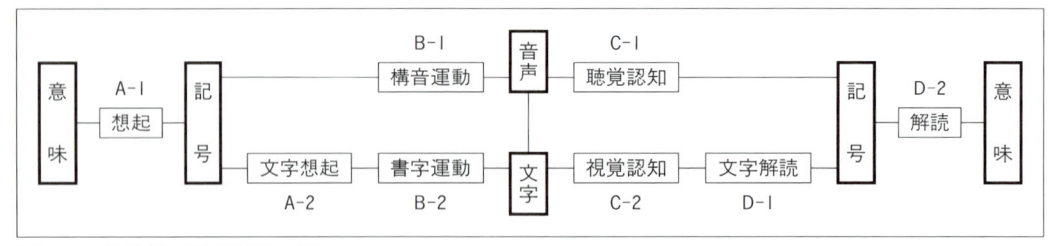

図5-2 健常者の言語行動モデル

の機能や特徴との関連性を明確にしなければならない．

1 健常者の言語処理過程モデル

代償手段を考えるために，図5-2に示した健常者の言語行動モデルを用いる．このモデルでは，健常者の言語処理過程を，
1) 記号（音声）想起（A-1）
2) 文字想起（A-2）
3) 構音運動（B-1）
4) 書字運動（B-2）
5) 聴覚認知（C-1）
6) 視覚認知（C-2）
7) 能記の解読（D-2）
8) 文字解読（D-1）
の過程に分類した．

2 代償手段の適応

このモデルによって運動障害性構音障害に対する代償手段の適応を考えるとき，2つの側面から考えなければならない．

（1）障害者の側の評価

障害者の評価は2段階でなされる．第一段階は，どの過程の障害か，第二段階は，残存機能がどの程度かの評価である．

はじめに，障害された過程を同定する．運動障害性構音障害の本態は，B-1の過程の障害である．しかし，他の過程の障害が合併していないかを正確に把握する必要がある．臨床上代償手段を必要とするのは，障害が重複する場合が多いからである．

次節でいくつかの障害モデルについて検討するが，そこでは障害されていない過程は健常モデルそのまま実線で表現し，障害された部分は点線に変換した．

次の段階は，ある障害された過程の，直前の事象と直後の事象を何らかの代償手段でつなぐことである．その際，いくつかの可能性のなかから適切なものを選択するために，残存機能の評価が必要となる．

（2）代償手段の側の評価

一方，代償手段の側についても，どの過程の障害にどのように機能するかを把握していなければならない．

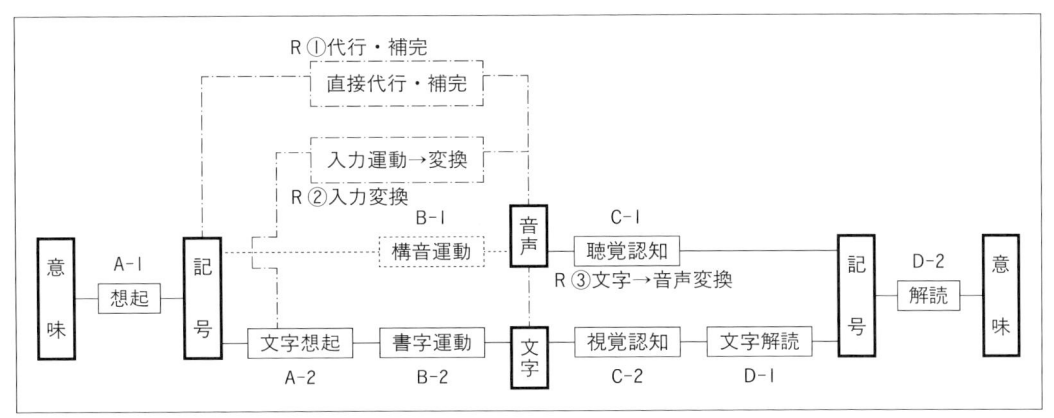

図5-3 運動障害性構音障害単独モデル

① 残存する処理過程の使用

障害されていない言語処理過程を用いること，例えば，B-1の障害において，B-2の処理過程を用いるのも代償手段である．運動障害性構音障害における，筆談が代表例である．

② 代行ルートの設定

代行機器や手段を用いて新たに言語処理のルートを設定するのは，代償手段の重要な方策である．これを次節のモデルでは，一点鎖線で示し，「R①」という番号をつけた（図5-3）．

また図5-5においては，新たなルートを設定するために，本来の音声，文字以外の事象が現れることがあるが，これを二重線で囲んだ．この二重線には重要な意味がある．ある過程が障害されても，健常モデルで太線によって示されている音声か文字を利用できるなら，一般健常者とのコミュニケーションが容易である．しかし二重線で示した事象（記号体系）は，コミュニケーション確保のために設定された特殊な記号体系であり，社会通用性が低いことが多いので，その記号体系を理解している，限られた人としかコミュニケーションができない可能性が高くなる．

なお，一点鎖線で示した代償ルートで，その過程の本来の処理過程や能力を全く使わない場合を「代行」，処理過程の一部や残存する能力を補う形で代償する場合を「補完」と呼んで使い分けることにした．

その手段が代行か補完か，さらに補完の場合，どれだけの残存能力を要求するかは，それを選択するにあたって非常に重要な要因であり，当然，障害者側の残存能力の適切な評価を要求する．

3 代償モデル

臨床的には，運動障害性構音障害の代償モデルとして，運動障害性構音障害単独，失語症を合併するもの，上肢機能障害を合併するもの，認知障害を合併するもの，3つ以上の経路の障害を合併するものなどが考えられる．

（1）運動障害性構音障害単独モデル

①代償モデル

運動障害性構音障害の本態は，構音運動過程（B-1）単独の障害である（図5-3）．ほとんどの場合，上下肢の運動障害を伴うが，通常，左片麻痺であって書字に問題がない．た

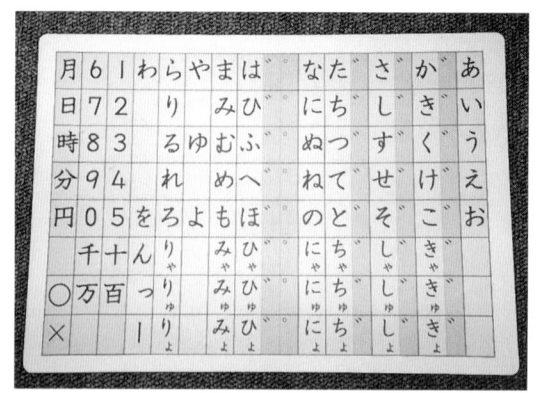

図5-4　コミュニケーションボード（50音）

だしワープロなどの両手で入力する機器の使用には制限が生じるので，その場合は上肢障害を合併するモデルが適応になる．

なおここでは，気管切開の音声確保など音声の障害も含んで検討する．

①装具類

運動障害性構音障害に対して使用される装具類には，以下のようなものがある．基本的に残存機能を補完するものである（図5-3，R-①）．

　ａ．軟口蓋挙上装置

軟口蓋麻痺による鼻咽腔閉鎖不全に適応する（255頁参照）．

　ｂ．チンキャップ

下顎の挙上不全や，発話運動時の不随意的な開大に適応する（257頁参照）．

　ｃ．顎咬合補助具

この補助具を嚙みながら発話すると，痙性の麻痺で頻発する発話運動に伴う下顎の開大が抑制されることがある（269頁「タイプ別訓練」）．特に形態は問わない．訓練で効果があって，日常に般化する場合，パイプなど見た目が不自然でないものを使用する．訓練場面では衛生面など管理上の問題を考慮しながら，舌圧子や割り箸などを使用し，使い捨てにする．

　エ．その他

②筆談・文字を用いたコミュニケーションボードなど

コミュニケーションボードでも，50音表のように仮名文字を記載してあったり（図5-4），必要な単語を，仮名あるいは漢字で記載したものなどがある．発信者は指でさして，受信者は，さされたものを読みとって使用するタイプのものである．絵などを用いたものは，失語症合併モデルで述べる．

これらの障害されていない文字の経路の使用（図5-3，A-2，B-2）は，使用法を新たに学習したり機器を準備したりする必要がないし，仮にあっても非常に簡単なので頻繁に利用されている．すでに述べたように，これは既存の言語処理過程の使用に分類される．

③音声出力機器

文字キーを押すと対応する音声を出力させる機器で，発話機能を代行するものである（図5-3-R②）．筆談やコミュニケーションボードをさす方法に比べ，機器の操作がやや煩雑で携帯性にも劣るが，音声で確認できるので誤りが確認しやすく，複数の受信者にも

対応できる．場面などで使い分ける必要がある．

上肢機能に障害がある場合は入力装置の工夫で威力を発揮する．詳細は後述する．

④拡声器

自力発声での声量の不足，食道発声や人工喉頭による声量不足には，エスコアール製「グッドニュース®」といった小型拡声器が使用されることがある（図5-3-R①）．

⑤発声代償

喉頭摘出者の音声喪失を代行する人工喉頭は，気管切開者にも適応できる（図2-R①）．そのほか，気管切開に対しては，スピーキングバルブやスピーキングカニューレなどがある（図5-3-R①）．気管切開の音声確保は，本節の後半で詳しく述べる．

②適応と評価

装具類，拡声器，発声代償は，対象となる構音器官の評価によって適応を決定する．

筆談，コミュニケーションボード類，音声出力装置は，構音検査によって，発話の明瞭度を評価し適応を判断する．おおむね発話明瞭度1～2では，これらの代償手段の適応は低い．3以上では，代償手段を併用するか，これを主たるコミュニケーション手段とすることを検討すべきである．当然，重度であるほど主なコミュニケーション手段となる可能性が高い．

しかし運動障害性構音障害の発話が聞き手に理解される程度は，一見同じ程度でも，実は内容的に個人差がある．というのは発話明瞭度は，おおよそ一般の人が聞いたときに，その人の発話がどれくらい理解できるかという尺度であるが，発話のなかには，一定の癖や誤りの方向性，唇の動きなどの視覚的な情報など，理解に役立つ手がかりが存在するからである．同じ発話明瞭度でもこうした手がかりが多い人と少ない人がある．手がかりが多い人の場合，家族や言語聴覚士など，頻繁に接して手がかりをとらえた人にとっては，実用的な発話明瞭度は，容易に1，2ランクは上昇する．この場合，当然聞き手の能力やコミュニケーション態度・コミュニケーション意欲によっても成績は変化する．聞き取りの下手な家族や言語聴覚士―そうあってほしくはないが―は，確かに存在する．したがって，主たるコミュニケーション相手との（にとっての）発話明瞭度も評価しておく．

また電話による会話など，場面によっても発話明瞭度が変化することは，臨床ではよく経験する．さらに，初対面や緊張を強いられる場面では発話明瞭度が下がる（時に上がることもあるが）ことが多い．ただしこれも個人差がある．いずれにしても場面による発話明瞭度の変化と，その人が現在および今後どのようなコミュニケーション環境で生活するかについても評価の対象とする．

こうした評価の結果に基づいて代償手段の導入を決定するが，相手や場面によって代償手段を使い分けることも，適応訓練の一環として行う必要がある．

(2) 失語症合併モデル

ここでは，運動障害性構音障害と失語症が合併する場合に配慮する点について述べる（失語症のためのコミュニケーション代償手段については触れない）．

①代償モデル

失語症が合併する場合，問題になるのは，図5-5に示したように，B-1以外に，A-1，A-2，D-1，D-2の処理過程が障害されていることである．

運動障害性構音障害単独モデルで使用可能な代償手段のうち，コミュニケーションボード類，音声出力装置，筆談など文字の処理を要求するものについては，軽度失語症を除い

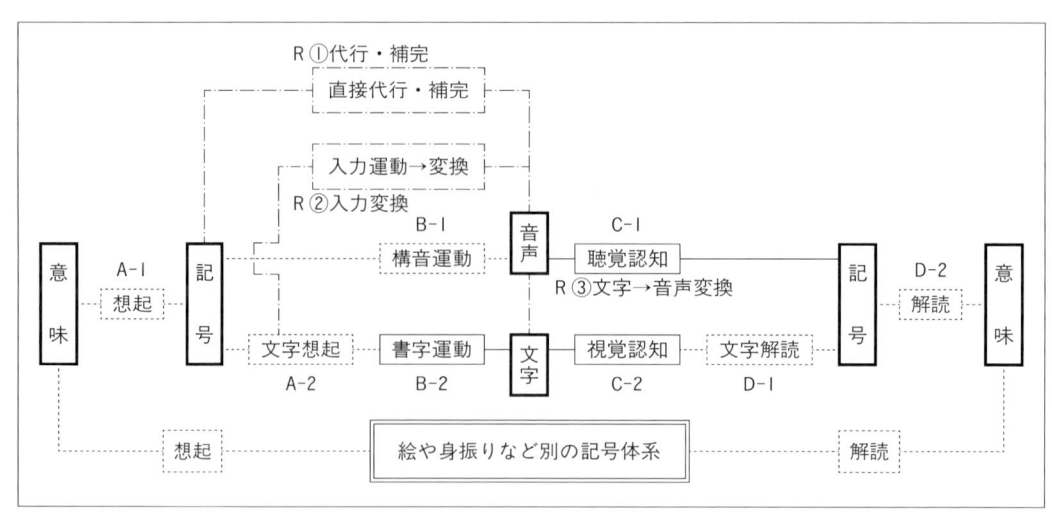

図 5-5　失語症合併モデル

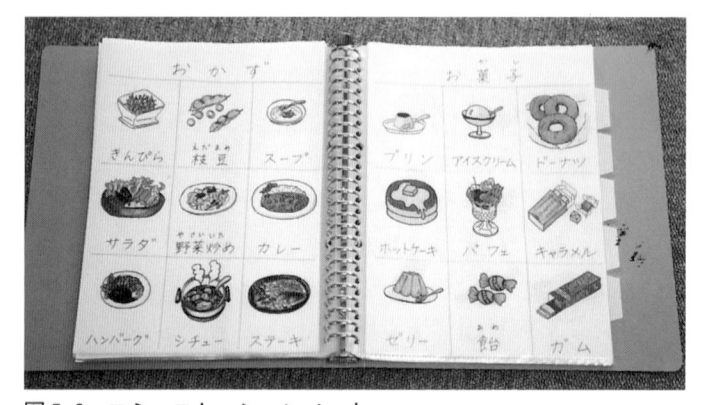

図 5-6　コミュニケーションノート

て，使用が困難か，あるいは慎重に使用する必要がある．

　この場合有効なのは，A-1，A-2，D-1，D-2 の言語処理過程を必要としない，絵などの記号を用いたコミュニケーションノート類である（図 5-6）．その他，身振りや，実物の提示，実物の指差しなども代償的な手段であるが，伝達できる情報量や正確さは音声言語に比べると低くなる．現実的には，音声，文字，その他を併用して，総合的にコミュニケーションをとることが重要である．

②適応と評価

　原則的には失語症に対する対応が優先されるが，そのことは構音障害に対する対策を遅らせてよいという意味ではない．確かに，記号が想起されていないのに，無理に音声を実現しようとすることは，患者の負担になることが多い．しかし，例えば 2 度目の脳卒中発作で，軽度失語症者が気管切開の状態になったような場合，音声さえ実現されれば，ある程度実用的なコミュニケーションが可能である．こうした状態で，気管切開に対する音声確保の実施を遅らせてはいけない．

　いずれにしても，失語症の評価が重要である．失語症が軽度ないし中等度であれば，音声および文字の記号体系がどれだけ使用できるかを評価し，その範囲で，筆談，コミュニ

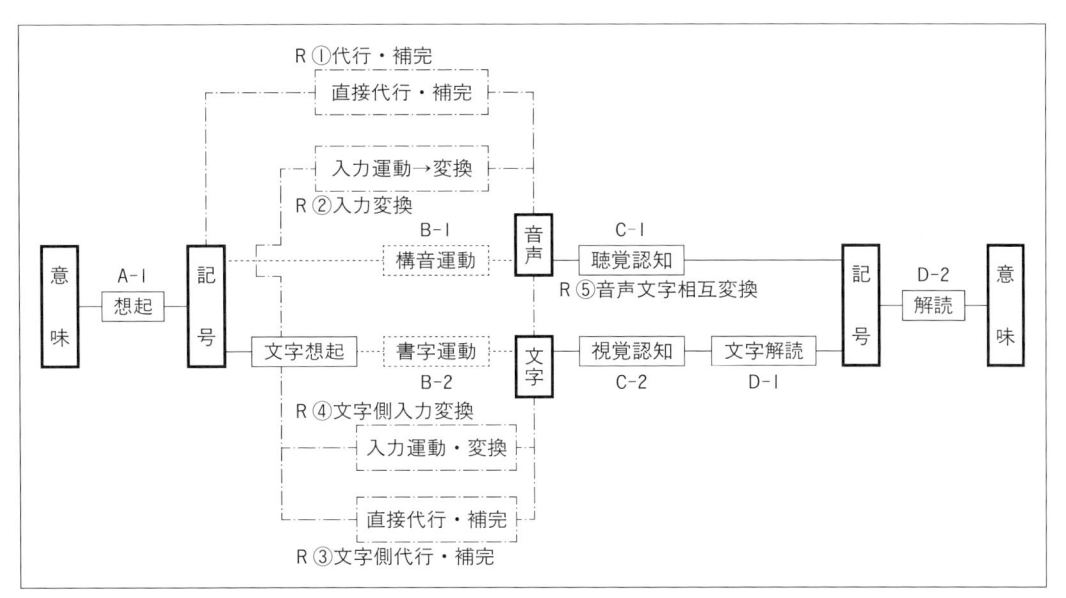

図5-7 上肢機能障害合併モデル

ケーションボード類，音声出力装置などから使用可能な代償手段を選択する．多くの場合，代償といっても，音声によるコミュニケーションにおいて，補助的に使用することになる．装具類，拡声器，発声代償は，運動障害性構音障害単独の場合と同様に，各構音器官の評価に基づいて適応を決定する．

重度失語症では，たいがい音声および文字記号とは別の記号体系を使用したコミュニケーション手段を検討することになる．

(3) 上肢機能障害合併モデル

①代償モデル

上肢機能障害があると，B-1に加えて，B-2の過程の障害が加わることになる．（図5-7）．

装具類，拡声器，発声代償は，運動障害性構音障害単独の場合と同様に，使用できるが，片麻痺で装着が困難になるなど管理上の問題が発生することがある（図5-7，R-①）．

筆談，コミュニケーションボード，音声出力装置など，実行するときに上肢機能を要求するものでも，上肢機能障害が軽度であれば，コミュニケーションのスピードが遅くなるだけで，そのまま使用できる．

中等度以上では，筆談は困難になるが，音声出力装置やコミュニケーションボードでは，残存機能を利用した入力を工夫することにより，使用が可能になる．パソコンを基盤にした音声出力装置は，入力方法の可能性に広がりがあり，入力装置としてすでに市販されているものも多い（図5-7，R-③④⑤）．いわゆるコミュニケーション・エイド機器と呼ばれるもののほとんどがこうした機能をもつ．

②評価と適応

発話および構音器官の評価は，運動障害性構音障害単独の場合と同様である．ここで問題になるのは，上肢機能の評価である．

機器への入力方法に様々な選択肢があり，障害者の運動機能に応じた選択が可能となるということは，上肢（手指を含む）機能を適切に評価しなければならないということであ

る．以下に評価の考え方を示す．

任意の文字列を代行機器に出力させるまでの操作回数が少ないほど代行機器の出力効率は高い．たとえば，ワープロやパソコンの標準的なキーボードまたはマウスなどによる入力方法では選択候補文字と入力キーとの一致率が高く，それだけ機器の文字出力効率は高い．これらの方法は直接法と呼ばれる．上肢障害の場合，直接法による入力は困難な場合が多いが，足指，マウス・スティックなどの利用でキー入力が可能になる場合がある．また，キーガードやキー・ロック機能の付加なども直接法で採用される方法である．

他方，文字列を出力させるまでの操作回数が多くなると文字出力効率は低下するが，随意運動の水準が低い場合でも機器への入力が可能となる．たとえば，パソコンのモニター画面に提示された50音表で任意の文字を選択するには，2つの入力キーでカーソルを走査させ，行と列を決定すればよい．このように入力キーの数が少なければ，操作回数は増加するが，随意運動の範囲が制限されていたり，巧緻性が低下している場合でも入力が可能となる．これらの方法は走査法と呼ばれ，最低1個のスイッチから入力可能である．走査法を採用する代行機器では障害者の随意運動に適した各種操作スイッチが開発されている．

走査法にもいくつかの下位分類があり，またコード化法と呼ばれる方法も報告されている．いずれにしても，以上のような機器への入力方式の選択は，文字出力効率の問題と障害者側の運動能力との関係で決定される．

書字運動機能の障害の場合は，代行機器への入力に必要とされる障害者側の随意運動の評価が重要であるが，そのなかでも特に，随意運動の可動域と巧緻性の評価は重要な項目である（表5-2）．

たとえば，不随意運動を伴う脳性麻痺では運動の巧緻性は低いが，可動域の制限がなければ，大型キーボードでの直接入力方式の選択が可能である．

逆に，ALSの場合，筋力低下に伴う可動域制限があるが，運動の巧緻性は保たれることが多いので，走査法による入力で書字が可能となる．

したがって，障害者が使用する随意運動について，可動域の広・狭と巧緻性の高・低をきめ細かく検討する必要がある．さらに，実用的な使用のためには随意運動の力の強弱や耐久性も検討する必要がある（表5-3）．

なお，ここで注意しなければならないのは，物理的に上肢の能力制限があるかどうかではなくて，あくまで代償手段を使用する能力があるかないかを評価することである．上肢に麻痺があっても，ワープロのキーボードを，スピードや正確さを損なわずに使用できれば機能制限なしと考えるし，左麻痺があれば確かにワープロは使えないが，そもそもワープロを使う習慣がなく，これからも使わないのであれば，能力制限とは考えない．

表5-2 随意運動評価

使用する身体部位：		
可動域	広	狭
巧緻性	高	低
筋力	強	弱
耐久性	高	低

表 5-3 随意運動評価と適応

使用する身体部位	可動域	巧緻性	筋力	耐久性	適応機器
上肢	広	高	強	高	通常のワープロ パソコン
上肢（片手）	広	中	強	高	キー・ロック 機能付きワープロ パソコン
上肢	狭	低	弱	高	操作スイッチ付き 走査式パソコン
口（呼気）	狭	低	中	中	センサー付き 走査式パソコン

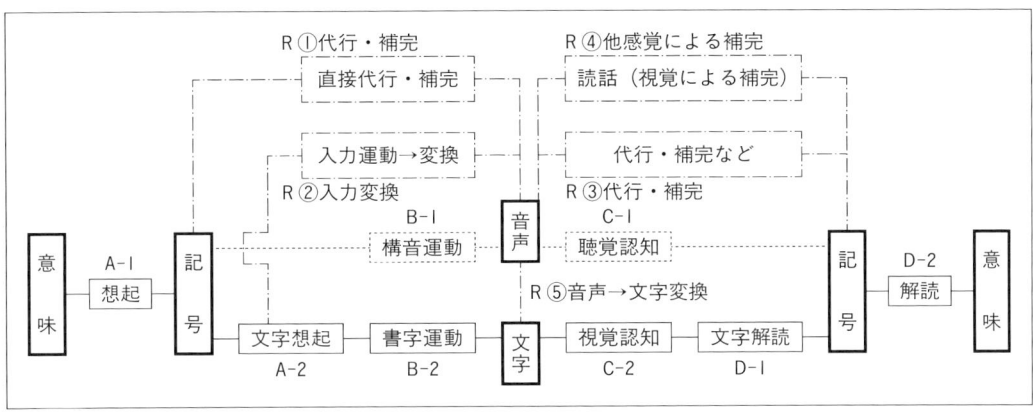

図 5-8 聴覚障害合併モデル

（4）聴覚障害合併モデル
①代償モデル

聴覚障害合併のモデルを図5-8に示した．運動障害性構音障害に合併する聴覚障害は，原因疾患に起因する聴力低下の可能性もあるが，それ以前から老人性難聴を認める場合がある．そのほか稀に，原因疾患に起因する聴覚失認などがあるので注意を要する．いずれも，音声言語の聴理解および自身の表出のフィードバックに支障をきたす．

聴覚入力を補聴器で補完することで，残存している聴力を活用する（図5-8，R③）が，聴覚失認には効果がない．むしろ，視覚によって聴覚情報を補うほうが有効である．口形を見ること（（図5-8，R④）も補助になるが，音声記号の視覚記号への変換，すなわち音声を文字に代えること（図5-8，R⑤）で情報をスムーズに受け取ることができる．音声を文字へ変換する機器もあるが，臨床的には人が文字を書くのが実用的である．

② 評価と適応
標準純音聴力検査，語音聴力検査などによる聴力の評価によって適応を判断する．

（5）視覚障害合併モデル
① 代償モデル
年齢による視力低下は，図5-9，R③の視覚的補完，すなわち文字などのサイズを拡大

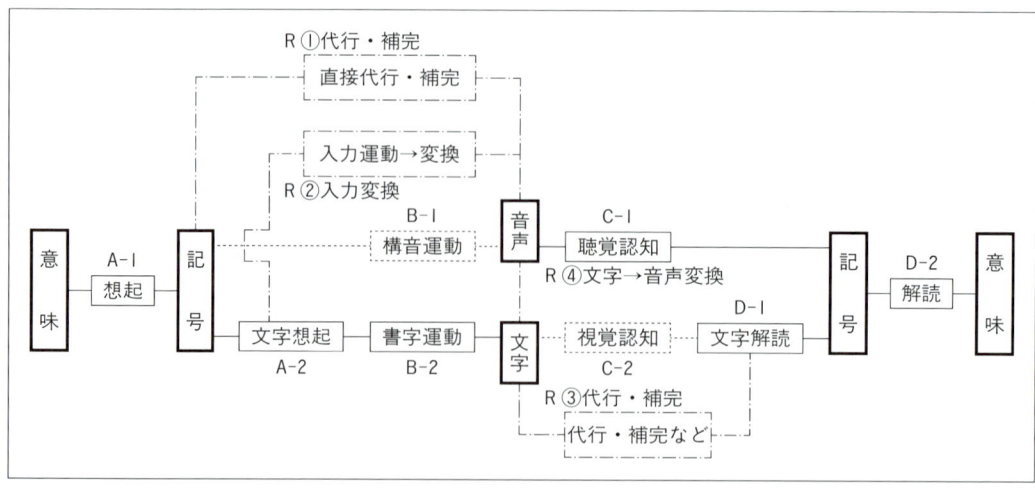

図 5-9　視覚障害合併モデル

して視覚情報を伝達することで十分である．一般的な眼鏡，コンタクトレンズのほかに，拡大鏡，拡大読書器，などがあげられる．

　むしろ問題は原因疾患に起因する視覚障害で，複視や半側空間無視などは代償が困難である．視覚記号（文字）を認識して音声記号へ直接変換（図 5-9，R ④）する．

② 適応と評価

　視覚検査，心理検査による視覚障害の把握が必要である．

(6) 多数経路の障害の合併

　2つの処理過程の障害が合併する場合について述べてきた．実際には，3つ以上の経路が障害されることもありうる．しかしそれは上記の 4 モデルのさらに複合したもので，各モデルの適応の延長上にある．それぞれの障害者の実情に合った選択を行うことになるが，重複が重なるということは，問題となる要因がそれだけ増えるので，選択肢は減ることになる．また失語症には，視覚および聴覚認知経路が重複して障害されることが多いので注意する．

4　適応の時期と目的

　障害経路別にみてきたが，リハビリテーションの流れのなかでは，当然使用目的や適応には幅がある（226 頁「運動障害性構音障害の臨床」）．

(1) 急性期のコミュニケーション確保

　この時期は，厳密な評価や適応を目指して時間をかけても意味がない．なによりも，早急な対応が重視される．実際に使用しながら手段を修正していけばよい．気管切開であれば，まず電気喉頭を使用しコミュニケーション確保をはかる．そうしておいて，スピーキング・カニューレにするかスピーキング・バルブにするか検討すればよい．言語症状も不安定で，また変化の早い時期であることを考慮すべきである．

　コミュニケーションの相手は，家族だけでなく，主治医師や看護職である．この時期，患者さん自身から病状，苦痛，痛みなどを訴えを聞けるかどうかは，医学的管理にとっても重要な意味がある．

(2) 回復期のコミュニケーション確保

訓練による機能の回復との整合性に配慮する．機能回復の可能性がある場合に，代償手段に依存しすぎないよう配慮が必要であるが，かといってコミュニケーションの確保を後回しにすることは許されない．患者は，常にその時期で最良のコミュニケーション手段をもつ権利があることを忘れてはいけない．

機能回復による目標設定はもちろん，代償手段についてもその役割を明確にし，患者や家族にも理解してもらったうえで使用する．訓練による機能の改善が認められるに従って，代償手段をはずしたり変更していくことが必要で，その時期を見過ごさないことが大切である．

(3) 維持期のコミュニケーション確保

この時期では大抵，疾患の後遺症として定着したハンディキャップの補償として使用される．恒常的な使用になるので，評価と適応の判断は丁寧に，慎重に行う．機能面の評価だけでなく，使用者の生活スタイルや QOL まで配慮して適応を検討しなければならない．

また，恒常的な使用とはいっても長期的にみれば，患者の機能には変化がみられることが多い．若年者では改善する可能性もあるし，変性疾患では，悪化することもある．随時評価を行って変化に対応する態勢を整えておく必要がある．

5　適用と装用訓練

装用訓練は，採用する手段によって異なる．基本的には，その手段の使用方法を理解して基本的な方法を練習し，さらに実際のコミュニケーションへ応用するという段階をふむ．

一般的には，音声言語や文字言語以外の記号体系を新たに習得することは，難しく時間もかかる．一方，機器類の使用手続きの習得などは，新たな記号体系の習得ほどは困難でないのが一般的である．といって例えば，ひらがなのコミュニケーションボードを，十分な説明や訓練をせずに渡してしまうようなことは不適切である．そうしたやり方で問題なく使用できる患者さんもいるが，視覚の障害や軽度の知的障害などでは訓練が必要である．使用できる能力があるのに，言語聴覚士の不適切な対応のせいで使えないまま放置されてしまうことも少なくはない．

実用レベルの訓練では，場面によって使い分ける訓練もしっかり行わなければならない．それほど重度な障害でなければ，こみいった内容であったり，間違って理解されたりしては困る場面のみ，コミュニケーションボードを使うといった選択的な使用も重要である．どの場面でボードが必要かを判断する能力も，訓練によって習得されなければならない．

また通常の音声言語によるコミュニケーションに比べると，ほとんどすべての代償手段で，コミュニケーションの効率性や明瞭度，自然さやプロソディなどは劣っている．従って代償手段の使用を認めることは，患者に，自身のコミュニケーション能力の制限を受容することを要求する．もし患者が，まだ音声言語にこだわり機能訓練に執着している段階で代償手段の使用を提示すると，拒否されたり，訓練し使用できる状態になっても実際には使われないという場合もある．その他にも，いろいろな理由で，代償手段に納得できず使用を拒まれる例は少なくない．ここでも，心理的な問題を軽視できない．

6　進行性疾患・変性疾患への代償的手段の適用

進行性疾患・変性疾患に代償的手段を適用する場合も，患者の言語機能の評価による手

段の選定と，実際に適応するための装用評価がある点ではこれまでと同様である．

進行性疾患・変性疾患で注意するのは，疾患および機能障害すなわち言語症状が変化することで，しかもほとんどの場合改善でなく，進行，悪化である．

また機能低下は，身体機能のいろいろな面に広がってくるので，具体的な問題が多面化し，複雑化する．例えば，軽度の構音障害から始まって，進行するに従い，嚥下，呼吸の問題などに問題が現れてくる．また進行に伴って痴呆などの高次脳機能障害を合併する疾患も多い．

ということは，それまで使用していた代償手段が使えなくなり，使用可能な選択肢が減り，また残存機能の低下から装用方法や条件が制限されてくることを意味する．

臨床的に重要なことは，患者の疾病と機能の変化によって生じるニーズを的確に把握し，最善の代償手段を常に提供してゆくことである．そのためには，継続的，定期的な評価が必要である．脳血管障害でも変化への対応が必要な場面はあるが，進行性疾患・変性疾患では，より迅速で確実な対応が望まれている．

変化は，機能面だけで起きるわけではない．ADL面，QOL面の変化にも着目し，また，障害者本人にとってはそれほど効果がなくても，介護者の負担の軽減になれば，適用する意味がある．

当然，言語面だけでなく，身体面を総合的に把握しておく．機能的なことだけでなく，体力低下などにも配慮して，選択，装用する．

また，進行性疾患・変性疾患特有の心理的問題にも配慮することが望ましい．

2 代償手段の実際

以下に代償手段の主なものについて詳述する

1 音声出力装置

（1）パソコンを利用したシステム

発声，構音機能および重度の書字運動機能障害も合併する患者に，残存する機能（まばたきや眼球運動，舌運動など限定された機能に対応）を利用してワープロを操作するシステムがある．既成品のほかに，特にセンサーなどを組み合わせて個別にシステムを作成することも可能である．下顎や，重度に機能制限された上肢などで使用できる入力装置（ボタンスイッチなど）や眼球運動や瞬目運動のセンサー部分，パソコン本体およびディスプレー，プリンタなどからなる．

入力は直接法，走査法いずれもありうる．打ち出した文字はプリントアウトができる．

音声言語の表出が困難で身体の運動機能にも著しい制限がある重症患者が対象となるが，精神機能の低下，言語機能の低下，および視力視覚に障害のある患者への適応は難しい．

（2）トーキングエイド

ひらがなの50音の文字盤を押すと，対応する音声が出力される．一音一音でも出力でき，また，一定の長さの文をまとめて出力することもできる．

（3）その他

特定のボタンに特定の音声メッセージを録音し，そのボタンを押すとメッセージを出力するものなどがある．

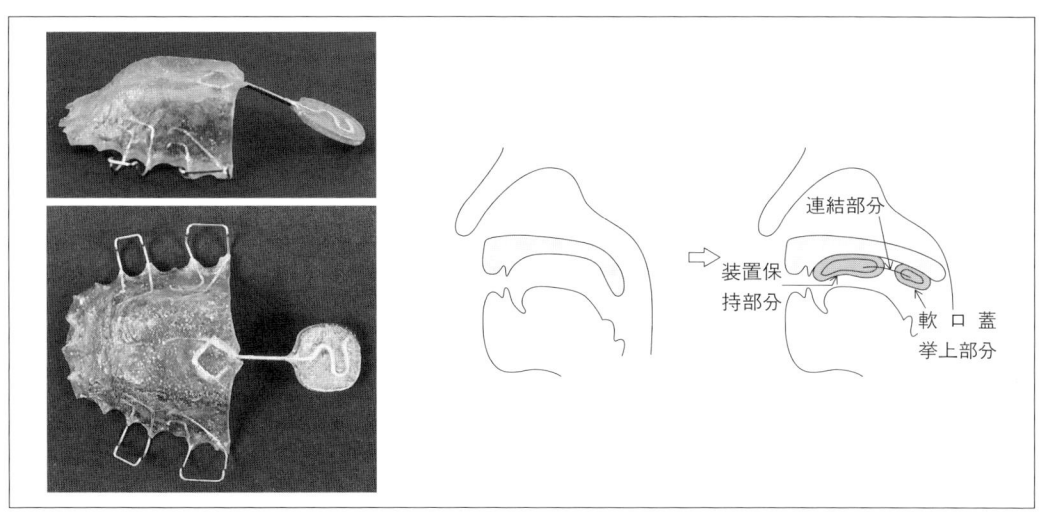

図5-10 軟口蓋挙上装置

2 装具

（1）軟口蓋挙上装置（palatal lift prosthesis：PLP）

　　軟口蓋麻痺による鼻咽腔閉鎖不全に対する補助具である．一般にパラタルリフトと呼ばれている．軟口蓋の挙上不全を補完することで，開鼻声を軽減させ発話明瞭度を上げることが目的であるが，軟口蓋挙上運動自体の回復や異常構音の習慣化防止あるいは改善などの効果も報告されている．装置は硬口蓋部（床），連結部および軟口蓋部（挙上子）からなり，作成は歯科または形成外科で行う．（図5-10）

　　適応条件は以下のとおりである．

　　（1）軟口蓋挙上不全による発話明瞭度の低下がある．他の発声発語器官の運動制限が軽度だと，効果は速やかで顕著である．他の器官の運動制限が中等度以上であっても，例えば偽性球麻痺などでは，鼻咽腔閉鎖不全の軽減により，発声発語のリラクセーションを助けることにより，舌など他の器官の機能回復効果に結びつく可能性がある．

　　（2）装置を保持するには，上臼歯の連続する左右2本ずつ必要で，そうでない場合は適応が低くなる．総義歯では，ほとんど不可能である．

　　（3）片手で装着できるので片麻痺でも装着動作は可能だが，両側麻痺などの場合は装着に介助が必要になる．

　　作成においては，挙上子の位置，形状，大きさ，および連結部と挙上子による角度の調整が必要になる．挙上子の素材は一般に，レジンを用いる．削ったり，継ぎ足したりが容易にできるので，位置，形状，大きさの調整自体は簡単である．問題は適切な位置，形状，大きさの決定である．最初に，発声時に舌圧子で軟口蓋を押し上げ，開鼻声が軽減し，かつ鼻呼吸を妨げない位置の見当をつける．

　　その位置を仮の目標に，挙上子のレジンを最初は小さめに作る．角度も最初はほとんど圧をかけない程度にする．徐々にレジンを大きくし，また連結部と挙上部の角度を，仮の目標とした位置まで挙上してゆく．この間は，単語，文などを発話してもらいながら，発話明瞭度が最良で，鼻呼吸を妨げない角度と，位置，大きさ，形状に定着させる．通常，調整開始から，決定まで，週1〜2回の頻度で，4〜6回かけながら調整する．粘膜に圧

表5-4　軟口蓋挙上装置作成・装用の手順と管理

1. 鼻咽腔閉鎖不全があれば，原則として適応がある．特に，軟口蓋以外の構音器官の運動が良好な場合は効果が著しく，積極的な適応となる．
2. 軟口蓋以外の運動が不良で，鼻咽腔閉鎖不全の軽減が構音の際のリラクゼーションを助け，長期的な効果と結びつくことが多い．
3. 作成は，歯科，または口腔外科に依頼する．調整期間を含め4～8週間を要す．
4. 軟口蓋を挙上保持する部分は，初めやや小さめに作り，段階的に目的の大きさにしていく．挙上の角度も初めは緩めにし，徐々に目的の角度に上げる．目的の角度は，発声持続時に徐々に舌圧子で軟口蓋を押上げ，音声の鼻音化が明らかに軽減する位置を当初の目安にする．その後は，単音節レベル，連続音節レベルでの構音の状態と鼻呼吸，異物感や嚥下の状態とのかねあいで最適な位置を決定する．X線，鼻咽腔ファイバーなどの検査も併用して，軟口蓋の動きを把握することが望ましい．
5. 装用時，リフトと粘膜が接触する部分に炎症または，潰瘍が認められたら直ちに装用を中止し耳鼻咽喉科的処置を行なう．治癒した後は装用を再開して差し支えない．ただし，リフトの接触部分が鋭角に削られたりしているために炎症が起こっている場合があるのでリフトの接触面を点検する必要がある．炎症が継続して，装用が不可能となることはほとんどない．
6. リフトは，食事および睡眠ときははずす．その他の時間は原則として常に装着したままとする．
7. リフトは食後並びに必要なときに手入れをし，清潔を保つようにする．手入れの方法は義歯の手入れに準ずるので歯科・口腔外科のアドバイスを受けるとよい．装用していないときは，水につけておく．乾燥すると変形するためである．
8. 異物感・嘔吐反射が強いときは，装用時間を徐々に延長する．極めて強い場合は1日に数分の装用から開始し適応に長期間を要することもある．ただし全く適応できないことはほとんどない．嘔吐反射は，液体などを嚥下することで軽減する．
9. 長期間（数カ月以上）装用していると角度が緩むことがあるので定期的にフォローするなど対策が必要である．また，子どもでは，口腔の発達によって，定期的に作成し直していく必要がある．歯と金具との接触部が虫歯になりやすいので注意する．健康保険が適用になり，6カ月以上経てば，再作製が可能（保険適用で）となる．
10. 嚥下困難が増大して（流涎がひどいなど）適用できなくなる場合がある（嚥下困難が現れることは多いが，原則として順応することができる）．
12. 上臼歯左右2本ずつ以上あれば装用可能，それ以下の場合は歯科，口腔外科医師に相談する．総義歯では不可能である．
13. 着脱は，義歯の装着と同様簡単で，手指の著しい運動制限がなければ片手でできる．

をかけるので炎症や潰瘍を起こさないためである．

　管理，その他の注意事項は表5-4に示した．

(2) チンキャップ

　下顎を挙上させる補助具である．チンキャップは定まった形態があるわけではない．ここでは，著者らの作製例について説明する．チンキャップは，経験的には2つのタイプに分けられる．

　弛緩性麻痺による筋力低下に対するものは，挙上を補助する役割となる．図5-11のような，顎を挙上させる部分が1本のもので十分である．

　しかし痙性麻痺によくみられる，発声発語運動時の不随意的な開大を抑制するためには，図5-12のような，2本のベルトを頬部で交叉させるような形態のものが必要になることが多い．なぜなら痙性麻痺に伴う顎の開大は，視覚的な印象以上に緊張が高く，極めて強い力が開大方向にかかっていることが多いからである．偽性球麻痺患者に図10のような1本ベルト式のものを試みたところ，顎の下方への開大は制限できたが，力が強すぎて前

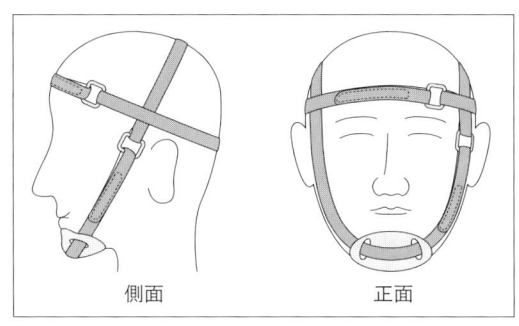

図 5-11 チンキャップ（弛緩性麻痺用）

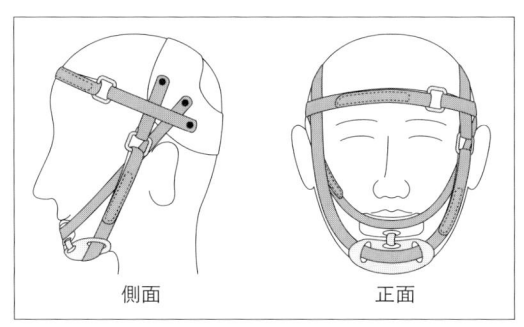

図 5-12 チンキャップ（痙性麻痺用）

方へ逃げるために，開大運動が結局前方への運動に変わってしまった．そのため，極端な反対咬合のような状態になって発話明瞭度は改善しなかった．改善を試み，2本のベルトを交叉させたタイプのチンキャップを試用したところ，2方向で力を抑制し（顎の開大方向が2本のベルトの交叉点に当たるように設置する），初めて顎の開大を抑制できた．

ベルトをはじめチンキャップの素材は伸縮性のないものを用いる．製作は補装具業者に依頼する．健康保険は適用されない．

3 気管切開の音声確保

気管切開に対する音声確保とは，呼気流を喉頭に通し，本人の声帯を使用して音声を確保することを指している．従来発声発語は困難とされた気管切開者も，ここ10年来いくつかの方法が開発され，音声確保がそれほど難しくなくなってきた．しかしそうした方法が，体系的に整理されている状態とはいいがたい．そこで，現時点で比較的簡単に使用できる方法について，主に種類と構造，適応ならびに装用訓練の視点から述べることにする．

気管切開の目的は，①上気道閉塞による呼吸障害の改善，②深部吸引，③高度の誤嚥の改善，④長期人工呼吸器管理，⑤喉頭疾患による呼吸障害の改善などである．気管切開後の気道の状態は，①カニューレ装着，②レティナ装着，③カフ付きカニューレ装着（図5-13-①），④人工呼吸器装着（図5-13-②）などであるが，いずれに関しても呼気流は気管開口部から排出され，喉頭に至らないか，至っても声帯を振動させるに十分な圧がないため発声は困難になる．そのほか，喉頭挙上の制限などで嚥下困難になる，入浴時，気管切開孔より上までお湯につかれない，感染症など二次的な問題が起こりやすい，コミュニケーション困難による心理的な問題が起こるなど多くの問題が生じる．

ここでは，特に音声の問題に限定して，その対策について述べる．（藤本千織，1997）（鈴

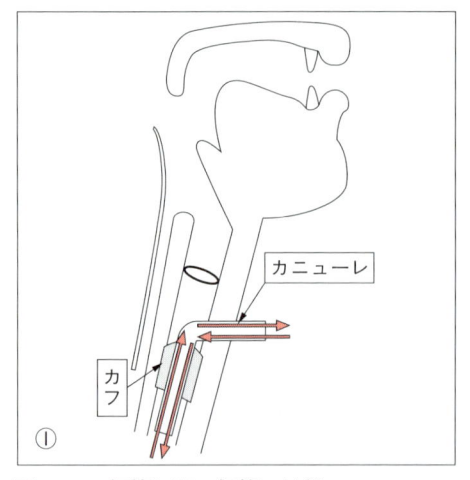

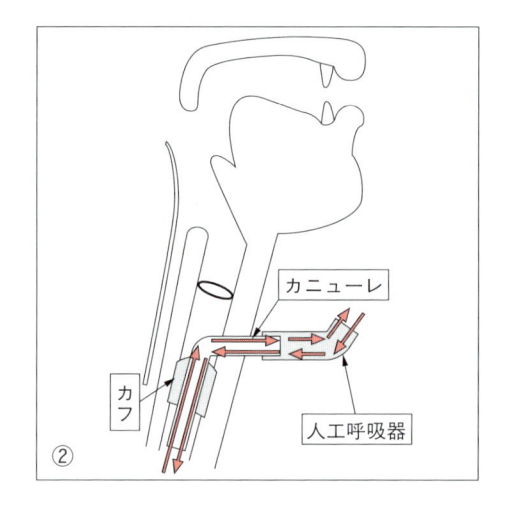

図5-13　気管切開の気管の状態
　　　　（①：カフ付きカニューレ装着　　②：人工呼吸器装着）

木睦代，1998）

（1）音声確保の適応と評価

　音声確保の対策を実施するためには，最初に以下の2点を確認する．

　第一に，自発呼吸と人工呼吸のどちらの空気源を使うかである．時に併用（人工呼吸への部分依存）の場合もある．これは，医療的な管理上の判断であり，呼吸管理の医師からの指示によって決定する．

　第二は，上気道の確保である．音声確保の原理は，呼気流を上気道に通すことであり，上気道が恒常的に閉鎖あるいは狭窄があれば，音声確保できないだけでなく，呼吸困難となる可能性がある．これも，医師から情報を得る．

　続いて以下の言語およびコミュニケーションの機能について，医師から情報を得るか，言語聴覚士自身で評価する．検査は，本書の検査法に準じて（ただし簡略に）行う．それぞれについて，気管切開で注意すべき点についてのみ補足しておく．

①声門閉鎖機能

　医師の喉頭所見を得ることが望ましい．それができなければ，自発呼吸では，気管切開口を指で軽く押さえて発声してもらえば声門閉鎖機能が残存しているか確認できる．カフ付きのカニューレを装用している場合は，カフを収縮させておかなければ，気流は喉頭へ上がらない．指で押さえている間は吸気ができないので，1回の発声は10秒以内とし，数回行えば，喉頭機能の評価はできる．

②発声発語器官の機能

　前述の声門閉鎖機能の検査で，気管切開孔を押さえるとき，単語や短文を発話してもらい，明瞭度がよければ構音レベルも良好と判断する．発話が聞けなかったり明瞭度が悪かったりした場合は，発声発語器官検査を行う．発声がない場合，器官の動きのみで構音の状態を予測する．重度では，音声を確保してもコミュニケーションは確保できない．

③言語力，精神機能

　言語力および精神機能も，簡単に評価する．重度の低下があれば，音声を確保してもコミュニケーションは確保できないだけでなく，補助具の自己管理などが困難で，呼吸に関係するだけに事故につながるおそれがあるので適応にならない．

表 5-5 適応基準

共通の要件
1）意識清明
2）全身状態とバイタルサインの安定
3）上気道の確保
4）喉頭機能保存
5）90％以上の血中酸素飽和度
6）顎，舌，口唇，軟口蓋機能の保存
7）分泌物少量

自分の呼気を発声に用いる場合
1）重篤な呼吸器疾患なし
2）気管切開後丸2日以上経過

表 5-6 禁忌

不適応あるいは消極的適応
1）血圧・脈拍の明らかな変動
2）顎，舌，口唇，軟口蓋の機能不全
3）気管切開術直後（2日以内）
4）気管切開部の出血・感染
5）分泌物多量
6）重篤な呼吸器疾患
7）意識不清明

禁忌
1）上気道の閉塞
2）血中酸素飽和度90％未満
3）カフ付き気管カニューレ使用でカフを収縮させられない

表 5-7 装用にあたっての留意点

1）意識や全身状態・バイタルサインの確認
2）血中酸素の確認
3）接続手順の確実な実行
4）気道内吸引の適時施行
5）監視下での使用（特にアラームを解除する場合）
6）会話時にのみ使用
7）睡眠中装着不可
8）スピーキングバルブをはずした後の人工呼吸器の設定復旧

④コミュニケーション意欲および心理的問題など

使用できるコミュニケーション手段を用いて，簡単に評価する．顕著な問題があれば，コミュニケーション確保以前に，その問題に対する対策を優先させる．

⑤その他

必要に応じて聴力検査などを行う．

いずれの場合も，発話明瞭度が正常か，明瞭度が悪くてもコミュニケーション可能と推測される場合は適応になる．さらに，音声確保しながらの機能訓練で効果が期待できる場合にも適応となる．むしろそうした機能訓練を行うのが言語聴覚士の役割である．

（2）音声確保の実際

音声確保の具体的な方法は，以下の3つに分けられる．
①一方向弁による方式（人工呼吸器で可能なものもある）
②蓋による方式
③チューブにより送気する方式（人工呼吸器でも可）

気管切開は，本来呼吸機能の維持に関係している．そのため，音声確保の適応にあたっては，呼吸管理の観点から，前述の適応の他に表5-5，5-6に示した装着基準と禁忌に配慮しなければならない．

同時に，装用中および装用訓練中に配慮することを，表5-7にまとめた．

①一方向弁あるいは蓋方式の構造と装着手順（自発呼吸）

一方向弁方式を自発呼吸で装用する場合の構造を図5-14に示した．一方向弁では，吸気は気管切開孔から入り，呼気は喉頭を通過して，鼻腔あるいは口腔から出る．蓋方式では，吸気も呼気も気管切開孔ではなく，鼻腔ないし口腔から出入りすることになる．いずれも呼気は喉頭を通過するので，通常の発声と同じ方法で発声が可能になる．装着は，まず気道上部を吸引（必要あれば口腔内も吸引）し，カフ付きカニューレではカフを収縮さ

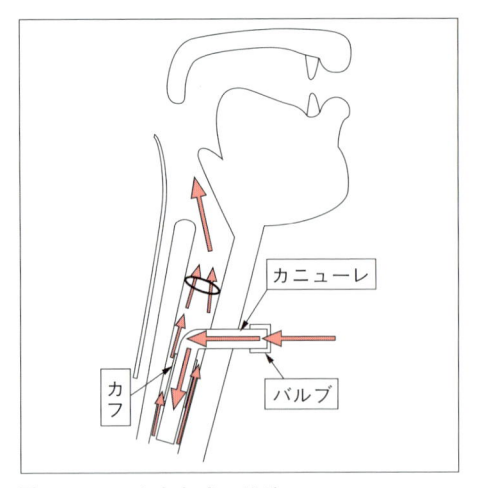

図 5-14　一方向弁式の構造

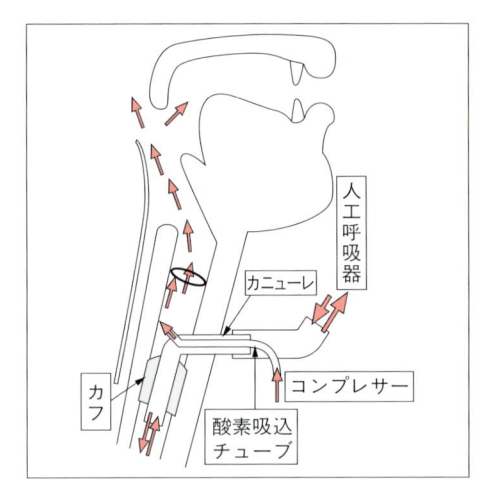

図 5-15　チューブ式の構造

せる．そうでないと，呼気は，カフに止められ，気管孔からも排出されず，ガス交換ができずに，呼吸不能の状態になるので注意する．その後，弁あるいは蓋を装着すると発声可能となる．離脱は逆の手順で行う．まず弁あるいは蓋を離脱し，その後にカフを膨張させる．気道上部を吸引し，必要あれば口腔内吸引をして終了する．

　最初の装着から発話可能となる場合が多いが，発話導入にあたっては，母音1モーラから，母音2，3モーラの復唱，子音＋母音の1〜3モーラの復唱，有意味語の復唱，文の復唱，有意味語の自発，フリートークと順序を追って，数日間かけて行う．ただし，痙性の麻痺で，発声・構音に障害があったり，発症から長期間経過して声帯の廃用萎縮などがあったりして，直ちに発話可能とならない場合もある．そのときは，装着した状態での発声・発語の機能訓練を行うことになる（274頁「粗大運動の機能訓練」）．

　後述のチューブ式に比べ，一方向弁および蓋式の主な特長は，装着が簡単で頻回の着脱でも比較的めんどうにならず，本来の自力発声に近い発声なので喉頭機能が残存していれば簡単に発声ができる点である．しかし，誤嚥がひどいなどの理由で短時間でもカフを収縮できない場合は使用できない．なおこの方法では分泌物が多いと上気道閉塞につながるので，上気道の吸引可能なチューブがついたカニューレを使用し，吸引を頻繁に行うほうがよい．

　定期的な消毒などを行えばよく管理上，特にめんどうなことはない．それぞれの使用説明書を参照する

②チューブ方式の装用（自発呼吸および人工呼吸）

　チューブ方式の構造を図5-15に示した．この方式は，自発呼吸，人工呼吸器依存のいずれでも使用できる．

　装着は，まず上気道吸引を行い，酸素あるいはコンプレッサーからのチューブをカニューレ側チューブに接続し，酸素（空気）を開放する．毎分5l前後を目安にする．次に，開口してもらい気流を確認する（気流が来ていなければ，上気道が閉塞していることになるので再度吸引する）．その後，発声してもらいながら酸素（空気）の流量を調節する．音圧が足りなければ増量し，強すぎれば減量する．必要最小限の流量に調整することが重要である．

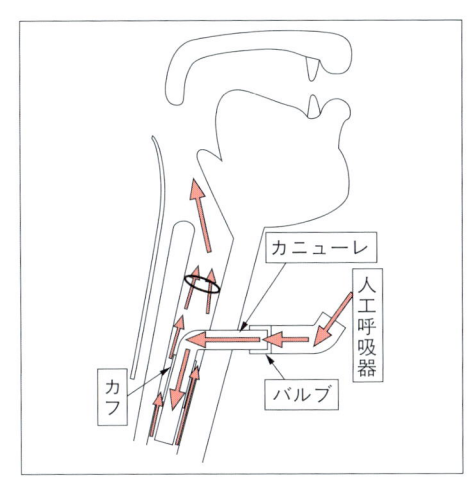

図 5-16 人工呼吸器で一方向弁使用の構造

　離脱は逆の手順で行う．酸素あるいはコンプレッサーを止め，チューブをカニューレから離脱し，上気道吸引をして終了する．
　発話を導入する手順は，一方向弁や蓋式の場合と同様，母音のモーラレベルから開始し，文の自発に至る．訓練の適応についても同じである．
　弁あるいは蓋式と比較しての使用上の注意点は，まず酸素を使用する場合の火気厳禁である．最大のメリットは，カフを常に膨張させておけるので誤嚥したものや分泌物の肺方向への流れ込みが防げ，人工呼吸器の設定の変更がないために呼吸困難などの事故の可能性が低いことである．また誤嚥や分泌物が発声の邪魔になった場合，上気道の吸引で対応できる．一方，装着がやや煩雑で，着脱を繰り返す場合などにはあまり向かない．酸素あるいは空気を継続的に流すため口腔内が乾燥しやすいので，コミュニケーションするときだけ用いるようにする．発話は，自発呼吸を用いる方法に比べると，抑揚に乏しい．
　人工呼吸器依存の場合でも，呼吸器の設定などを変更する必要がなく，後述の一方向弁を用いて人工呼吸器の気流を用いる方法よりも発話が簡単である．
　管理は，通常のカニューレ管理と同様である．酸素やコンプレッサー，人工呼吸器については，それぞれの管理方法を参照してほしい．

③人工呼吸器依存で，一方向弁を用いる場合
　人工呼吸器依存で，一方向弁を用いる場合の構造を図 5-16 に示した．装着は，人工呼吸器の設定を変更するので，慎重に行わなければならない．特にアラームを解除する際は，医療職自身が行うか，家族が行う場合には必ず医療職の監視下で行う．まず吸引（気管内，上気道，必要なら口腔）を行い，血中酸素飽和度の測定器を設置する．最初の数回の装着では，人工呼吸器の換気量の設定を，通常の状態から一時的に 10 ％程度増量する（増量については，装用を数回行うと，その患者の適量が決まるので，そうなれば，はじめからその値に設定する）．呼吸器側に空気が戻らない状態でアラームが鳴る機構の人工呼吸器（ほとんどがそうなっている）では，アラームを解除する．ここで，カフを収縮させる．続いて呼吸器のフレキシブルチューブをカニューレからいったん離脱し，弁，フレキシブルチューブ接続用アダプターの順に装着する．さらに，いったん離脱したフレキシブルチューブをアダプターに接続すれば発話可能となる．

最初の数回の装着では，気流のリークを押える方法の習得，発声の際の声量（281頁「発声」）と本人の自覚（息苦しいかどうか），血中酸素飽和度の数値によって，仮に10％程度増量してあった呼吸器の換気量の設定を調整する．

離脱は，逆の手順で行う．フレキシブルチューブを弁のアダプターから離脱し，アダプターと弁をカニューレからはずす．フレキシブルチューブをカニューレに接続し，カフを膨張させる．人工呼吸器の換気量などの設定を通常の状態に戻す．アラームを解除したときは，元に戻す．吸引（気管内，上気道，必要なら口腔）して終了する．

人工呼吸器依存で弁方式を装用して，実用的に発話するためには，自発呼吸で装用する場合の発話訓練のほかに，以下に述べる訓練が必要である．

①気流のリークを押さえる訓練

カフを収縮させるので，人工呼吸器から送られてくる気流は，上気道方向へも流れる．そのため，肺方向への空気量は減り，換気量の不足が起こる．そこで，声門，軟口蓋，あるいは口唇で，この流れを止める訓練である．

実際の胸腔の動きを，「膨らんでます」「縮んでます」と口頭でフィードバックしながら，呼吸器からの空気によって胸腔が膨らみ，その後弾性で元に戻ることを自覚させる．この動きが理解できたら，人工呼吸器から空気が肺に入って胸郭が膨らむタイミングで，声門あるいは，口唇・軟口蓋に力を入れて息止めの状態を作らせる．胸腔が縮むタイミングで力を抜く．これを繰り返しリークを止めることを習得する．

②発声のタイミングをとる訓練

気流のリークを押さえることが習得できた後に，胸腔が「縮む」タイミングで声を出すように指示する．最初は母音を長く伸ばして発声する．「ふくらむ」タイミングでは発声をやめ，リラックスする．リラックスができるようになったら，そのタイミングでリークを押さえる動作を行う．これを繰り返して練習し，タイミングが理解できたら発話の訓練に入る．

③その他

発声，発話の訓練は，自発呼吸の場合と同様である．

そのほか，不全四肢麻痺では，人工呼吸器に部分依存となる場合がある（時間的に呼吸器依存，あるいは換気量の設定で1回ごとの自発呼吸量の不足を補う，また両者の併用など）．この場合，自発呼吸の換気量だけでは酸素不足となるだけでなく声量も不足するので，呼吸訓練を行うことがある．これは結果的に呼吸機能の改善につながる可能性もあり，呼吸器離脱という効果をもたらしうる．言語聴覚士も積極的に呼吸訓練に取り組むべきである（274頁「粗大運動の機能訓練」）．

人工呼吸器依存で，弁を用いる方法の特長と注意点は以下のとおりである．

チューブを使用する方法と違って，人工呼吸器以外の装置を必要としない．酸素でチューブを使用する場合に比べると，安全性は高い．一方，リークを押さえたり発声のタイミングを学習するのにやや時間がかかることがあり，装着もやや煩雑で頻繁には装用できない．

バルブ装着直後にむせ反射が起きやすい．落ち着くまで待つ，慣れるとむせは減ってくることが多い．また，カフ圧を抜くので重みがかかる，長くなってバランスが崩れるなどの理由でカニューレが不安定になりやすい．カニューレが不安定な状態で動くと，むせも起こりやすいので，ひどければ固定の工夫が必要になる．

（4）効果と問題点

　これらの方法で音声確保することによる効果だが，どの方法にも共通することとしては，当然ながらコミュニケーション機能の維持・改善・回復がある．その結果，精神的ストレスの軽減になり，また，喉頭機能，顎・舌・口唇・軟口蓋を使用することによる運動機能の維持・改善にも役立つ．

　そのほか，弁および蓋方式では，臭覚の改善・回復や，分泌物の減少，自発呼吸の改善などがあげられる．人工呼吸器の場合，人工呼吸器からの離脱の促進になることがある．

　一方，こうした方法の限界としては，喉頭，構音器官の運動制限が著しい，気管切開部の開大が著しい，気道内分泌物の増大による上気道の閉塞がある，ランゲージレベルの障害が重い，コミュニケーション意欲の著しい低下や呼吸状態の悪化などの場合は効果がないことなどがあげられる．

4　コミュニケーションノート類

　コミュニケーションノートおよびコミュニケーションボード類は，使用が基本的に難しいわけではないが，既述したように，視覚障害など，使用に支障があるが訓練などで解決すれば可能になるようなケースを見逃さないように注意する．

5　テレコミュニケーション

　最後に，代償モデルからははずれるが，遠距離間のコミュニケーション手段として健常者の社会生活に定着しているテレコミュニケーションあるいは情報通信について簡単にふれる．

　文字によるテレコミュニケーション，すなわち通常のファクシミリや文字の入出力ができる電話，電子メール，パソコン通信などは，積極的に活用すべきである．

　字幕放送受信アダプターを使用して，字幕放送を受信することは，聴覚障害者以外にも，音声言語理解の低下している場合に理解を補助するのに有効な場合がある．

　インターネットは，情報の制限された言語障害者にとって貴重な情報源となり，QOL確保に貢献する．

　高齢者では，特に新しい通信手段に関する情報を把握していないことが多い．言語聴覚士が，適応を的確に評価し，積極的に導入すべきである．

第5章 治療とリハビリテーション

4 機能訓練

I 機能訓練の原理と原則

運動障害性構音障害では，特に機能訓練の原理・原則をふまえることは重要である．表面的には目立たない運動障害性構音障害の臨床の難しさの多くは，この原理・原則のなかに集約されている．

1 訓練の原則

(1) 運動そのものを通じて行う

訓練は，運動機能の獲得，機能回復の促進あるいは機能の維持であり，運動そのものを通じて行う．

患者は訓練および日常において常に，正しい運動あるいは目的の運動を行おうと努力することによって，徐々に運動機能を改善あるいは維持させることができる．そのためには患者は，正しい動作が何かを知り，次いで，正しい動作を実現しようという意図をもって運動しなければならない．動作後は，自分が行った動作が正しかったかどうか知ることが重要である．

言語聴覚士の役割は，正しい動作を，十分に説明したり見本を示したりして，正確に患者に理解してもらうことである．

(2) 正しい運動を誘導し，誤動作を学習させない

患者は，正しい運動を意図して課題を行うが，自分の動作が正しかったかどうか自ら判断することが，最初はできない．また理解はしていても，正しい運動，目的の運動を行えないのが，運動障害である．

言語聴覚士は，課題動作が終了するごとに，正しかったかどうかを速やかにフィードバックする．運動中は，正しい運動が行われているか監視するだけでなく，正しい運動に誘導するために，助言や介助などを行う．

(3) 訓練の効果は，訓練の量に比例する

原則として，訓練の量は多いほうがよい．しかし，訓練は，運動そのものであるから，必ず疲労が伴う．一定量を超すと当然疲労が残り，効率は低下する．効率が低下しはじめる直前が最善の訓練量となる．その意味で少量頻回が，運動訓練としては効率的である．また原疾患あるいは合併する疾患によっては，訓練での負荷が制限される（18頁「医学的治療・管理」）．

言語聴覚士は，効率的な訓練メニューを作成する．個別に対応できる時間には制限があるので，自己訓練，集団訓練などを併用して，可能な範囲で訓練量を確保する（325頁

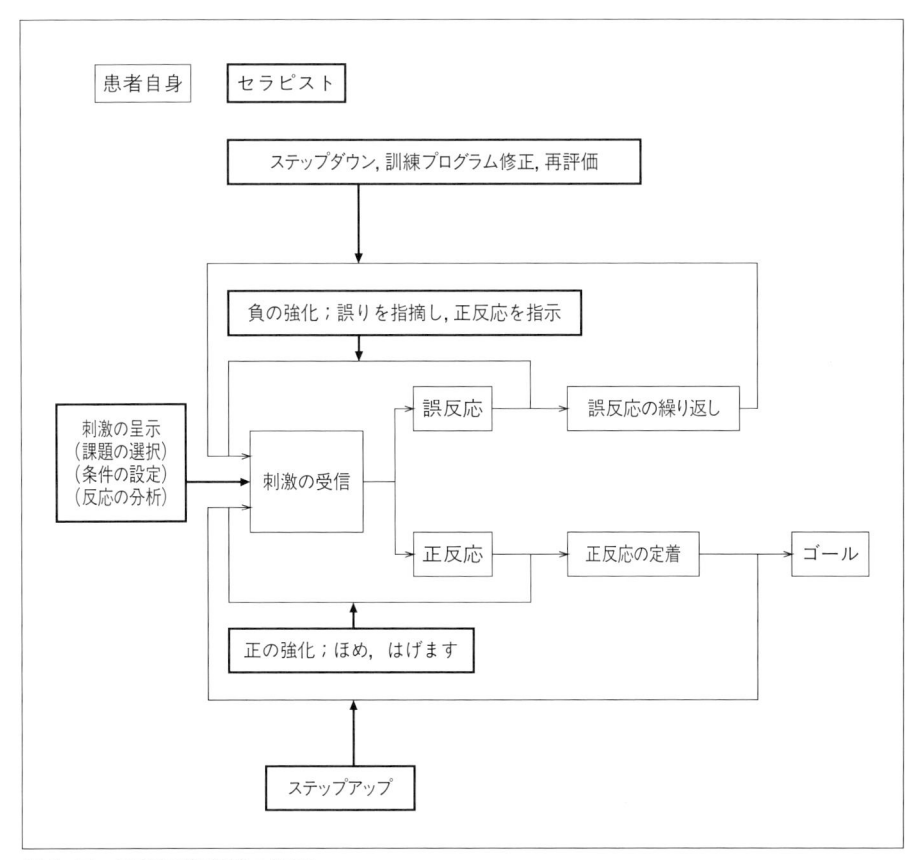

図 5-17 機能回復訓練の原理

「自己訓練」，326頁「グループ訓練」）．

2 訓練の原理

(1) 概要

　図 5-17 に，運動障害性構音障害に対する機能訓練の原理を示した．基本的には，言語障害の訓練の原理と変わらない．まず言語聴覚士が，患者に対して「舌を唇の左右の端に交互に触ってください」というように，運動を教示したり，絵カードを見せながら「これは何の絵か言ってください」と課題を呈示したりする．患者はその教示や指示（刺激の提示）に従って，発声発語器官を動かしたり，実際に音声を発話したり（反応）する．具体的には，音の産生の課題については，音節，単語，文などいろいろなレベルで呈示される．刺激の選択は，訓練のステップアップあるいはステップダウンと関係している．
　次に言語聴覚士は，患者の反応が正しかったか誤っていたかを判断する．患者の反応は，発声発語器官の課題動作であろうと，音声の産生であろうと本質的には運動であり，その運動が目的の動きをしていることが正反応で，目的と異なっていれば誤反応になる．
　患者が目的の運動をしているとき，それが正しいことを伝え，その運動を繰り返すように努力させる．一方誤った運動であれば，誤っていることを伝え，修正の方向を指示する．正誤を患者さんに伝えることがフィードバックであるが，運動障害性構音障害の難しさの第一は，この正誤の判断とフィードバックを，いつどのように行うかである．

患者が正しい運動を繰り返せば，機能は回復していることになる．正しい反応が安定して続けば，課題のステップを上げる．ただし，根底に運動障害があるので，100％正しい運動になるということはほとんどない．目的の運動のおよそ8割ができれば，つまり80％程度コントロールできれば段階を上げてよい．一方，誤反応が続けば，課題がレベルに合ってないか，課題を理解していないなどの問題がある．訓練レベルを一段階下げるか，停滞している理由をみつけるために再評価する．課題のステップアップとステップダウンの判断は，具体的には，刺激の選択として現れる．この訓練段階の判断とそれに伴う課題の選択が，運動障害性構音障害のもう1つの難しさである．

（2）反応の判断とフィードバック

　患者の反応を判断する際の"正しい動作"という意味には，「何をするか」だけでなく，「どのようにするか」と「何をしてはいけないか」も含まれる．例えば痙性の麻痺で，舌を突出させるときに緊張が高くなり，舌は下口唇に沿って下向きに出て，下顎が開口するように下がるという状態の患者がいる．訓練課題における正しい運動，すなわち目標の運動は，舌を前方に突出させる（何をするか）だけでなく，力を抜いて（どのように），舌を下方向に向けずに顎を開かないようにする（何をしてはいけない）ということになる．訓練の原理で，正反応，誤反応いずれも的確にフィードバックすべきであるというときの，正反応とは，このことである．

　一方，誤反応は，上記の例でいえば，
①緊張は抑制され，まっすぐ前方に突き出されているが，舌突出の範囲が狭い（運動範囲の制限）
②正しい方向に，範囲いっぱい出ているが，緊張が強すぎる（過緊張）
③舌は正しい方向に出ているが，下顎が異常に開大している（異常運動パターン）
などが考えられる．いずれもが誤反応であるが，内容は異なる．したがって言語聴覚士がどのようにフィードバックするかも同じではない．

　言語聴覚士が「何をするか」という指示しか出していなかったり，あるいは誤った動作をしていても何がどのように誤っているかをフィードバックしていなかったりすると，患者は，正しい運動を実現できない場合がある．「どのように」や「何をしてはいけない」ということの把握は，運動障害のタイプ分類に沿って，運動障害の様態を正しく把握し，適用する訓練方法を明確に見極めることから始まる．検査ならびに訓練プログラムの作成は，そのような視点で実施されなければならない．

　また特に課題の開始時は，患者は正しい運動が何かを理解できていないことが多いので，課題運動を1回試みるごとにフィードバックを行う．どの動きが正しくて，どの動きが誤りかが理解できてきてから，初めてフィードバックの頻度を減らしたり，フィードバックの与え方を簡略化したりすることができる．例えば，正反応が続いているときは黙っていて，誤反応が現れたときのみ注意するといった，暗黙のルールを患者と言語聴覚士の間で形成してゆく．

（3）判断基準と刺激の選択

　運動の正誤の判断とフィードバックが重要であると述べたが，正誤の判断は簡単ではない．なぜなら，運動障害で制限された動作は，失語症訓練での，音声呈示された語に対応する絵カードを選択する課題における反応の正誤のようには，きれいに分けられるものではないからである．

運動障害性構音障害では音声についても発声発語器官の運動についても，その患者のタイプや重症度に合わせて，現在行おうとしている課題ごとに，目標とする基準を決めてゆくのである．先ほどの，舌突出で緊張亢進，突出方向の異常，下顎の不随意的開口を伴う例でいえば，舌突出の運動範囲を拡大する課題においても，基準は何段階かに設定できる．
①緊張を抑制できれば，他はできなくても，正反応とする
②緊張を抑制したうえで，顎の不随意的開大を抑制する．他はできなくても，正反応とする
③これに加えて，舌の突出方向も，下降しないよう抑制する
④すべてをクリアしたうえで，舌突出範囲を広げる

というように，言語聴覚士の判断基準の決め方によって訓練段階を設定する．この基準は，患者に対して明確に伝えておかなければ意味がない．例えば，②の段階であれば，「舌をまっすぐ出しましょう（何をするか），できるだけ力を入れずに（どのように），顎を開かないように（何をしてはいけないか），ちょっとでも動けばいいですよ（目標）」という具合に伝える．患者へのフィードバックは，正反応は，上手くできていることを伝えてほげませばよいので簡単である．誤反応では，こうした条件のうちどれが問題なのかはっきりさせることが重要である．「力が入りすぎ」とか「顎が開いている」というように，具体的に示さないと，患者はどうしてよいかわからなくなる．

ステップアップは，「舌突出の1回限りの運動」から「繰り返し運動」へというように，課題自体を難しくするだけでなく，上述の①〜④までの細かい段階を上げていく場合もある．試行回数を増やすとか，1回の試行の時間を長くするというような変更もある．こうした課題の難易度を決める要因を**表5-8**に示した．

基準を変更したときは当然，患者にそのつど伝えなければならない．言語聴覚士が自分の頭のなかだけで基準を変えてしまうと，患者は混乱する．

基準を設定したにもかかわらず言語聴覚士が，基準に沿って判断するのが難しいときもある．運動障害の反応は，基準を明らかに上回るか，下回るかではなく，基準付近の反応を示すことが多いからである．筋緊張ひとつにしても，完全にリラックスしているか，緊張が著しく亢進しているかのどちらかというわけではない．正反応としてよいかどうか，言語聴覚士が迷うようなところで，患者は運動を試行している．そういう場合でも，言語聴覚士は，無理にでもどちらかの判断を下すほうがよい．当然，判断を患者へ伝えるのも速やかに行う．そうでないと患者が混乱してしまう．また毎回の試行に際して，判断に一貫性があることが大切である．そうでないと，これも患者が何をしてよいか迷う要因になる．逆にフィードバックが速やかで一貫性があると，患者は，今のやり方で課題を続ければよいのだと安心し，自信をもって課題への努力ができる．

1試行ごとの判断だけでなく，連続試行のなかで，正反応や誤反応が定着したと見極め，課題をステップアップしたり，ステップダウンしたりするときの判断も，容易ではない場合がある．一定の範囲内で変動があるのは，運動障害の性質でもあるからである．10試行のうち，8試行くらいで目標をクリアするのが，次の課題や段階に移る目安である．

3　訓練の適応

運動障害性構音障害が認められた患者を対象とするが，意識障害や情動，行動異常が著しい場合，精神疾患をもつ患者は，直接的な訓練の対象外となることがある．発症からは

表 5-8 課題の難易度を決める要因

項目	内容	基準：易	→難
課題自体	長さ	短い（単語）	長い（文）
	意味	具体的（具象名詞）	抽象的（抽象名詞）
	使用頻度	高頻度語（日常語）	低頻度語（学術語）
	統語	簡単（単文）	複雑（複文）
	患者の関心・興味	濃い（家族，趣味）	薄い
刺激	呈示速度	ゆっくり	速く
	時間	長い	短い
	呈示回数	多い	少ない
	間隔	短く	長く
	目立ちやすさ	目立つ（カラー絵カード）	目立たない（白黒絵カード）
	強さ	強い（大きめの声）	弱い（小さめの声）
入力経路	種類	視覚	聴覚（障害のタイプによって異なるが聴覚刺激は，すぐに消失するので難しい）
	数	複数（音声と同時に文字カードの呈示など）	単数
選択肢	数	少ない	多い
	内容	選択肢間の内容が異なる（別範疇）	選択肢間の内容が近接（同一範疇）

短いほうが訓練効果は高いと思われるが，発症から長い場合であっても，それまで，適切な訓練がなされていない場合や，長期的な変化の後，新たな訓練適用が生じる場合もある．失語や痴呆症，高次脳機能障害を合併する患者は，それぞれに適応あれば並行して訓練を実施する．

4　進行性疾患・変性疾患への訓練適応

　進行性疾患・変性疾患への訓練適応は，脳血管障害の場合とは若干異なるので注意する．
　適応を検討するにあたっては，疾患の特徴に配慮することが重要である．同じ進行性変性疾患でも時間をかけて進行するものと，かなり急速に進行するものがある．また，完全治癒する場合もあり，再発，寛解を繰り返すものや，あるいは治癒後に後遺症を残す場合もある．いずれにしても医学的な治療方針を確認し，それとの整合性に配慮する．
　また基本的に，疾病の治療中であり，使用中の薬物の影響や全身状態（機能障害だけでなく，体力，意識，その他）の監視の必要性に配慮して適応を判断する．
　また，機能訓練の目的も同じではない．疾患の初期には低下した機能の回復を目的とする場合もある．ただし，実際には，直接的な機能回復というより，残存機能の強化による見せかけの機能回復ということになるかもしれない．
　疾患が進行し，機能低下が一定以上になってくると，機能回復というより機能維持が目的となる．そして，最終的には機能訓練の適応がなくなる場合もある．
　心理的な問題は，脳血管障害同様重要である．むしろ変性疾患のほうが予後への不安などから，障害受容の心理的な問題は複雑で，訓練へのモチベーションなどへの影響は大き

い可能性があるので注意する．

2 タイプ別訓練法

1 弛緩性麻痺

　発声発語器官に関与する末梢神経の主なものは，脳幹部の脳神経核から顔面，口腔に広がる脳神経と，呼吸器を支配する頸神経の一部および胸神経である．これら末梢神経の損傷による麻痺を弛緩性麻痺と呼ぶ（70頁「ことばの神経機構」）．

　末梢性の麻痺は，筋の状態としては，筋緊張の低下（弛緩），筋萎縮，深部反射低下などを特徴とするが，運動機能面の障害としては筋力の低下が重要であり，機能回復訓練は，基本的に筋力の回復を目標とする．

　損傷された末梢神経が支配する構音器官の個別の障害であり，例えば，口唇を支配する顔面神経のみの麻痺であれば，口唇音のみが障害され，他の子音は全く明瞭に保たれることになる．もっとも，多くの構音器官はほとんどの音の産生に関与しているので，たとえ単独に障害されても，その影響はほとんどの子音に現れる（188頁「構音器官の随意運動検査」）．

　また，複数の神経系が障害されても，痙性麻痺の異常運動パターンによる協調運動障害とは，運動障害の様態も言語症状も異なる．スピードの低下はそれほどでもなく，痙性麻痺で特徴的な，1音1音引きずり，引き伸ばすような発話はほとんどない．また，音節，単語，文というように運動の複雑さの増加に伴って，協調運動障害がますます増大するようなこともあまりみられない．

　訓練に際しては，末梢性麻痺は，本質的には損傷された神経が支配する筋固有の運動の障害なので，個々の筋（実際には，各発声発語器官）に働きかける．

　また，筋力の低下に対する筋力強化を原則とする．筋力強化とは，本人が，目的の器官に力を入れて動かすよう努力することである．しかし完全麻痺，あるいはそれに近い状態では，自力の運動はほとんどない．そこで，訓練者が介助したり，他動的に目的の部位を動かしたりする．この介助運動の段階で大切なのは本人に，目的の運動をしっかりと力を入れながら行うように意図させておくことである．

　ある程度の動きがでてきたら，全く自力で目的の運動を行わせる．この自動運動レベルにおいても，患者は精一杯力を入れなければならない．抵抗や負荷をかけると動きがなくなってしまう状態である．

　自動運動が一定以上に達したら，さらに筋力強化を目指し，目的の運動と正反対の方向から，指または舌圧子などで訓練者が抵抗を与えるなどして負荷を加える．患者は当然，負荷に負けないよう精一杯力を入れる．負荷は患者の筋力アップに合わせて徐々に強めて行く．

2 痙性麻痺の訓練

　大脳皮質または，そこから脊髄に至る上位運動ニューロン（錐体路）の損傷によって起こる麻痺を痙性麻痺と呼ぶ．筋の状態としては，末梢性麻痺の筋緊張低下（弛緩）に対して，筋緊張の亢進（痙性）を特徴とするが，運動障害の本質としては，末梢性麻痺の筋力

低下すなわち「量的な変化」に対し，運動パターンの異常，すなわち「質的な変化」がもたらす協調運動障害と考えられている．

ただし，発声発語に関係する主な末梢神経の脳神経が，おおむね両側支配であることから，片麻痺の場合は，協調運動障害は軽度で，言語の症状もそれほど重くならない場合が多い（88頁「痙性麻痺をきたす疾患とその病態」）．

一方両側性の麻痺，すなわち偽性球麻痺では，障害は重度に出現する傾向がある．協調運動障害は，運動がより複雑で長くなるほど見かけ上増大し，母音より子音，音節より単語，単語より文というように，発話が長く複雑になるほど，明瞭度は低下する．例えば音節では聞き取れても，単語や文では引きずるような発話になり，スピードが低下し，歪みも増大して理解できなくなる．

こうした協調運動障害をもたらす異常運動パターンについては，身体運動に関する研究は進んでいるが，構音器官に関しては十分研究されているとはいいがたい．上田（堀口申作編，1980）は，「発語筋の中枢性麻痺にもおそらく，共同運動，連合反応などの現象と共通したものが認められると思われるが，その面の研究はまだ不十分である」としている．実際，舌や口唇の突出運動を行うと顎が半不随意的に開大したり，舌の左右運動を行うと顎が左右に同時に動いたりといった動きが多数観察されている．末梢性麻痺では見られないもので，構音器官の痙性麻痺による異常運動と考えられるが，その法則性が十分整理されているとはいいがたい．しかし実際の臨床で，こうした異常運動パターンに配慮せずに訓練を行っても効果が薄い．上田は「本質的な病態生理は，発声・構音器官の障害にも共通している」とも述べている．

本項では，構音器官の痙性麻痺に認められるこうした動きの特徴を，異常運動パターンとしてとらえ，治療方法は，身体障害に対する神経生理学的アプローチを基幹において工夫してゆくことを基本姿勢とした．

構音の異常運動パターンは，ある器官を動かそうと意図したとき別の部位の半不随意的な運動を伴ってしまう場合（陽性徴候）と，その部位の運動が巧緻性の低下の結果と思われるが，意図とは異なった動きをする場合（陰性徴候）がある．これらの異常運動は，筋緊張亢進を伴うことが多い．

訓練・指導は，こうした運動の異常パターンの矯正を目的とする．このとき，末梢神経麻痺に対するのと同様に，筋力強化の方法を行えば，目的の運動と同時に異常運動パターンをも強化することになる場合が多い．むしろ逆に，力をできるだけ抜きながら，正しい運動ターンを学習する，いわゆるリラクセーションによる訓練が原則である．さらに，ある器官を動かそうと意図したときに，別の部位の半不随意的な運動を伴ってしまうような陽性徴候に対して，それを押さえるような働きかけを「抑制」と呼び，巧緻性の低下の結果，意図とは異なった動きをするような陰性徴候に対する働きかけを，「促通」と呼ぶ．

なお，発症初期の完全麻痺に近い状態では，運動自体がほとんどなく，明らかな異常運動パターンも出現しない．このように自力の運動が困難な状態のときは，筋力強化法か，残存する反射や，病的反射などを刺激し，反射運動を徐々に随意運動に導く方法により訓練を行う．一定以上の自動運動が出現しはじめたらリラクセーションによる訓練へ移行することになる．

さて，リラクセーションによる訓練も，きちんとした手順と方法をふまなければ効果がでない．

まず，リラクセーションすることを患者が理解し，努力しなければならない．力を入れてはいけないことを，患者に十分説明する．というのは，運動が意図どおりに行なえないと，なんとかしようとして，かえって力が入る．発話が相手に通じなければ，次第に身体に力が入り声が大きくなるのは当然である．そうなってはいけないことを，まず患者に理解してもらわなければならない．

しかし，力を抜くことをことばで理解しても，実際に運動を行うと緊張が亢進してしまうのが，中枢性麻痺の特徴である．次の段階としては，心理的なリラックスを図る．訓練の場所は，静かで落ち着いているところが望ましい．騒音や人の出入りはできるだけ避ける．また訓練室内が乱雑だったりするのも，リラックスを妨げる．バックグラウンドミュージックの使用も効果的である．患者には，できるだけ楽な姿勢をとらせる．最も影響するのは，言語聴覚士の態度である．落ち着いたことばかけや平静な態度が要求される．また，患者との信頼関係を損なわない範囲で，親しいことば使いや，ジョークを用いるのも意味がある．

なお最終的には，どんな環境ででも患者がリラクセーションを実現できることが重要であり，そのために，訓練が進行していくにつれて，騒音下やプレッシャーを受けながらなど，リラクセーションに不利な条件での訓練も実施することを忘れてはいけない．

こうして必要な条件を整えながら，目的の運動課題を行ってゆく．しかし漫然と，いくらリラックスして課題を行っていったとしても，陽性の徴候といえる半不随意的な異常な動きや強い過緊張を抑制するのは難しい．そのために以下のような方法を用いる．

第一に，目的の課題を行うとき，意図的にリラクセーションと強い運動努力（筋力強化の方法）を繰り返して違いを理解させる．すなわち，わざと力を入れるという誤った方法に続いて，力を抜いた正しいやり方を試み，違いを際立たせる（対比）．目的の運動を理解するために，あえて対比する運動を行ってみるのである．

第二に，異常な運動を，訓練者が手指などの介助で押えつける．最初は抵抗があるが，異常な動きが抑制されたり緊張が緩んだりすると抵抗が弱くなるのが，介助している手指をとおして感じることができる．そのときにすかさず，口頭で，その運動や状態が目的の状態あるいは正しい運動であることを伝える．患者は，指摘されたときの運動感覚を再現するように次の課題を行う．それが正しい運動につながる．それに合わせて少しずつ介助を緩めれば，正しい運動を強化することになる（強制介助）．

第三に，予測される異常運動とは反対の運動，例えば顎が開大する異常運動に対してなら，拮抗の関係にある顎閉鎖（挙上）の運動をあらかじめさせながら，目的の運動を開始する（反対方向の運動を利用する方法）．ある運動が行われているときは，それと反対の動きが起きにくいことを利用している．

最後に，異常運動や過緊張の予測される部位に，何らかの運動をさせながら目的の運動を行う（別の運動を先行させる方法）．これも，ある運動が行われているときは，それと別の動きは起こりにくいことを利用している．

こうした方法を適宜組み合わせて，運動パターンの異常を抑制していくことになる．

このような方法を，患者の状態に合わせて適宜実行してゆく．具体的な課題は，別項で述べるが，課題の多くは，末梢性や他のタイプの障害と変わらないようにみえる．大切なのは，同じ動作をどのように行うかであることを理解しておく．

3　運動失調

　運動失調は，個々の筋の筋力は保たれているが，運動を正確に制御することが障害されている状態である．子音や母音の歪みも現れるが通常，比較的軽度で，発話明瞭度を明らかに低下させるほどではない．運動失調ではむしろ，喉頭や呼吸調節の障害の結果としての声の高さや強さの障害，時間的な測定異常が関与すると考えられる，スピードやリズムの異常からくるプロソディの障害が主たる問題となることが多い．具体的には，声の高さや強さが一様で平板になり，その結果アクセントやイントネーションが不自然で，異常な感じを与える．機械的な，合成音声のような発話となり，意味は比較的伝わるが，話者の感情やニュアンスは伝わりにくい．

　訓練方法は，自身の運動感覚では調節が困難なところを，外部の手掛かり（時間的，空間的，あるいは聴覚的ないわば目印のようなもの）を提示し，それに合わせて運動をコントロールする方法が有効であると考えられる．具体的には，音響を視覚的に表示する機器や，見本の音の高さを提示するためのキーボード，時間的なマークになるメトロノーム，構音器官の運動を視覚的にフィードバックする鏡などを用いる．言語聴覚士はこうした機器類を用い，運動の目安を外部から提示する．患者が，その提示された目安やマークに合わせて運動することにより，制御能力を改善させようとするものである．

4　運動低下および運動過多

　いずれも錐体外路の損傷により引き起こされる．運動低下とは，運動範囲および速度の制限と固縮（筋緊張の全般的な亢進）を特徴とするParkinson症候群である．言語症状としては，声量低下，気息声あるいは失声，子音母音の歪み，発話の加速傾向などで，吃様症状が出現することもある．治療は，薬剤に依存するところが大きい．

　運動過多とは，異常な不随意運動による発話の異常である．

　それぞれ，訓練は，発声訓練，緊張の抑制やプロソディの訓練など，症状に合わせてのアプローチとなる．

　その場合，失調性と同様，外部の手掛かりを用いる方法が有効な場合が多い．特にParkinson症候群でみられる，"発話の加速""徐々に声量が小さくなる""語頭の繰り返し"といった症状には，外部から，リズムやスピードの手がかり（音響分析の視覚的モニター，メトロノーム，タッピング，指折りなど），いわばペースメーカーを提示する方法で効果がみられる．

　また筋緊張の全般的な亢進を特徴とすることと矛盾するようにみえるが，Parkinson症候群では中等度の障害までは，気息声や無力声に対して，強い運動努力（パワーアップ）による発声訓練が効果的で，音声コミュニケーション全体が改善することが認められている（Ramigら，1995）．しかし筆者の経験では，重度では，やはり強い発声努力は失声につながることが多いので注意を要する．

　また不随意運動に対する訓練は，強制的に抑制する方法，また外部の手がかりを用いる方法などが試みられるが，その他に効果的な方法がないというのが実状である．

5　混合性

　発声発語の筋・神経系の複数系の障害である．個々の様態に合わせて，プログラムを立

てる．例えば痙性と弛緩性の混合性の場合は，基本的な方針が，リラクセーションと筋力強化というように正反対なので，アプローチに迷う状況が生じる．その場合，表面に現れた徴候の顕著なほうにアプローチをしてゆくのが原則だが，いずれにしても，1つの方向性を決め，しばらくは迷わずアプローチを続けることが大切である．

6 発語失行

麻痺などよりもさらに高次の，言語中枢の損傷によって起こる．麻痺がないにもかかわらず，目的の運動ができない．一度学習した運動プログラムが中枢の損傷によって破壊されたと考えられる．訓練は，構音の方法を体系的，意識的に再学習させる．本書では，発語失行は扱わないので，訓練法の詳細は割愛する．

7 進行性疾患・変性疾患

進行性疾患・変性疾患では，多くの場合，機能自体を回復させるのは困難である．しかし運動の不足は，筋力の低下や関節拘縮などを起こすので，残存機能をできるだけ使用することは重要である．また例えば，呼吸機能の低下は呼吸筋自体の機能低下によってだけ引き起こされるのではなく，頸部や背中の筋の衰えが呼吸筋の運動範囲を制限することも影響するというように，1つの機能低下は，他の器官の機能を制限することが多い．こうした二次的な障害も含めて廃用症候群といい，四肢体幹の機能だけでなく，発声発語機能でもその概念を適用すべきであることはすでに述べた．

進行性疾患・変性疾患の訓練の主な目的は，こうした廃用症候群の予防であり，機能維持訓練は，目的の筋を使用する運動をしたり，他動的に動かしたりするだけでなく，周囲の，いいかえれば全身の機能をできるだけ維持するよう働きかけなければならない．

歩行が可能であればできるだけ歩行し，座位が可能であれば，座位保持や車椅子上の時間を長くとるのは当然である．発話時間もできるだけ長く確保するが，施設などでコミュニケーションの相手や機会がどうしても限られる場合は，発声発語器官の粗大運動課題などを実施する．

また人工呼吸器依存で発声発語の機会がなくなると，発声発語器官の機能低下は促進される．人工呼吸器における音声確保の手段を講じて，コミュニケーションの機会を確保することは，QOLだけでなく廃用症候群の予防という意味でも重要である．このように，進行性疾患・変性疾患における代償手段の適切な使用は，機能維持的な意味合いがあることも理解しておく．

なお機能維持訓練は，過度になるとかえって筋力低下を招くことがある．翌日まで疲労を残さない程度の訓練でなくてはならない．

3 訓練の組み立て

図5-18に運動障害性構音障害の機能回復訓練の組み立てを示した．粗大運動レベルの機能訓練，構音動作の訓練，音の産生レベルの訓練という3つの相からなる．

粗大運動の機能訓練は，運動機能改善を目的として行う，呼吸，および各構音器官の個別の粗大運動から反復，協調運動に至る訓練である．重度の患者はこの段階が訓練の中心となるが，軽度になればウォーミングアップ的に行うこともある．また進行性疾患に対す

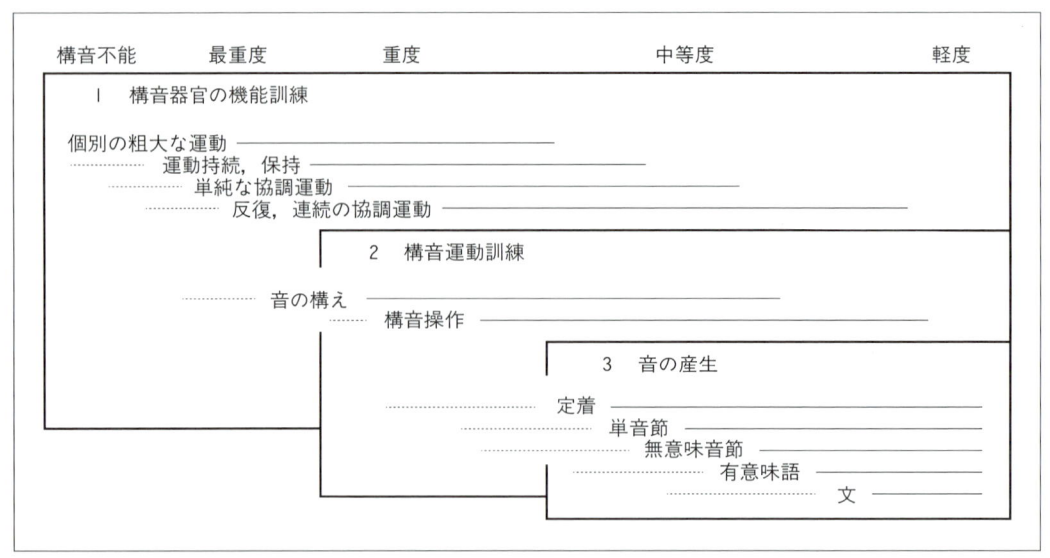

```
構音不能    最重度      重度              中等度            軽度
┌─────────────────────────────────────────────────────────┐
│  1  構音器官の機能訓練                                    │
│ 個別の粗大な運動 ─────────────                            │
│ ……………  運動持続，保持 ─────────────                       │
│ ……………………  単純な協調運動 ─────────────                    │
│ ……………………………  反復，連続の協調運動 ─────────────           │
│           ┌─────────────────────────────────────────────┤
│           │  2  構音運動訓練                             │
│     …………………  音の構え ─────────────────────────          │
│          …………………  構音操作 ───────────────────           │
│                  ┌───────────────────────────────────────┤
│                  │  3  音の産生                          │
│             …………………  定着 ──────────────────             │
│                  …………………  単音節 ───────────             │
│                       …………………  無意味音節 ──────        │
│                               …………………  有意味語 ─        │
│                                       …………………  文       │
└─────────────────────────────────────────────────────────┘
```

図 5-18　機能回復訓練の組み立て

る維持的な訓練として行うこともある．「評価から機能訓練プログラムへ」（128 頁）で述べた評価表 2 による評価結果と対応しており，おおむね構音器官のグループごとに，機能制限のレベル 1 〜 4 に対応して，単純な運動，運動保持，簡単な協調運動，複雑な協調運動という順に構成されている．

　構音動作の訓練は，構音の構えと操作の訓練である．評価表 1 の評価基準に対応して，訓練課題が構成されている．

　音の産生訓練は，運動から実際の音声の産生へ，さらに日常の会話へ般化させる訓練である．プロソディの訓練も原則としてはここに含むが，本書では別に 1 項目を立てて記述した（297 頁）．

　図の左側ほど重度，右側は軽度の運動障害を想定している．粗大運動の機能訓練は，最重度から重度，構音動作は重度から中等度，音の産生は中等度から軽度の患者に対応している．3 つの相が重なり合っているのは，下の相は，上の相の訓練を実施するための前提になっているが，かといって，1 つの相が完全に終了して次に移るというように階段状に展開するのではないことを示している．

　最重度の患者では粗大運動訓練のみの適応ということもありうるが，重度では，粗大運動を中心にしつつも，構音動作の訓練が一部導入される．さらに，中等度では粗大運動から構音動作訓練に中心が移り，軽度では音の産生が中心になるという具合に，訓練メニューの構成比率を変化させていくことになる．

4　粗大運動の機能訓練

　姿勢以外は，発声発語器官検査結果を評価表 2 に沿って分析し，その結果から，粗大運動の機能訓練プログラムを立案する．発声発語器官検査と評価表 2 の対応は，「発声発語器官の評価（〔評価表 2〕による評価）」（196 頁）を参照してほしい．

　具体的な訓練テクニックを，評価表 2 にある機能ごとのグループ項目 A，B，C の 1 〜

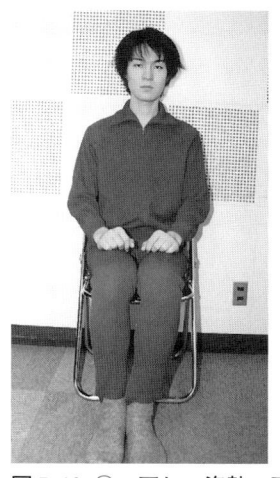

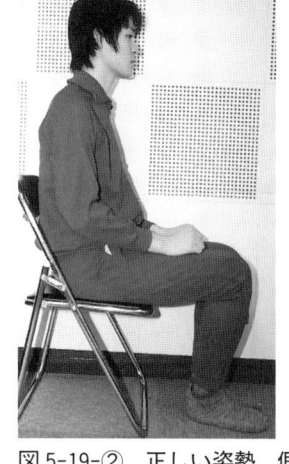

図 5-19-① 正しい姿勢 正面　図 5-19-② 正しい姿勢 側面

4の段階に対応させながら示した．例えば，A-1の訓練として示したものは，評価表 2 で A-1 が 0〜2 の評価を受けた場合に，原則として適用になることを意味する．

1 姿勢

　姿勢の評価は，発声発語全体に関与するので，評価表 2 に組み込まなかった．

　臨床においては，姿勢の保持を訓練開始時に必ずチェックし，訓練中も常に注意をはらわなければならない．ただし，発声発語機能が改善してくれば，次はどのような姿勢でも明瞭な発話が得られるように，訓練状況や条件を変えていく．

　さて姿勢は，体幹のバランス保持が上・下肢や頭部（発声発語器官）の運動の巧緻性に関係することと，体幹の崩れによる胸郭と横隔膜の可動範囲制限が呼吸機能低下をもたらすという 2 つの理由で大切であることを，「発声発語器官の評価」の項（196 頁）で述べた．

　姿勢保持は，運動ではあるが構音動作のように動的なものではなく，同一姿勢を一定時間保持するという静的で，持続的な運動である．重度ではまず，正しい姿勢をとること自体が問題になり，次の段階が，その姿勢を保持することになる．

　正しい姿勢を図 5-19 に示した．座位では，骨盤を椅子の奥までしっかり入れ，腰と膝は 90°に曲げ，足底をきちんと床につける．脚の長さには個人差があるので，高さの異なる足置き台を用意して調節する．背筋は伸ばし，体幹の正中線が垂直になるようにする．正中線がまっすぐでも，肩の線が左右どちらかに下がってはいけない．立位もこの延長である．

　自力での姿勢保持が困難な患者さんの場合には，クッションなどで体幹を支えるが，常に自分の姿勢を矯正するように意識させることが大切である．保持が可能になってくれば，クッションなどをはずしていく．ただし姿勢は，本人が苦労して保持しようとすると，かえって全体の筋緊張が亢進したり，異常運動が出たりすることもある．時には，ある程度の姿勢の崩れには我慢して，緊張や異常運動が抑制されるほうを選択することもある．ただし，そのことを明確に意識し，長期的には矯正してゆく方向を目指す．

　最重度で，クッションなどを当てるだけでは体幹保持が困難な場合，訓練中は，言語聴

覚士が介助して姿勢を保持することが必要である．このような場合，言語聴覚士の訓練上必要な姿勢を理学療法士に説明して，介助法のアドバイスを受けることが望ましい．それほど重度であれば通常，PT訓練でも姿勢保持訓練の対象になっている．言語聴覚士独自の判断で姿勢保持を行って，PT訓練と矛盾を起こさないためにも連携が必要である．

2　呼吸

発声は，呼吸器と喉頭の協調運動である．いずれかが欠けても成立しない．呼気圧の不足による発声障害は意外に多く，ほとんどの場合，呼吸訓練によって改善が認められる．

なお呼吸訓練は，自力運動にしても介助運動にしても，本人の自然の呼吸よりも，大きな運動を要求している．長い時間続けていると過呼吸状態になるので，3〜5分間で必ず休憩をとる．また運動しようという意識をもってもらうために，はじめは動作ごとに「吸って」「吐いて」と声をかける．

（1）段階A-1-①　呼気量（圧）の増大

①呼吸パターンの自覚

呼吸訓練のはじまりは，自分の呼吸パターンの自覚である．図5-20のように，片手を胸，残りの手を腹にあて，呼吸時のそれぞれの動きを観察する．片麻痺のために両手でできないときは，健側の手で交互に行う．両側麻痺では，視覚あるいは自身の体感覚で自覚する．言語聴覚士は，吸気で胸郭と腹部が膨らみ，呼気でへこむことを説明し，その後実際の動きに合わせ，「今膨らんでます」，「今へこんでます」というふうにフィードバックする．呼吸運動訓練を行っていくうえで，運動を自覚し，自ら呼吸を意識的に行おうとすることは，障害のタイプに関係なく必要である．

②胸郭圧迫介助

自力呼吸の運動範囲にかなり制限のある重度の場合でも，介助で相当補える．

重度の場合は腹部よりも胸郭への介助が有効である．患者の自然な動きの方向とタイミングに合わせることが重要で，方向やタイミングがずれると，本来の動きを制限してしまい，逆効果になる．基本的な動きを言語聴覚士が理解しておくことが重要である（45頁「呼吸調節」）．また吸気は，胸郭を広げる動作なので介助は難しい．普通は呼気動作時に胸郭を圧迫する方法で介助する．

実用的なのは下位肋骨への圧迫介助である．胸骨下端から水平線を脇の下まで延長した位置に親指を置き，そこから下方を掌全体で包み込むようにふれる（図5-21）．呼気の圧を，外部からの介助で加えるのであるから，かなりの圧を加えることになる．上体を患者さんの上体に触れるくらい近づけ，腕全体で圧迫する（図5-22）．数回は，圧をかけずに触れるだけにして，下位肋骨の側方への動きを確認する．側方への動きも個人差があるので，どの方向へ膨らみ，縮むのか，またその繰り返しのリズムを掌から感じ取る．

次に，患者に，息を吐くときに，[hȧː]（母音部分無声）と息の音が聞こえるように指示する．呼気を意識することと，吐く息の音でフィードバックすることが目的である．数回，繰り返してリズムを把握し，その後，呼気から吸気へ移る直前に強く下位肋骨を1秒〜3秒かけて圧迫する．一分間に12〜15回を目安にする．[hȧː]という息の音が明らかに強くなるくらい押さないと効果がない．ただし，高齢者や骨粗鬆症などがあれば，かなり加減しなければならない．

これによって，自力の呼吸パターン（点線の範囲）に比べて時間も延長され，運動範囲

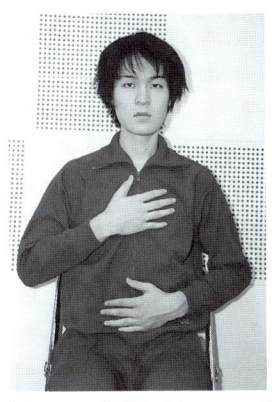

図 5-20 呼吸パターンの自覚

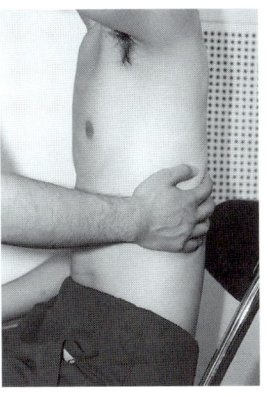

図 5-21 呼吸介助時の言語聴覚士の手の位置

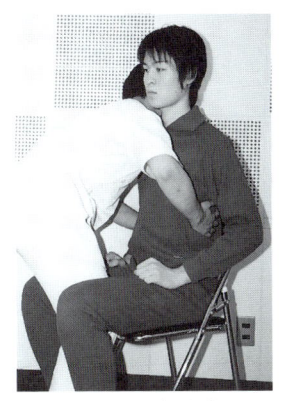

図 5-22 呼吸介助時の言語聴覚士の姿勢（下位肋骨）

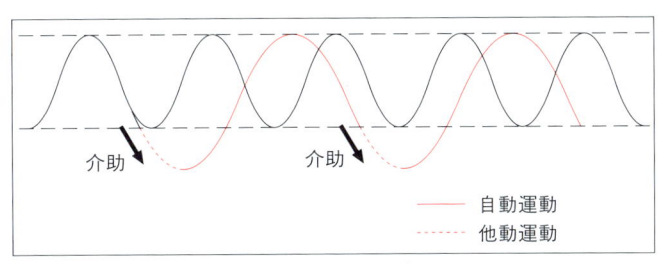

図 5-23 介助による呼吸パターンの改善モデル

も広がる（図 5-23）．結果的に，呼吸のサイクルは大きくなる．介助は最初，毎回行い，3～5分間続けたら，1～2分間休憩する．数日単位で，介助を減らす．介助の減らし方は，回数で減らしたり（3回に1回は介助を入れない，など）力で加減したり（圧迫する力を少し弱くする，など）する．介助を減らしても，当初自力で行っていたときの呼気圧より圧が上がっていたり（[haː] の音の強さで判断する），呼吸のサイクルが長くなっていれば訓練効果によるものである．効果を認めればさらに介助を減らし，認められなければ，介助を前に戻すか，増やす．患者には，常に吸気と呼気を意識して行ってもらう．また，この方法はどのタイプの運動障害性構音障害にも適応になるが，患者自身には，痙性麻痺ではリラックス，弛緩性麻痺ではパワーアップを意識してもらうことが重要である．

姿勢は，立位，仰臥位，座位いずれも可能であるが，特に，上位肋骨への介助と違って，座位で容易にできるのは，この方法の利点である．

上位肋骨の動きは，前方上方への動きが多く，側方への動きは，ほとんどない．介助は，胸郭の自然の動きに合わせるので，図 5-24 のように，胸部を下後方へ押す形になる．そのため体幹が支えられていることが条件で，このレベルの患者ではほとんど体幹保持が悪いので，仰臥位か，壁などで上体を支えての立位，そうでなければ背もたれが大きくしっかりした椅子に支えられての座位でなければ，この方法は使えない．

ただし，ベッド上仰臥位では，身体全体のリラクセーションが成立しやすく，呼吸運動も観察あるいはコントロールしやすいので，重度で適応があれば積極的な適用となる．

介助の手順，タイミング，力の入れ方および注意事項などは下位肋骨介助と同じである．

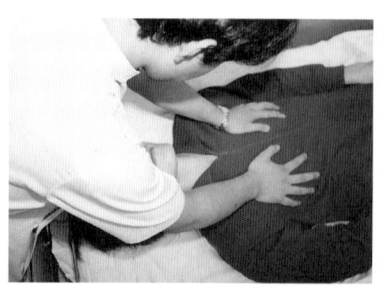

図 5-24　呼吸介助時の言語聴覚士の姿勢（上位肋骨）

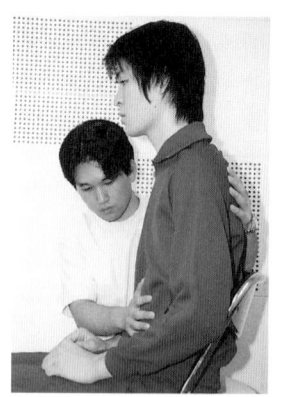

図 5-25　呼吸介助時の言語聴覚士の姿勢（腹部）

　腹部圧迫介助は，横隔膜の運動への介助である．呼気圧の不足に対する介助としては，胸郭への介助に比べて圧をかけにくいので，適応が低い．しかし，脊髄損傷などの理由で胸郭への介助が無効であったり難しい場合には，積極的な適応になる．胸骨下部の肋骨のない部分を圧迫する．ただし骨で囲まれた部分ではないので，肋骨のようには強く圧迫しない．体幹が安定していることを要求するが，押す位置が低く圧のかけ方も弱いので，上位肋骨介助よりは安定は保たれやすい．片手で背中を支えれば保持できる（図 5-25）．

　介助の手順，タイミングは肋骨の介助と同様であるが，腹腔を押すので，食後すぐの訓練は避ける．

③呼気を強く出す（呼気圧を強くする）

　自動運動での呼気量増大である．上肢，体幹のコントロールがよければ，基本の姿勢から，身体を丸め気味にし，上肢（健側のみでよい）を身体の前方に下ろしながら意識的に息を強く吐き出す（図 5-26）．ティッシュペーパーなどを細く短冊状に切り，口元にあててそれを強く吹くと視覚的にフィードバックできる．鼻咽腔閉鎖不全があれば，鼻をつまんで行う．

④深い吸気（吸気量を増やす）

　次に吸気量を増やすために，いわゆる深呼吸の要領で深い吸気を行う．上肢，体幹のコントロールがよければ，体幹をややそらせ気味にして，上肢（健側のみでよい）を後ろ上方に上げながら，あるいは，後ろ下方に下ろしながら行う．まず，吸気だけを意識して訓練する（図 5-27）．

　さらに，大きな呼気に連続して，深い吸気の動作を行う．呼吸のサイクルとしては吸気が先だが，訓練時の意識的動作としては，呼気動作のほうが行いやすい．そこで最大呼気位まで吐き出したあと吸気を行うと，吸気運動の機能低下で最大吸気位が低下していたとしても，相対的には吸気運動の範囲は広がることになる．呼気介助で呼吸サイクルが大きくなるのと同じである（図 5-28）．

⑤上肢・体幹の介助

　「③呼気を強く出す」および「④深い呼気」は，自動運動の範囲を拡大していくことになる．しかし，自動運動が困難な場合，③ないし④の動作を指示しながら，その動きを助けるように，体幹，上肢を介助して動かす．この際，上肢に関しては，必ず脇の下か肩を

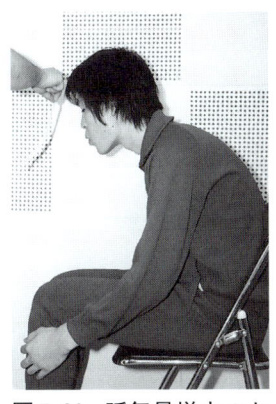

図 5-26 呼気量増大のための訓練の姿勢

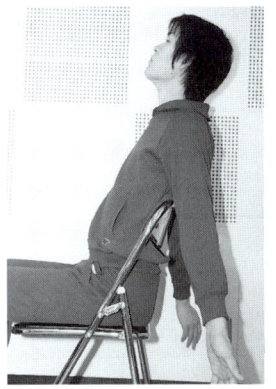

図 5-27 吸気量増大のための訓練の姿勢

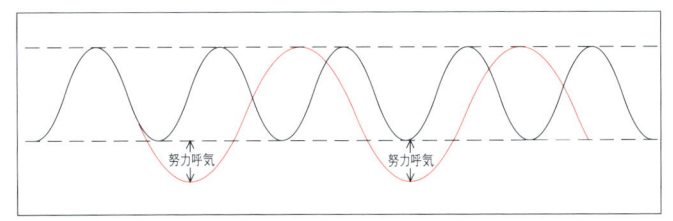

図 5-28 吸気運動の改善モデル

持って肩全体を動かす．腕を引っ張ると脱臼するおそれがある．この上肢・体幹の運動は，運動範囲を大きく，1 分間 10 回程度のゆっくりしたサイクルで行う．ある程度の自動運動がある場合に有効な介助で，最重度では，胸郭あるいは腹部圧迫介助法が有効である．

⑥痙性麻痺の異常運動抑制

A-1 のレベルでは，それほど顕著な異常運動は現れない．極端に呼吸補助筋を用いた，例えば吸気で，肩が上がってしまうような運動パターンには，注意する．その場合は，ベッド上で仰臥位で行い，肩など異常な動きの認められる部分を強制的に押さえる（強制介助）．

(2) A-2-① 呼気時間の延長

呼気持続時間の延長は，重度ながら自動運動がある程度可能なレベルを想定している．その場合，経験的には腹式呼吸へのアプローチが比較的，効果が出やすい．腹筋を補助的に使用できるので，胸郭より随意的なコントロールがしやすく，また，そもそも日本人は発声であまり腹筋を使用する習慣がなく，訓練によりコントロールが可能になると，声量の改善として現れやすいからと推測される．

①腹式呼吸の呼吸運動パターンの獲得

呼吸パターンの自覚は，引き続いて重要である．A-1 と同様，自分の手を腹部にあて，意識して行う．痙性麻痺に関しては，呼気で腹部が膨らむように力が入ってしまうことが非常に多いので注意する．その場合は，腹部を呼気のときに押して介助する．これは，腹部の圧の不足を介助するのではないので，それほど力を入れない．難しい場合は，全身の緊張を落としやすいのでベッド上，仰臥位で行う．ベッド上で，腹部に自分の手を当てるか，ティッシュペーパーの箱など軽いものをのせて，視覚的に動きをフィードバックする

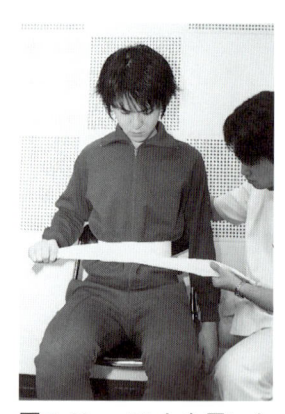

図 5-29　ベルトを用いた呼吸パターンのコントロール法

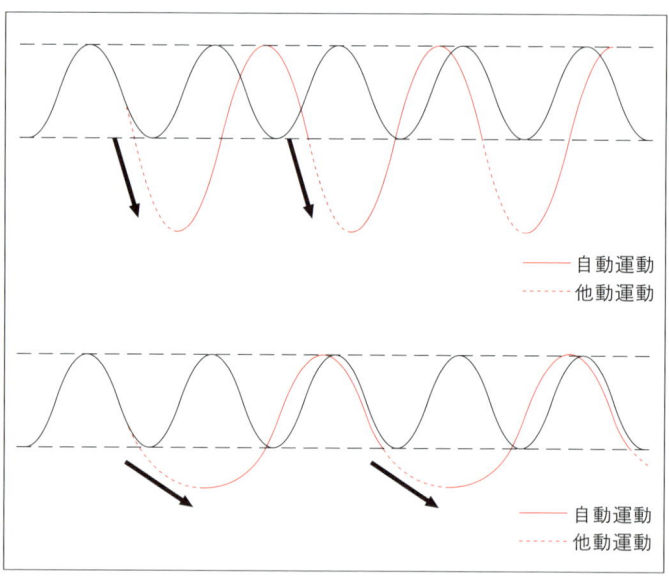

図 5-30　呼気圧上昇と呼気持続時間延長との違い

とわかりやすい．

その他，座位で，長めの幅広のベルトを使う方法もコントロールしやすい．ベルトを，背中で交叉させるように腹部に1回巻き，両端を患者さん自身で持つ．片麻痺では，一端を患者さんが，もう一端を言語聴覚士が持つ（図 5-29）．吸気でベルトをゆるめ，呼気でベルトを絞るようにして，腹部の運動をフィードバックし，かつコントロールする．

② 1回の呼気時間を延長

（1）のいずれかの方法で腹部の動きをフィードバックしながら，呼吸を行い，1回の呼気時間を意識的に伸ばしていく．はじめは，言語聴覚士が呼気の時間を「1，2，3」というふうに数えるのに合わせて息を吐く．続いて，患者自身が，頭のなかで長さを数えながら行う．3～5秒が目標である．必要なら胸郭圧迫介助を行い，延長を認めたら，介助を減らす．

なお，呼気圧を上げる介助が短かめにかなり強く押すのに比べて，呼気時間延長を目的に介助を行う場合は，本人の運動が終わる直前から，やや強めで長く押すことが重要である（図 5-30）．

発声の持続に結びつけるのが目的であるから，速やかな吸気と，長い呼気を目指す．なお，速やかな吸気が得られにくい場合も，呼気持続延長のためと同様に，胸郭への圧迫介助を用いる．最大努力呼気位まで，介助でもっていくことによって，つぎの吸気が，大きく速やかになることを意図している．

③ 2拍ないし3拍の呼気で，持続の延長

次に，同様の方法で，[haː, haː, haː]，あるいは[Φɯː, Φɯː, Φɯː]と3拍で呼気を吐く．母音部は常に無声である．いきなり，3拍が難しい場合は，2拍から始める．手順や介助は，一回の呼気時間延長と同様である．

④休止を取り入れる

　さらに1拍では，吸気から呼気へ移るとき，2～3拍では，それに加えて，拍の切れ目で休止を入れる．ここで休止というのは，息を止めることで，吸気筋の随意性を上げることを目的としている．最初は1拍において，吸気から呼気に移るとき，言語聴覚士が「止めて」，「吐いて」というように，指示を出す．うまくできるようになれば，2～3拍の課題に移るが，同様に，最初は拍の切れ目で「止めて」，「吐いて」という指示を出す．休止の長さは，1秒程度から始め，3秒程度まで延ばす．はじめのうちは，休止の長さをコントロールするためにも，言語聴覚士が「止めて」，「吐いて」の指示を出す．

⑤痙性麻痺の異常運動抑制

　異常運動としては，最初に述べた，腹式呼吸での逆パターンのほかに，呼吸補助筋を用いたパターン，下肢伸展などがみられる．口頭で異常運動に注意を促し，自分で抑制するよう努力させる．難しい場合は，異常な動きを言語聴覚士が強制的に押さえ込むように介助する（強制介助）方法で抑制する．

（3）A-3とA-4

　A-3とA-4は，発声との協調運動であり，呼吸単独での訓練はない．

3　発声

（1）A-1-②　良好な発声の獲得

　声帯振動（声門閉鎖）を獲得すること，あるいは声質の改善が目的である．課題の音は，原則的に母音である．子音が入ると，子音の構音動作が加わって，子音産生の動作に運動障害のある人にとっては，難度が上がってしまう．母音の［a］あるいは［i］で始め，他の母音を導入していく．［a］は，基本母音であるが，開口制限のある人にとっては困難なので，一番狭い［i］から始めて，広い母音に移る．一方閉口制限や，発声時に顎の開大のような不随意運動が起こる痙性麻痺では，［i］は負担になるので，［a］から始める．

①胸郭あるいは腹部圧迫介助

　呼気圧の不足での失声で，介助を加えて発声が得られないことは，ほとんどない．前述の呼吸訓練も行うが，それで呼吸に改善がみられるまで待つことはない．呼吸訓練に平行して，圧迫介助による発声訓練を行う．それでも声が出なければ，声門閉鎖の問題と判断してほぼ差し支えない．その場合は，以下の②または③の訓練を行う．また，声門閉鎖不全と，呼気圧の不足の両方が明らかな場合は，②ないし③と同時に胸郭あるいは腹部介助を行う．

　上位肋骨および下位肋骨（胸郭），さらに腹部圧迫介助の方法は，呼吸訓練における呼気圧上昇の訓練と同じである．呼吸訓練の呼気のタイミングで，患者に発声を意図してもらう．また，努力声や粗糙声といった痙性の特徴が認められる場合は，以下の④⑤⑥の方法で発声しながら，この介助を加える．

②パワーアップ

　失声あるいは声門閉鎖不全に伴う音声パワーの低下に対しては，障害のタイプを問わず，基本的にパワーアップによる訓練が適応になる．

　まず，力を込めて大きな声を出すように指示する．「遠くの人に声をかけるように」，「大声で怒鳴るように」，「人を驚かすように」などとイメージを呈示するのは効果的である．また，言語聴覚士が大声を出して見本を示すことも重要である．この場合，本当に怒

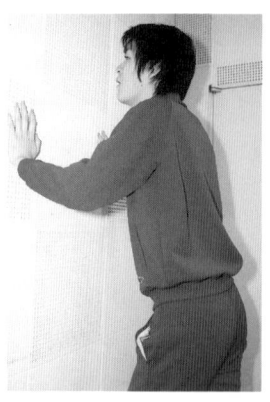

図5-31 プッシングエクササイズの例 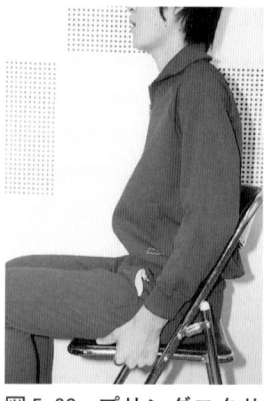　　図5-32 プリングエクササイズの例 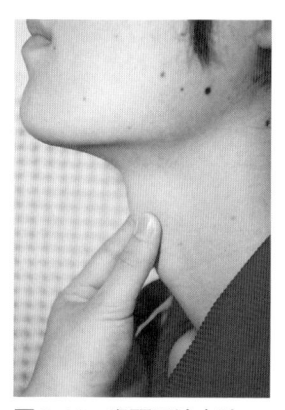　　図5-33 喉頭圧迫介助

鳴るように大声を出さなければ意味がない．
　また，手で壁などを強く押しながら（プッシングエクササイズ），あるいは，自分が腰掛けたままで，その椅子を持ち上げるように（プリングエクササイズ）しながら声を出す（90頁「弛緩性麻痺をきたす疾患とその病態」）（図5-31，32）．これは上肢に力を入れるとき，胸郭の支えを強化するため息こらえ，すなわち声門を強く閉鎖することを応用したものである．従って単に力を入れるだけでなく，声門を閉じることを意識させることが必要である．押したり引いたりする対象は，その力に耐えうるものでないと転倒などの事故を起こす可能性があるので注意する．
　ただし，たとえ失声状態でも，痙性や運動低下性の一部で，頸部や身体全体の緊張が極端に高かったり，喉頭所見で，発声時に極端に仮声帯が過内転したりしているような場合は，パワーアップよりリラクセーションの適応の場合がある．判断がつきにくい場合は，耳鼻咽喉科医の診断を受けるほか一定期間ひとつの方針でアプローチしたら，全く方針を変えて試してみるようなことも必要である．
　さらに，失声状態が恒常的でなく，時に良好な発声が認められるというような浮動的な状態が，Parkinson病で認められることがある．緊張が高くなると失声になり，リラックスすると発声が得られる場合と，その逆の場合がある．それぞれの状況をよく観察し，発声が得られる場面を基準にアプローチを選択する．
　また，痙性麻痺でよくみられるような，失声ではなく，発声はあって，声質が努力性や粗糙性を示している場合は，パワーアップよりもリラクセーション（④柔らかい発声）のほうが声質改善に結びつきやすい．

③喉頭圧迫介助
　喉頭を外側から片側に押したり，両側からはさんで押さえたりして発声させる（図5-33）．片麻痺の麻痺側を外から中央に押すことで，声門の開大位をあらかじめ狭くして，健側の閉鎖の動きを補おうという意図である．これによって発声が得られたり声質の改善が認められれば，少しずつ介助をはずしてゆく．原則として，あまり強く押さえる必要はないが，強く押さえて声が出るならばそのまま続ける．
　いずれの場合も，喉頭を外から閉鎖していて気道閉塞あるいは気道狭窄の状態になっているので，押さえ続けずに吸気時は介助をはずす．

④柔らかい発声

　強い努力声や粗糙声，あるいは失声でも極端に強い緊張がみられる場合，以下の方法でリラックスした柔らかい発声の訓練を試みる．

　まず発声を意識させず，長めに［ha:］，あるいは［Φɯ:］と息だけを出させる．すなわち母音もため息やささやき声で産生する．次に，最初無声で発声開始する母音の部分の後半から，徐々に音を有声化させる．これは，口頭で説明しても理解されにくい．言語聴覚士が［ha:a:］と見本を聞かせる．ため息のようにと表現すると，比較的イメージしやすい．無声から有声が可能になったら，有声音を，力を抜いて出させる．全身に力が入るようなら寝かせて行う．どの場合も言語聴覚士が呈示する見本は，柔らかい発声でなければならない．

⑤対比による発声

　力を抜いた発声が難しい場合，「だらしなく」とか「いいかげんに」といったイメージを提供することも大切である．また，力を抜くという運動感覚を理解してもらうために，わざと力を入れた，不適切な発声をさせ，すぐに反対に力を抜いて声を出すように指示する（269頁「痙性麻痺の訓練」）方法もある．その場合，力を入れるのは，正しい運動を理解してもらうためにあえて行う間違った方法であることを十分説明する．また，力を入れる，抜くの運動を，2〜3秒程度の短いサイクルで交代することが大切である．サイクルが長くなると対比の意味が薄れる．

⑥別の運動を先行させながらの発声

　頸部の緊張が強いときは，首を回しながら発声させる．首を回していても，発声を意図すると同時に緊張が亢進して動きが固定されることも少なくない．そのときは，訓練者が強制的に首を回しながら行い，徐々に介助をはずす．この方法では，事前に頸部のストレッチを行うと効果が増す．

　以上の3つの方法は，基本的に，リラクセーションを基調にした方法で痙性麻痺や運動低下に適応が高いが，弛緩性麻痺への適応は低い．また，呼吸機能の著しい低下は想定していない．

⑦腹式呼吸との協調

　呼吸機能低下も合併している場合は，呼吸と協調させながらの発声訓練を行う．呼気を効率よく使った発声を目的とする．必ずしも腹式呼吸でなくてよいが，コントロールしやすいので，腹式呼吸が用いられることが多い．呼吸訓練における呼吸パターンの自覚の要領で，呼気のタイミングを確認し，その呼気の途中から発声する．柔らかい発声と同じやり方である．ここでは，タイミングを合わせること自体が目標なので，持続時間は気にしない．呼気に発声の運動が加わっただけで，呼気と吸気の運動パターンが反対になったり，全身あるいは，身体の一部の緊張が上がったり，呼吸補助筋を使ったパターンが出現することがある．発声運動をしながら，介助などの抑制法を用いてコントロールを試みる．

⑧アクセント法

　アクセント法の応用が試みられることもある．アクセント法は，すでに述べた呼吸法や柔らかい発声などと重複する部分がある．しかしこれらの方法は，アクセント法に固有のものというより，呼吸・発声法の基本と考えたほうがよい．アクセント法に固有な部分は，発声においてリズムを導入し，そのなかで発声に高低，強弱の変化を取り入れ，そのコントロール能力の改善から，音声障害の改善に波及させようとするものである．これを痙性

の運動障害性構音障害の発声訓練に応用して成果を上げたという報告もある．基本的な発声法は，これまで述べた方法とも矛盾しないので，可能なことと思われるが，アクセント法固有の部分が改善に影響しているかどうかは，さらに検討の余地がある．

⑨痙性麻痺の異常運動抑制

呼吸運動でみられる腹式呼吸での逆パターン，呼吸補助筋を用いたパターン，下肢伸展などでは，呼吸訓練で述べた方法を応用する．さらに，発声運動が加わることによって，顎の開大や，頸部の緊張などの異常パターンが現れることがある．上述の「④柔らかい発声」，「⑤対比による発声」，「⑥別の運動を先行させながら発声」は，いずれも，喉頭の緊張を抑制する方法である．発話時の顎の異常な開大などについては，後述の顎，口唇，舌の訓練を参照してほしい（292頁）．

（2）A-2-② 発声持続の延長

発声，および呼吸の協調運動の結果としての発声持続の延長を図る．したがって呼気の持続時間が著しく制限された状態でも，発声が可能なら呼気持続訓練と並行して実施する．

前の段階の発声訓練を経過してきた場合は，その発声法を保ちながら，発声持続の延長を図る．この段階からスタートすることは，一定以上の良好な発声を前提としているが，発声持続を意図すると声帯の緊張が高くなるといった，発声法の悪化が出現する場合もある．前項の発声を参照し，あくまで良好な発声を保持しながら，持続時間の延長を図る．

また，課題呈示の仕方は，復唱，音読とも可能だが，復唱が実際的である．T（言語聴覚士）が課題を発話して，P（患者）がすぐに，同じ課題を産生する．これをT［a:a:a:］P［a:a:a:］T［a:a:a:］P［a:a:a:］と切れ間なく行う連続復唱法で行うことが多い．はじめは，Pが音を産生している短かい間に，「いいですよ」とか「力抜いて」というように，運動の良否をフィードバックし，切れ間なく，次の刺激を呈示する．連続復唱法のメリットは，繰り返し運動のリズミカルな動きを利用することなので，休止を入れない．フィードバックは，「何も言わないときは正しい運動，誤った運動のときだけ指摘する」というルールを作りながら，徐々に減らしていく．

連続復唱法は，アクセント法で用いられる方法と同じである．

①1拍の延長

はじめは，1拍を1秒くらいで発声する．課題は母音である．徐々に2，3秒まで延ばす．言語聴覚士が「1，2，3」と数える間，声を出すことを目指す．慣れたら，患者自身が，頭のなかで長さを数えながら行う．痙性麻痺では，柔らかい発声，弛緩性麻痺では力を入れた発声がある程度できることを前提としており，持続時間延長訓練においても，発声の基本姿勢は変えない．長さを延ばすのは，あくまで呼吸器と喉頭の協調運動であるので，いずれにも，異常運動が出ないように注意し，異常運動が認められれば，適切に抑制を図るか，訓練の段階を戻す．

②3拍

速やかな吸気に続き，単語レベルで話す程度の発声持続が目的である．1拍と同様の方法で，［a:a:a:］，あるいは［i:i:i:］と3拍で呼気を吐く．呼気持続の延長ではなく，呼気と発声の協調が目的なので，特別な事情がないかぎり2拍はあまり行わず，3拍から始める．異常運動などが出現しないのを確かめ，異なる3母音［a:e:o:］のパターンに移る．さらに，その患者の可能な子音＋母音の繰り返しで行い，さらに異なる3つの子音＋母音を導入する（図5-34）．

```
1．母音のみ          2．子音+母音              V＝母音
V₁＋V₁＋V₁          C₁V₁＋C₁V₁＋C₁V₁         C＝子音

V₁＋V₂＋V₁          C₁V₁＋C₁V₂＋C₁V₁
V₁＋V₁＋V₂          C₁V₁＋C₁V₁＋C₁V₂
V₁＋V₂＋V₂          C₁V₁＋C₁V₂＋C₁V₂

V₁＋V₂＋V₃          C₁V₁＋C₂V₁＋C₁V₁
                    C₁V₁＋C₁V₁＋C₂V₁
                    C₁V₁＋C₂V₁＋C₂V₁

                    C₁V₁＋C₂V₂＋C₃V₃

注　数字が同じであれば，同じ母音または子音であることを
　　示し，数字が異なれば，違う母音または子音であること
　　を示す
```

図5-34　3拍の課題リスト

③休止を取り入れる

さらに1拍では，吸気から発声へ移るとき，3拍では，拍の切れ目で休止を入れる．呼吸での休止を取り入れた訓練法と同様に行う．はじめ，呼吸と同様に言語聴覚士が「止めて」，「a:」，「止めて」，「o:」，というように，具体的に指示を出す．休止の長さは，1秒程度から始め，3秒程度まで延ばす．

④計時法

休止を交えて，3拍の発声が可能になれば，直接的に発声持続時間を計時することで，さらに延長を図る．計時の方法は，発声発語器官検査での最大発声持続時間の計測と同じ要領である．

ただし訓練では，目標時間を設定する．そして，計時中の時間を患者に見せ，目標時間を超えるよう努力して行う．時間の呈示は，ストップウォッチや時計を見せてもいいが，目の前で指を1秒ごとに折るか，言語聴覚士が読み上げる方法もある．

またそれを記録し，次の目標タイムを設定する．目標タイムをクリアしたら，少しずつ延長する．記録があると，長期的に振り返ったとき改善状態がわかるので，モチベーションにもつながる．

⑤呼吸器圧迫介助

呼吸器の運動機能が低い場合は，圧迫介助を行う．やり方は，胸郭圧迫介助（上位肋骨，下位肋骨）と腹部圧迫介助である．呼吸訓練で述べた呼気持続時間を延長させる目的で行う介助方法を用いる．

しかし呼気量自体はそれほど問題でないが，呼気と発声の協調が悪かったり，どちらかのタイミングが悪かったり，休止の長さがつかめなかったりという問題を修正しようという目的で介助する場合もある．ここでは強く圧迫する必要はなく，タイミングなどを示す合図として軽く押す．

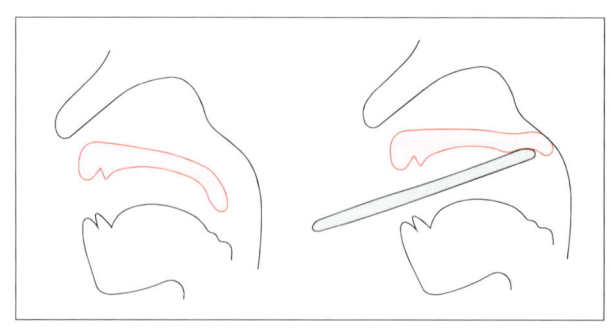

図 5-35　軟口蓋挙上補助の方法

⑥痙性麻痺の異常運動抑制

　異常運動としては，呼吸運動や発声運動での異常運動パターンに気をつける．運動時間が長くなって負荷がかかるので，異常運動が起こりやすくなるし，母音の変化や，子音＋母音の組み合わせなどが出るため，顎，舌，口唇に関与する異常運動も出やすくなるので注意が必要である．それぞれに応じた抑制を図る．

（3）A-3-②，A-4-②

　A-3-②は，高さ，強さの随意的なコントロール，および他の構音器官との協調による，母音，子音の産生レベルである．さらに A-4-②は，より自然なプロソディ（プロソディの訓練については，307 頁「プロソディ」を参照のこと）と，単語，文，会話レベルでの，正確でなめらかな構音の実現である．母音，子音の構音訓練については，構音動作および音の産生訓練の項で述べる．

4　鼻咽腔閉鎖

（1）B-1　軟口蓋挙上

　軟口蓋に全く，あるいはほとんど動きがない状態に対する訓練である．

①直接挙上介助

　大きく開口したところで，舌圧子を用いて，直接軟口蓋を押し上げる（図 5-35）．このとき，本人に軟口蓋を挙上させる努力をしていてもらわないと，訓練効果は上がらない．具体的には [a] を発声してもらいながら舌圧子で押し上げる．

②ハードブローイング

　吹く（ブローイング）という動作は，軟口蓋挙上を要求する．したがってブローイングが，そのまま軟口蓋挙上の訓練になる．痙性麻痺の最重度で全く，あるいはほとんど動きのない場合や，末梢性麻痺全般では，力を入れて強く吹く，いわゆるハードブローイングが効果的である．具体的な課題としては，

a．ティッシュペーパーなどを短冊状に切って，強く吹き上がるように吹く．あるいは，掌に強く吹きつけて触覚でフィードバックする（図 5-36）．
b．ラッパのような管楽器（おもちゃでもよい）を，より強い音が出るように吹く（図 5-37）．
c．呼吸訓練用の器具を用いて強く吹く（図 5-38）．
d．ろうそくの火などを，強く吹いて吹き消す．
e．肺活量計を用い，肺活量を計測する動作を訓練として繰り返し行う．数値を上げる努力をしながら，強く吹く．かなりの負荷がかかるので，回数は多くはできない．また，休

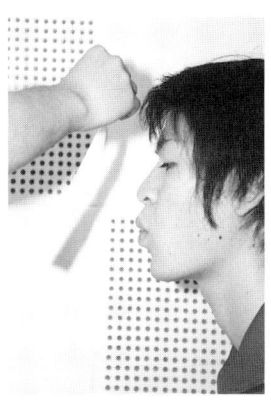

図5-36 ティッシュペーパーを吹く

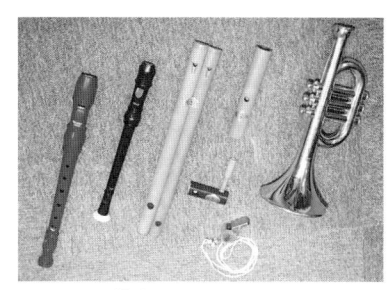

図5-37 管楽器

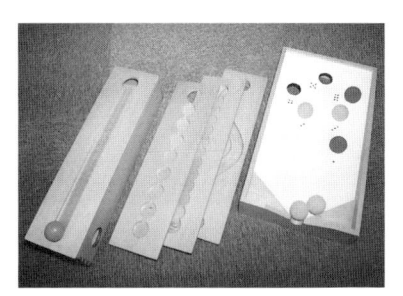

図5-38 呼吸訓練用器具

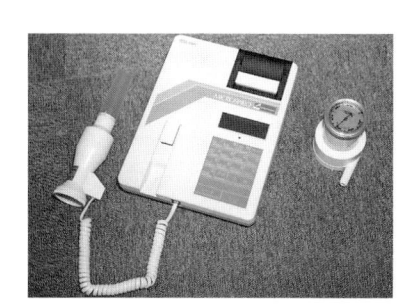

図5-39 肺活量計

憩を十分とる（図5-39）．

　a～eのいずれの場合も最初，鼻をつまむ介助をしながら行う．徐々に介助をゆるめ，鼻からの漏れが増えてきたら，また押さえる．この繰り返しで，徐々に介助を減らしてゆく．

　鼻をつまむ介助を減らしてきたときに注意することは，口腔から呼気が出ているか，鼻孔から出ているかをきちんと区別することである．b，c，eのように，マウスピースを通して呼気を出す場合はいいが，a，dの場合は，鼻孔からの気流と区別がつきにくい．鼻孔の前に指を置いたりして，漏れを確認する．

③ソフトブローイング

　痙性麻痺で，若干でも動きがある場合は，力を抜いて吹くソフトブローイングを用いる．ハードブローイングは，無用に力を入れ，痙性を増長させるので，不用意に適用すると，異常運動などの誤動作の学習につながる．

a．短冊状に切ったティッシュペーパーや掌に，柔らかく吹き，視覚あるいは触覚でフィードバックする．

b．ラッパのような管楽器（おもちゃでもよい）を，より小さい音で吹く．

c．肺活量計を用い，数値をフィードバックしながら，弱く吹く．

d．ストローで，コップの水を弱く泡立てるように軽く吹く（図5-40）．

などの方法を用いる．

　介助が必要なこと，鼻孔からの気流を誤認しないことなどの注意は，ハードブローイングと同じである．

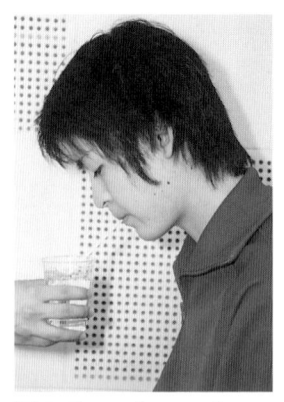

図5-40　ストローでコップの水を吹く

　なお，ソフトブローイング課題は，単に過緊張を嫌うだけではなく，そもそも構音における呼気操作で，強い気流がそれほど要求されないということがあり．ソフトな気流の実現そのものが訓練の目的である．その意味では，末梢性の麻痺も同様だが，末梢性麻痺は，筋力が増強されれば，それを弱くコントロールすることには問題がないので，ソフトブローイングの訓練は，特に必要とせず，直接発声発語の訓練に移ることができる．

④吸う

　吸うという動作も，鼻咽腔閉鎖を要求するので，課題として使用できる．ただし，ストローで吸うとか，麺類をつるつると吸い上げるなど，口唇から吸う動作でないと意味がないので，実際的な課題は限られる．また，口唇の閉鎖が悪いときは，介助を必要とするなど適応が低くなる．摂食における，吸う動作は，統制された課題にはならないが，訓練的な意味は大きい．

⑤発声

　すでに述べた発声訓練も，鼻咽腔閉鎖を要求するので，訓練課題になる．

(2) B-2　軟口蓋挙上保持

　軟口蓋挙上の動きがあっても，持続しない状態に対する訓練である．完全に挙上するが，持続はしないという状況は少なく，挙上範囲が制限されていて，さらに持続が短いというのが現実的な状態である．

　訓練は，前述のブローイング課題で実施する．ただし，目標持続時間を設定し，それを本人に伝え，本人は目標時間を超えるように努力しながら行う．ハードブローイングおよびソフトブローイングの選択基準は，この課題でも変わらない．発声持続延長の計時法と同じやり方で，時間をフィードバックしながら実施する．介助の方法も同じである．

(3) B-3　口腔内圧上昇

　軟口蓋および他の構音器官との協調で，口腔内圧上昇から破裂を実現する．鼻咽腔だけでなく，口唇あるいは舌による閉鎖が必要である．ただしここでの訓練の目標は，あくまで鼻咽腔閉鎖なので，舌あるいは口唇の閉鎖については，可能なほうで行い，顎の開大などを伴うならば介助する．課題は，口唇を閉じての軽い破裂から始める．破裂した呼気を，ティッシュペーパーなどに吹きつけ，そのめくれ上がる動きで破裂をフィードバックする．掌に吹く方法でもよい．徐々に聴覚的フィードバックに（[p] あるいは [pa] と聞き取

れるか）に変えていく．

続いて［t］に移る．舌をできるだけ平らにし，舌縁を歯茎あるいは歯列に接触させ，閉鎖を作る．そのうえで破裂を行う．フィードバックは口唇破裂と同じである．口唇より舌の動きが良好であれば，順序は逆でもいい．

(4) B-4　発話全体を通じ安定した非鼻音産生

単語，文，会話での，より明瞭な音産生のレベルである．実際的には構音動作および音の産生訓練をこれにあてる．

5　口唇・舌・下顎

(1) 口唇・舌・下顎の粗大運動

それぞれの粗大運動の制限が重度な場合で，運動障害のタイプに関係なく，原則として筋力強化を行う．本人に，強く力を入れながらその運動を行うよう努力してもらうのが前提である．ただし痙性麻痺の場合に，反射運動を利用して，運動を促通させる方法をとることがある．

課題は，目的の運動を口頭で指示する．単純な動作なので，1課題を10回繰り返して1訓練単位とし，5〜10単位行う．通常複数課題行うので，1訓練時間内に，舌，口唇，顎というふうに，ローテーションしながら，3〜5訓練単位を行う．また，適宜呼吸，発声課題を組み合わせる．単純で基本的な動きだが，正しくできているかどうかのフィードバックは欠かさない．

① C-1-①　舌運動の獲得

舌の自動運動が全く，あるいはほとんどない場合は，舌を前に出す努力をするように指示して，ガーゼで舌を上下あるいは左右から指ではさみ，ゆっくり歯列より前へ引き出す．他動的であれ，実際に動いた運動感覚を刺激することと，それに合わせて，自分で動こうとすることが重要である．痙性麻痺で舌引っ込め反射が亢進しているときは，適応は難しい．

ある程度動きのあるときは，

a. 舌をまっすぐ前方へ出して戻す．
b. 左右の口角へつける．
c. 口腔内から左右の頬の内側を押す．

などの課題を行う（自動）．それぞれ出して戻して1回，あるいは左右で1回というように回数を数えながら行う．

弛緩性麻痺で，自動運動が認められてきたら，前方あるいは左右への動きに対して，舌圧子で押し返したり，頬の外から指で押し返すことによって抵抗を与える（負荷）．

痙性の麻痺でも同じように押すことがあるが，強く押して負荷をかけるのではなく，運動の方向性や運動感覚を喚起させる目的で行う．このとき，異常運動には注意する．

② C-1-②　口唇運動の獲得

口唇の閉鎖運動は，顎を閉じた（歯をしっかり噛み合わせた）状態で口唇だけを動かすことが重要である．顎の閉鎖が困難な場合は，言語聴覚士が顎を手で押し上げておく．

この状態で自力で口唇を閉じることが不可能であれば，言語聴覚士が手指で口唇をはさむように閉鎖を作る（介助）．次のレベルは，自力で舌圧子を口唇ではさませる（自動）．いずれも，自分で閉鎖しようという運動努力が必要である．筋力回復が認められてきたら

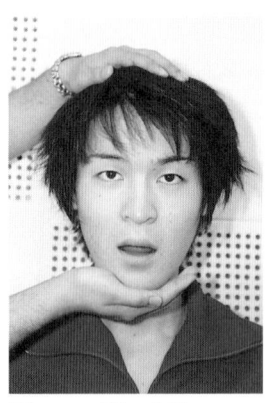

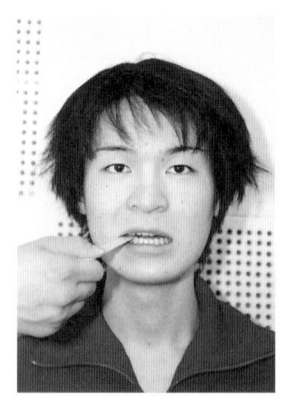

図 5-41　顎の介助　　　図 5-42　舌圧子を噛む　　　図 5-43　割り箸を噛む

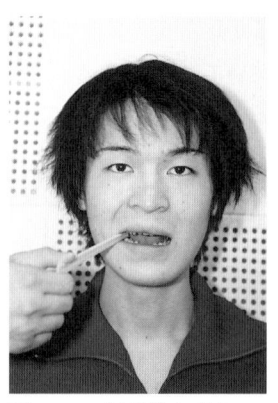

口唇で舌圧子をはさませながら，言語聴覚士は逆に口唇を，開くように押し返して抵抗を与える（負荷）．口唇の突出，引き運動も同様に行う．

③ C-1-③　顎運動の獲得

痙性麻痺で顎の閉鎖が困難なのは，自力の運動の難しい最重度の場合である．これは異常運動ではないので，筋力強化の方法をとる．顎の閉鎖介助は下顎を手で押し上げる（介助）．次に舌圧子を自分で噛ませる（自動）．さらに，舌圧子を噛ませておいて，噛むのと反対の方向に，指で押し下げて抵抗を与える（負荷）．顎の閉鎖時の筋力は，正常では自分の体重分くらいといわれる．したがって筋力がかなり回復してきた場合は，かなり強い抵抗を与える．

（2）痙性麻痺の異常運動の抑制と最重度に対する訓練

痙性麻痺の最重度，例えば偽性球麻痺の最重度で，構音不能のような場合，咀嚼・嚥下運動は，貴重な随意運動の訓練の場になる．通常，摂食・嚥下にも障害が出ているので，経管栄養などで栄養摂取している場合が多いが，構音訓練の目的で，部分的にでも摂食を行うことが望ましい．このとき咀嚼や嚥下は，はじめから十分な随意運動でなくてもよい．嚥下反射や原始反射的な咀嚼パターンでも，動かすことが大切である．最初は反射の刺激によって運動していても，徐々に反射のトリガーがなしで，運動が起こるようになることがある．そこから随意運動へつながる可能性が生じる．

また痙性麻痺で，ある程度動きが出てきてからは，異常運動に注意を払う．

①舌や口唇の運動時，顎が半不随意的に開大するようなら，手のひらで顎が閉じるように押えつける（図 5-41）．押えたまま運動を繰り返させると，緊張が緩んだとき，介助の手のひらから緩んだことを感じる．すかさず，緊張が緩んだことをフィードバックし，徐々に，介助の手を緩める．再度緊張が亢進すれば，介助を強め，緊張低下したら，介助の手を緩める．この繰り返しとその都度のフィードバックで，徐々に緊張を抑制していく（強制介助による方法）．

②同じ状況で，顎を閉じる方向に運動させた状態で課題を行うのも効果的である．口唇の運動なら舌圧子（図 5-42），舌を出す運動では，舌を出す隙間が確保できるだけの厚みのあるもの（割箸など）を咬ませる（図 5-43）．その状態で，舌を出したり，口唇を閉鎖させる運動をさせると，顎を開く筋の異常な収縮を抑制する効果がある（反対方向の緊張を利用する方法）．

③また，口唇や舌を突出する運動で，頸部を後ろにそらすような運動が現れたり，頸部と頭部全体が前方へ出てきたりすることがあるので，その場合は，頸部あるいは，頭部をしっかり介助で押さえて抑制する．

④舌の左右方向への運動で，顎が同時に同方向へ動いたり，頭部が同方向へ動いたりすることもある．これも顎あるいは頭部の動きを強制介助で抑制する．

（3）舌，口唇，顎の保持運動

それぞれの個別の運動のなかで，静止状態を一定時間保持させる課題を行う．閉鎖等の運動が一応可能だが，1〜2秒しか保持できない状態を想定している．保持持続の目標時間を，2〜3秒から始め，5，6秒，10秒，15秒まで徐々に延ばしていく．患者さんには，課題と静止時間を伝え，保持運動努力をしている間，時間をフィードバックする．時計を示す，秒を指で追って示す，声で秒を数えるなどの方法で行う．課題は，基本的にC-1の延長線上にある．なお，この保持時間の延長も，1回限りの粗大運動がある程度改善してきたら，さらに筋力や範囲を広げる方向の訓練と並行して行って差し支えない．部位別の課題を簡単に説明する．

①C-2-①では，舌を突出した状態で保持する．ただし，あまり突出範囲を大きくすることを求めない．歯列から少し出るくらいの位置で，舌を平らにし，上歯全体に舌縁が触れるような位置に保持することが望ましい．痙性ではこれが難しく，陰性の異常運動徴候とも考えられる．課題は，この位置での時間延長を図る．

また，右および左の口角のできるだけ外側につけ，保持する．それぞれに時間を延長する．

②C-2-②では，顎を閉鎖したままで，口唇を閉鎖した状態，あるいは，舌圧子をはさんだ状態を，できるだけ長く続ける．顎の閉鎖が難しければ介助する．突出，引きの運動も同様に行う．

③C-2-③では，顎を最大位置まで上げる（閉鎖の状況）か，可能な範囲で一番上がった状態を保持する．最初は何かを咬みながら行ってもよい．

（4）複数器官が関与しての保持

C-2-①では顎と舌，C-2-②では顎と口唇の協調運動としての保持の持続を要求している．すなわち，C-2-の①〜②の課題を，顎への介助なしで実施することである．痙性麻痺では，顎の開大などの異常運動が起こりやすいので，前述の方法を引き続き活用して抑制を図る．

（5）簡単な協調運動

C-1での1回限りの課題を，繰り返し反復し行う．また，構音動作訓練の「構音運動の構え」レベルの課題も，臨床的にはこのレベルの訓練課題となる．

このレベルの痙性麻痺では，個々の筋の運動範囲や筋力自体にはあまり問題がなく，運動の中で現れる巧緻性の低下や，他の部分の不随意的な運動の抑制に神経を使うことになる．

（6）複雑な協調運動

構音運動のレベルである．臨床レベルでは，後述の構音運動訓練や，音の産生訓練の課題を実施する．

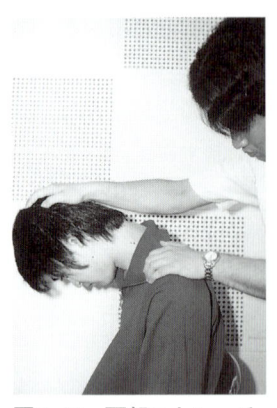

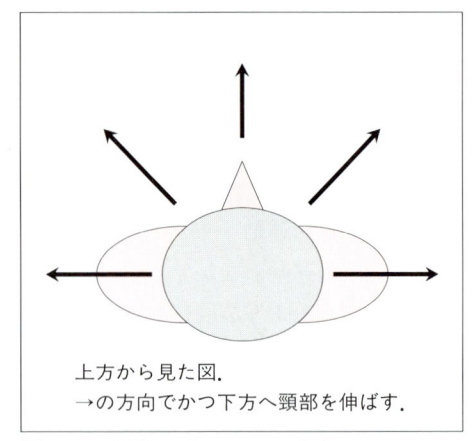

図5-44　頸部ストレッチ　　図5-45　頸部ストレッチの方向

上方から見た図.
→の方向でかつ下方へ頸部を伸ばす.

6　摂食・嚥下訓練

　発声発語器官は，本来は呼吸や摂食のための器官であり，発声発語のためだけに機能する器官は存在しない．発声発語器官の運動障害が起これば，呼吸・摂食・嚥下に障害が起こる．このうち呼吸の問題に対する訓練は，既述した（276頁）．なお今後は，発声障害に関連しての呼吸訓練も，言語聴覚士の担当領域となっていくことが望ましい．

　摂食・嚥下の問題に対する機能回復訓練的アプローチは，その知識基盤や方法論が運動障害性構音障害と共通することも多く，また一方の改善が他方の改善にもつながることが多いので，積極的に取り組むべきである．位置づけとしては，粗大運動の機能回復訓練である．節食・嚥下訓練については，それだけで独立した評価法や手法があり，また典型的なチームアプローチを要求されるので，「摂食・嚥下障害とチームアプローチ」の項目を別に設けて，詳述することにした（332頁）．

7　ストレッチなど

　運動障害性構音障害の訓練は運動そのものを通じて行うと述べた．言い換えると，マッサージやストレッチなど他動的な働きかけで，運動そのものが回復してはこない．しかし，痙性麻痺の異常運動や過緊張の抑制には効果があると思われる．課題の前に，緊張の高いあるいは高くなりそうな場所に対して行う．マッサージは，頬，口唇，頸部に対してそれぞれの筋の方向に向けて，柔らかく行う．

　一方ストレッチは，主に頸部に対して行う．肩を片手でしっかり押さえ，もう一方の手で頭頂部を押えゆっくり伸ばす．決して反動をつけない．図5-44，45のように，右，右前，前，左前，左の順で，4〜5サイクル行う．最初は弱く，2番目にやや強く，3番目にかなり強く伸ばし，最後にもう一度やや軽く行う．

　なお嚥下障害でもアイスマッサージや，口唇マッサージを使用する．詳細は，成書に譲る．

5 構音動作訓練

　1音節レベルでの構音動作は，粗大運動の機能回復訓練では，「単純な協調運動」から「複雑な協調運動」に至るレベルに相当する．したがって，訓練も粗大運動レベルの訓練のような発声発語器官の単独部位へのアプローチから，複数器官の協調運動のなかで，特定の部位の運動機能回復を意識して行う訓練に移行していく．ということは，同じ課題に複数の部位へのアプローチの可能性が含まれているわけで，言語聴覚士は，自分が現在行っている課題が，どの部位に対して，どういう目的で行っているのか明確に意識しておかなければならない．そうでないと，患者さんへのフィードバックの基準があいまいになり，混乱のもとになる．また当然，運動障害のタイプ別のアプローチを尊重する．

　この訓練は，構音の「構え」の誘導と，構音「操作」の習得の2つに分ける．ここで，構えというのは，構音器官を構音開始の位置あるいは状態におくことである．1音節レベルでは，構えを作るために時間がかかっても支障がなく，目的の構えを保持することがむしろ重要であり，比較的静的な運動である．操作は，その構えから構音器官を動かして，音を産生する一連の動き（176頁「調音音声学的評価」）であり，的確かつ敏速に行われなければ目的の音にならず，非常に動的な運動といえる．

　構音動作をこのように分解すると，難しい動作を要求するように思えるかもしれないが，どれも病前には，無意識に行っていた動作か，その延長である．すなわち，運動障害性構音障害の場合，こうした動作は，新たな獲得ではなく，再学習である．もともと，どのように動かすかを知っている動作であるということは，運動機能が回復すれば，その動作も改善し，音として実現しやすい．脳性麻痺児に，新たに構音動作を学習させるのとは異なる．従って構えや操作の訓練課題の意味は，
①構音動作の再獲得のきっかけ
②構音動作の補助的動き
③機能が制限された動作の代償的動作
である．

　中等度以上の麻痺があればクリアな音を出すのは困難で，他の音と区別できて，なんとかその音に聞こえればよしとしなければならないことが多い．

　具体的な課題としては，言語聴覚士が構えや操作を指示して，繰り返しその動作を行うのが基本である．同じ課題の10回程度の繰り返しで，1訓練単位とし，5〜10単位行う．また，1訓練時間内に複数課題をローテーションしながら行うのは，粗大運動と同様である．この段階では，粗大運動訓練と音の産生訓練も同時に行うということが多く課題も増えるので，回数は他の訓練との兼ね合いで決定する．常に，患者への正誤，良否のフィードバックは欠かさない．

　これらの課題，特に後半の音の操作課題では結果的に，具体的な子音や母音の産生と結びついていなければならない．したがって子音や母音，あるいはそれに近似する音の産生課題であることが多くなる．ただし，明瞭度はそれほど厳しく要求しない．構えや操作自体ができていることが大切で，明瞭度を上げるのは，次の音の産生訓練のレベルにおいてである．

　介助は，最初は行っていいが，このレベルは介助なしで実現することが目標なので，できるだけ早く介助をはずす．

1～8までの音の構えと，9～17の音の操作について順に述べる．

1　顎の閉鎖

　顎の閉鎖保持が前提である．痙性麻痺では，顎の異常運動の抑制に成功すれば，改善の見通しはよい．顎の開きは，母音によって異なる．子音のときの開きは，後続母音に若干依存するが，[k]，[g]でやや開口から始まるのを除いて，他の子音は，ほとんど顎閉鎖に近い状態に構える．したがって，母音のときの開きができるように訓練することが目的となる．母音，[i]と[ɯ]は，顎の閉鎖を要求するので，何も使わずに上下の歯をしっかり咬み合わせて，それらの母音を産生する．[e]，[o]では，開口度は，舌圧子か割り箸などを平らに咬んではさむ程度である．それより狭すぎてもいけないが，開いて落ちるようでは，もっといけない．[a]は，一番開口度が広いが，それでも割り箸の細い端を縦に咬んだ程度である．舌圧子の縦では，厚みがないために咬んだとき安定が悪いのと，少し広いので割り箸よりも使いにくい．開口度をそれ以上広げても[a]には聞こえるが，顎の異常な開大などを許容する可能性があるので，早い時期から割り箸などを使用し，割り箸が落ちない程度の開口度を保って，産生する習慣をつける．

　割り箸，舌圧子は，音が安定したら，徐々にはずす．

　子音の練習は，顎を最後まで閉じ，[i]，[ɯ]と同じ状態で行う．顎が開きやすければ，舌圧子を犬歯のあたりで咬んだまま行ってもいい．子音のみまたは子音＋[i]で行う．他の母音と組み合わせると，どうしても母音部分で顎は開く．

2　舌の構え

　前項で述べた，顎の開き度を安定させる課題での母音の産生は，そのまま舌の構えの課題でもある．舌の構え方を客観的に観察したり，運動の目安になる基準はなく，聴覚的に母音の音色が目的の音にどれだけ近いかで判断する．課題としては，2つないし，3つの母音を，例えば，[a]，[e]，[i]，[a]，[e]，[i]…というふうに順に繰り返し産生する．[i]，[ɯ]など狭い母音では，おとがい下部の柔らかい部分を外から，口蓋方向へ強めに押し上げると，多少は，音色が変わる．それによって，ある程度狭めの運動感覚が理解されることがあるが，細かい音の区別までは難しい．

3　口唇の丸め

　口唇の丸めはさいわい，日本語ではそれほどしっかりした弁別特徴になっていない（60頁「母音の性質と分類」）ので，最重度でほとんど動きがない場合以外は，あまり明瞭度に影響しない．粗大運動での突出，引きの運動で突出を十分訓練する．ある程度動きが出れば，突出の運動を意識してもらいながら，[ɯ]，[o]，[Φɯ]を産生させる．また，引きの運動を意識しながら，[i]を産生する．さらに，これらを交互に繰り返す．顎の異常な開大などがあれば，最初は介助して，閉鎖させながら行う．

4　口唇閉鎖

　[m]，[p]，[b]を産生するための構えである．目標は，介助なしで，口唇のしっかりした閉鎖を作る．課題は，粗大運動のC-1-②からC-2-②の運動を介助なしで行う．顎の閉鎖不全については最初，顎を強制的に押さえたり，なにかを噛ませたりしながら行い，

徐々にはずす．

5　舌縁硬口蓋閉鎖

　［t］，［d］，［n］の舌の構えを作る．C-2-①の要領で，舌をできるだけ平らにし，歯列にそって保持する．圧がかかるので，しっかりした閉鎖が必要であるが，痙性麻痺では，緊張が高くならないよう気をつける．歯列に沿って構えるのは，そのほうが監視や誘導がしやすいからで，操作を獲得したら，口腔内へ戻す．声を出さずに，構えをとる課題を繰り返してもよいが，聴覚的にフィードバックできるので，その構えのまま発声して［nː］の音を出してもいい．

　運動制限が著しい場合は，舌全体を硬口蓋に接触させるように指示する．

　顎開大などに対して，はじめは介助を行ってよいが，介助なしで，構えが保持できることを目指す．

6　舌尖硬口蓋接触

　［r］の音の構えを意図している．上の舌硬口蓋閉鎖のように，舌を平らにする必要はない．舌尖がとにかく口蓋に接触すればよく，位置も，前半分（硬口蓋の口唇よりの半分）のどこかならよい．鼻咽腔閉鎖も厳密には要求しない．本人の舌と口蓋の触覚で確認する．接触，開放を繰り返す．後述の弾きの動作が可能であれば，音の産生に比較的容易に結びつく．

7　舌硬口蓋せばめ

　［s］，［z］，［ɕ］，［ʑ］，［ts］，［dz］，［tɕ］，［dʑ］の構えの訓練である．

　具体的な訓練課題は，既述した「5．舌縁硬口蓋閉鎖」の構えと，基本的に同じである．舌を平らにし，歯列に沿ってか，口蓋に接触させて保持する．これら摩擦音は，破裂音ほどには強い口腔内圧を要求しないので，それほど強くなくていいが，隙間のないように，ぴったり舌縁を接触させる．正常構音では，舌尖部でせばめをつくるが，運動障害性構音障害では，微細な構えを要求しても，監視しきれないし実現できないことが多い．舌全体の緊張が低ければ，この状態で後述の摩擦操作をすることで，音の産生が可能になる．

8　奥舌挙上

　［k］，［g］の音の構えを作る訓練である．課題は，やや開口気味で舌尖を下の前歯の歯茎につけさせ，そのまま舌を上げるように指示する．初めは，舌尖を舌圧子で軽く押えてもよい．おとがいを外から指で強く押し上げてやると，奥舌の上がる感覚がわかりやすい．この構えのまま，声を出して，［ŋaː］を産生し，繰り返す．難しい場合，うがいのときに，喉を鳴らす動作を指示してみる．可能なら課題として実施する．

9　呼気操作

　［Φɯ］および，舌音系の摩擦音につながる動作である．鼻咽腔を閉鎖し，呼気流を口腔へ流すことであり，その気流に摩擦操作を加えると摩擦音になる．

　課題は，鼻咽腔閉鎖不全に対する，ソフトブローイング課題のうち，短冊状に切ったティッシュペーパーや掌に，軟らかく息を吹く課題を，音声に結びつけていく．まず，ティ

ッシュペーパーや掌に吹くことから始める．そのとき，自分の呼気の音［Φɯ̊ː］あるいは［håː］をよく聞きとるように注意を促す．呼気の音が聞こえるのを確認したら，視覚や触覚の手がかりをやめ，音が実現しているかどうかを手掛かりに，すなわち聴覚的にフィードバックしながら課題を実施する．回数を決めて繰り返し実施することや，介助は，徐々にはずしていくことなどは，他の課題と同じである．

10　口腔内圧上昇

　破裂音の産生の前提となる動作で鼻咽腔閉鎖した状態で，口腔へ呼気を送って口腔内の圧を高める．課題は，口唇閉鎖の状態で，軽く頬を膨らませ（実際にできなければ気持ちだけでもいい），いったん息を止め，［på ː］あるいは［pi̊ː］と破裂させる．次に，舌を平らにし，歯列に沿って閉鎖を作り，口唇のときと同じ要領で，口腔内圧を上昇させ，［tåː］［te̊ː］と破裂させる．いずれも，母音は無声でよい．ここでは，音の実現よりも，頬を膨らませるなどの状態で一旦止めること，すなわち口腔内圧を保持することが重要である．破裂動作の訓練は次項の課題である．介助，特に鼻をつまむ介助は行っても，徐々にはずす．フィードバックは音でできることが望ましいが，難しければ最初は，ティッシュペーパーや掌にあてるようにする．

11　瞬間的開放（破裂）

　前項の口腔内圧上昇に引き続く動作だが，3つの異なる破裂動作がある．
　口唇系［p］，［b］は口唇閉鎖から，［t］，［d］は舌を平らにし歯列または歯茎で閉鎖を作ってから，呼気圧を上昇させ，一気に破裂させる．音は，口唇系は［p］［b］それぞれに5母音をつけて，［t］［d］ではそれぞれに［a］，［e］，［o］の3母音をつけて課題とする．
　奥舌系［k］［g］も，奥舌挙上の構えから，破裂させる．課題音は，それぞれに5母音をつける．
　最初は，視覚的あるいは触覚的フィードバックを用いるが，徐々に音だけで正否を判断する．介助で鼻つまみをしてもよいが，徐々になくす．

12　摩擦操作

　摩擦音の構音操作の訓練である．
　［s］，［z］，［ɕ］，［ʑ］では，舌を平らに，歯列に沿って，あるいは，口蓋に接触させたまま保持し，呼気操作の要領で呼気を口腔から出す．隙間がなくても，舌に力が入っていなければ，呼気は前方に押し出され，摩擦音は産生される．後続母音として，［s］，［z］では，［a］，［e］，［o］，［ɯ］を，［ɕ］，［ʑ］では［i］，［a］，［o］，［ɯ］をつけて産生課題とする．
　［h］，［Φ］，［ç］では，後続母音の構えをしたまま呼気操作を行えば，これらの子音となる．［h］で［a］，［o］，［e］が，［Φ］で［ɯ］が，［ç］で［i］，［a］，［o］，［ɯ］が後続母音である．

13　破擦操作

　破擦の操作だけを取り上げて訓練するのは難しい．しかし，すでに述べたように，運動

障害性構音障害は，基本的にいったん獲得した動作の障害であるので，これまでの破裂，破擦操作が可能になっていると，比較的容易に産生可能になる．[s]，[z]，[ɕ]，[ʑ] の要領で，最初に少しだけ舌先に力を入れ，呼気をちょっと止める気持ちで，構音するように説明する．課題は，[ts] には [ɯ]，[dz] には [a]，[e]，[o]，[ɯ]，[tɕ] と，[dʑ] には [i]，[a]，[o]，[ɯ] を後続させて，産生する．

14　弾き

[r] の音の操作である．舌尖硬口蓋接触で訓練した要領で，舌尖を口蓋前方に接触させ，下方向に弾くように離す．顎の動きがよければ，顎の開きで代償してもよい．後続母音は，5母音である．

15　発声

粗大運動の A-1 から A-2 がクリアされているかどうかに依存している．母音および有声子音の産生訓練が課題である．

16　母音とのわたり

同じく，特に微細な運動を取り立てての方法はなく，音の産生自体が訓練となる．これまでの，特に音の操作課題はほとんですべて，後続母音をつけて産生訓練をしてきた．これらが，そのまま母音とのわたりの訓練となっている．

17　有声無声の対立

同じ構音点，構音方法で，有声と無声の違いだけで対立する [p]，[b] のような1対の子音の組み合わせがある．有声，無声の対立とは，こうした組み合わせにおける対立のことである．この出し分けも，基本的には粗大運動訓練に依存している．課題としては，[p] 対 [b]，[t] 対 [d] といった対立する対を，同じ母音をつけた音節単位で，交互に繰り返し産生することなどである．

6　音の産生

運動障害が軽度で，音の軽度の歪みなどは認めるが明瞭度を著しく損ねるほどではないという場合，本人の不自由感は強いがコミュニケーションの実用性が保たれているために訓練適応からはずされてしまう場合が，臨床場面では多い．しかし，患者にとって，コミュニケーションに対する不安や細かいニュアンスが伝わらないことへの不満，それらからくる社会参加への意欲低下などが，実は非常に深刻な問題となっている（315頁「障害受容と心理的問題への対応」）．

言語聴覚士は，そうした軽度の患者に対しても，本人が納得できるまでの機能訓練と心理的な問題解決の援助をすべきである．その意味でも，この音の産生訓練は重要である．

もちろん，中等度から重度で，粗大運動，構音運動と訓練段階を経てきて，さらに明瞭度と実用性を向上したいという患者にも積極的な適応になる．

目的は，音素あるいは音節レベルで産生可能な音を，実際に繰り返し発語することで，運動の巧緻性を上げ，安定性を増し，より難しい文脈でも，明瞭度を保ちながら発話でき

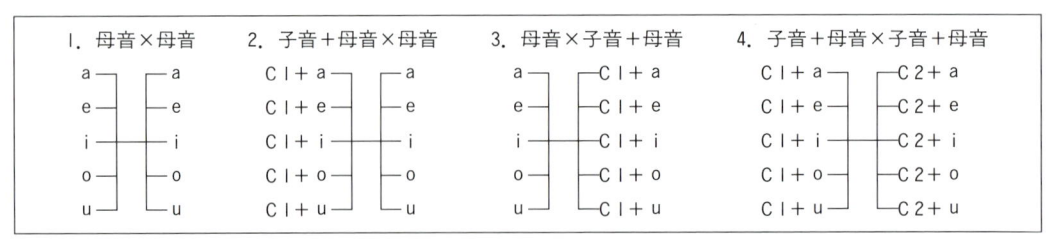

1. 母音×母音	2. 子音＋母音×母音	3. 母音×子音＋母音	4. 子音＋母音×子音＋母音
a — a	C1+a — a	a — C1+a	C1+a — C2+a
e — e	C1+e — e	e — C1+e	C1+e — C2+e
i — i	C1+i — i	i — C1+i	C1+i — C2+i
o — o	C1+o — o	o — C1+o	C1+o — C2+o
u — u	C1+u — u	u — C1+u	C1+u — C2+u

図5-46　2音節の課題設定の仕方

ることである．まずは目的の音毎に文脈の難度を少しずつ上げながら，産生訓練する音素レベルの訓練がある．さらに，個々の音素よりも，発話全体を見渡して，総合的な明瞭度やコミュニケーションの実用性を上げる統合・般化レベルの訓練がある．これら2つは，順番にではなく，並行して行う．もちろん個々の音の明瞭度がよい場合は，統合・般化レベルの訓練だけが適応になる場合もある．

また，運動障害のタイプ別の特徴に沿ったアプローチの原則も常に生きている．すなわち，同じ産生課題を実施しても，弛緩性麻痺では，力が入っていいが，痙性麻痺では，リラクセーションしながらの発話を促す．

1　音素レベル

構音運動レベルでは可能になった音が適応になる．統制された中で行う訓練で，機能訓練の枠組みのなかである．

(1) 母音
(2) 子音＋母音

ここまでは，構音運動レベルの訓練と実質的には同じである．

(3) 複数音節

複数音節は，図5-46のように音環境を設定する．たまたま有意味な組み合わせになることもあるが，基本的には音の訓練だけのための，機械的な組み合わせである．理論的には，日本語の約100音節を組み合わせると，2音節で約1万通り，1音節で100万通り存在する．実際には出現しない音の並びも存在するが，純粋に運動の訓練として意味がある．課題は，音読あるいは復唱で呈示される．したがって音読用に，組み合わせを書いたリストを用意しておく．2音節はすべて，3音節は一部を抜粋して作成する（図5-47）．また，これらをテープに録音しておくと，訓練室の個別訓練だけでなく自己学習教材にも使用できる．

(4) 有意味語

実用性に結びつけるためには，有意味語の産生課題を実施する．無意味単語と同様，以下のように分類される．また書かれた有意味語のリストを準備しておく．録音テープも作成する．さらに無意味語と違うところは，このリストに対応する絵カードを準備して，呼称課題を実施することである．音読や録音テープではリストの中身をそのまま呈示するが復唱や呼称では，言語聴覚士がさらに細かい条件（長さ，高頻度語かどうかなど）に配慮し，語を選択して呈示する．特に，目的の音以外の音が，その患者にとって難しい音であったり，目的の音と組み合わさると言いにくい音だったりすることもあるので，配慮が必要である（264頁「機能訓練の原理と原則」）．

無意味単語		子音1　G	子音2　N	子音3　M	
がなま	がまな	ながま	なまが	まがな	まなが
がなめ	がまね	ながめ	なまげ	まがね	まなげ
がなも	がまの	ながも	なまご	まがの	まなご
がねま	がめな	なげま	なめが	まげな	まねが
がねめ	がめね	なげめ	なめげ	まげね	まねげ
がねも	がめの	なげも	なめご	まげの	まねご
がのま	がもな	なごま	なもが	まごな	まのが
がのめ	がもね	なごめ	なもげ	まごね	まのげ
がのも	がもの	なごも	なもご	まごの	まのご
げなま	げまな	ねがま	ねまが	めがな	めなが
げなめ	げまね	ねがめ	ねまげ	めがね	めなげ
げなも	げまの	ねがも	ねまご	めがの	めなご
げねま	げめな	ねげま	ねめが	めげな	めねが
げねめ	げめね	ねげめ	ねめげ	めげね	めねげ
げねも	げめの	ねげも	ねめご	めげの	めねご
げのま	げもな	ねごま	ねもが	めごな	めのが
げのめ	げもね	ねごめ	ねもげ	めごね	めのげ
げのも	げもの	ねごも	ねもご	めごの	めのご
ごなま	ごまな	のがま	のまが	もがな	もなが
ごなめ	ごまね	のがめ	のまげ	もがね	もなげ
ごなも	ごまの	のがも	のまご	もがの	もなご
ごねま	ごめな	のげま	のめが	もげな	もねが
ごねめ	ごめね	のげめ	のめげ	もげね	もねげ
ごねも	ごめの	のげも	のめご	もげの	もねご
ごのま	ごもな	のごま	のもが	もごな	ものが
ごのめ	ごもね	のごめ	のもげ	もごね	ものげ
ごのも	ごもの	のごも	のもご	もごの	ものご

図 5-47　3 音節課題の例

①語頭

目的の音を語の初めにもつ有意味語のリストのなかから，語を選択して産生課題を行う．

②語中

同じく，目的の音を語の途中に含む有意味語のリストから選択して産生課題を行う．最終音節であるか否かは，あまり重視する必要はない．

③ランダム

語頭，語中のリストからランダムに語を選択したリストを作成する．さらに，そのなかに，目的の音を全く含まない語も，入れておくことが大切である．目的の音が入っているかいないかの判断をすることも訓練目的に含まれている．

④文

長さの異なる文のリストを準備しておく．2 語文程度から 10 語文レベルまで，必要である．目的音を無理に入れることにこだわらなくてよい．こだわると不自然な文になる可能性がある．自然な文のなかで，有意味語のランダムリストのように，目的音に気をつけながら発話することがより重要な段階だからである．また，有意味語で単語の絵カードを用意したように，動作，行動，状況の絵を準備する．それを見て患者が説明する，という

ように文レベルの発話を要求することになる．ただし，人によって違った説明になるので，完全に統制された課題にはならない．しかし，より自然の発話に近づけるために必須の教材である．

⑤**文章**

ここでは，文の集合としての文章を指す．これまで以上に，自然で，生活に密着した材料が望ましい．あらかじめ，ある程度準備しておくが，その患者の興味のある領域を聞いて，それに関する本や雑誌の記事を準備したり，その日の新聞や最近の雑誌など内容の新鮮なものを準備することも大切である．このあたりの課題になると，実際の訓練場面では，次項の「統合・般化」の課題とあまり区別がなくなる．しかし言語聴覚士の頭のなかでは，目前の課題をどの訓練と位置づけるかという意識はしっかりもっているべきである．

⑥**課題の呈示形式**

課題の呈示形式には，復唱，音読，自発がある．運動障害性構音障害の患者さんにとって，前2者と後者との間には非常に大きな壁がある．

発声発語は，極めて自動的な運動である．健常者は話す内容に注意をはらうことはあっても話し方に注意を払うことはほとんどない．ところがいったん運動障害性構音障害になると，明瞭度を保つためには，自分の発する1音1音に配慮しコントロールしながら話さなくてはならない．

ところで，復唱，音読課題は，発話の内容は課題として厳密に呈示されていて，内容について注意を払う必要性がなく，話し方のコントロールに専念することができる．しかし自発課題，特に文レベル以上になった途端，話の内容（どのような内容を，どういう言い回しで表現するか）にも注意を向けなければならなくなり，話し方への注意はどうしても低下する．実際，臨床場面では，自発課題になった途端，患者の発話明瞭度が落ちることをよく経験する．

音の産生レベルでは，自発課題場面でも，話の内容に注意しながら，話し方（すなわち運動）のコントロールを忘れないようにすることが，最終的な目的の1つである．音読や復唱課題で明瞭度が確保できたからといって，それが実用的と判断してはいけない．音素レベルの有意味語以降の訓練や次に述べる統合・般化の訓練は，運動機能そのものの改善というよりも，回復した機能の的確で意識的なコントロールの訓練になる．

2 統合そして般化

統制された条件のもとではなく，より実際的場面で行う．自然な自発的な場面での総合的な明瞭度向上と実用的なコミュニケーション能力向上を目的としている．ただしこれも，可能な内容については，音素レベルの訓練と並行して行う．また明瞭度の改善に限界が認められる場合でも，限られた範囲で，より実用的にコミュニケーションを行う能力を獲得することが目的となる．

このとき，本人の心理的，精神的問題について十分配慮が必要である．

例えば健常者にとって歩行とは，ただ単に歩を進めることだけでなく，駅の階段をラッシュ時の人混みをかき分けて進むことなども含んでいる．曲がり角で，自転車が急に飛び出してきたり，狭い道を車がすれすれに通過しようとしたときに，とっさに安全な場所に回避する動作も含まれている．

しかし訓練室で歩行訓練を行い，やっと歩行が可能になった人にとって，すれ違う人も

多く，車が歩行者すれすれに通過する一般道路，少し通過が遅れると急に閉まる自動ドアやエレベータのドア，駅の自動改札，そして動いているエスカレータへの第一歩が，どれほど不安をもたらしているか想像してみる必要がある．

能力的には一人で歩けるということと，こういう問題や不安を解消して，実際に世間を歩けるということの間には，大きな壁がある．実用的な歩行能力が獲得されたとされながら，この壁を越えられずに「閉じ込もり症候群」になる人々は多い．PT・OT訓練においては以前から「（能力的には）できるADL」と「（実際に）しているADL」の壁に着目し，「しているADL」に向けての努力をしてきている．

言語障害に関しても，訓練室での明瞭度は十分実用的であるのに，日常であまり他人とコミュニーションがとれていない患者が案外多い．客観的には明瞭度がよくても，自分の発話が相手に通じなかったらどうしようという強い不安をもっている．会話の相手が見知らぬ他人であれば，不安はさらに強くなる．「食堂で食券を買うとき注文した品名が理解されなかったら，後ろに並んでいる人に迷惑をかけてしまう」，「タクシーに乗るとき，行き先がわかってもらえなかったらどうしよう」というのは，十分明瞭に話せるようになった人の実際の訴えであり，そのために，外食や外出が制限されている人は，非常に多い．言語聴覚士も「（能力的には）できる（はずの）コミュニケーション」ではなく「（実際に）しているコミュニケーション」を，訓練の理念に据えるべきである．

また，周囲の協力も重要な鍵を握っている．

家族や言語聴覚士，親しい人とはコミュニケーションがとれるが，一般の人とはコミュニケーションが難しいことはよくある．患者さんが安心できるということもあるが，何より，その人の発話に家族が慣れている点が大きい．その意味で，一般の人が障害者の発話に慣れることは重要である．一般の人の側にも，最初はとまどいや緊張がある．だんだん慣れて，さらに発話の癖をつかんでくれば，家族と同じように理解してもらうことができる．周囲の人への，働きかけも言語聴覚士の役割のひとつである．

バリアフリーとは，障害を認め，障害をもちながらの社会参加を促すという考えである．機能訓練による障害の軽減は障害者に向かっての働きかけであるが，バリアフリーは障害のある人に向かって歩み寄ることを，社会の側に求めている．

コミュニケーションにおいても，社会の側が努力し歩み寄って，障害者とのコミュニケーションが円滑にいくようするための働きかけが望まれている．こうしたいわば，コミュニケーション・バリアフリーというべき理念普及を，言語聴覚士の重要な役割として認識したい．表5-9に著者が提唱したコミュニケーション・バリアフリーの原則を示した．

さてこうした観点をふまえれば，以下の課題は，生活の実際の場面を想定して，患者の心理にも配慮し，また周囲への協力を求めながら行っていくことになる．当然，地域リハビリテーションでの積極的な展開が望ましい（327頁「地域リハビリテーション」）．

しかし，残念ながら言語聴覚士については，十分に地域リハビリテーションの基盤が整っていないこともあり，回復期のリハビリテーションで行うべきことも増える．場面，条件，教材などに工夫が期待されるところである．

まず制限された発話能力の中で，より実用的にコミュニケーションを行うための一般的注意を述べる．それをふまえて，統合・般化の訓練課題を解説する．

（1）コミュニケーションの実用性を高める

運動障害性構音障害では発声発語の能力に制限が残る場合が多く，残された能力で，よ

表5-9 コミュニケーション・バリアフリーの原則
【社会の一人ひとりの方が,言語障害の方とコミュニケーションのバリアをなくしていくための提案】

1. とまどわずに,言語障害の方に,どんどん話しかける
 失敗を恐れたり,とまどったりせず,話しかけてください.最善のコミュニケーション方法は,コミュニケーションを始めなければ見つかりません.また,障害をもった方は,自分から話しかけにくいのです.
2. 障害をもった方に話しかけられたら,落ち着いて話を聞こう
 言語障害をもった方から話しかけられると,外国人から外国語で話しかけられたかのようにとまどったり,びっくりしたり,緊張したり,逃げ出したりしてしまう方がいます.落ち着いて聞けば,ほとんどわかります.
3. 必ずコミュニケーションがとれると信じよう
 完全に理解し合えなくても,何について話しているのか,楽しいのか,困っているのか,少しでもわかることがあれば,コミュニケーションは成立しているのです.どんな小さなことでも理解し合えばコミュニケーションです.
4. ことば以外のコミュニケーション手段を何でも試してみよう
 コミュニケーションのために身振り,絵を描く,筆談,笑顔などの,表情,あらゆる手段を試してみましょう.何を使っても,何かが伝わればコミュニケーションです.たとえ失敗しても,コミュニケーションしたいという気持ちは十分伝わります.それもすでにコミュニケーションなのです.
5. 行動や態度で人格を尊重する気持ちを表そう
 障害によって能力などに制限を受けていても,一人の人格として尊重しましょう.その気持ちは,ことばを使わなくても,会釈の仕方ひとつで示せます.逆に尊重する気持ちがなければ,会釈ひとつにもそれが現れます.
6. 何かを一緒にやってみよう
 マージャン,将棋などのゲーム,旅行,会食,何にでも言語障害の方を誘ってみましょう.コミュニケーションの難しさは,一緒に居る時間が長いほど軽減されます.たくさんの共通の体験をすると,話題の背景も共有できて,ますますコミュニケーションが楽になります.ご家族のほうが一般の方より言語障害者の方と上手にコミュニケーションできるのは,「慣れ」や「共有する経験」などがあるからです.
7. コミュニケーションがうまくいかないときは一緒に残念がろう
 コミュニケーションがうまくいかなかったとき,言語障害のせいにするのはやめましょう.コミュニケーションは,相互の努力で成立するものです.うまくいかない場合の責任は,健常者の側にも半分あるはずだと考えましょう.ただし,責任の一端があるからといって,言語障害の方とコミュニケーションすることから逃げ出しては,元も子もありません.
 お互いに残念だという気持ちを伝え合いましょう.残念な気持ちを共有することも,コミュニケーションです.
8. うまくコミュニケーションがとれたら,心から喜び合おう
 何より嬉しいのは,理解し合えたときです.コミュニケーションが成立した喜びは,必ず表現して,伝えましょう.言語障害の方も嬉しい気持ちを必ず返してくれます.
9. 何よりコミュニケーションを楽しもう
 コミュニケーションの目的は,情報の伝達だけではありません.情報がわずかしか伝わらなくても,楽しみや安らぎを得られるようなコミュニケーションをしましょう.言語障害の方が,その場に参加できただけで楽しかったと思っていただければ,もうコミュニケーションは十分成立しています.
10. コミュニケーション・バリアフリーの仲間を増やそう
 コミュニケーションのバリアがなくなるためには,社会全体が言語障害の方を受け入れなければなりません.コミュニケーション・バリアフリーの仲間を増やしましょう.

りよいコミュニケーションをとる工夫をすることは非常に重要である．同じくらいのコミュニケーション能力でも，上手にコミュニケーションをとっている人とそうでない人がいる．本人の努力や工夫もあるが，周囲がコミュニケーションの上手な相手であるかという点も大きな要因になっている．以下の工夫は，患者と患者に接する健常者双方へのアドバイスである．言語聴覚士は状況に応じて，これらのことを指導したりアドバイスしたりする．

①意欲，気分，雰囲気，小道具

なにより大切なのは，双方がコミュニケーションしたいという気持ちである．相手に伝達したい内容があるということが前提と思われがちだが，人間のコミュニケーションは，必ずしも伝達したい内容が先にあるとは限らない．まずは，コミュニケーションを楽しもうという気持ちをしっかりもつことである．

しかし障害をもった人は，コミュニケーションのために相当な努力を必要としている．それでもなおコミュニケーションしたいと思うほどのコミュニケーションの楽しみを，周囲が提供したり，楽しむ姿勢を示したりすることが大切である．

コミュニケーションを楽しむための場の雰囲気を大切にする．例えば，服装や場面，小道具に配慮することが大切である．また，周囲の人が自然に話しかけやすくなるように患者自身が身ぎれいにしていることも重要である．よだれがあったり，服装がだらしなかったりすると，周囲は話しかけにくく，誤解もされやすい．本人もそういう周囲の目を意識して，気落ちする．

ところで，まず言語聴覚士自身が，患者にとって大切なコミュニケーション相手だということを忘れてはいけない．患者を楽しませることは，言語聴覚士としての大切な資質である．

②周囲の姿勢・態度

自分の発話に自信のない患者にとって，相手が一所懸命聞こうとしていてくれるほど励みになることはない．結果的に伝わらない場合でも，相手の聞こうという姿勢を感じとって，しっかりした信頼関係が積み上げられる．

③顔の表情

顔の表情や唇などの動きは，大切な情報を伝えている．お互いに，相手の顔を見て話をする．感情だけでなく，口唇の動きなどから，発話を理解する手掛かりが得られる．たとえば，口唇を閉鎖しようとしていれば，/p, b, m/のどれかの子音であることがわかる．どの音か全く限定できないのと，3つの音のどれかということがわかっているのでは，コミュニケーションの成立する度合いが違ってくる．個々の患者の，そうした手掛かりを周囲に伝えるのも言語聴覚士の役割である．

④唾液の貯留

運動障害性構音障害の患者は，摂食・嚥下障害を合併することが多いが，そのため唾液の呑み込みが悪く，口腔内に貯留しやすい．その状態で発話するのは，さらに明瞭度を損ねる．咳ばらいや飲み込みをこまめに行うよう指導する．また，唾液の飲み込みを促すと同時に，飲み込みには時間がかかるので，せかしたりせず落ち着いて待つよう周囲にも指導する．

⑤ゆっくりしたペース

運動障害性構音障害では，自発的で長い発話になるほどスピードが速くなったり，巧緻

性が低下したりして，明瞭度が下がることが多い．スピードコントロールの訓練は行っていても，周囲が早く話せば，つられてスピードは速くなるし，プレッシャーを感じて緊張も高くなる．また大声で話しかけると，患者もつられて大声になる傾向がある．特に痙性の運動障害性構音障害では，リラックスして話すことが大切なので，周囲がまず，落ち着いて，ゆっくり，通常の声で話しかけるよう指導する．そのためには，生活自体ができるだけゆったりと余裕のあるペースで運ばれている必要がある．外出間際に慌ただしく支度を始めれば，ことばかけもついつい慌ただしくなる．

⑥相槌

　相槌は，コミュニケーションを楽にする．患者は，特に自分の発話に自信がないので，常に不安な気持ちで話をしている．相手がうまく相槌をうってくれることほど心強いことはない．時々，キーワードを返したり，内容を確認したりすると安心感はさらに強まる．言語聴覚士自身はもちろん，家族や周囲が実際のコミュニケーション場面で，効果的な相槌の使用に習熟することは重要である．

⑦聞き返しと質問の工夫

　上手な聞き返しや質問の仕方は，構音障害の方の負担を軽減するだけでなく，不安をもって話をしている構音障害の方に，自信を与えることもできる．

　聞き返すときの方法は，わかったことを伝えるとともに，わからなかったことをはっきりさせて聞く．漠然と聞き返すと患者さんの負担になるだけでなく，上手にコミュニケーションしようという姿勢にも疑問をもたれ，信頼関係に問題が起こる．

　質問は，「何が」，「いつ」，「どこで」，「何を」，「どうした」をはっきりして，患者の回答が楽になるように工夫する．また，重度の場合は，[はい‐いいえ]で答えられる質問を上手に使用する．ただし重要なことは，筆談や，コミュニケーションボードなどで確かめながら話すことで，コミュニケーションを確実にするだけでなくやはり信頼関係にもつながる．

⑧言い換え

　通じないときにうまく言い換える工夫を患者さんに指導することも大切である．わからないまま何度も繰り返すと，互いに，相手を気遣い緊張し，ますます理解しにくくなる．言い換えられる余裕が大切で，また，筆談やコミュニケーションボードなどを効果的に併用する．

⑨合併症状

　運動障害性構音障害，特に偽性球麻痺では，感情失禁を伴うことが多い．ご本人は，コントロールする努力をしているので，周囲は落ち着いて待つ．原疾患に合併する症状として，この感情失禁のほか，注意の障害や，意欲低下などが起こりうる．身体や言語の障害が回復するのに沿って軽減していくことが多いが，基本的に，病気の症状であることと，その対応の仕方を周囲に理解させることも言語聴覚士の役割である．

⑩補助手段

　筆談やコミュニケーションボードは積極的に活用する．補助手段の使用に制限はない．身振り，手振り，などあらゆる手段を用いて，コミュニケーションすることを周囲に指導する．すでに患者に対して適用している代償手段などについては，家族や周囲がそれを有効に使用できるように指導することまでが，装用訓練である．

（2）統合・般化の訓練課題

実際の訓練課題は，以下のとおりである．

すでに述べたとおり，患者は，提示された課題などでは明瞭に話せても，自発的な発話では明瞭度が落ちることが多い．また実際には，発話明瞭度が保たれていても，自分の発話に自信がない場合も多い．ということは，統合・般化の課題に入って，自分の発話に自信をなくしてしまう可能性もあることを，言語聴覚士は頭においておく．カウンセリングを行ったり，導入を遅らせるなど対応が必要である．

①フリートーク（自由会話）

見かけ上は，テーマや形式などを決めずに行う自由な会話であり，統制された訓練に比べて，効果がないように思われがちで，患者とのラポール形成の位置付けくらいしか与えられていないことも多い．

しかし，実際には，言語聴覚士がしっかりした目的意識をもって，的確な誘導を行えば，機能訓練や適応訓練ともなり，あるいはコミュニケーションの楽しみの場となり，障害受容のカウンセリングにもなる．あらたまった形式をとらない分，患者もリラックスしやすく，適切になされれば効果は大きい．統合・般化の課題としての基本であり，もっと重要視されるべきである．

機能訓練，適応訓練の課題として実施する場合は，新聞記事を準備するなど，話題や材料を提供する．

②レクチャー

グループ訓練などで，何かテーマを決め，それについて複数の人にたいして話してもらう形式である．テーマは難しいものや，あらたまったものである必要はない．スポーツや趣味など身近な話題でいい．自分で一定の内容の話を組み立てておき，それをできるだけ遺漏なく話す．一人で話すためにやや緊張しやすいが，ディスカッションやフリートークのように，途中で他人の発言が入らないので混乱しにくい．話し方はもとより，話す内容への注意を保つ訓練にもなる．

③ディスカッション

グループ訓練で何かテーマを決め，複数の人が，会議のように話し合いをする形式である．レクチャー同様，テーマは身近なものでいい．言語聴覚士は，全体の流れに気を配り，テーマから大きく逸脱しないように進行する．参加者それぞれが，自分の意見を言うだけでなく，他人の意見をよく聞き，理解して，それに自分のコメントを加えることが求められる点がレクチャーとは異なる．

④発話のセルフコントロール

制限された発話能力の範囲で，より明瞭度を上げるために自分の発話をコントロールする方法である．これまで述べてきた訓練は，どれも聴覚的，視覚的，触覚的に運動をフィードバックしながら行っており，基本的にはセルフコントロールが含まれている．しかし，それだけではコントロールが難しい場合も多く，そうした場合に用いる方法の代表的なものを以下に示す．

①拍（モーラ）あるいは音節指折り法

発話の1拍あるいは1音節ごとに指を折って発話する．実際の発話のリズムには，音節単位のほうが合致しているが，その単位を理解してもらうのが難しい（図5-48）．1拍は，1文字分であると説明しても，実用的にはほぼ問題ない（図5-49）ので，理解されやす

```
┌─────────────────────────────────────┐   ┌─────────────────────────────────────┐
│             短い母音 （/ん/）          │   │             短い母音                  │
│ （子音）＋（半母音）＋       ＋         │   │ （子音）＋（半母音）＋（/ん/）           │
│             長い母音 （/っ/）          │   │                    （/っ/）           │
│                                     │   │                                     │
│ 下線部が 音節になる．                 │   │ 下線部が 拍になる．                   │
│                                     │   │                                     │
│ き の う じ て ん しゃ で す ー ぱ ー に │   │ き の う じ て ん しゃ で す ー ぱ     │
│ い っ た                              │   │ ー に い っ た                        │
│                                     │   │                                     │
│ （ ）内はなくても差し支えない．        │   │ （ ）内はなくても差し支えない．        │
│ 2段になっている部分は，同時には存在しない．│   │ 長い母音は，2拍になる．              │
└─────────────────────────────────────┘   └─────────────────────────────────────┘
   図5-48　音節構成単位                          図5-49　拍（モーラ）構成単位
```

いのは拍にあわせて指折りする方法である．これは，基本的には外部の手掛がかりを利用する方法で，指の巧緻性が低ければ，指あるいは手などで，軽く机などを叩くタッピング法を用いてもいい．具体的な手順としては，後述のプロソディの訓練を参照されたい．
（福迫陽子他，1991）（松本美佐子，1999）

②録音内省法

　患者さんの発話を録音しそれを再生したものを，患者さん自身に聞いてもらう．それによって，自分の発話の状態や癖などを把握して注意すべきことを自覚してもらう．

　特に，録音された自分の発話を初めて聞いたときに，自分の発話が思ったより不明瞭であるとか異常であると感じて，落ち込んでしまう患者が案外多いので注意する．

　しかし印象がそれだけ強い分，逆にしっかりした自覚ができて，発話への注意が改善する場合も多い．

⑤電話

　電話は，対面して話すよりも音が悪く，患者さんの発話明瞭度を落とすうえに，表情や身振りが見えない．患者さんにとって，伝わらないのではないかという不安は大きい．不安解消のための訓練は重要である．特に，軽度で職場復帰を目指す人にとって，電話は復帰の支障になることが多い．実際に内線電話を使って話すことが訓練になる．職場復帰を目指すのであれば，職業上の話題をテーマにする．電話の会話を，テレフォンピックアップコイルを用いて録音し，録音内省法のように自己評価する方法も有効である．訓練によって明瞭度を上げるというよりも，電話でのコミュニケーションが可能であるという自信をもたせることが重要な場合が多い．

⑥生活適応訓練

　コミュニケーションの実践訓練である．生活上必要な，買い物，食堂，レストラン，喫茶店での注文，タクシーに乗る，街で道を尋ねるなど生活の場面での実践であるから，できるだけ，現実の場面が望ましい．言語聴覚士相手に模擬訓練も可能だが，言語聴覚士は，一番安心してコミュニケーションできる相手であるので，やはり実際の場面には劣る．

　地域リハビリテーションでは，一緒に買い物に出て見守るなどの方法が考えられる．病院の外に出られなかったら，院内の売店や食堂，喫茶店で，自分自身で買い物をしたり，

注文したりするようなことを訓練プログラムに組み込む．また，歩きながら，食事をしながら，車椅子で移動しながらといった異なる状況を設定して訓練することも必要である．

⑦騒音下の訓練

同じ意味で，音響効果用テープやCDなどを用いた，騒音下での訓練も行う．電車や自動車の中，交通量の多い道路，工場，事務所，病院の待合室など，様々な騒音下の環境を訓練室に実現し，その中で訓練を行う．

⑧歌唱

歌は統合的な訓練で最も効果的である．決まったリズム，スピード，音階に合わせるので，外部手掛かりのよいところをすべてもっている．リラックスしやすく，一般にモチベーションも高い．歌を勧めると，うまく歌えなくなったからとはじめは遠慮する人が多いが，訓練の効果があるという説明によって一度歌い始めると，楽しんで歌う人が多い．歌集や歌詞カードを準備したり，レーザーカラオケなどを活用したりする．

なお，歌唱を訓練に用いる場合，童謡・唱歌を準備することが多いが，歌唱に関する意識調査（中条なつひ，2000）では，童謡・唱歌は，必ずしも好まれるジャンルではなく，演歌など，患者の好みのジャンルを尊重する配慮が必要である．グループ訓練などで童謡・唱歌を歌わされるのは，子供扱いされて，馬鹿にされているような気がするという声にも言語聴覚士は，耳を貸すべきである（315頁「障害受容と心理的な問題への対応」，326頁「グループ訓練」）．

⑨ゲーム

ゲームは，グループ訓練などで行うが，機能訓練的な意味や目的は，含んでも，含まなくてもよい．楽しむことだけを目的にしたプログラムが含まれていても支障はない．

7 プロソディ

1 プロソディ訓練の組み立て

プロソディの訓練は，大きな枠では，音の産生レベルに位置づけることもできる．しかし，今回は「プロソディの評価」（169頁）で示した考え方に沿って，プロソディ訓練だけを取り出し，構成を試みた（図5-50）．「3．記号性の薄い事象」を意識しながら，訓練を組み立てたかったからである．これは実際には，「1．物理的事象」と「2．言語的事象」の要素に多くを負っている．

アプローチは，現実的には，物理的事象と言語的事象に関する訓練が中心になる．というのは，記号性の薄い事象は，具体的にはどういった要素がどのように組み合わさっているのかがはっきりせず，直接的なアプローチが難しいからである．さらに記号性の薄い事象の細かい要素の一つひとつに対してアプローチしていくことに，それほど意味があるとは思えないからである．

むしろ物理的事象，言語的事象の要素に働きかけることで，結果的に記号性の薄い事象に含まれる，数多くのまた性質の異なる要素にも改善が期待できる．それでも記号性の薄い事象を，あえて項目として立てる意味は，臨床においては，そこを常に意識し，そこで何が起こっているか，問題があるか，問題は解決しつつあるかを常に監視することが重要だからである．

```
1. 物理的事象
     声帯振動数(高さ)
     インテンシティ(強さ)
     波形(音色)
     時間軸上のスピード,タイミング
     
     2. 言語的事象
          アクセント
          イントネーション
          長音
          撥音
          発声,発話の開始のタイミング
          ポーズ
          話声位
          発話のスピード
          
          3. 記号性の薄い事象
               個人の同定(性別,年齢等)
               体調
               感情,気分
               性格
               出身地(方言)
               教養,社会的地位
               国籍
               心的距離
               談話のまとまり(turn taking)
               内容の真偽
```

図 5-50　プロソディ訓練の組み立て

　以下の課題の説明では,それぞれの課題が複数の事象に関わることが多いので,特に,3つの事象のどれにアプローチをしようとしているかは,明記しなかった.

　プロソディは,その意味や重要性が特に理解されにくいので,訓練開始にあたっては,本人および家族に,プロソディの意味や,機能,プロソディの障害,訓練の内容に対する理解を得ることが大切である.

2　訓練の実際

(1)発声

　良好な発声,声質の改善については,「粗大運動の機能訓練」(274頁)を行う.これらは,記号性の薄い事象にも深く関係している.

(2)スピード・リズム・区切り

　時間軸上での調整であるスピードやリズムの訓練である.発話全体の印象はもちろん,発話明瞭度にも影響してくる.

①連続復唱法

　連続復唱法による3拍の発声練習を,スピード,リズムを意図して,より複雑なパターンで行う.パターンは図 5-51 に示した.

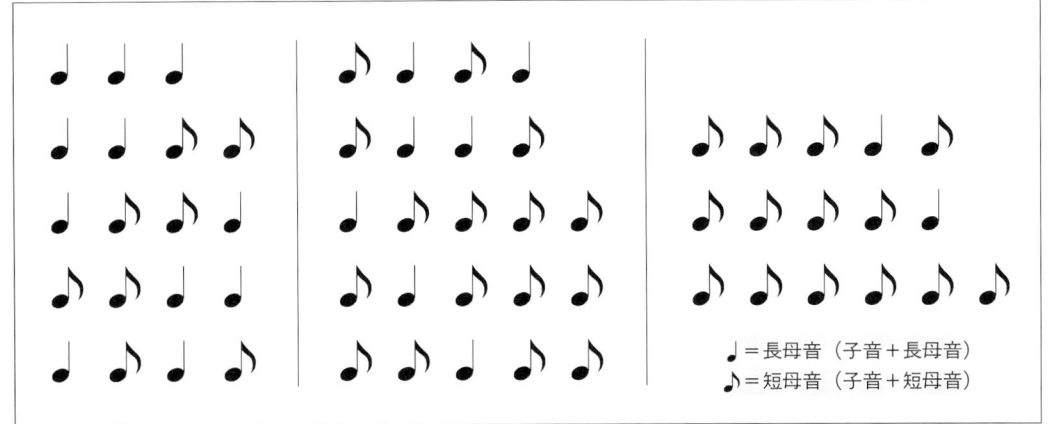

♩ = 長母音（子音＋長母音）
♪ = 短母音（子音＋短母音）

図5-51　3モーラ復唱法のリズムパターン

②スピードのコントロール

　拍指折り法，音節指折り法またはタッピング法に合わせて発話する（297頁「音の産生」参照）．

　2，3拍の単語から復唱で始めるが，最初は言語聴覚士が見本を見せながら一緒に行う．続いて，3〜5拍の長さ，2〜3語文と伸ばしていく．また課題提示も復唱から，音読，自発へと変化させる．言語聴覚士の見本提示も，徐々に減らしてゆく．最終的に，状況説明などの文レベル課題，自由会話という具合に展開していくが，自発場面になったとたん崩れることが多い．会話でははじめ，言語聴覚士も自分の発話で指折りを使用する．

③文節で区切る

　文節を意識し，文節で区切りながら話すのも効果的である．文節ごとに区切るという方法は直接アクセントやイントネーションの機能回復に関わるわけではない．しかしアクセントのもつ，語の切れ目を示す機能を補うというかたちで，アクセント機能を一部代償する（169頁「プロソディの評価」）．

④音読

　文節の区切りの訓練でコントロールが難しい場合，音読課題リスト上で，あらかじめ，文節の区切りに印をつけて，それに注意して音読する．文節の区切り方がわかりにくい場合は患者さん自身が文節に印をつける．

⑤メトロノーム

　メトロノームを用いる訓練は，いずれも時間軸上でのコントロールであるが，スピードの訓練とリズムの訓練に分けて考える．課題は，メトロノームに合わせて発声する．メトロノームの1拍に対して発話1拍（[ta] [ta] [ta] …）の産生から，メトロノーム1拍対2拍（[pata] [pata] [pata] …），同じく1拍対3拍（[pataka] [pataka] [pataka] …），と増やす．当然ながら，メトロノームの1拍に対する発話のほうの拍数が増えていけば，スピード自体は，遅くなる（1分あたりの回数は少なくなる）．

①スピード

　麻痺性の障害では，運動のスピードを上げることを目標とする場合が多い．このときは，メトロノームのスピードを最初は，発話が崩れない比較的安定したスピードに設定し，徐々に，発話が崩れるところまでスピードを上げてゆく．崩れたらまたスピードを遅くし，

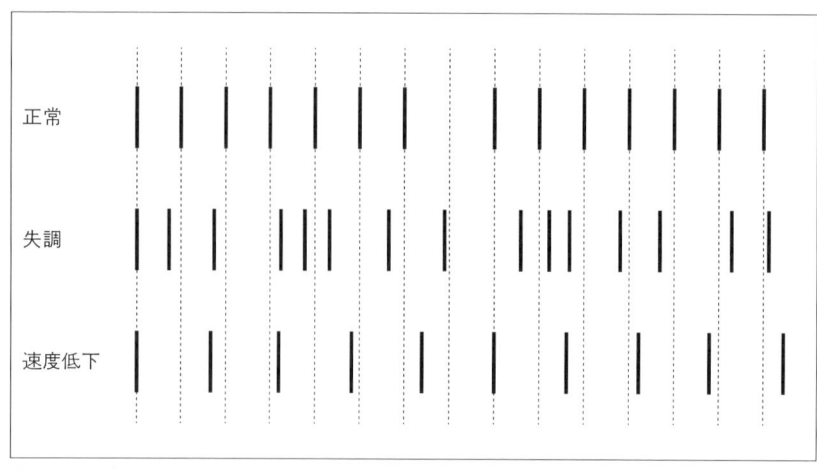

図5-52 失調におけるリズムの障害モデル

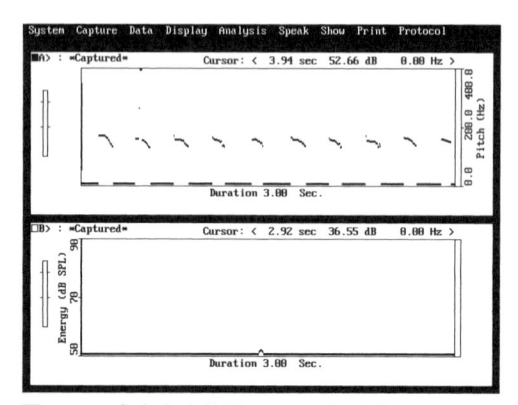

図5-53 音声表出装置でのリズム目標

再度速くするということを繰り返す．
②リズム
　失調性の障害に対しては，運動速度を上げるよりも，リズムのコントロールを目的として行う．メトロノームの速さを非常に遅いスピード（①のスピード訓練での最初のスピードよりさらに思い切って遅くする）から，発話が崩れるスピードまで，かなり早く（1～2分の間で，♩=40～♩=200くらいまで）変化させ，これに合わせて発話してもらう．というのは，スピードが遅くても，速くても，目的のタイミングからの逸脱が起こるのが，失調の特徴だからである（図5-52）．

⑥音声表示装置を用いた訓練
　音声の高さ，強さなどをモニター上に表示する装置を用いる．音声の訓練や評価に開発された専用のものもあるが，パソコン上で一般の音響分析ソフトを用いてもある程度のことはできる．
　音声の要素が時間軸上に示されることを利用して，その表示をスピードおよびリズムのコントロールの指標やフィードバックに使用する．まず目標のスピードで発話できた場合の波形を，モニター上段に示しておく（図5-53）．それを指標にして再現するように発話してもらう．また，実際表示されたものと，目標の波形との比較によって結果がフィード

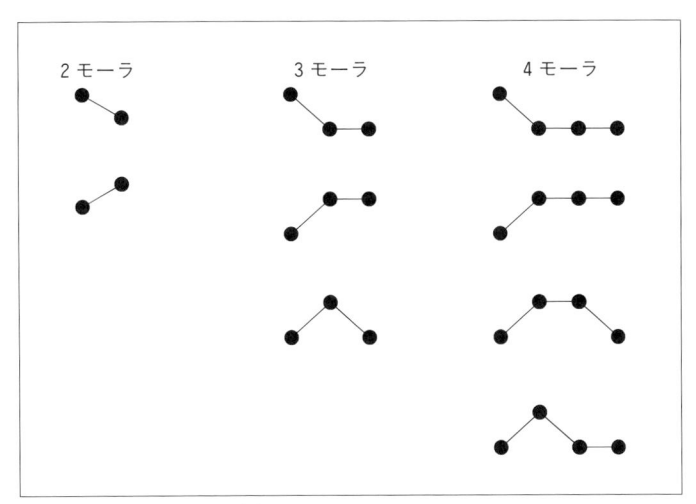

図 5-54　アクセントパターン

バックできる．
　スピードとリズムの訓練の使い分けは，メトロノームの場合と同じである．
(3) ピッチ（高さ）のコントロール
　声の高さの訓練は，聴覚的なフィードバックを基本にしている．また，声の高さそのもののコントロールと，高さの調整の結果としてのアクセントの訓練課題を行う．発話明瞭度よりも，発話の異常度への影響が強い．
①聴覚的フィードバック
a．高さの調節
　課題は，発声持続と同じように，同じ音を数秒間発声する．言語聴覚士は，目標の高さを自らの音声で示す．声の高さに着目して，同じ高さで声を出してもらうようにする．明確に高い声，明確に低い声から始める．
　後述のキーボードや音声表示装置を用いた複雑な訓練課題も，言語聴覚士の音声提示によって実施できないことはないが，聴覚的なフィードバックだけでは，患者さんにとって調節が困難な場合が多い．
b．アクセントパターン
　2拍のアクセントパターンから始める．音声は，はじめ無意味音節の組み合わせで行う．はじめは［a］［a］のように同じ音の組み合わせで行うほうが，アクセントパターンに集中できる．徐々に［a］［e］といった異なる音の組み合わせに移る．可能になったら3拍，4拍まで広げる．それ以上は基本的に同じパターンであるので，ここから，有意味語へ移行して拍数を増やす（169頁「プロソディの評価」）．
　アクセントパターンを視覚的に表現したカードを用いる場合もある（図5-54）．
②キーボードを用いた訓練
　患者さんに発声してもらう声の高さを，言語聴覚士の発声ではなく，キーボードで提示し，患者さんは，呈示された1音1音に合わせて発声する．年配の患者さんでも，キーボードに音を合わせようとすること自体は，それほど苦にしない．必要に応じ，言語聴覚士がキーボードと同時に発声する．

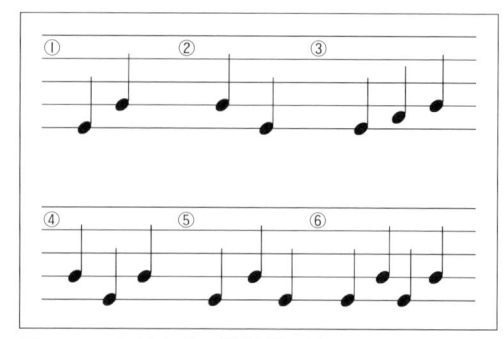

図5-55 高低変化の訓練用パターン

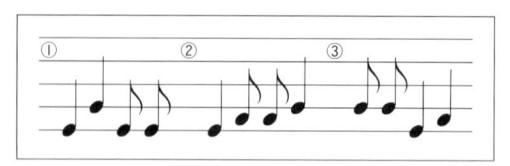

図5-56 高低変化とリズムを複合したパターン

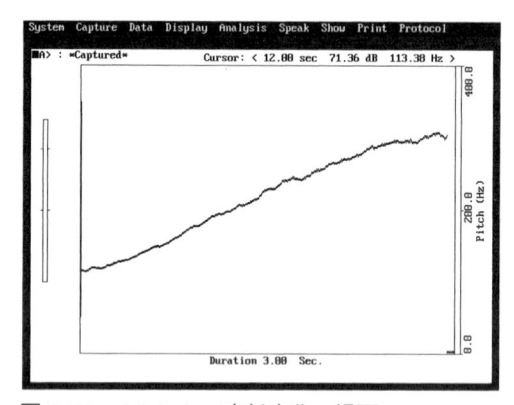

図5-57 visipitchの高低変化の場面

a．声域の拡大

　現在出せる一番高い音，一番低い音をそれぞれ提示し，それに合わせて発声する．次にそれぞれ，1音階ずつ上（あるいは下）の音を提示し発声する．こうして現在の声域周辺の音を少しずつ拡大していく．

b．高さの変化

　声域が広がれば，高低の変化の調節能力が自動的に改善するわけではない．声域内の余裕のある音域で，2音（上がりパターン，下りパターン）提示する．最初は高低幅の狭い変化から始め，徐々に幅を広げる．さらに提示を3音（2段階で上がる，2段階で下がる，上がって下がる，下がって上がるなどのパターン）に増やし，2音間の高低の幅も広げる（図5-55）．

c．リズムと高さの組み合わせ．

　上記の，2音および3音に，より複雑なリズムパターンを加える（図5-56）．

③音声表示装置を用いた訓練

　上記の声域の変化の課題は，音声表示装置を用いた課題でも実施できる．標識をモニタ

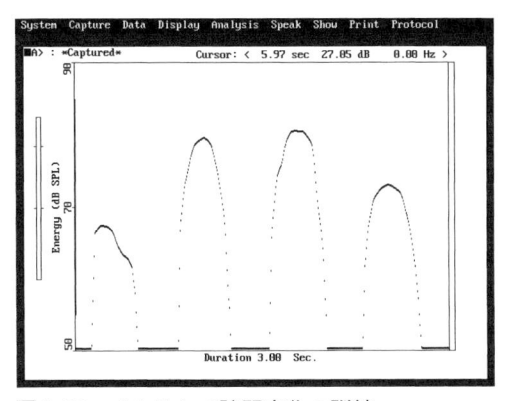

図 5-58　visipitch の強弱変化の訓練

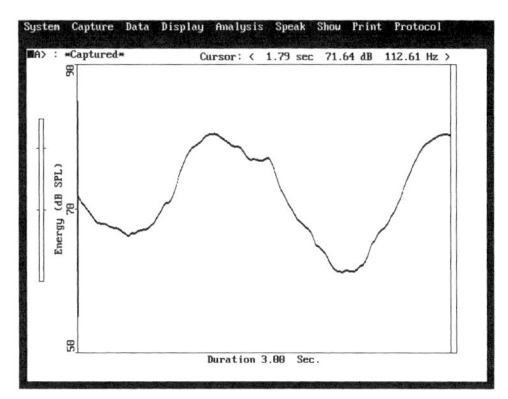

図 5-59　visipitch の強弱連続訓練

一上に設定することとモニターを通じて視覚的にフィードバックするところが異なる．もう1つキーボードと違う点は，連続した発声のコントロール訓練がしやすい点である．音階的ではなく連続して上げる，連続して下げる，連続して上げて下げるなどの課題も行う（図5-57）．

④介助

頭部を後ろにそらせ喉頭を伸ばすようにして発声すると声は高くなり，頭部を前屈ぎみにして，喉頭を圧迫気味で発声すると声が低くなる傾向がある．高低の調節訓練のとき，手掛りに，この頭部の動きを利用することもある．

(4) 大きさのコントロール

①聴覚的フィードバック

言語聴覚士は，目標の声の大きさを自らの音声により，長めの1拍で示す．患者さんは，同じような強さ長さで発声する．明確に大きい声，明確に小さい声から始める．

続いて，2拍の無意味音節の組み合わせで行う．はじめは［a］［a］のように同じ音の組み合わせで，片方をはっきり大きく，もう片方をはっきり小さく提示する．徐々に［a］［e］といった異なる音の組み合わせに移る．後述の音声表示装置によるのと同様の課題もできるが，コントロールは，視覚的なフィードバックを用いるほどには容易ではない．

②音声表示装置

聴覚的フィードバックの代わりに，視覚的フィードバックを用いる．音の強さの測定結果は，マイクからの距離によって変化するので，できるだけ一定を保つことに注意する．

a．意図した大きさの声を出す

目標の強さの位置をモニター上で示しておく．その位置に表示がくるように発声する．目標の位置を変化させ，意図する強さで随意に出せるようにする．

b．大きさの変化を調節する

次に，高低の訓練と同様に，大きさの異なる2音（上がりパターン，下りパターン）を提示する．最初は狭い幅の変化から始め，徐々に幅を広げるのも高低の場合と同じである（図5-58）．

さらに，連続して大きさを大きくする，連続して小さくする，連続して大きくして，そのまま小さくする課題を行う（図5-59）．

表5-10 感情表現の課題

1. あ 雨？　　　（質問する）
   うん 雨．　　（肯定する）

2. 食べる？　　　（質問する）
   食べる．　　　（肯定する）

3. おいしい　　　（嬉しそうに）
   おいしい？　　（怪訝そうに）

4. 明日 雨なの？　　　　（驚いたように？）
   そう 明日 雨だよ　　（さりげなく）

5. こないだの 落語 面白かったね　（可笑しそうに）
   えー そんなに 面白かった　　　（否定的に）

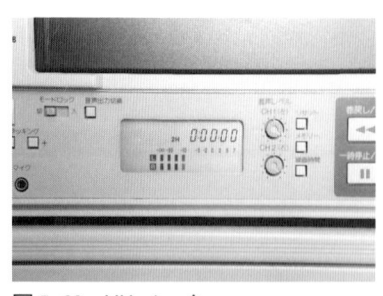

図5-60　VUメーター

③録音装置のVUメータを使用する

　テープレコーダーやビデオコーダーを録音状態にして，録音レベルメータを見ながら発声する（図5-60）．大きさのコントロールする課題を，指示し，レベルメータで視覚的にフィードバックする．

(5) 感情を意識して表現する

　感情や様々なニュアンスを伝える訓練のために，異なるタイプの単語，文，文章を課題として準備する．それらを表5-10に示したように，「驚いたように」「困ったように」「楽しそうに」など様々な状況を想定して表現する．

(6) 戯曲などを用いる

　同じように，戯曲，詩などを，感情を込めて朗読する．あるいは，ロールプレイングゲーム，寸劇などを同じ目的で行う．

(7) 歌

　歌唱が，音の産生訓練のレベルでも有効であることは，すでに述べた．プロソディだけを取り上げても，規定のリズム，メロディに沿って発声発語することになり効果が大きい．課題については，統合・般化で示した，歌唱の訓練を参照してほしい．

第5章 治療とリハビリテーション

5 障害受容・家族指導・地域リハビリテーション

I 障害受容と心理的問題への対応

　障害受容に関するアンケート調査などの結果から，障害受容やQOL向上のために，カウンセリングだけでなく，活動および環境の調整が必要であることがわかってきた．ここでは，カウンセリングだけでなく障害受容やQOL向上のための活動や環境調整についても検討する．

1　障害の受容の実際

(1)障害受容の実態

　運動障害性構音障害の方々にとって，心理的な問題を克服し，新たな生きがいを確立して，真の障害受容に至るのは簡単ではない．実際，真の受容に至らない場合が多いこともすでに述べた．障害受容の対策を考える前に，まず，その実情について知っておく必要がある．

　成人の障害者29名に対して行った障害克服やQOLに関する岩本さき(1995)らの調査では，入院中に障害について説明を受けた記憶のある人が，対象障害者の44.4％，家族で70.8％であった．また記憶している説明内容も原疾患や機能障害についてであって，障害受容や心理的問題に関する記憶がほとんどなかった．

　説明がなされていないわけではないのに障害者の認識として残っていないということは，説明内容の不十分さや説明時期が不適切である可能性を示している．例えば発症直後のショック期に，病気の説明と同時に障害受容の説明をされても，当面の関心である病気自体の説明はともかく障害受容の説明については記憶に留めにくい．というのは，障害受容やQOLは障害の回復の限界を認識して初めて直面する問題だからである．いずれにしても，調査対象者の発症後平均経過年数が3.6年ということからすれば，障害受容やQOLについて十分に説明されているはずである．

　障害受容ができているかどうかの自覚については，「現在は障害を受け入れている」が，障害者55.5％，家族66.7％であった．

　障害受容が難しい問題で，全ての障害者が最終的に障害の真の受容に至るわけでないといわれていることからすると，良好な数字と思われた．しかし調査対象者の，生活，普段の活動，コミュニケーションなどの実態についてみてみると，必ずしも楽観的でなかった．

　調査対象者の48.1％にあたる入院患者のうち69.2％が，入院期間1年を超えていた．入院生活は少なくとも，地域リハビリテーションや社会参加からはほど遠い．

　また外来患者の毎日の活動（複数回答）は，回答数の多い順に「テレビ」，「リハビリテ

ーション」,「家事」,「散歩」,「寝る」「宿題」,「草取り」,「趣味」,「裁縫」,「子守」,「ドライブ」,「演歌を聴く」などであった．ほとんどが孤独なあるいは家族と一緒の行動であって，不特定多数の他人との接触の機会の少ない活動である．

　すなわち活動の内容としては，コミュニケーションを楽しむということが必ずしも多くはなく，活動の場所という面からも，地域社会にはあまり広がっていないことを示していた．

　立石雅子（1998）や西祐佳里（1998）の障害者生活に関する報告でも，ほとんど同様の結果が示されている．また片山暦（2000）町田芳明（2000）の報告では，この傾向は，障害者全般に認められた．

　実際，コミュニケーションを楽しむ機会は，「ない」51.9％，「ある」40.7％で多くはなかった．しかもコミュニケーションの相手は，「友人」「家族」「PT」「市の介護員」で，身近な，特定の人であった．コミュニケーションを楽しむという点で，量的にも質的にも言語障害による制約を受けていることが推測された．同時に，地域社会への参加が少ないことも示唆している．

　また前述の日常活動の項目として，対象者の半数が「機能回復訓練」をあげていた．障害者が機能訓練を日常の活動にあげること自体は当然にみえるが，障害受容やQOLの向上という視点から，しかも発症後平均経過年数3.6年を考えるとそうとばかりはいえない．

　機能訓練は，障害をもちながらもより高いQOLを求めるための手段である．ところが機能回復は限界に達していて訓練適応がないにもかかわらず，機能回復に期待するあまり社会復帰を遅らせ，本当の生きがいや価値観を捜すのが遅れる例が少なくない．

　調査対象者のうち，障害受容の経過のなかで何らかの精神的な援助を受けたのは，障害者63.0％，家族20.9％であった．しかし援助を受けた相手についてみると，障害者では「家族」,「友人・知人」,「病院スタッフ」，家族では「家族・親戚」,「周囲の人・皆さん」,「病院スタッフ」,「同じ病気の患者の家族」の順で，病院スタッフからの援助を受けたという認識は薄かった．

　言語療法に期待していることについては，「なし」が55.6％，「わからない」11.1％，「訓練時間延長」3.7％，「OT」3.7％，「サークル活動」3.7％であった．しかし，「言語療法は必要，なくなったら困る」は，70.4％だった．言語療法が必要と感じながら，具体的な期待や目的が見出せていなかった．

　コミュニケーションの問題では，「職場復帰にコミュニケーションで問題がある」が33.3％，「趣味でコミュニケーションに問題がある」が37.0％であった．

　これらの調査結果から，障害受容を援助する過程で，言語聴覚士が配慮しなければならない実際的な問題が，いくつか示唆された．
1）障害受容の問題について十分に理解されていないことが多い
2）機能回復訓練がリハビリテーションの目的にすりかえられやすい
3）生活の中で，コミュニケーションの相手が限られている
4）地域の活動への参加が少なく，家庭に閉じこもりがちである
5）言語療法士やリハビリテーションスタッフが，障害受容の援助に十分機能していない
　などである．

（2）障害受容の援助のあり方

　この結果は，単純にリハスタッフや言語聴覚士側の説明不足や努力不足を示すものでは

ない．患者へのインフォームド・コンセントや心理的な問題へのアプローチを実施しながらも，こうしたギャップが起こっているのである．結局，患者にとって，発症による人生の変化は予想外に大きく，そこからの回復の過程も起伏にとんだ，想像を絶するものだと考えるべきであろう．

　言語聴覚士やリハビリテーションスタッフにとっては，障害受容の過程は，多くの患者を通じて常に見続けており，その過程の全体はなじみのあるものといえる．当然，リハビリテーションと障害受容の過程全体を，そのスタートのときに丁寧に説明している．

　しかし，リハビリテーションの入り口に立った，ほとんどショック期の患者さんにとっては，これからの過程は，すべてが初めての体験で，今後どんな困難があるかや，最終目的の障害受容のことなどを説明されてもすぐには理解できないであろう．

　リハビリテーションに関する説明や援助は，発症当初にゴールまでを見渡してなされるべきではあるが，障害者の側からすれば，その時点で十分に理解し実践してゆけるものではない．

　機能回復だけでなく障害受容の過程においても，少しずつの変化が現れた段階ごとに，障害者とリハスタッフなどの援助者が，いちいち，お互いにその位置を確かめ合いながら，その時期に必要なカウンセリングなどを繰り返し，実施していくことで，初めて成果を上げることができる（図 5-61）．

2　言語障害者の環境

　宮坂綾（1998）は，言語障害者にとっての言語環境として，家庭と病棟を比較調査している．対象は，在宅の言語障害者，入院中の言語障害者，入院中の言語障害のない肢体障害者，健常者の4群（各5名）で，食事場面など共通の場面の発話を採集し，その量と質を検討した（表 5-11）．

　その結果，入院中の言語障害者よりも在宅の言語障害者，入院中の肢体障害者よりも健常者のほうが，発話が量的にも質的にも高かった．また，入院中の肢体障害者と在宅の言語障害者では，発話量は入院中の肢体障害者がやや多いものの，質的にはほとんど差がなかった．

　実際，入院中は家族や友人，知人と過ごす時間は，在宅よりも少ない．言語聴覚士，医師，看護婦，他のリハビリテーションスタッフも患者さんとゆっくり話す時間的なゆとりはない．患者同士のコミュニケーションも言語障害ゆえに困難であることも多く，結局孤独な時間を過ごすことが病院生活では意外に多い．

　集中的な機能訓練のために必要とはいえ，入院生活そのものは，特にコミュニケーション障害のリハビリテーションにとって必ずしもよい環境ではない．

　患者さんは，コミュニケーションは困難だが，コミュニケーション意欲自体を喪失しているわけではない．しかし環境によって，コミュニケーションの機会や相手が減少することは，コミュニケーションの満足感や，人と関わる喜びから遠ざかることになる．その結果，意欲低下や孤立に結びつくことが多い．環境に配慮し，環境を整備することは，障害受容や心理的問題の援助に重要な意味がある．

3　真の障害受容

　本書ではリハビリテーションを「障害をもった人が，障害ゆえに失った人間としての権

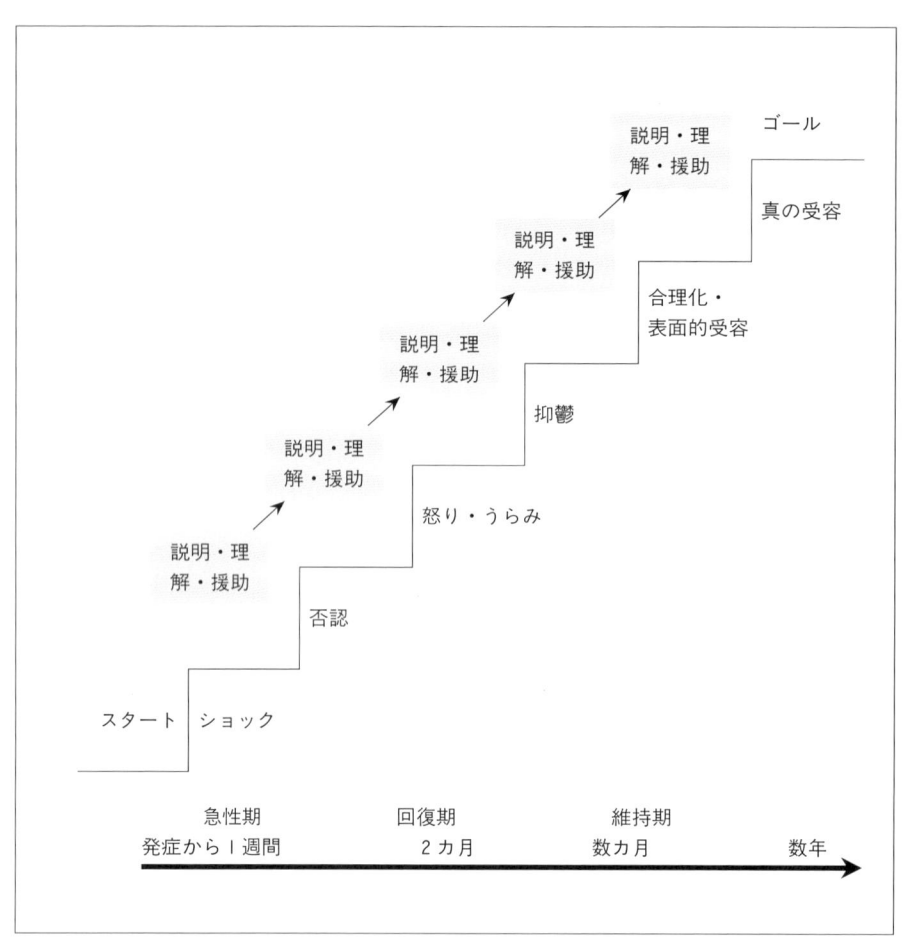

図5-61 障害受容への取り組み

表5-11 言語障害者・健常者の発話の比較（5分間あたりの平均数）

	文数	文節数	平均文節数	最長文節数	食事場面の文節数
入院中の言語障害者	17.4	36.2	2.09	4	16
外来の言語障害者	25.4	61.0	2.40	8	76
入院中の非言語障害者	38.2	94.6	2.48	6	30
健常者	47.7	124.8	2.62	9	112

利を取り戻すためになされること」という前提に立ってきた．しかし，人間としての権利というのは，主観的で，抽象的である．人生の価値観ということに密接に関係している．その意味で障害受容が重要なのである．

　すなわち障害の受容あるいはQOLの確保というのは，それまでの人生の価値観や生きがいの修正という側面をもつ．ハンディキャップによってさまざまな制限が加えられた結果，修正をやむなくされるわけで，そういう性質上，その人がそれまで築いてきたものが大きいほど，またハンディキャップが大きい（障害が重い）ほど，大きなしかも不本意な修正が必要になる．この修正は，通常の感覚でいえば下方への修正ということになるが，障害者がこれを下方修正，すなわち自分の人生ひいては自分自身の価値の低下と考えてい

るかぎりは，真の障害受容にならない．

　患者自身の障害受容に関する報告は，少ない分，重要である．共通の部分を取り出してみると，最初は，自分が障害によって身体機能などに制限を受けて，「いろいろなことができない」「他人に依存しなければならない」「自分のそれまでの生きがいに意味がなくなった」「自分の価値が下がった」と考える．しかし最終的には，新しい自分に価値があると思えるようになる（乙武，星野）．

　単に修正を受け入れるというのではなく，修正された後の人生あるいは自分自身の価値がそれ以前と同等であると本当に思えることが真の障害受容になる．

　一方で，上位頸髄損傷，人工呼吸器依存の患者が，障害受容のカウンセリングの経過で著者に対して放った一言がある．

「僕には，窓から飛び降りて，死ぬ自由もない」

　この言葉に対して，文学的な反応で終わるか，困難ながらも，系統的な支援の方法を模索するかが，言語聴覚士そしてリハビリテーションスタッフに問われている．

4　カウンセリング

（1）本人へのカウンセリング

　まず，本人に対して緻密なカウンセリングが必要である．

　障害受容やQOL確保の意味や重要性を，リハビリテーションの開始時だけでなく，リハの流れの中で何度も，繰り返し説明する．一度では理解しにくいだけでなく，患者さんの心理が変化すれば，同じ内容でも受け止め方が変化するからである．

　その際，患者自らその時点の身体機能，言語機能そして，障害受容など心理的な問題についてどのように自覚しているかを，率直に表現してもらうことが望ましい．自分自身を説明する行為によって，自分を客観視することが可能になる．

　また，機能低下やハンディキャップについての認識，特にその限界やリハビリテーションの目標設定の認識において，患者とリハビリテーションスタッフの間にずれが生じやすい．患者は，少しでも高いところに限界あるいは目標を置きがちになるからである．こうしたズレがあれば，真の障害受容には至らない．患者とリハビリテーションスタッフが共通の現状認識に基づいた問題点の解決方法を提示し実践することで，初めて障害受容に結びつく．

　表5-12に，カウンセリングの内容を示した．ここから，その患者んに必要な内容を選択する．また障害受容の評価および後述する家族へのカウンセリングや，活動，環境の調整も参考にするのはいうまでもない．

　なおカウンセリングの技術や内容について，MSWや臨床心理士などと連携することは大切だが，問題解決を完全に委ねてしまってはいけない．コミュニケーションから派生する問題を言語聴覚士が関与せずに解決することは困難である．

（2）家族に対して

　家族に対するカウンセリングは，患者に対するのと同様に重要である．内容は大きく分けて2つある．

①家族の役割の理解と実行

　リハビリテーションにおいて，家族が果たす役割は大きい．心理的な問題の1つは，周囲の態度とそれに対する患者の見方にある．言い換えると，家族の態度によって，患者の

表5-12 本人へのカウンセリングの内容

1. リハビリテーションの流れを説明する
2. リハビリテーションの流れにおける,現在の患者の位置を説明する
3. 障害受容の理論的経過を説明する
4. 患者が障害受容の理論的経過のどの位置にいると考えているか,を患者自身が表現する
5. 言語聴覚士のみた患者の位置を説明する
6. 両者の見方に違いがあれば,違いについて話し合う
7. QOLの考え方について説明する
8. 患者の趣味,生きがい,仕事の目標を話してもらう
9. 患者の現在の不安,将来の不安などについて話してもらう
10. 患者にとって失ったQOLを話してもらう
11. これから捜せるQOLについて話してもらう
12. 障害者の心理的な問題について説明する
13. 自分に照らし合わせて考えてもらう
14. 家族の障害受容とQOLについて説明する
15. 家族との関係について考えてもらう
16. その他 患者さんの訴えを聞き,問題解決を図る

心理的な問題は大きく変化するということである.また,機能障害や心理的な問題を乗り越え,障害受容とQOL確保するためには,患者の支えになる人が必要である.

同時に家族は,コミュニケーションの主要な相手でもある.家族にそうした役割を担ってもらうには,十分な説明やアドバイスが必要である.リハビリテーションの流れの中で,患者さん同様,家族にも何度も繰り返し説明する.

また,予後やリハビリテーションの目標設定の認識においても,患者さんと家族の間にもズレが生じやすい.より回復してほしいという気持ちと現実を見ざるをえないという狭間で家族については,リハビリテーションスタッフの認識よりは高く,患者さんよりは低いところに目標を置きがちである.リハビリテーションスタッフは,自らと,患者さんと,そして家族の3者のズレを調整する.

表5-13に,家族へのカウンセリングの内容を示した.また,本人へのカウンセリングや,活動,環境の調整の項も参照してほしい.

②家族の障害受容とQOL

家族への対応でもう1つ大切なことは,家族にも障害の受容が必要であるということである.家族としての絆や愛情が強いほど,患者本人と同じような心理的過程をたどる.そのとき家族の心理的変化は,患者と同じスピードではないことに注意が必要である.個性なども関係するが一般には,家族の受容のほうが先に進む.またそうでないと,家族が患者を援助することはなかなかできない.ここで言語聴覚士が,家族の障害受容がスムーズにいくように支援することは非常に重要である.

一方,発症の時期には,家族関係が事実上崩壊しているような場合もある.また援助の意志は十分あっても,家族が高齢や病気などで支援する態勢にないこともあるし,家族が存在しない場合もありうる.家族に役割を期待できないことが,現実には少なくない.

家族に十分支援する意欲や態勢があっても,身体およびコミュニケーション障害の介護は,特に長期化する場合,大きな負担である.無理をして介護者が体調を崩したりすれば,

表5-13 家族へのカウンセリングの内容

1. リハビリテーションの流れを説明する
2. リハビリテーションの流れにおける，現在の患者さんの位置と家族の役割を説明する
3. 障害受容の理論的経過を説明する
4. 患者さんが障害受容の理論的経過のどの位置にいると考えているかを家族に考えて表現してもらう
5. 言語聴覚士のみた患者さんの位置を説明し，障害受容に向けた家族の役割を説明する
6. 両者の見方に違いがあれば，違いについて話し合う
7. 患者さんのQOLの考え方について説明する
8. 患者さんのQOLの確保と家族の役割を説明する
9. 障害者の心理的な問題と家族の役割を説明する
10. 自分に照らし合わせて，具体的な役割を考えてもらう
11. 家族の障害受容とQOLについて説明する
12. 家族自身に自分のQOLについて説明する
13. その他家族の訴えを聞き，問題解決をはかる

QOLは維持できない．介護者が元気でいることは非常に重要である．体力や気持ちのコンディションを整えるようアドバイスすることを忘れてはいけない．家族が自分の時間や楽しみをもつこと，すなわち家族のQOLの確保も大切である．介護保険などのショートステイサービスなどを利用して家族が旅行に出るといった余裕も必要である．近所や親戚の目を気にして，自身のQOLを確保するゆとりのない家族も多いが，家族のQOL確保の正当性をアドバイスするのも言語聴覚士の責任である．（全国失語症友の会連合会，1999，2000）

5 活動および環境の調整

（1）コミュニケーション手段の確保

発症直後の，ショック期あるいは否認の時期は通常，発話が最も不明瞭な時期である．発病のショックに加えて他人に意志を伝えられないことは，それ自体が苦痛であるだけでなく，回復への希望や意欲を著しく低下させる．

実際多くの障害者が，「相手に伝わらないので，だんだん話すのがいやになる」「（相手が自分の話を）聞き取りにくいのはわかっているが，もう少しよく聞いてほしい」と訴えている（乗り越えよう発音障害）．

コミュニケーション手段の確保は常に重要だが，この時期は特に，心理的な面からも意志の疎通を図ることが重要である（243頁「運動障害性構音障害に対する代償手段」）．

（2）入院生活の充実

入院生活がコミュニケーションの環境としては好ましくないことはすでに述べた．だからこそ，意図的にコミュニケーションの機会を確保する．家族や知人の面会は大切である．できるだけ機会や時間を多くし，またいろいろな人に会えることが望ましい．病気を知られたくないという理由で，友人・知人の面会を制限するのはできるだけ避けたい．障害の受容にも逆行する．

病棟側にも，コミュニケーションの少なさを補う創意・工夫が求められている．面会者

はもちろん，患者同士が話しやすい場所・機会やきっかけの提供，定期的な懇談の場，レクリエーションの提供も効果がある．同室者の組み合わせにも配慮が必要である．

外泊は積極的に行う．当然病院は，家庭から近いことが望ましい．また，いたずらに退院を延ばさない努力も重要である．

（3）食事を大切に

多くの運動障害性構音障害患者にとって食事は重要である（115頁「嚥下の障害」）．

発症後，食事はお粥やミキサー食，きざみ食で始めることが多いが，咀嚼や送り込みが良好で誤嚥やひどいむせがなければ，できるだけ早く普通食に近づける．本人の能力より低いレベルの食事内容を続けることは避ける．

また，食事は楽しみでもある．機能訓練的な面だけでなく，味覚的，視覚的にも配慮する．きざみの副食を，すべて粥とまぜて食べさせるようなことは好ましくない．食べる側にしてみれば，たとえきざみでも一品ずつの味を楽しみたいのが普通である．介助の手間は増えるが，患者さんのQOLと信頼関係は保てる．

経鼻栄養から経口摂取に変わって，知的低下のある患者の，知的面が，ある程度あるいはかなり回復するという経験は決して少なくない．

（4）コミュニケーションの機会の確保

実際にコミュニケーションしている場面を絶やさないことは，なにより重要である．患者を孤立させることはできるだけ避ける．どんなに重度の方でも，必ずコミュニケーションの場に参加させることは可能である．また，家庭や施設での人の動線にも配慮する．家や施設のはずれの居室に一人こもってしまうのと，人が集まる談話室や居間にいるのでは，コミュニケーションの機会は相当違う．また，テレビや新聞など話題の素材からも遠ざけてはいけない．できるだけ，友人知人とのコミュニケーションへと広げていくことも重要である．

（5）コミュニケーションの楽しさを思い出す

またコミュニケーションにおいて，たとえ伝わらなくても一緒に居ることが楽しいという姿勢を示し，信頼関係を保ちながら訓練を終了することが大切である．

本来コミュニケーションは，人と人が信頼し合い，愛し合い，なぐさめあい，安らぎを確かめ，そしてなにより楽しむものである．常に，コミュニケーションを楽しむことを考えなければならない．

言語障害をもつと，大切な情報伝達さえも難しいということで，重要な用件を伴わない単なるおしゃべりなどしてはいけないと思いがちである．そうではなくて，コミュニケーション障害があるからこそ，意味のないおしゃべりが必要である．笑い合い，冗談を言い合い，コミュニケーションの楽しみを思い出すことが，希望や意欲につながってゆく．そういう意味でも障害をもつ人とのコミュニケーションで冗談をまじえて話すことを不謹慎だと思う必要はない．

まず一番安心できる家族とのコミュニケーションから，身近な話題から始める．家族が，本人の好み，趣味，楽しみ，関心を一番よく知っている．また，話題の背景や関連する事柄をよく知っている．それは，発話の不明瞭さを補ってコミュニケーションをなめらかにする．

（6）生活の楽しみや価値観を尊重する

「自分でできることは自分でする」，それが人間としての権利を求める前提である．障害

をもつ前に行なっていた活動は，できるだけ維持する．友人や親戚の集まりへの参加や買物など，障害をもったからといって制限しない．無理をしても参加するような積極的な気持ちが必要である．

趣味的活動の維持は特に大切である．趣味や娯楽活動で生活の幅（旅行，散歩，買物，喫茶店，映画，美術館，カラオケ，囲碁など）を広げる．身だしなみや化粧に気を配り，清潔でかつ個性的に過ごす．表情も容姿のうちである．身だしなみに気を配るということは，周囲の人，一般の人からの誤解を避け，本人の意欲を高める効果もある．特に，身体の麻痺のせいで，清潔を保つのが難しいので注意する．

また生活の変化は，本人にとっては自分の変化，すなわち自分の価値の低下と受け取りがちである．実際に生活スタイルを変えざるをえないが，本人の意志をできるだけ尊重する．また障害者用の機器の選択にあたっては，デザイン性などに配慮する．選択肢がほとんどないのが現状とはいえ，金属質の車椅子や杖を押しつけられることに苦痛を感じていることは少なくない．

(7) 役割や目標・目的をみつける

身体障害が重度でも，生活のなかで役割（朝食の準備，洗濯物をたたむ，植木の世話などの簡単なことでもよい）を決め，生活を充実させる．できるだけ自宅の外で行うこと，他人と関わることを探す．今までできていたことで続けられることを探す．それが難しければ新しくできることを探す．閉じ込もりにならないように周囲が配慮し，努力することが大切である．

失語症友の会のような障害者団体の活動にも積極的に参加するよう促す．同じ障害をもつという安心感や，障害受容の参考あるいは援助になるなど，得ることは多い．

社会や地域の活動に参加してゆくことによって，自分の楽しみ，価値観を見出せる．そして自身がその活動にとって必要な人間になることで，自分の責任，役割という自覚が生まれ，新たな生きがい，新しい人生，新しい価値観の発見・構築につながってゆくこともある．

障害受容やQOLの確保においては，こうした活動や環境の調整が重要である．さらに大切なのは，ハンディキャップを克服するための努力に対し，障害者とその家族，そして周囲の人がお互いに少しずつの敬意を表すことである．障害をもたない人々よりも，さらに豊かな人生を送ることさえできるのかもしれない．

6 進行性疾患・変性疾患の心理的問題

進行性疾患・変性疾患の心理的問題も，前項までに述べたところと大きく変わるものではなく，その対応などは，原則としてそのまま適用される．しかし，疾患の特徴から配慮しなければならない点があるので，補足しておく．

進行性疾患・変性疾患で常に問題になるのは，やはり疾患の時間的な変化である．脳血管障害によってでもハンディキャップを負うが，進行はしない．一方進行性疾患・変性疾患では，疾患および機能障害の進行に伴い，移動，入浴，トイレなどの日常生活動作（ADL）は，徐々に制限され，行動の範囲は狭まり，可能な活動も限られてくる．仕事や趣味も狭まり，自分が役割を果たせる機会も減ってくる．

つまり将来は機能や能力はさらに低下すること，現状よりも未来はよくないことが前提なのであり，今より悪い未来を受容したり，今より低いQOLを想定しなければならない．

そして最も苛酷な未来は約束された不幸な帰結（死）である．

したがって障害（あるいは運命の）受容への努力は，より長時間にわたり，またその内容は変動する．現実に障害がより重い状態になったときに，障害に対する意識が，それまでとは同じではありえないことは容易に想像がつく．障害受容の援助は，そうした変化に伴ってなされなければならないし，また困難ではあっても，将来を受容する努力をしなければならない．

また死について考えなければならないということは，告知やターミナルケアの問題とも関係してくる．告知やターミナルケアについては，それぞれの専門家の意見を聞くべきだが，言語聴覚士が地域リハビリテーションにおいて活動する機会が今後増えるにしたがって，そうした場面への役割も増えてくると考えられる．コミュニケーションや食事の経口摂取，呼吸の問題は，ぎりぎりまで確保したいものであることは間違いないからである．

また心理的問題や，ターミナルケアを考えるとき，家族への支援が重要であるのは，進行性疾患・変性疾患でも同様である．ここでも，やはり疾患や障害が時間に沿って進行していくという要因，そして将来を受容するという点への配慮がなにより重要である．

2 家族指導

1 家族への情報提供と指導

家族指導の対象となる家族とは，主に同居の家族をさしている．なかでも，最もその患者と接することが多く，主たる介護者となる人が重要である．何らかの事情で，友人，知己や施設職員などがキーパーソンとなる場合は，これらの方々に対して指導やアドバイスを実施することがあるが，このような指導の内容は主なる介護者だけでなく，患者に接する可能性のあるすべての人々に理解してもらいたいものであるといえよう．こうした働きがけは，地域リハビリテーションにおける訪問リハビリテーションやさらに一般啓発活動の範疇に入る（327頁「地域リハビリテーション」）ことになり困難が伴うが，その方向を堅持したい．

家族指導はできるだけ具体的に，わかりやすく説明することが重要である．専門用語はできるだけ避け，どうしても必要な場合は，文字を示すなどしながら説明する．図などを用いることも理解を助ける．また共通する内容については，あらかじめ資料やパンフレットを準備しておく．

家族がまず知りたいのは，患者の現状である．特にコミュニケーションの状態や心理的状態についての情報を提供する．そのうえで，言語（摂食・嚥下障害も含む）のリハビリテーションの目標と予後予測を伝える．リハビリテーションの限界を説明することになるが，障害受容の前提としてきちんと伝えることが必要である．また現在問題になっていることがあれば，それも説明する．

指導的な内容としては，患者本人に対するリハビリテーション援助および家族の役割についてである．

〔機能訓練〕に関しては，自己訓練の場面で家族の援助を必要とする．家族とのコミュニケーションが訓練プログラムに入ることもある．さらに生活適応訓練では，家族の理解と協力が欠かせない．

〔コミュニケーションの確保〕では，コミュニケーション代償手段や代行機器を使用する場合，コミュニケーション相手である家族が正しい使用法などを知らなければ，実用性が低くなる．また上手なコミュニケーションのとり方を家族が理解し実行することで，発話明瞭度の低下も相当カバーすることができる．

〔障害受容やコミュニケーションの場の確保〕では，家族は当事者の一半である．

また地域の福祉サービスや介護保険，ボランティアなどのインフォーマルな社会資源，障害者団体などの活用のためのアドバイスや情報提供も家族指導の一環としてなされる．

それぞれのより具体的な指導内容は，関連する章に詳しく述べているので参照されたい．

指導の形式は，個別指導のほか，グループ指導についても，その特性を生かして実施することが望ましい．グループ指導は，上述のアドバイスや情報提供のほか，家族同士が情報交換やコミュニケーションをとおして，互いに体験などを共感したりはげまし合ったりする場になる．

余裕の少ない急性期，回復期に，家族指導の場をグループ形式で提供することには，そうした積極的な意味がある．（全国失語症友の会連合会，1996，1997）

2　自己訓練

運動障害性構音障害の機能訓練においては，訓練の効果は，原則として訓練量に比例する．しかし言語聴覚士が1対1で行える訓練量には限りがあり，患者自身で行う自己訓練の比重は大きい．

しかし自己訓練は，単に訓練時間の不足を補うだけのものではない．家族の協力が必要である分，家族との連携や信頼関係が深まり，コミュニケーションのQOL確保にもなる．また訓練の実施を通じて，言語障害や心理的な問題についての理解を，本人・家族ともに深めることにつながる．自己管理を要求されるので，訓練効果が認められれば自信や意欲に結びつく．

一方で，訓練効果が認められなかったり家族の介入が不適切だったりすると，意欲低下，抑鬱，自信喪失の恐れもある．特に家族が，介助者ではなく，訓練士のような立場になることは避ける．患者さんにとって，家族はやすらぎや癒しを求める相手であり，家族にまで訓練されるのでは緊張から開放される場面がなくなる．

訓練に先立って，自己訓練のこうしたメリットとデメリットについて，患者本人や家族，また入院中であれば，自己訓練を管理する病棟の理解を得ておくことが重要である．自己訓練によるデメリットの徴候がみえたら，速やかに修正するか中止する．

また自己訓練においては，誤動作の学習というリスクがある．言語聴覚士との1対1の訓練において，正しい運動と誤った運動についてかなり正確に理解が成立していることが不可欠である．理解は成立していて，その運動のコントロールの精度を上げることが目的というレベルの課題を，自己訓練課題として提示する．できるだけ内容や方法，回数，注意点を具体的に説明し，正しいやり方，誤ったやり方の基準をはっきり伝えておく．できれば記述したものを渡す．

当然，個別訓練からかけ離れた内容ということはありえないが，訓練室のときより一段階低いレベルの内容にして，誤動作の学習を避ける．個別訓練のときには，細かな変化も正確にとらえ，自己訓練の成果を確実にフィードバックする．当然，メニューは患者それぞれに固有のものになる．タイプや重症度の異なる患者に同一のメニューあるいは同一の

自己訓練用パンフレットを渡して，同じ自己訓練をさせるようなことがあってはいけない．

なお患者自身が自己訓練の実施記録をつけることで意欲も上がるが，記載方法が煩雑にならないように気をつける必要がある．入院の場合は，訓練場所の確保にも気を配る．病室で発声練習をすれば，同室者に迷惑となる場合もある．時間を決めて，食堂などを開放するとか同室者がいない時間を見計らって行うなどの工夫が必要で，病棟の理解と看護職の協力はかかせない．

③ グループ訓練

単に訓練時間の不足，あるいは言語聴覚士の不足を補うために，個別訓練の内容を，複数の患者を対象に同時に実施するグループ訓練もある．しかしここでは，複数の患者が同じ場面にいることの意味を生かして行うグループ訓練について述べる．

何よりもグループ訓練の場面は，自然のコミュニケーション場面に近い．そこでのコミュニケーションは，個別の機能回復訓練の成果を試したり定着させたりする適応訓練の意味をもつ．ただしその分，言語聴覚士が統制するのは困難になる．グループ訓練では，例えば発話量を均等にしようとは考えない．発話も自主的にできるから参加の意欲がわくが，強制されるとプレッシャーを感じるという患者も多い．また一言も話さなくても，他人の話を聞いているのが楽しいという人もいる．そういう人を許容するくらいの自由さでよい．ただし，発話の意欲があるが機能障害でコミュニケーションに参加しにくい人が，参加しやすいように援助するのは言語聴覚士の役割である．

構音障害の患者は複数の人との対話を苦手にすることがある．個別訓練は1対1のコミュニケーションとなるので，グループ訓練における複数の人とのコミュニケーション場面は適応訓練の条件としても貴重である（300頁「総合そして般化」）．

その他，同じ障害同士ということで安心してコミュニケーションできることや，他人の経験などを聞くことが障害受容の一助にもなる（315頁「障害受容と心理的問題への対応」）．

また入院中などでは，数少ないコミュニケーションを楽しめる場所として確保したい（QOLの確保）．

稀に集団になじまなかったりする例もあるので，その場合は強制はしない．ただし障害受容の過程であって一時的な拒否の場合もあるので，心理的な状況の変化をみて再度誘う配慮も必要である．

具体的な課題に触れる余裕はないが，上述したようなグループ訓練の特徴や意義を考慮して，様々に工夫する．あまり機能訓練課題に執着する必要はない．なお運動障害性構音障害の患者さんだけのグループであれば，失語症のグループ訓練とは違って，言語力は保たれていることを忘れないようにする．重度失語症向けの非言語的課題などのなかには，そのまま行うと運動障害性構音障害に対しては適切でないものがある．またグループ訓練の歌唱というと，童謡唱歌になりがちだが，子ども扱いされて不愉快だと訴える患者さんがいることも忘れてはいけない．

3 地域リハビリテーション

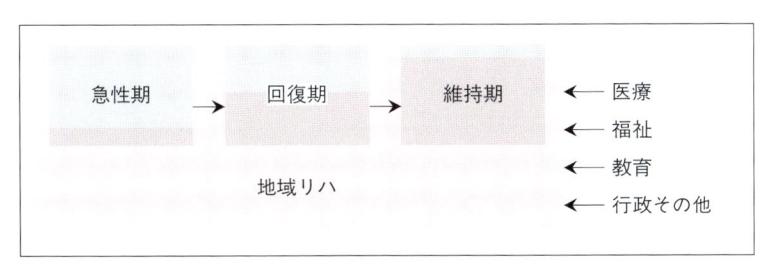

1 地域リハビリテーションの定義

地域リハビリテーションを，日本リハビリテーション病院・施設協会は，「障害をもつ人々や老人が住み慣れたところで，そこに住む人々と共に，一生安全にいきいきとした生活が送れるよう，医療や保健，福祉及び生活に関わるあらゆる人々がリハビリテーションの立場から行う活動の全てを言う．その活動は，障害をもつ人々のニーズに対し，先見的で，しかも，身近で素早く，包括的，継続的そして体系的に対応しうるものでなければならない．また，活動が実効あるものになるためには，この活動母体を組織化する作業がなければならない．そして何より活動に関わる人々が，障害をもつことや歳をとることを，家族や自分自身の問題としてとらえることが必要である」と定義している．(日本リハビリテーション病院協会，1996).

つまり，障害者が障害を受容し，地域に参加し，あるいは自立して，新たな生きがい，新しい価値観を，地域に根ざした生活の中で確立するための一連の活動である．

急性期，回復期，維持期というリハビリテーションの流れとの関係を図 5-62 に示した．維持期リハビリテーションとほとんど同義で使われることが多いが，まったく同じではない．維持期はリハビリテーションの流れのなかでの位置を示しており，地域リハビリテーションは地域との関わりを示している．そして地域との関わりは，維持期において最も重要かつ密接であるが，急性期や回復期が全く地域と関係がないわけではない．身体障害が軽度で言語障害の訓練が必要な場合，通院で機能訓練を受ける場合もあり，そこでは地域との関わりはすでに生じている．急性期では，ほとんど家族や友人を通じての関わりに限られる．また進行性疾患は，急性期，回復期，維持期の流れにはあてはまらないことはすでに述べた．病気の進行や変化に伴った地域リハビリテーション的な取り組みがリハの中心となる．

そのほか，地域にでのリハビリテーションに関する予防的な政策や一般住民が障害者を受け入れのための啓発活動などは，直接的なリハビリテーションではないので，発症からのリハビリテーションの流れの枠には入らない．

地域リハビリテーションでの障害者側のニーズは，主に障害者の復権のサポートである．それは障害者の自立を促すことであり，QOL を確保し，障害受容を援助することである．そのために，機能維持やコミュニケーション手段の確保が必要なのは当然である．

なお，地域リハビリテーションの重要さは認められつつあるものの，現状ではまだまだその体制は不十分である．特に言語聴覚士の領域に関してはほとんど未整備といってもい

図 5-62 リハビリテーションの流れと地域リハビリテーション

い状態である．

2　地域リハビリテーションの活動

地域リハビリテーションの具体的な活動は，直接的援助活動，組織化活動，教育啓発的活動の3つに分けられる（リハビリテーション病院協会，リハビリテーション医療のあり方2）．

(1) 直接的援助活動

直接的な援助活動とは，障害の受容やQOLの確立を目的にして，障害者と接しながら障害者のもつ問題を直接的に解決したり解決の援助をすることである．障害全般からみれば，福祉や介護保険のサービスとして提供される相談業務，カウンセリング，訪問による機能回復訓練，通所サービスなどがある．代行機器の適応判定や，選定，実用訓練なども直接的な活動に含まれる．また入所施設として，長期療養施設群（介護力強化病院，老人保健施設，特別養護老人ホーム，身体障害者養護施設，身体障害者更正援護施設など）やショートステイサービスがあり，そこでの同様のサービスも含まれる．

しかしこうした介護・福祉政策のなかで，言語聴覚士が提供しうるサービスは，制度的にほとんど保証されていない．限られた福祉サービスや言語聴覚士のいる数少ない施設で実施されているのみである．そこで提供されている，あるいは提供すべきサービスとしては，リハビリテーションの流れで述べたように，カウンセリングはもちろん，障害者団体の活動や地域の活動への参加を促しながら，障害受容の援助を行うことである．そのためには，障害者本人に対するアプローチだけでなく，受け入れ側の理解を促したり，コミュニケーションのとり方を指導したりすることも言語聴覚士の役割である．

またコミュニケーションの場と素材と相手を，家庭から地域へと広い範囲で確保することである．当然，地域社会の側に対する言語障害者の受け入れに対する働きかけや，コミュニケーションのとり方の具体的なアドバイスを行うことも期待されている．

コミュニケーションの代償手段や代行機器を使用していれば，実際の生活のなかで，実用的に使用していくことを定着させる．

運動不足などによる機能低下を引き起こさないための維持的な機能訓練や指導も行う．

より具体的な内容や方法については，「障害受容」や「心理的な問題への対策」，「家族指導」，「機能訓練」など，それぞれ当該の章を参照してほしい．

(2) 組織化活動

地域リハビリテーションを効果的に行うための組織化に関する活動である．院内あるいは院外での患者団体（会）などの組織化や支援者間の連携，地域住民との連携，行政制度上の活動などである．

こうした活動は，一般に業務と認められにくいが，リハビリテーションの目的を考えたとき，特に「失語症友の会」―失語症友の会は，運動障害性構音障害の方も会員に含んでいる―のような患者団体の組織化および活動は重要である．

言語障害者が同じハンディキャップをもった人といろいろなことを共感できる数少ない場であり，会員が相互に，コミュニケーション相手としての安心感をもてる．また障害を経験した方々と接することで，励まされたり，障害受容などの手本や参考にすることができる．そしてその会の活動に参加することで，自分の役割を見出すこともある．さらに活動を通じて自信をもち，地域の健常者の活動に参加するきっかけや準備にもなる．

家族同士も，こうした活動を通じて障害者本人と同様に励ましあったり，支え合ったり，

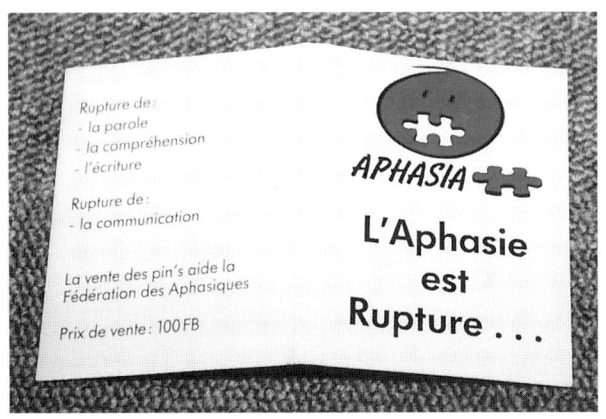

図 5-63 失語症カード

参考にしたり，息抜きになったりする．
　言語聴覚士の役割としては，会の立ち上げから活動が軌道に乗るまで，時に指導したり，時に援助するなど，いろいろな形で支援する．最終的には，障害者自身で自立して運営するように誘導していくことが大切である．

(3) 教育啓発的活動
　リハビリテーションについて，地域で教育啓発することは重要である．当事者である障害者，家族にとってはもちろん，今は障害をもっていないが将来は自分の問題になるかもしれない一般市民が「地域社会が障害者を受け入れ，そして支えていく」という発想をもたないかぎり，地域リハビリテーションはうまく機能してゆかない．
　具体的には，障害者，家族，支援者そして一般市民に対して，リハビリテーション，特に地域リハビリテーションの理念や実際の活動，問題点について情報提供する機会をもつことである．特に，老いや障害は特殊な問題でなくすべての人の問題であり，また地域の支えが重要であること，さらに障害をもったときの対応や早期発見の心得など，多岐にわたった情報を提供することが重要である．方法としては，講演会，研修会，マスメディア，出版物，映像，さらにはインターネットなどあらゆるものを利用して行う．
　Association Internationale Aphasie（国際失語症協会）では，失語症を社会に理解してもらうために，失語症者の社会参加をテーマにした，失語症者の出演による劇場用映画（記録映画ではなく，創作映画）を作成している．また，失語症をアピールし同時に活動資金を獲得するために，失語症バッジや失語症カードを発行している（図5-63）．このように，失語症者の組織が自ら社会に対して啓発活動を行うことは，さらに意味が大きい．

3　地域リハビリテーションの課題

(1) 制度の問題
　言語障害者できるだけ早く家庭など地域社会に戻るべきだが，そこでは対応できる言語聴覚士が少ない．ニーズに対して，圧倒的に少なく，地域リハビリテーションでは特にその数が足りない．また地域リハビリテーションの重要な活動形態である訪問リハビリテーションが，PT，OT業務に関しては，医療保険の診療報酬にも介護保険のサービスにも設定されているが，介護保険のサービス開始時で，言語聴覚士に関してはいずれも認められていない．このような状況が，在宅ではサービスが受けにくくしており，入院期間を延

ばさざるをえないという状況を生じさせている．

　また介護保険においては，訪問サービスだけでなく，その他の形態の言語障害に対するサービスもほとんど含まれていない．それだけでなく，要介護度の認定基準などが必ずしも妥当ではない．要介護認定の基準設定は，これまで言語聴覚士がほとんど配置されていない既存の長期療養施設での介護の実態調査に基づくものである．必要性があるにもかかわらず言語障害に対するケアがなされていない実態をもってケアの必要性が低いと判断されてしまった経緯がある．

　従って，身体障害が軽度で言語障害が重度な場合，要介護度の認定レベルが低くなり必要なサービスが受けられないとか，身体の機能訓練は受けられるが，言語訓練は受けられないなどの懸念がある．（松本みき，2000）

(2) 地域社会と個人

　ところで地域とは物理的な空間という意味では，家庭やその周辺の生活している場所，所属する組織，職場や学校などである．しかし現在の日本人の生活における活動基盤としては，そのうちの家庭や所属する組織とのつながりが強く，住んでいる地域を基盤にした活動は活発ではない．公民館や体育館で行われる趣味やスポーツ活動といった地域とのつながりをもった活動を行っている人の数は非常に限られている．時代の流れや生活スタイルの変化で，人々の地域への帰属意識が薄いことや，そうした施設や活動が少ないことが原因である．

　こうした社会背景が実は，地域リハビリテーションの成否に影響している．現実にハンディキャップをもった人が，回復期のリハビリテーションを終了して地域に帰ろうとしたとき，多くの人が地域活動の基盤をもっていないという状況に直面する．

　職場や学校というのは，ハンディキャップをもったことで，その組織の構成員としての能力や資格に欠けると，所属する意味がなくなる．仕事ができなければ退職せざるをえないし，卒業の見込みがなければ退学になる．ハンディキャップをもつと，職場や学校への復帰は簡単ではなく，いったんその道が閉ざされると，家庭か施設のみが活動基盤として残される．組織を通じた人間関係（同じ学校や会社での友人関係など）は，組織の価値観で結ばれたもので，個人的な価値観や生きがい，楽しみでつながったものではない．いきおい組織からの離脱に伴って，人間関係も疎遠になる．

　一方，地域基盤の活動体は，メンバーの資格を厳密に問わないので，ハンディキャップをもつ人の復帰を容易に拒まない．スポーツクラブであれば，メンバーが，ハンディキャップをもち，以前と同じようにそのスポーツができなくなっても，クラブへの復帰を拒む必要がない．スポーツができなくても，子どもの指導，会の事務，練習や試合の応援などメンバーとしての役割を見出せるからである．

　コミュニケーションの障害は，新たな組織や活動に参加することを阻害する最大の要因である．コミュニケーション障害者にとって，新たな場所への参加はいわば「開拓」といってもいいほど困難な事業になっている．それは言語障害者で地域参加の実現率が低い，すなわち閉じこもり症候群が非常に多いことからもわかる．地域の活動基盤をもっている人の場合，すでに信頼やコミュニケーション関係が成立している場面に戻ることの安心感からも，地域へ参加しやすい．

　もっと健常者が参加できる地域活動やそのための施設などを充実させ活発化して，ある意味で障害者の予備軍である健常者が，障害をもつ前から地域的な活動を行っているとい

う状況があたりまえになっていなければならない．

このように，障害者の地域参加ということは実は，その社会の現在の仕組みや，その人個人がどういう基盤をもっているかに左右される．言語聴覚士もこうした社会構造に対し，コミュニケーションのリハビリテーションという視点をもって，制度の改革に参加するという意識をもたなければならない．

（3）重度疾患への対応

重度障害者に対する地域リハビリテーションも今後の課題である．

医療技術の進歩により，重い疾病でも存命するが，重度の後遺症が残りやすいなどから障害者の重度化が進んでいるといわれている．また，社会の高齢化は，高齢者が障害者になるということだけでなく，障害をもった人が高齢化するということも含んでいる．そこでは，それまでハンディキャップをもちながらも自立して生活してきた人が，高齢化による機能低下が加わることで，自立が困難になるような場合もある．

従来なら，重度の障害者は重度障害者用施設の適用であったが，最近では，重度に対するケアやリハビリテーション方法論の進歩などにより，重度障害者の在宅など，地域参加が進んでいる．実際，高位頸髄損傷やALSの末期など人工呼吸器に依存するような重度障害者についても在宅ケアのケースが増えている．

その背景には，障害者の人権に対する意識や，バリアフリーの推進にみられるような社会の側の変化などが存在している．どんなに重度であっても障害者が自分の家で暮らしたい，地域に参加したい，自立したい，仕事をしたいと思うのは，当然の権利であり，社会は，そのための医療や介護の技術，マンパワーの提供などの支援をする義務があると，徐々にではあるが考えられるようになってきている．

言語聴覚士も，コミュニケーションの機能障害に対してはもちろん，人工呼吸器装用での音声確保，摂食・嚥下障害などで役割を果たすことが期待されている．

また重度になればなるほど，機能制限の大きさから障害受容は困難になり，QOLの確保にも限界がある．だからこそ，リハビリテーションスタッフはこうした問題の援助に長期にわたって取り組む必要があり，それは地域リハビリテーションでなければ実施できない課題でもある．

施設においても障害者の人権問題は，新たな様相を示してきている．特に重度の障害者の人権問題は，介護者の不足などを理由にした拘束が問題になるなど転換期を迎えている．これまで配慮されていなかった重度の，嚥下やコミュニケーション障害に対してのケアも見直されてきており，言語聴覚士への期待は増大しつつある．

第5章 治療とリハビリテーション

❻ 摂食・嚥下障害のリハビリテーションとチームアプローチの実際

　運動障害性構音障害との関連で問題となる摂食・嚥下障害は基本的には，脳血管障害などの後遺症による運動障害性のものである．後述するように，全ての摂食・嚥下障害が言語聴覚療法の対象になるが，本項では，主に運動障害による摂食・嚥下障害のリハビリテーションについて述べる．他の障害については，摂食・嚥下障害関連の成書を参照されたい．

I 摂食・嚥下障害リハビリテーションにおける言語聴覚士の役割

　摂食・嚥下障害は，栄養補給の障害だけでなく，誤嚥性肺炎やそのほかの感染症，窒息などの危険をもたらす．さらに好みのものを自由に食べられないというQOLの問題もある．外食や友人との会食も遠慮がちになり，家族や友人との団欒の機会も減少して，コミュニケーション機会の制限にもつながる．このように摂食・嚥下の障害は多様な問題を含むので，取り組みには，多くの専門家の協力，すなわちチームアプローチが必要である．まず，そのなかでの言語聴覚士の役割を明らかにしておく．

　発声発語器官は呼吸器を除けば，本来摂食・嚥下がその機能である（第2章「ことばの産生のしくみ」）．言語聴覚士が摂食・嚥下の領域に関与するのは，発声発語器官に関する解剖，運動，機能，そして検査，訓練についての言語聴覚士の知識や技術が摂食・嚥下障害の評価やリハビリテーションに有効だからである．また実際，運動障害性構音障害の機能の改善と摂食・嚥下障害の機能の改善には関連がみられる．

　ところで，運動機能回復という意味では，摂食・嚥下のうちでも随意運動である第1相へのアプローチが積極的適応である．しかし患者の多くは，第2相の問題も併発していることが多く，嚥下反射レベルの障害への取り組みは重要である．さらに第3相の通過障害でも，これまでの取り組みの知識や方法論が有効であることが認められてきた．こうして第1相，第2相，第3相を通じての総合的な取り組みが言語聴覚士の関与する範囲として広がってきた．

　現在では，構音障害との関係がなくても，嚥下障害は，言語聴覚士が関与するものであるという認識が広まりつつある．「言語聴覚士法」においても言語聴覚士の業務として嚥下訓練が明記されている．

　言語聴覚士は，言語障害者のリハビリテーションを担当する専門職というよりも，言語聴覚療法的手段によって障害者のリハビリテーションに寄与する専門職である．そういう意味で，言語聴覚士は，摂食・嚥下障害のリハビリテーションにより積極的に関与することが期待されている．

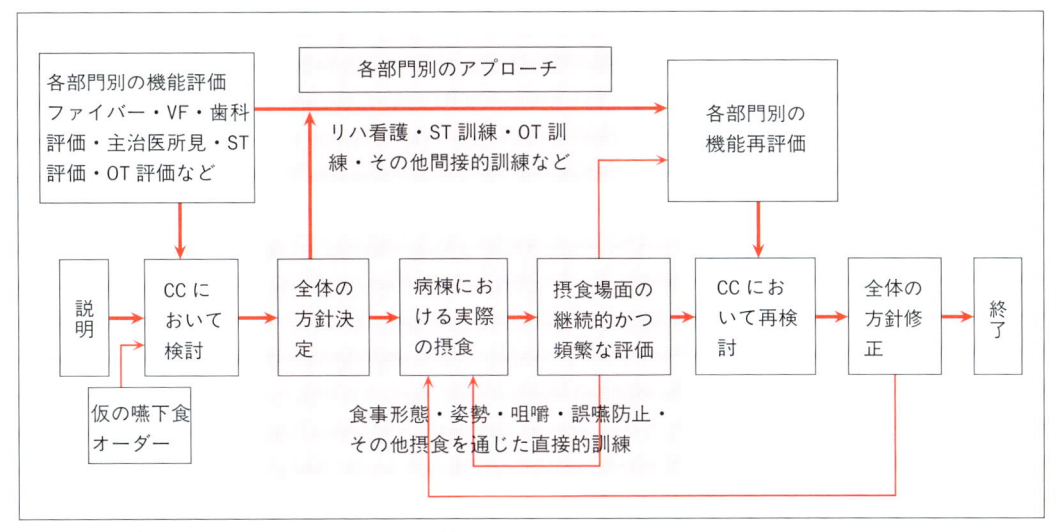

図5-64 摂食・嚥下リハビリテーションの流れ

2 リハビリテーションの流れ

図5-64に，摂食・嚥下障害リハビリテーションの流れの一例を示した．以下この例に沿って説明する．

1 検査・評価

入院後，主治医から摂食・嚥下障害のリハビリテーションについて，患者と家族に説明が行われる．仮の嚥下食オーダーが主治医から出され，その食事場面を中心に，原則として最初の1週間で各部門が評価を行う．初期評価の最後は，咽喉頭VF検査で，検査に引き続き，最初の嚥下カンファレンスが行われる．原則としてチームメンバー全員が参加し，各科の評価が呈示され基本方針を決定する．短期目標，長期目標が具体的に決まる．食事の形態は，あらかじめ設定された5段階の嚥下食から選択する．姿勢，一口量，意識的嚥下や空嚥下の必要性，その他注意事項が決まりリハビリテーションが開始される．

2 直接的訓練と病棟管理

中心は，病棟での直接的訓練である．看護職を中心に，言語聴覚士や栄養士，OT，主治医などが必要に応じて，立ち会ったり介助したりする．直接的訓練の評価は週1回程度の頻度で行い，小さな修正（食物形態の変更，姿勢の角度など）はここで決定する．なお，毎日のバイタルチェックは，誤嚥性肺炎の早期発見，治療に重要な意味がある．

3 各部門の間接的訓練

OTによる上肢機能の訓練や言語聴覚士による摂食・嚥下器官の機能訓練などを行う．食事場面の前などにアイスマーサージなどを行う場合もある．

4 カンファレンス

1～2カ月に1回，嚥下カンファレンスを行い，再評価する．リハビリテーションの終

了や，大きな方針変更は，ここで決定する．

5　家族指導

在宅へ向けての本人や家族への指導は，入院中随時行われるが，特に退院直前に，それまでのリハビリテーションの成果をふまえて，家庭で安全にかつ楽しく食事がとれるよう指導する．糖尿病などがあれば，栄養指導も行う．家で作れるメニューや作り方，市販品の利用についても指導する．栄養科，言語聴覚士，看護職が行う．

6　進行性疾患・変性疾患の嚥下リハビリテーション

疾病の進行に伴う機能低下は，誤嚥の危険性を増大させることを常に念頭において行う．機能が低下していることを見落として窒息や誤嚥性肺炎を起こさないよう常に配慮する．どうしても経口摂取を断念せざるをえないこともあるが，それはQOLの低下にも結びつくことになるので，安全性を確保しつつ，楽しみのための少量の摂取をぎりぎりまで確保するなどの努力が必要である．

3　検査・評価

意識障害，知的低下，発動性低下などで，食事をしようとすること自体に問題が生じている場合もある．上肢機能障害があれば，食物を口腔に運び込む（送り込む）ことに問題が生じる．こうした面の評価がまず必要である．

食物が口腔内に取り込まれてからの流れに沿って見た器官の動きは，随意運動である食物の取り込み，咀嚼，送り込みの第1相と，その食物を反射的な運動で食道入口部まで呑み下す第2相，食道の運動と食物自体の重みで胃まで送る第3相とある（115頁「嚥下の障害」）．嚥下障害の検査では，こうした異なる働きの各相のどこで，どんな問題が起きているかを見極める．そのために，以下のような検査を実施する．

1　摂食・嚥下器官の基本的な形態や機能の検査

耳鼻咽喉科医，歯科医，主治医，言語聴覚士などにより，摂食・嚥下器官の形態異常および機能障害を検査する．視診のほか，ファイバースコープなどを使用する．

2　摂食動作の評価

実際の食事場面で摂食・嚥下動作を評価するが，発症後経口摂取していない場合は，安全な食物を少量摂取して検査する．摂食・嚥下器官の運動，摂食時の姿勢，食物の形態，固さ，一口の量，食べるスピードなどを，姿勢や一口の量など条件を変えながら評価する．主治医，看護職，言語聴覚士，栄養士がそれぞれの立場から行い，必要に応じて，耳鼻咽喉科医，歯科医も参加する．上肢機能障害で取り込みまでの問題があれば，OT（作業療法士）あるいはPT（理学療法士）が参加する．

咽喉頭X線透視によるビデオ録画も可能であれば実施する．誤嚥の判断と対策決定には威力を発揮する．造影剤の入った食物を，通常は栄養科が準備し，実際の食事に近い状態（姿勢や食べ方，量など）で検査する．原則としてチーム全員が参加する．そのほか，食事の嗜好やリハビリテーションへの希望，不安などについて情報収集する．

3　その他の評価

主治医あるいは臨床心理士による，高次脳機能障害の評価やOTあるいはPTによる上肢機能評価が必要な場合がある．

4　発声発語機能の検査

言語聴覚士は別に，言語障害，特に構音障害の評価を行う．

4　リハビリテーション

1　機能訓練

摂食・嚥下障害も運動障害であり，「機能訓練は，運動を通じて行う」という原則は，構音訓練と同様である．すなわち，摂食・嚥下動作自体を通じて，機能回復を目指す．患者の安全が何より優先される．訓練は，より安全で，咀嚼，嚥下しやすい条件でスタートし，機能回復につれて普通の食事の状態に近づける．安全で，咀嚼，嚥下しやすい条件としては，姿勢，食物の形態や一口量などを検討する．リハビリテーションのプログラムは，検査の結果を検討して，チーム全員で決定してゆく．

（1）姿勢の調整

実際に食物を摂取しながらの訓練を直接訓練という．その際まず，姿勢の調整を行う．

健常者にとって食べやすい姿勢は，摂食・嚥下障害の患者さんにとっては，飲み込みにくかったり誤嚥しやすかったりする．機能訓練は，飲み込みやすい姿勢や，誤嚥しにくい姿勢を決めることから始まる．

①第1相の障害

咀嚼，送り込みのみの障害では，ベッド上で60°くらいに体幹を倒し，頭の後ろに薄い枕を入れ，視線がやや上を向くくらいの位置から始める．食物は，それ自体の重力で，咽頭に落ちやすくなる（図5-65）．頭をそれ以上そらせると，むせや誤嚥が起こりやすくなり，緊張も高くなる．咀嚼・嚥下の改善に伴い，徐々に体幹を正常の位置まで起こす．

②第2相の障害（誤嚥）

誤嚥を防御する姿勢をとりながら訓練する．防御の姿勢の目的は，相対的に喉頭挙上の状態を作ることで，顎の先が胸に付くくらいまで頭部を精一杯前屈し背中を丸め，両腕を胸の前で交叉し，お腹を抱え込むようにする（図5-66）．ただしこれは，第1相の問題がない場合のみ適用される．誤嚥が減少するに従い，体幹と頭部を起こしてゆく．

③第1相と第2相の障害が複合する場合

脳血管障害の後遺症などの摂食・嚥下障害では，程度の差はあっても，ほとんど，第1相と第2相の両方に問題がある．その場合，前述の防御姿勢は，食物の保持が困難で，咀嚼・送り込みに問題があれば，不適応になる．その場合，防御姿勢のまま頭部を垂直にしようとすると，体幹は後ろに倒れる．図5-67のように，ベッド上30°程度まで体幹を倒し，頭部は大きくて固めの枕などで垂直に近い位置に保つ．改善につれて，体幹と頭部を起こす．

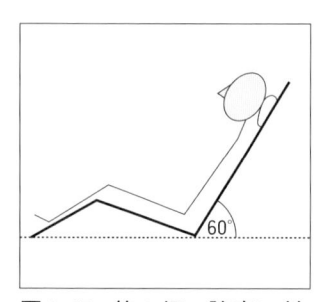

図 5-65 第 1 相の障害に対する基本姿勢 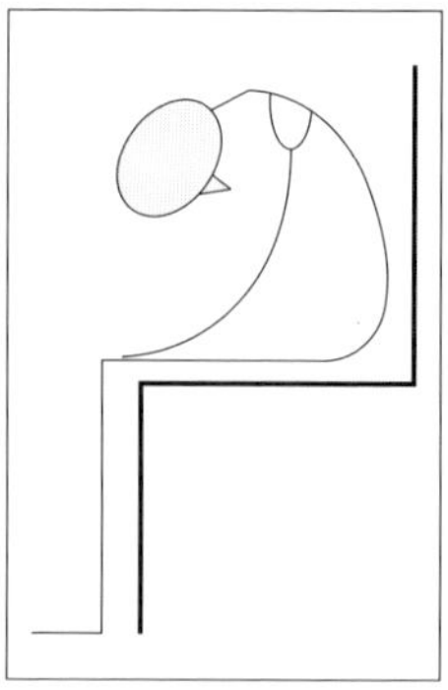　　図 5-66 第 2 相の障害に対する基本姿勢 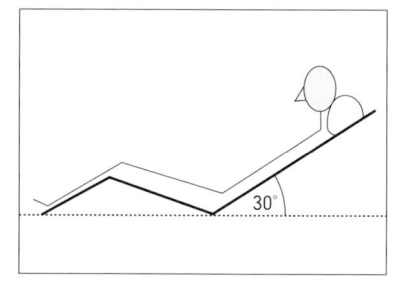　　図 5-67 複合性障害に対する基本姿勢

(2) 食物形態の調整

　　直接的訓練において姿勢と同様に大切なのは，訓練で摂取する食物の形態である．誤嚥防止は絶対的に優先されるが，咀嚼，送り込みについては，若干負荷がかかるのものでないと機能回復はあまり期待できない．逆に，負荷がかかりすぎると，摂取量が減ったり疲れすぎたりする．

　　誤嚥に対して最も安全とされる形態は，食物繊維が少なく，口腔内粘膜にくっつきにくく，ある程度まとまりが崩れないものである．柔らかく，口の中の舌などの動きに沿ってある程度形が変わることが必要である．簡単に崩れると誤嚥しやすいが，コンニャクのように固まりが強すぎてなかなか崩れないものも誤嚥や窒息の危険がある．ある程度の水分は必要だが，液体が固形部分から分離するようだと誤嚥の危険が増す．

　　水分，特に普通の水やお茶のように粘りけのないものは誤嚥しやすい．水分は増粘剤でとろみをつけるか，初めから粘りけのあるものを提供する．

　　臨床的には安全性の高い食物から，普通食へ向けて，訓練用の食事の内容を段階的にあらかじめ設定しておく．患者の機能回復に従って提供する食事の段階をあげてゆく．

(3) 一口量と空嚥下，意識的嚥下，横向き嚥下などの指導

　　直接的訓練では，一口量と安全な嚥下の方法を指導し定着させることも重要である．

　　1 回に口に入れる量が多いと，誤嚥や窒息の原因になる．安全の目安はティースプーン 1 杯で，これより少ないと飲み込みにくく，また嚥下反射も起こりにくくなる．

　　嚥下後，食物が完全に食道まで通過せずに，喉頭の付近に貯留する場合が多い．嚥下後，口腔内が空になっても，もう 1，2 回唾だけ飲み込むようないわゆる空嚥下を促すことが誤嚥防止に有効である．そのほか，「今飲み下すぞ」というはっきりした意識をもって嚥下動作を行う意識的嚥下，片麻痺で健側をやや下にした横向き嚥下などが誤嚥防止に効果がある．

(4) 間接的訓練

　　食物を摂取しないが，摂食・嚥下障害の改善のために行う訓練を間接的訓練という．発声発語の訓練や食事場面以外の上肢訓練，摂食の前などに行うアイスマッサージや摂食器官の粗大運動訓練，ストレッチなどである．

(5) 上肢機能と食器の選択

　　上肢機能障害による食物取り込みの問題には，OT あるいは PT の訓練およびアドバイ

スが必要である．また食器（皿や椀だけでなく，スプーンなども含む）の工夫や，補助具の使用，食器の改良なども重要である．単に取り込めればいいわけではなく，一口量がコントロールできるかどうかなども，誤嚥に関しては問題になる．

2　介助

重度の摂食・嚥下障害では，第1相，第2相ともに，自動運動の制限が大きく，随意運動の他動的介助や，嚥下反射誘発の介助を行う．また，上肢の障害などで，取り込みまでに問題がある場合，取り込みの介助を必要とする場合もある．具体的な介助法は成書に譲る．言語聴覚士やチームメンバーの看護職が行う場合はいいが，その他の介助者（担当以外の看護職，家族など）が行う場合，十分に方法や注意点を説明して，確実に実行してもらう必要がある（酒井奈美香，1998）．

3　心理的問題

患者は，誤嚥や窒息やひどいむせなどに対して不安や苦痛を感じている．予後への不安もあるし，また介護にあたるご家族も同様である．そうした心理面に適切な援助を行う（五十嵐愛子，1999）．

また食物の味は直接，機能とは関係がないが，食べる意欲には非常に関係する．特に重度の障害があって食物が限られる場合，味は大切な要因になってくる．できるだけ嗜好を尊重する．

増粘剤なども，本来の味を変化させるが，種類によってその程度は異なる．また既成の嚥下障害用食品も，味のよし悪しにかなりの幅がある（渡辺素子，1999）．

4　気管切開の管理とコミュニケーション確保

摂食・嚥下障害で，気管切開によりカニューレ装着している場合がある．カニューレは，喉頭挙上や食道通過にとっては不利な要因となりうる．できればはずす方向でゆくのが望ましい．最終的な判断は医師が行うが，言語聴覚士は関連する情報提供を行うと同時に，コミュニケーションの確保を図る（243頁「代償手段」）．

5　口腔ケア

摂食・嚥下障害があると，口腔内の自浄作用低下から口腔内の雑菌が増え，誤嚥の際肺炎を起こしやすいなど，口腔ケアの必要性が高くなる．その意味で，しっかりとした対応が必要で，歯科医師，歯科衛生士の指導やアドバイスを受け，本人あるいは家族がきちんと実施できるようにすることが重要である．しかし，常に歯科医師あるいは歯科衛生士の指導が受けられるとは限らず，言語聴覚士も自ら口腔ケアを実施できる技術と指導アドバイスのできる知識が必要である．

6　在宅へ向けて

入院中に，摂食・嚥下障害の問題が完全に解決するとは限らない．問題をもったまま在宅となっても，摂食・嚥下リハビリテーションの成果に沿って，安全に楽しく食事をとれるよう，本人，家族に指導する．

7 手術などの適応

時に，手術の適応となる場合がある．言語聴覚士は，そのために必要な情報を収集し，医師に提供する．また術後の効果を評価する（240頁「手術的治療」）．

5 チームアプローチ

1 嚥下リハビリテーションにおけるチームアプローチ

摂食・嚥下障害のリハビリテーションでのチームのメンバーは，主治医，耳鼻咽喉科医，歯科医，看護職，OT，PT，言語聴覚士，歯科衛生士，X線技師，栄養士などである．そのほかにも，ソーシャルワーカー，臨床心理士などが参加する場合がある．

直接的な取り組みとしては，まず，初期評価がある．各部門ごとにも実施するが，咽喉頭VF検査や鼻咽腔ファイバー検査などは，実際の検査場面に複数のスタッフが参加して意見交換する．

嚥下障害カンファレンスも，原則として全員が参加し評価を出し合いながら方針決定する．

直接的訓練も，看護職と言語聴覚士は一緒に行うことが多く，継続的な病棟評価は，看護職，言語聴覚士のほか，栄養士，主治医も参加する．

家族指導は，各部門で行うほか，栄養士，言語聴覚士，看護婦が合同で行う場合もある．

また，こうしたシステムが起動するまでには，嚥下食メニューの決定や，咽喉頭VF用造影食の開発，嚥下カンファレンス記録用紙作成，継続的病棟評価用紙作成などの準備がなされる．そこでは，常に複数の職種が関与して，様々な視点からの意見を取り入れ，試行錯誤を繰り返しながら行う．

嚥下障害のリハビリテーションが，チームアプローチの意味や重要性を明確に示している点は，評価や訓練あるいはそれに至る準備などで，単独職種では決してできないことが多く含まれているということである．

それは，それぞれの職種の知識や方法論，視点が，単独では機能せず，互いに補い合ったり協力し合って初めて，なんらかの結果が出せるということである．言語聴覚士，栄養士どちらが欠けても，嚥下食メニューは作れない．

2 運動障害性構音障害のチームアプローチ

一方運動障害性構音障害のリハビリテーションでは，それぞれの職種が各場面の情報を持ち寄って，情報や意見交換することはあっても，多職種が患者を前に，直接的なアプローチを同時に行なう場面は少ない．しかしそのことが，それぞれの職種が単独で機能していることを示すわけではない．摂食・嚥下障害のリハビリテーションでみられるように，それぞれの知識や方法論を相互に補い，協力して初めて患者さんのQOL確保が可能になる．むしろ，直接的な接点が少ない分，的確に行わないとチームが機能しなくなる（226頁「リハビリテーションの流れ」）．

3　リハビリテーション・チームアプローチのあり方

チームがよりよく機能するためには，いくつかの条件がある．

まず互いに補い合ったり協力したりして成果を上げるためには，十分な情報交換と意見交換が重要である．情報だけは提供できるが意見はいえないというのではチームメンバーとしての役割を果たせない．そのためには自らの専門領域の知識だけでなく，個人としてのリハビリテーションに対する具体的な理念や価値観をもつことが望ましい．"情報は客観的に，意見は主観的に"でなければならない．

また他部門からの情報や意見を理解するためには，相手の領域についても知識が必要である．

さらに何より重要なのは，互いの情報や意見が交換できる場と時間の確保である．ケースカンファレンスは，その最も基本になる場である．ただし時間の制限などもあって，十分に情報交換ができない場合も多い．特に問題がある患者については，個別にミニカンファレンスなどを開いて情報交換の場を確保する．いずれにしてもチームの構成がコンパクトで，対象患者さんが限定されていることがスタッフ間の情報交換にとっては望ましい．

また対象患者の数が100人を超える規模の組織では，全スタッフがすべての患者さんを対象とするより，スタッフを複数のユニットに分けて，ユニットごとに対象患者さんを限定する方法のほうがスタッフ間のコミュニケーションをとりやすい．

4　病棟拠点主義

このようにコンパクトなチーム単位で，具体的には病棟単位でリハビリテーションを行うという考え方が，評価されている．リハビリテーション病院・施設協会（『リハビリテーション医療のあり方　その2』）のリハビリテーションユニット構想などで，実際にリハビリテーションも，訓練室よりも病棟中心に展開され，より生活重視の形態となって成果を上げている．（久徳典代他，1998）この場合，ナースステーションはリハビリテーションスタッフステーションとなり，従来からの看護職の引継ぎなどは，リハスタッフ全体の情報や意見交換の場として機能してくる（226頁「リハビリテーションの流れ」）．

5　リハビリテーションの時期によるチームアプローチの変化

急性期，回復期，維持期では，リハビリテーションの目的・内容が異なることはすでに述べた．したがってチームの構成や役割も変わってくる．ここまでは，急性期から，回復期のリハビリテーションを想定して述べてきたが，特に維持期のリハビリテーションでは，チームのメンバーに大きな変化がみられたり役割が変わったりする．

例えば，ケアマネージャー，ホームヘルパーといった新たな重要なメンバーが登場し，医師や，看護婦，訪問リハビリテーションスタッフの役割も，機能回復よりも維持的なケアが中心というふうに変化する．ボランティアなどインフォーマルなメンバーも増え，健常者とのかかわりも生じてこなければならない．詳細は，「地域リハビリテーション」（327頁）を参照してほしい．

6　進行性疾患・変性疾患へのチームアプローチ

進行性疾患・変性疾患は，時間的な流れが，脳血管障害とは異なる（226頁「リハビリ

テーションの流れ」).病院での医療的リハビリテーションよりも地域リハビリテーションのほうが,患者との関わり方としては大きな部分を占めるかもしれない.

いずれにしても,疾患の特徴と実際の進行・変化の状況,そして心理的問題についてチームメンバー全体が迅速に的確に把握することが重要である.

また,ターミナルケアとしてのチームアプローチが最後に求められることになる場合も少なくない.

文　献

A. Martinet：ELEMENTS DE LINGUISTIQUE GENERALE. Librairie Armand Colin, Paris, 1970.

A. Martinet 編著（三宅徳嘉監訳）：言語学辞典．大修館書店，東京，1972．

Ackermann H, Hertrich I, Hehr T：Oral diadochokinesis in neurological dysarthria. *Folia Phoniatr Logop* 47：15-23, 1995.

Ackermann H：Speech freezing in Parkinson's disease：A kinematic analysis of orofacial movements by means of electromagnetic articulography. *Folia phoniat* 45：84-89, 1993.

Ackermann H, Ziegler W：Cerebellar voice tremor：An acoustic analysis. *J Neurol Neurosurg Psych* 54：74-76, 1991.

Allen GI, Tsukahara N：Cerebrocerebellar communication system. *Physiol Rev* 54：957-1006, 1974.

Amici P, Avazini G, Pacini L：Cerebellar tumors. Monographs in Neural Sciences 4, Karger, Basel, 1976.

Bannister R, Gibson W, Michaels L et al：Laryngeal paralysis in multiple system atrophy. *Brain* 104：351-368, 1981.

Bassich CJ, Ludlow CL, Polinsky RJ：Speech symptoms associated withe early signs of Shy Drager syndrome. *J Neurol Neurosurg Psych* 47：995-1001, 1984.

Berry WA, Darley FL, Aronson AE rt al：Dysarthria in Wilson's disease. *J Speech Hear Res* 17：169-183, 1974.

Blassich CJ, Ludlow CC：The use of perceptural methods by new clinicians for assessing voice quality. *Jour Speech Hear Dis* 16：157-161, 1983.

Boshes B：Voice changes in Parkinsonism. *J Neurosurg* 24：286-297, 1966.

Brown JR, Darley FL, Aronson AE：Ataxic dysarthria. *Internat J Neurol* 7：302-318, 1970.

Canter GJ：Neuromotor pathology of speech. *Am J phys Med* 46：659-666,1967.

Canter GJ：Speech characteristics of patients with Parkinson's disease：III. Articulation diadochokinesis, and over-all speech adequacy. *J Speech Hear Dis* 30：217-224, 1965.

Canter GJ：Speech characteristics of patients with Parkinson's disease：I. Intensity, pitch, and duration. *J Speech Hear Dis* 28：221-229, 1963.

Canter GJ：Speech characteristics of patients with Parkinson's disease：II. Physiological support for speech. *J Speech Hear Dis* 30：44-49, 1965.

Caruso A, Burton EK：Temporal acoustic measures of dysarthria associated with amyotrophic lateral sclerosis. *J Speech Hear Res* 30：80-87, 1987.

Charcot JM：Lectures on the disease of the nervous system. Vol 1,London The New Sydenaham Society, 1877(Darley ら，1975 より引用)

Critchley M：On palilalia. *J Neurol Psychopathol* 8：23-32, 1927.

Darley FL, Aronson AE, Brown JR：Clusters of deviant speech dimensions in the dysarthiras. *Jour Speech Hear Res* 12：462-469, 1969.

Darley FL, Aronson AE, Brown JR：Differential diagnositic patterns of dysarthria. *Jour Speech Hear Dis* 12：246-269, 1969.

Darley FL, Aronson AE, Brown JR：Motor Speech Disorders. WB Saunders, Philadelphia, 1975.

DeFusco EM, Menken M：Symptomatic cluttering in adults. *Brain Lang* 8：25-33, 1979.

Duffy JR：Motor Speech Disorders. Mosby, St. Louis etc, 1987.

Fisher CM：Lacunar strokes and infarcts：a review. *Neurology* 32：871-876, 1982.

Guily JL, Perie SP, Willig TN et al：Swallowing disorders in muscular diseases：Functional assessment and indication of cricopharyngeal myotomy. *Ear Nose Throat Jour* 73：34-40, 1994.

Hamlet S：Ultrasound assessment of phonatoary function：In Ludlow CL, Proc Conf on Assessment Vocal Pathol, Asha Rep 11, Asha, Rockville, pp 128-140, 1981.

Hanson DG, Gerrattt BR, Ward PH：cinegraphic observations of laryngeal function in Parkinson's disease. Laryngoscope 94：348-353, 1984.

Hertrich I, Ackermann H：Temporal and spectral aspects of coarticulation in atxic dysarthria：An acoustic analysis. *Jour Speech Hear Res* 42：367-381, 1999.

Hillel AD, Miller RM：Management of bulbar symptoms in amyotrophic lateral sclerosis. *Adv Exp Med Biol* 209：201-221, 1987.

Hillel AD, Miller RM, Yorkson K et al：Amyotrophic lateral sclerosis severity scale. *Neuroepidem* 8：142-150, 1989.

Hillman RE, Holmberg EB, Perkekk JS et al：Objective assessment of vocal hyperfunction：An experimental framework and initial results. *Jour Speech Hear Res* 32：373-392, 1989.

Hirose H, Imaizumi S, Yamori M：Voice quality in patients with neurological disoders. In O Fujimura & M Hirano (Eds) Voice quality control, Singular, San Diego, pp 235-248, 1995.

Hirose H, Joshita Y：Laryngeal behavior in patients with disorders of the central nervous system. In JA Kirchner, M Hirano (Eds), Neurolaryngology, College-Hill, San Diego, pp 258-266, 1987.

Hirose H, Kiritani S, Sawashima M：Patterns of dysarthric movements in patients with amyotrophic lateral sclerosis and pseudobulbar palsy. *Folia phoniat* 34：106-112, 1982.

Hirose H, Kiritani S, Sawashima M：Velocity of articulatory movements in normal and dysarthric subjects. *Folia phoniat*. 34：210-215, 1982.

Hirose H, Kiritani S, Tatsumi IF：On the nature of bradylalia —A preliminary study of the acoustic characteristics of dysarthric speech—. *Ann Bull RILP* 16：229-234, 1982.

Hirose H, Kiritani S, Ushijima T et al：Analysis of abnormal articulatory dynamics in two dysarthric patients. *Jour Speech Hear Dis* 43：96-105, 1978.

Hirose H, Kiritani S, Ushijima T et al：Patterns of dysarthric movements in patiens with parkisonism. *Folia phoniat* 33：204-215, 1981.

Hirose H：Pathophysiolgy of motor speech disorders (dysarthria). *Folia phoniat* 38：61-88, 1986.

Hoehn MM, Yahr MD：Parkinsonism：onset progression and mortality. *Neurology* 17：427-441, 1967.

Ichikawa K, Kageyama Y：Clinical anatomic study of pure dysarthria. *Stroke* 22：809-812, 1991.

Ikui Y, Tsukuda M, Kuroiwa Y et al：Acoustic characteristics of ataxic speech in Japanese patients with spinocerebellar degeneration (SCD). *Int J Lang Commun Disord* 47：84-94, 2012,

Imaizumi S, Abdoerrachman H, Niimi S et al：Evaluation of vocal control-lability bh object oriented acoustic analysis system. *J Acoust Soc Jpn(E)* 15：113-116, 1994.

Iwata M：Unilateral palatal paralysis caused by lesion in the corticobulbar tract. *Arch Neurol* 41：782-784, 1984.

Keller E, Ostray DJ：Computerized measurement of tongue dorsum movements with pulse-echo ultrasound. *J Acoust Soc Am* 73：1309-1315, 1983.

Keller E, Ostry DJ：Computerized measurement of tongue dorsum movements with pulse-echo ultrasound. *J Acoust Soc Amer* 73：1309-1315, 1983.

Kent JF, Kent RD, Vorperian HK et al：Acosutic studies of dysarthric speech：Methods, progress, and potential. *J Commun Disord* 32：141-189, 1999.

Kent RD, Kent JF, Rosenbek JC et al：A speaking task analysis of the dysarthria in cerebellar disease. *Folia Phoniatr Logoped* 49：63-82, 1997.

Kent RD, Kent JF, Weismer G et al：Impairment of speech intelligibility in men with amyotrophic lateral sclerosis. *Jour Speech* 55：721-728, 1990.

Kent RD, Kim HH, Wesimer G et al：Laryngeal dysfunction in neurological disease：amyotrophic lateral sclerosis, Parkinson disease, and stroke. *Jour Med Speech-Language Path* 2：157-175, 1994.

Kent RD, Netzell R, Abbs JH：Acoustic characteristics of dysarthria associated with cerbellar disease. *Jour Speech Hear Res* 22：613-626, 1979.

Kent RD, Weismer G, Kent JF et al：Acoustic studies of dysarthric speech：Methods, progress, and potential. *J Commun Disord* 32：141-186, 1999.

Kim JS：Pure dysarthria, isolated facial paresis, or dysarthria-facial paresis syndrome. *Stroke* 25：1994-1998, 1994.

Kiritani S, Itoh K, Fujimura O：Tongue paellet tracking by a computer-controlled X-ray microbeam system. *J Acoust Soc Am* 57：1516-1520, 1975.

Kiritani S, Itoh K, Fujimura O : Tongue pellet tracking by a computer-controlled X-ray microbeam system. *J Acoust Soc Amer* 57 : 1516-1520, 1975.

Ladefoged P : Three Areas of Experimental Phonetics. Oxford Univ Press, London, 1967.

Lechtenberg R, Gilman S : Speech disorders in cerebellar disease. *Ann Neurol*, 3 : 285-290, 1978.

Lieberman AN, Horowititz L, Redmond P et al : Dysphagia in Parkinson's disease. *Am J Gastroenterol* 74 : 157-160, 1989.

Logemann JA, Fisher HB, Boshes B et al : Frequency and cooccurence of vocal tract dysfunctions in the speech of a large sample of Paarkinson patients. *Jour Speech Hear Dis* 18 : 47-57, 1978.

Logemann JA, Fisher HB : Vocal tract control in Parkinson's disease : phonetic feature analysis of misarticulation. *J Speech Hear Res* 46 : 348-352, 1981.

Malecot A, Johnston R, Kizziar PA : Syllabic rate and utterance length in French. *Phonetica* 26 : 235-251, 1972.

Merson RM, Rolnick MI : Speech-language pathology and dysphagia in multiple sclerosis. *Phys Med Rehab Clinic North Amer*, 9 : 631-641, 1998.

Miller GA : Speech and language. In Handbook of experimental Psychology, Stevens SS(Ed) Wiley, New York, 789-810, 1951.

Miyawaki K : A study on the musculature of the human tongue. *Ann Bull RILP* 8 : 23-50, 1974.

Murdoch BE, Thompson EC, Stokes PD : Phonatory and laryngeal dysfunction following upper motor neuron vascular lesions. *J Med Speech-Language Path* 2 : 177-189, 1994.

Ozaki i, Baba M, Narita S et al : Pure dysarthria due to anterior internal capsule and/or corona radiata infarction : a report of five cases. *J Neurol Neurosurg Psych* 49 : 1435-1437, 1986.

Portnoy RA, Aronson AE : Diadochokinetic syllable rate and regularity in normal and in spastic and ataxic dysarthric subjects. *Jour Speech Hear Dis* 47 : 324-328, 1982.

Ramig LO, Countryman S, Thompson LL et al : Comparison of two forms of intensive speech treatment for Pakinson disease. *J Speech Hear Res* 38 : 1232-1251, 1995.

Ramig LO, Scherer RC, Titze IR et al : Acoustic analysis of voice of patients with neurological disease : rationale and preliminary data.*Ann Otol Rhinol Laryngol* 97 : 164-172, 1988.

Robbins J, Levine RL : Swallowing after unilateral stroke of the cerebral cortex. *Dysphagia* 3 : 11-17, 1988.

Schley W, Fenton E, Niimi S : Vocal symptoms in Parkinson disease treated with Levodopa A case study. *Ann Otol Rhinol Laryngol* 91 : 119-121, 1982.

Shy GM, Drager GA : A neurological syndrome associated with orthostatic hypotension. *Arch Neurol* 2 : 511-527, 1960.

Simmons KC, Mayo R : The use of the Mayo Clinic system for differential diagnosis of dysarthria. *J Commu Disord* 30 : 117-131, 1997.

Tatsumi IF, SasanumaS, Hirose H et al : Acoustic properties of ataxic and parkinsonian speech in syllable repetition tasks. *Ann Bull RILP* 13 : 27-41, 1979.

Turner GS, Weismer G : Characteristics and speaking rate in the dysarthria associated with amyotrophic lateral sclerosis. *J Speech Hear Res* 36 : 1134-1144, 1993.

Urban PP, Wichit S, Hopf HC et al : Isolated dysarthria due to extracerebellar lacunar stroke : a central monoparesis of the tongue. *J Neurol Neurosurg Psychiatry* 66 : 495-501, 1999.

Veis SL, Logemann JA : Swallowing disorders in persons with cerebrovascular accident. *Arch Physic Med Rehab* 66 : 372-375, 1985.

Weismer G : Motor speech disorders. In WJ Hardcastle & J Laver (Eds), The handbook of phonetic sciences (oo.191-219), Cambridge, MA : Blackwell, 1997.

Weiss DA : Cluttering. *Folia phoniat* 19 : 233-263, 1967.

Zentay PL : Motor disorders of the central nervous system and their significance for speech. 1. cerebral and cerebellar dysarthria. *Laryngoscope* 47 : 147-156, 1937.

Ziegler W, Cramon D : Spastic dysaarthria after acquired brain injury : an a acoustic study. *Brit J Disord Commun* 21 : 173-187, 1986.

朝倉哲彦他：失語症全国実態調査報告．失語症研究 15：83-96，1995．
朝倉哲彦他：失語症全国実態調査報告．失語症研究 18：333-344，1998．
安藤　忠編：子どものための AAC 入門．協同医書出版社，東京，1998．
五十嵐愛子：「食べる」ことへの意識と摂食・嚥下障害の認識調査．国立身体障害者リハビリテーションセンター学院聴能言語専門職員養成課程 19 期生臨床研究論文集 1-7，1999．
磯崎英治：多系統萎縮症における両側声帯麻痺の臨床病理学的，筋電図学的ならびに音響学的研究．北関東医学 41：389-409，1991．
伊藤裕之：嚥下障害の神経症候学的検討—偽性球麻痺，球麻痺，嚥下失行—．耳展 41：159-164，1998．
伊東央江：運動障害性構音障害におけるプロソディ訓練．国立身体障害者リハビリテーションセンター学院聴能言語専門職員養成課程 17 期生臨床研究論文集 29-36，1997．
今泉　敏：音響分析による声の可制御特性の評価—遅いゆらぎの特性について—．信学技報 SP 93-63：47-52，1993．
医療言語聴覚士資格制度推進協議会講習会実務委員会　編：言語聴覚療法の医学的基礎，協同医書出版，東京，1990．
岩本さき他：言語障害者の QOL 向上のために—インタビュウ調査から—．言語聴覚療法，13，235-237，1997．
岩田玲子，角田忠信，宮本胤彦他：器質的障害に伴った吃音様症状例について．聴覚言語障害 4：1-7，1975．
運動障害性構音障害小委員会：運動障害性（麻痺性）構音障害 dysarthria の検査法—第 1 次案．音声言語医学 21：194-211，1980．
運動障害性（麻痺性）構音障害小委員会：「運動障害性（麻痺性）構音障害 dysarthria の検査法—第 1 次案」短縮版の作成．音声言語医学 40：164-181，1999．
遠藤教子他：一側性大脳半球病変による麻痺性（運動障害性）構音障害の話しことばの特徴．音声言語医学，27，129-136，1986．
遠藤教子，福迫陽子，河村　満他：脳梁の梗塞性病変による症候性吃音．音声言語医学 31：388-396，1990．
大久保　洋：筋萎縮性側索硬化症の嚥下動態．耳鼻 26：44-78，1980．
大日向将司：運動障害性構音障害の音声の音響的特徴．千葉工大情報工学科卒業論文 1-63，1997．
大森将他：四肢の運動麻痺が目立たず重度の仮性球麻痺を呈する脳血管障害例の検討．失語症研究，12，271-277，1992．
丘村　煕：嚥下のしくみと臨床．金原出版，1993．
小川節子他：重度 dysarthria におけるコミュニケーションエイドを自発的に使用するための要因について．音声言語医学，37，275-283，1996．
小川節子他：アクリル五十音盤使用により QOL が向上した高齢麻痺性構音障害の 1 例．音声言語医学，34，387-393，1993．
奥澤保美他：脳血管障害後の鼻咽腔閉鎖不全に対する軟口蓋挙上装置の効果．言語聴覚療法，10，1-10，1994．
小沢芳則：言語障害者のスピーチに対する一般社会人の印象．国立身体障害者リハビリテーションセンター学院聴能言語専門職員養成課程 18 期生臨床研究論文集 31-38，1998．
乙武洋匡：五体不満足．講談社，東京，1998．
垣田有紀，平野　實，川崎　洋他：声帯の層構造を考慮した振動状態の摸式的表示—正常声帯の場合．日耳鼻 79：1333-1340，1976．
片山　暦：障害者の趣味・娯楽に関する実態調査．国立身体障害者リハビリテーションセンター学院聴能言語専門職員養成課程 20 期生臨床研究論文集 54-61，2000．
鴨下　博：気管切開患者のコミュニケーションおよび喉頭機能訓練　—発声用気管カニューレを使用した 3 症例の経験．総合リハ，13，131-133，1985．
川井　充，岩田　誠，萬年　徹他：仮性球麻痺のみを呈した橋被蓋底境界正中の小梗塞—脳幹における皮質核路の走行部位について—．臨床神経 28：897-901，1988．
川崎聡大他：不随意運動に伴い発話明瞭度に変化が認められた Parkinson 病患者の 1 例：その訓練経過から．聴能言語学研究，16，155-158，1999．
河村　満：構音障害．Brain Medical 6：33-37，1994．
北嶋和智他：電気喉頭による音声の明瞭度．音声言語医学，29，156-160，1988．

金田一春彦監修：アクセント辞典．三省堂，東京，1958．

久徳典代他：病棟担当性の効果―スタッフへのアンケート調査から―．言語聴覚療法，14，313-314，1998．

久保眞清他：小脳疾患患者の話しことばの音響的特徴．音声言語医学，33，237-247，1992．

久保田功他：脳幹・小脳損傷により発声発語不能に陥った1症例に対する言語訓練．聴能言語学研究，13，189-196，1996．

熊井和子，小川展子，白石幸枝他：パーキンソン病患者の話しことばの特徴．音声言語医学 19：267-273，1978．

小島義次，下山一郎，忍頂寺紀彰他：「声のon-off検査」の臨床的意義―痙性麻痺性ならびに失調性構音障害患者における硬い声たて繰り返し課題の検討―．音声言語医学 29：161-167，1988．

小島義次，小島千枝子，窪田俊夫：脳血管障害に伴う運動障害性（麻痺性）構音障害患者における発声発語器官の運動パタンについて．音声言語医学 22：250-258，1981．

郡　史郎：強調とイントネーション．講座日本語と日本語教育，第2巻日本語の音声・音韻（杉藤美代子他編），明治書院，316-342，1989．

今野昌子：集団訓練の目的とニーズ．国立身体障害者リハビリテーションセンター学院聴能言語専門職員養成課程17期生臨床研究論文集108-113，1997．

糟谷政代他：鼻咽腔閉鎖不全の1症例．聴能言語研究，12，37-40，1995．

斉藤収三：電気通信研究所における音声の研究．電通研研究実用化報告 26：1487-1524，1977．

坂井春男：小脳性言語障害の臨床―その歴史的背景と新しい局在論―．脳神経 32：1235-1245，1980．

財団法人医療研修推進財団　監修：言語聴覚士指定講習会テキスト．医歯薬出版，東京，1998．

酒井奈美香：摂食・嚥下障害患者の食事介助に関する調査と，適切な助言指導について．国立身体障害者リハビリテーションセンター学院聴能言語専門職員養成課程18期生臨床研究論文集70-77，1998．

相良二朗：5．コミュニケーションエイド．PTジャーナル VOL 26，NO 9：607-610，1992．

笹沼　澄子　編：リハビリテーション医学全書11　言語障害．医歯薬出版株式会社，東京，1975．

佐竹恒夫他：記号形式―指示内容関係に基づく〈S-S法〉言語発達遅滞訓練マニュアル．エスコアール，千葉，1992．

澤島政行：音声産生のしくみ．講座言語障害治療教育，内須川　洸，笹沼澄子（編）2．総説II 33-57，1982．

澤島政行：声の発達．耳鼻 26：726-729，1980．

澤島政行：発声持続時間の測定．音声言語医学 7：23-28，1966．

椎名英貴：運動性構音障害・嚥下障害に対する神経発達学的治療．聴能言語研究，7，104-105，1990．

柴田貞雄：麻痺性構音障害．リハビリテーション医学全書11，言語障害，笹沼澄子（編），pp 155-244，医歯薬出版，東京，1975

柴田貞雄（訳）：運動性構音障害．医歯薬出版，東京，1982．

柴田貞雄：言語聴覚療法の医学的基礎，協同医書出版社，1990．

柴田　貞雄　監訳：嚥下障害のリハビリテーション．協同医書出版社，東京．1988．

進　武幹：嚥下の神経機序とその障害．佐賀医大耳鼻咽喉科，1994．

鈴木睦代：高位頸髄損傷者の音声確保と呼吸訓練について．国立身体障害者リハビリテーションセンター学院聴能言語専門職員養成課程18期生臨床研究論文集94-100，1998．

鈴木里枝：摂食・嚥下障害患者の「食」に関する調査報告．国立身体障害者リハビリテーションセンター学院聴能言語専門職員養成課程19期生臨床研究論文集80-87，1999．

全国失語症友の会連合会；ビデオ　乗り越えよう発音障害．エスコアール，千葉，1996．

全国失語症友の会連合会；ビデオ　乗り越えよう発音障害2．エスコアール，千葉，1997．

全国失語症友の会連合会；ビデオ　乗り越えよう失語症　上．エスコアール，千葉，1999．

全国失語症友の会連合会；ビデオ　乗り越えよう失語症　下．エスコアール，千葉，2000．

祖父江逸郎：脊髄小脳変性症の病型，臨床経過，薬物療法およびリハビリテーション．リハビリテーション医学 16：141-148，1979．

高久史子：小脳疾患患者の声の音響分析．北里大学医療衛生学部言語聴覚療法学専攻第1期生卒業研究 80-87，1998．

高山忠雄　監：おとしよりと家族の生活ガイド．社会保険法規研究会，東京，1992．

田窪行則，前川喜久雄，窪園晴夫他：音声，岩波講座，言語の科学2，岩波書店，東京，1998．

田中信三，平野　実他：声の音響パラメータの正常値．喉頭 3：16-19，1991．

舘村　卓他：脳血管障害・頭部外傷による運動障害性構音障害における鼻咽腔閉鎖機能 ―口蓋帆挙筋の筋電図による検討―．音声言語医学，41，8-16，2000．

舘村　卓：軟口蓋挙上装置による脳卒中症例における鼻咽腔閉鎖機能の改善 ―鼻咽腔内視鏡所見および口蓋帆挙筋筋電図による検討―．音声言語医学，39，16-23，1998．

舘村　卓他：スピーチエイド装着による鼻咽腔閉鎖機能の予備能形成．音声言語医学，38，337-343，1997．

立石雅子：失語症者および家族の抱える問題：高齢患者と若年患者の比較．失語症研究，18，68-69，1998．

ディヴィッド・クリスタル著，（風間喜代三，長谷川欽佑監訳）：言語学百科事典，大修館書店，東京，1992．

テクノエイド協会：コミュニケーション機器調査研究報告書（肢体不自由者・視覚障害者用機器），1991．

テクノエイド協会：コミュニケーション機器調査研究報告書（聴覚・言語障害者用機器），1992．

テクノエイド協会：コミュニケーション機器調査研究報告書（もう聾者・聴覚音声言語障害者用機器），1993．

中條なつひ：運動性構音障害者の訓練およびQOLにおける歌唱の有効性について．国立身体障害者リハビリテーションセンター学院聴能言語専門職員養成課程20期生臨床研究論文集139-145，2000．

中司利一：心理テスト（3）．総合リハ，3，497-502，1975．

中野今治：筋萎縮性側索硬化症の原因と新しい治療法．別冊・医学のあゆみ「神経疾患―state of arts」Ver. 1，医歯薬出版，東京，pp 496-499，1999．

中村隆一，長崎　浩：タッピング応答誤差の周波数依存性．文部省特定研究「難病」班，昭和51年度研究業績 495-498，1977．

永渕正昭，笹生俊一：脳卒中後に生じた吃症状．音声言語医学 28：83-92，1987．

西祐佳里：構音障害のQOL向上におけるSTの役割について．国立身体障害者リハビリテーションセンター学院聴能言語専門職員養成課程18期生臨床研究論文集116-122，1998．

西尾正輝，新美成二：筋萎縮性側索硬化症に伴うDysarthriaの経時的変化―第二報：主に発話速度および音節の反復速度の変化に関する検討―．音声言語医学 40：8-16，1999．

西尾正輝他：筋萎縮性側索硬化症にともなうDysarthriaの経時的変化 ―第一報：構音機能の変化に関する検討―．音声言語医学，39，410-420，1998．

西尾正輝：Dysarthria，世界の最前線を訪問して．言語聴覚療法 10：16-21，1994．

西尾正輝：Dysarthriaにおけるプロソディーの評価．音声言語医学 36：181-192，1994．

西尾正輝：Spastic Dysarthriaにおける発話メカニズムの運動機能（1）―生理学的アプローチにもとづいた包括的評価―．音声言語医学 34：158-180，1993．

西尾正輝，新美成二：Dysarthriaにおける構音機能―第一報：直音と拗音の比較および母音の分析を中心として―．音声言語医学 41：365-370，2000．

西尾正輝，新美成二：Dysarthriaにおける構音機能―第二報：子音の分析―．音声言語医学 41：371-378，2000．

西尾正輝：ディサースリアの基礎と臨床：理論編，臨床基礎編．インテルナ出版，東京，2006．

西澤正豊：脊髄小脳変性症の概念と分類．Clinical Neuroscience 27：18-19，2009．

日本音声言語医学会言語委員会運動障害性（麻痺性）構音障害小委員会：「運動障害性（麻痺性）構音障害dysarthriaの検査法―第一次案」短縮版の作成．音声言語医学 40：164-181，1999．

日本音声言語医学会言語委員会　運動障害性構音障害小委員会：「運動性障害構音障害Dysarthriaの検査法―第1次試案」，音声言語医学 21：p 194-211，1980．

日本言語療法士協会　編：言語聴覚療法　臨床マニュアル，協同医書出版，東京，1992．

日本リハビリテーション工学協会：リハビリテーション・エンジニアリング vol.3, NO.1, 1988．

日本リハビリテーション病院協会リハビリテーション機能評価検討委員会編：1996年日本リハビリテーション病院協会加入病院リハビリテーション機能評価実施結果報告．1997．

日本リハビリテーション病院協会診療報酬等対策委員会編：1996年日本リハビリテーション病院協会加入病院　病院運営実態調査集計結果（1）．1996．

日本リハビリテーション病院協会編：リハビリテーション医療のあり方（その2）．1996．

野村　恭也，本庄　巌　編集主幹：コミュニケーション障害．金原出版，東京，1987．

橋本隆男，進藤政臣：Parkinson病における症状の生理学的機序．最新医学 52：1528-1532，1997．

長谷川　修，小林英雄，義井　譲他：傍正中視床・中脳梗塞（Castaigne）に伴って出現した同語反復症．神経内科 24：573-577，1986．

長谷川一子：パーキンソン病の診断と鑑別．薬の知識 51：62-65，2000．

波多野和夫, 長峯　隆, 笠井祥子他：反復言語 palilalia について．精神医学 29：587-595, 1987.
服部四郎, 山本謙吾, 小橋　豊他：日本語の母音．小林理学研究所報告 7：69-79, 1957.
比企静雄：連続音声中の各種の区分の持続時間の性質．電子通信学誌 50：1465-1470, 1967.
廣瀬　肇, 牛島達次郎：重症筋無力症と耳鼻咽喉科．耳鼻咽喉科・頭頸部外科 MOOK 9, 原田康夫（編），金原出版，東京, pp 54-64, 1988.
廣瀬　肇：ことばの障害—症候論，診断学の立場から—．切替一郎編，中枢神経障害へのアプローチ，金原出版，214-232, 1973.
廣瀬　肇：ことばの神経機構．講座言語障害治療教育，内須川　洸, 笹沼澄子（編）2．総説 II 77-105, 1982.
廣瀬　肇：神経疾患と音声障害．耳展 41：508-514, 1998.
福迫陽子, 遠藤教子, 紺野加奈江他：痙性麻痺性構音障害患者の言語訓練後の話しことばの変化—聴覚印象による評価—．音声言語医学 31：209-217, 1990.
福迫陽子, 物井寿子, 辰巳　格他：麻痺性（運動障害性）構音障害の話しことばの特徴—聴覚印象による評価—．音声言語医学 24：149-164, 1983.
福迫陽子：麻痺性（運動障害性）構音障害．総合リハ 12：893-901, 1984.
福迫陽子他：モーラ指折り法による麻痺性構音障害（仮性球麻痺タイプ）患者の言語訓練．音声言語医学, 32, 308-317, 1991.
福迫　陽子, 伊藤　元信, 笹沼　澄子　編：言語治療マニュアル．医歯薬出版株式会社，東京，1984.
藤　雄一：脳血管障害症例の嚥下動態．耳鼻 28：1126-1160, 1982.
藤本千織：人工呼吸器依存者の音声確保．国立身体障害者リハビリテーションセンター学院聴能言語専門職員養成課程 17 期生臨床研究論文集 135-142, 1997.
星野富弘：愛, 深き淵より．立風書房，東京，1981.
堀口　申作　編：聴覚言語障害．医歯薬出版株式会社，東京，1980.
本田仁昭他：麻痺性構音障害者に対する携帯用カナタイプライタの利用について．音声言語医学, 18, 1-5, 1977.
益子幸江：音声学．言語聴覚士指定講習会テキスト, pp 132-139, 1999.
町田芳明：障害者の余暇活動に関する実態調査．埼玉県工業技術センター研究報告 2, 107-114, 2000.
松木るりこ：QOL 向上における ST の役割〜障害受容〜．国立身体障害者リハビリテーションセンター学院聴能言語専門職員養成課程 19 期生臨床研究論文集 148-155, 1999.
松本美佐子：「指折り」法の定着を阻害する要因についての考察．国立身体障害者リハビリテーションセンター学院聴能言語専門職員養成課程 19 期生臨床研究論文集 156-162, 1999.
松本みき：言語障害と介護保険．国立身体障害者リハビリテーションセンター学院聴能言語専門職員養成課程 20 期生臨床研究論文集 184-191, 2000.
三浦康子：高位頸髄損傷患者における音声コミュニケーション Passy-Muir Speaking Valve の使用経験．音声言語医学 36：85-86, 1995.
三島佳奈子, 堀口利之, 野島啓子他：一パーキンソン病患者の音声障害—声の freezing 現象—．音声言語医学 38：204-210, 1997.
水谷素子他：舌の突出現象（Tongue Thrust）の症状と経過．聴能言語研究, 11, 65-69, 1994.
水野美邦：神経内科ハンドブック　鑑別診断と治療（第 2 版）．医学書院，東京，1996.
道健一他：後天性運動障害性構音障害に対する軟口蓋挙上装置（Palatal lift prosthesis）．音声言語医学, 29, 239-255, 1988.
三根朋子：慢性期運動障害性構音障害 1 症例の支援プログラム立案の試み．国立身体障害者リハビリテーションセンター学院聴能言語専門職員養成課程 20 期生臨床研究論文集 200-207, 2000.
宮坂　綾：運動障害性構音障害者の病院での日常会話分析による考察．国立身体障害者リハビリテーションセンター学院聴能言語専門職員養成課程 18 期生臨床研究論文集 182-189, 1998.
宮沢千鶴：パーキンソン症候群に伴う speech dysfluency の検討．北里大学医療衛生学部言語聴覚療法学専攻第 3 回生卒業研究報告 209-219, 2000.
村上　泰：ALS における喉頭摘出術の意義．神経進歩 34：238-244, 1990.
目黒　文：軽度麻痺性構音障害の言語訓練：自分史の口述．聴能言語学研究, 15, 29-30, 1998.
物井寿子：老人のコミュニケーション障害：臨床現場から．音声言語医学 32：227-234, 1991.

森　大毅：Dysarthria の音響的特徴．音声言語医学 48：237-242，2007．

山本晴美：パーキンソン病の構音障害における遅延聴覚フィードバック（DAF）法の効果．音声言語医学 37：190-195，1996．

山岸敬：発声・発語障害の言語訓練のあり方についての一考察〜日常のコミュニケーション活動をより豊かにするために〜．国立身体障害者リハビリテーションセンター学院聴能言語専門職員養成課程 17 期生臨床研究論文集 172-179，1997．

山脇正永：種々の神経疾患における構音障害．音声言語医学 48：227-230，2007．

矢守麻奈：脳血管障害に見られた音声医学的所見の解析．東京大学博士論文，1997．

八幡英子他：音声のピッチパターンを考慮した電気人工喉頭．音声言語医学，30，309-315，1989．

湯本英二：嗄声度の定量的指標に関する研究．耳鼻臨床 76：2151-2168，1983．

和田満美子：運動障害性構音障害の発話明瞭度の評価について．国立身体障害者リハビリテーションセンター学院聴能言語専門職員養成課程 19 期生臨床研究論文集 200-206，1999．

渡辺泰子：嚥下障害関連食品の食味テスト．国立身体障害者リハビリテーションセンター学院聴能言語専門職員養成課程 19 期生臨床研究論文集 207-214，1999．

渡辺　栄，荒崎圭介，永田博司他：筋萎縮性側索硬化症（ALS）の構音障害の評価における MRI と音響分析の有用性．臨床神経 34：217-223，1994．

和文索引

ア

アイスマッサージ 292,333
アクセント 26,51,105,169,171
アクセントパターン 172
アクセント法 283
アセチルコリン 75,81
アテトーシス 98
アンチホルマント 67
圧迫刺激 20

イ

イントネーション 26,105,169,171
インパルス 32,71,72,75
インフォームドコンセント 127
医学的治療・管理 18
医師・歯科医師の指示・指導下 22
医師のオーダー(指示・指導) 22
異常運動抑制 281,284,285
異常度 159
萎縮 191
一次ニューロン 73
咽頭 193
咽頭気管分離術 242
咽頭期 115,117,118
咽頭筋群 35
咽頭後壁 194
咽頭腔 60
咽頭収縮筋 116
咽頭全摘術 242
咽頭前庭 36
咽頭内圧 116
咽頭弁形成術 19
咽頭弁手術 240
陰性徴候 270
韻律性要素 51

ウ

うら声(頭声) 50
裏声 101
運動過多 95
運動過多性構音障害 2
運動機能回復訓練 19
運動機能評価 132
運動失調 93,223
運動失調性構音 111
運動失調性構音障害 2
運動失調性障害 87
運動障害性構音障害の呼称 4
運動神経系 70
運動単位 90
運動中枢 77

運動低下性構音障害 2
運動ニューロン 75
運動ニューロン疾患 9,98
運動野 77,78
運動要素 14

エ

円唇 61
円唇奥舌半広母音 61
円唇化 54,61
円唇母音 62
延髄 73
延髄空洞症 10
延髄背外側症候群 119
遠隔記憶 147
遠心性神経 70,72
嚥下機構 115
嚥下反射 116,117
嚥下 52
嚥下 swallowing 14

オ

オーラルコントロール 20
オリーブ核橋小脳萎縮症 94
オリーブ核・橋・小脳萎縮症 100
おとがい舌筋 41,53
おとがい舌骨筋 43
横隔膜 28,30,32,45,197
横隔膜神経 32
横舌筋 42
奥舌挙上 185,295
奥舌軟口蓋音 182
奥舌破裂 186
音韻記号 58
音韻論 58,59
音響的結合 63
音響音声学 58
音響パワー 168
音響表示装置 174
音響分析装置 165
音形 56
音声学的記述 131
音声記号 58
音声出力機器 246
音声振戦症 163
音声表示装置 313
音素 26,58,131,223,298
音素単位 149
音調言語 51
音読 149

カ

カーテン徴候 109

カウンセリング 319,320
カフ付きカニューレ 257,259
カフ付き気管カニューレ 259
ガス交換 28
ガンマ(γ)線維 76
下位運動ニューロン 80,92
下位運動ニューロン損傷 2
下位ニューロン 99
下咽頭 40
下咽頭収縮筋 40
下顎 41,55,136,200,217
下顎関節 41
下顎骨 41
下顎反射 88,98,107
下口唇 55
下降期型誤嚥 119
下行期型誤嚥 118
下行性(遠心性)伝導路 73
下喉頭神経 37
下唇 48
下部脳神経疾患 9
加速傾向 113
加速歩行 95
加法的雑音レベル 162
痙直性 88
家族指導 315
過緊張性発声 107
過内転 106,107
介護保険 325
開大位 37
開大期 48
開鼻声 103,107,109,114,223
開放期 48
解離性知覚障害 119
外喉頭筋 34,35
外舌筋 42,53
外側翼突筋 52
外肋間筋 29,47
各種ポリニューロパチー 9
拡声器 247
核上性障害 88
顎 221
顎依存性 53
顎関節運動 52
顎挙上 182
顎咬合補助具 246
顎舌骨筋 42
顎二腹筋 42,43,52
空嚥下 336
寒冷刺激 20
間脳 72
感情失禁状態 89
眼筋咽頭型 11

眼振 100
顔面肩甲上腕型筋ジストロフィー 11
顔面神経核 80
顔面神経麻痺 109

キ

キーボード 311
ギラン・バレー症候群 9
企図振戦 93,100
気音 66
気管 28,29
気管支 28,29
気管切開 257
気管切開術 241
気息声 223
気息性 102,112
気流雑音 50
気流操作 56
気流妨害 64
記憶障害 123
記号体系 245,253
記銘力障害 147
基底核 80,97
基本周波数 60
基本振動数 50
基本母音 61
器質性構音障害 131,146
機能回復 217
機能回復訓練の枠組み 21
機能訓練 209
機能性構音障害 150
機能的残気量 45
機能的脳画像 79
疑核 80,91,100
偽性球麻痺 89,107,114,118,223
偽性球麻痺患者 89,202
偽性球麻痺の言語病理 17
弓状弛緩 107
吸引反射 88
吸啜 sucking 14
吸啜 196
吸啜反射 98
求心性神経 70,72
急性間欠性ポルフィリン症 9
球脊髄性筋萎縮症 9
球麻痺 92
挙上期誤嚥 118
橋 73
共鳴 56,67
胸郭 28,29,45,197
胸郭圧迫介助 276
胸腔 28,29,45
胸骨 29
胸式呼吸 45

胸膜腔 28
教示 232
境界表示機能 173
頬筋 43,55
近時記憶 147
筋萎縮 92,98,109,114
筋萎縮性側索硬化症 7,9,92,98,
 113,114,119,160,202,207
筋緊張性ジストロフィー 11
筋ジストロフィー 92
筋弛緩剤 240
筋疾患 10
筋伸張反射 98
筋線維性放電 92
筋線維性攣縮 108
筋線維束性攣縮 92,98
筋電図 99
筋の病的状態 14
筋紡錘 76
筋力の増強 20

ク

クリアランス低下 119
クリティカルパス 232,233
グリア細胞 71
グループ訓練 326
グルタミン酸拮抗薬 240
口とがらし反射 88,98,107

ケ

系統的構音 13
茎突舌筋 41
茎突舌骨筋 42
痙性構音障害 2
痙性麻痺 88,100,102,125,137,
 149,150,164,220
痙攣性発声障害 8,163
頸部神経叢 32
頸部ストレッチ 292
血栓溶解剤 238
見当識障害 123
言語処理過程 244
言語中枢 125
言語病理学的診断 16

コ

コミュニケーションノート 263
コミュニケーションの補助・代替 22
コミュニケーションボード 226,
 246,248,249,263
コミュニケーション・エイド 249
コミュニケーション・バリアフリー 301,302
呼気 28
呼気圧 46,47

呼気筋 29,32,47
呼気時間 279,280
呼気相 46
呼気操作 133,185,295
呼気調節 44
呼気努力 50
呼気保持 47
呼気予備量 45
呼気流率 47
呼吸器 217,220
呼吸器官 26
呼吸細気管支 28,29
呼吸パターン 276
固縮 95,111
誤嚥 115,116,118,335
語間代 105
口蓋咽頭弓 40
口蓋舌弓 40
口蓋帆 41,43,53,54,55,63,66,193
口蓋帆挙筋 40,43,116
口蓋帆張筋 43
口腔 60
口腔期 115,118
口腔ケア 337
口腔底 53
口腔内圧 119,133,134,185
口腔内圧上昇 288,296
口唇 41,43,137,188,201,217,221
口唇音 176
口唇の丸め 294
口唇破裂 185
口唇閉鎖 184,294
口唇マッサージ 292
口輪筋 43,55
口裂 43,54,55
工業毒によるポリニューロパチー 9
甲状咽頭筋 35,50
甲状軟骨 33
甲状披裂筋 34
交互反復運動 14
交連線維 73
光電声門図 207
向精神薬 239
抗凝血剤 239
抗血小板剤 239
抗コリンエステラーゼ 239
後舌低母音 53
後輪状披裂筋 34,50,51
高次脳機能障害 123,146,147
高次脳機能障害検査 148
高電位振幅 114
高電位放電 89,92,99
喉頭 33,136,217,220
喉頭蓋 36
喉頭蓋軟骨 33

喉頭挙上期型誤嚥　119
喉頭原音　60
喉頭室　36
喉頭制御　58
喉頭調節　44
硬口蓋　40
構音　2,26,52
構音運動の制御機構　4
構音運動の促通　20
構音運動のプログラミング　4
構音器官　26,56
構音器官の症状　14
構音器官の随意運動検査　15
構音症状　12
構音症状の発現機序　14,16
構音点　56,65
構音動態検査　15
構音の様式　56,65
構音不能　22
興奮　74
声の持続　102
声の高さ　50,51,101
声の強さ　50,101
声の震え　102
声の on-off 検査　108,111,168
国際音声記号　58
国際音声字母　124,150,152
黒質　81
黒質-線条体回路　94
混合性構音障害　2

サ

サウンドスペクトログラフ　68
サウンドスペクトログラム　68,167
嗄声　102
再調整　82
細気管支　28,29
最長発声持続時間　136,198,199
錯語　147
三叉神経核　80
三叉神経麻痺　109
残気量　45

シ

シナプス　71,73,75
シナプス伝達物質　75
ジストニア　8
子音　59,64
弛緩性構音障害　2
弛緩性麻痺　88,90,91,137,221
姿勢　220,274,335
姿勢制御　197
視床　72,81,94
視床下核　72
視床下部　73
歯茎鼻音　66

地声　50,101
自己訓練　325
自発呼吸　259,260
自由発話法―簡易検査―　13
持続的伸長 elongation　20
時間測定異常　93
失語症　123,125,146,147
失語症検査　147
失声　282
弱音化　103,108
樹状突起　71
集団訓練　230
重症筋無力症　10,92,109
瞬間的開放　185
瞬間的開放（破裂）　296
書字障害　126
小児麻痺　98
小脳　72,73,82
小脳あるいは小脳路損傷　2
小脳萎縮症　93
小脳失調　100
小脳虫部　73
小脳半球外側部　82
小脳半球中間部　82
小脳変性症　93,98,159
省略　103,151,223
症候性吃　113
障害受容　144,209,210,211,212,
　　217,315,316,317,320
障害受容度診断検査　213
上位運動ニューロン　88,89
上位運動ニューロン障害　106
上位ニューロン　99
上咽頭　40
上および下縦舌筋　42
上行性（求心性）伝導路　73
上喉頭神経　37
上喉頭神経内枝　39
上縦舌筋　53
上唇　48
食塊　115,116
食道期　115
食塊　53
心理的問題　227,228,237
伸張反射　88
神経学的検査　15
神経筋接合部　90,92
神経筋接合部疾患　10
神経筋単位　75
神経原性　92,114
神経細胞　71
神経代謝機能賦活剤　239
神経ベーチェット病　10
唇歯音　65
振戦　93
振動刺激 vibration　20

深部反射　15
進行性核上麻痺（PSP）　8
進行性球麻痺　7
進行性筋ジストロフィー　10
進行性疾患　226,236,237,253,268,
　　273,323
進行性脊髄性筋萎縮症　7
診療補助行為　23
人工呼吸　258,260
人工呼吸器　259
人工喉頭　247

ス

スクリーニング検査　123,146
ストレス　26,51
ストレス言語　105
ストレッチ　292
ストロボスコピー　107
スピーキングカニューレ　247,252
スピーキングバルブ　226,247,259
スピーキング・バルブ　241,252
スピーチ・カニューレ　241
スピード　169,171
スペクトル　60,168
スペクトログラム　161,165
スラー様発音　110
すくみ声　112
垂直舌筋　42
錐体外路　73,74,80,81,100,125
錐体外路系疾患　7
錐体外路損傷　2
錐体路　73,78,80,125
錐体路系疾患　7
錐体路症状　79
錘内線維　76
随意運動　74

セ

セルフコントロール　305
正中位固定　108
生活空間　229
生活適応訓練　230,306
生理的声域　50
声区　50
声帯筋　34,35,37
声帯振動　48
声帯靱帯　34,37
声帯内転筋　112
声帯内転術　240
声道　39,59,60
声門　36,60,207
声門音　65,182
声門下圧　47,48
声門下腔　36,39
声門開大筋　34,37,51,100
声門上腔　64

声門閉鎖筋　37, 51, 107
声門閉鎖術　242
声門閉鎖不全　102, 103, 108, 109, 112, 240
声門閉鎖力　50
声門面積波形　49
製造物責任法　240
静止膜電位　75
静的障害　116
脊髄　73
脊髄小脳変性症　8, 94, 125
赤外線ダイオード　207
接近音　62
舌　41, 136, 190, 217, 221
舌圧子　133
舌咽神経運動核　80
舌縁硬口蓋閉鎖　184, 294
舌下神経核　80
舌硬口蓋せばめ　295
舌硬口蓋接触　184
舌骨　41, 42, 43
舌骨下筋　43
舌骨下筋群　35
舌骨上筋群　35
舌骨舌筋　41
舌接触補助床　19
舌尖硬口蓋音　179
舌尖硬口蓋せばめ　184
舌尖硬口蓋接触　295
舌尖歯（茎）音　178
舌尖破裂　186
舌の構え　294
舌引き込め反射　89, 98, 107
先天性ミオパチー　11
線維束性攣縮　191
線条体　94, 95
線条体黒質変性症（SND）　8, 100
全肺気量　45

ソ

ソフトブローイング　287
そり舌音　65
咀嚼　14, 52
咀嚼筋　52, 76
粗糙性　102, 164
粗大運動　274
粗密波　49
疎密波　58
促通　270
促通性伝達物質　81
速話傾向　100, 105
速話症　105
側輪状披裂筋　34
測定障害　93

タ

ターミナルケア　324
タッピング　20, 272
ダイナミックパラトグラフィ　218
ため息　283
多系統萎縮症　8, 100
多系統変性症　94
多発性筋炎　11
多発性梗塞　106
多発性硬化症　10, 100, 110
多発性硬化症 multiple sclerosis　7
体性感覚野　79
大動脈弓　39
大脳　72, 73
大脳基底核　72, 81, 82, 94
大脳半球　72
大脳皮質　81
大脳皮質運動野　77, 81
大脳皮質帯状回　83
大脳皮質連合野　82
代行機器　214, 226
代行手段　226
代償手段　214
代償モデル　247, 249
第1ホルマント　60, 63
第2ホルマント　60
第四野　77
単一シナプス反射　75
単音節の繰り返し検査　167
淡蒼球　81
断綴性（発話）　100, 110
弾性復元力　45, 46

チ

チームアプローチ　22, 338, 339
チンキャップ　246, 256, 257
チンキャップ chin cap　19
地域リハビリテーション　315, 328
地域リハビリテーションの課題　329
地域リハビリテーションの定義　327
知覚神経系　70
遅口発話　104
置換　103, 151
中咽頭　40
中枢神経系　71, 72
中枢神経の脱髄疾患　7
中性母音化　103, 114
中舌硬口蓋音　181
中脳　73
中脳黒質　94
虫部　82
注意障害　123

頂点表示機能　171, 173
超音波プローブ　206
超分節的特徴　58
超分節的要素　51, 52
調音音声学　58
聴覚印象　102
聴覚印象評価　131
聴覚印象評価法　13

テ

テンポ　104
デュシェンヌ型　11
伝導　75
電気声門図　106

ト

トーキングエイド　254
ドパミン　81, 94
ドパミンニューロン　94, 98
努力性　102, 106
投射線維　73, 79
東京方言　172
統語構造　51
統合　300, 304
同語反復　105
動的嚥下障害　117
動的障害　116
銅キレート剤　240

ナ

内喉頭筋　34, 76
内舌筋　42, 53
内包　81
内包後脚　87, 94
内包膝部　89
内肋間筋　29
軟口蓋　40, 43, 136, 177, 193, 217, 221
軟口蓋挙上装置　246, 255
軟口蓋挙上装置（パラタルリフト）　19
軟口蓋挙上保持　288
軟口蓋反射　98
軟口蓋鼻音　66
軟口蓋麻痺　109

ニ

ニューロン　71, 72
二次ニューロン　73
二重声　109
認知障害　245

ネ

粘膜固有層　37
粘膜波動　48, 50

ノ

脳幹　72, 73, 74, 79
脳血管障害　7, 236, 238
脳性麻痺　113
脳浮腫　238

ハ

ハードブローイング　286
ハンチントン病　8
バースト　66
バリアフリー　331
パーキンソニズム　8
パーキンソン病　125
パリラリア　105
パワーアップ　281
破擦音　65
破擦操作　134, 186, 296
破裂　133
破裂音　57, 65
歯車様固縮　95
灰白質　72
肺活量　45
肺側胸膜　28
肺胞　28
肺胞管　28, 29
廃用性萎縮　89
白質　72
拍　149, 223
爆発性　106, 223
弾き　186, 297
弾き音　182
撥音　66
発語訓練　21
発語失行　150, 273
発語失行症　103
発声　26
発声器官　26, 33
発声機能検査装置　161
発声持続時間　108
発声時呼気流率　102
発声発語器官に対する治療　18
発動性低下　123
発話運動　26, 44
発話（会話）明瞭度　14
発話呼吸　21
発話速度　56, 104
発話特徴抽出検査　13
発話明瞭度　130
早口　113
早口傾向　113
反回神経麻痺　9
反射パターン　15
半母音　56, 62
般化　300, 304
搬送障害　116

ヒ

皮質延髄路　88, 89
披裂間ひだ　36
披裂筋　34
披裂喉頭蓋ひだ　36
披裂軟骨　34
披裂部　36
歪み　151, 223
非円唇　61
非円唇奥舌狭母音　61
非円唇奥舌広母音　61
非円唇前舌狭母音　61
非円唇前舌半広母音　61
非円唇母音　62
非言語的情報　58
非進行性疾患　226
非対称三角波　49
非鼻音　54
被殻　81
被刺激性　150
尾状核　81, 97
鼻咽腔　40, 43, 63, 66
鼻咽腔閉鎖　53, 54, 116, 129, 134, 185, 193, 217, 286
鼻咽腔閉鎖機能　193
鼻咽腔閉鎖不全　129, 186, 198
鼻音　56, 67
鼻音化　63, 103, 133
鼻音性　54, 194
鼻音性構音　54
鼻音ホルマント　67
鼻腔　63
鼻息鏡　194
鼻漏出　103
光センサ　207
歪み　103
左片麻痺　245
筆談　248
表在反射　15
病識欠如　123
病変部位別の運動障害に対するアプローチ　20

フ

ファイバースコープ　207, 218, 334
ファルセット　50
フィードバック　76, 251, 265, 266, 272, 286, 293, 313
フォーカス　52
フラクタル次数　162
フレキシブルチューブ　261
プッシングエクササイズ　281
プリングエクササイズ　282
プロソディ　51, 52, 104, 111, 169, 171, 173, 307

プロソディ検査法　13
プロミネンス　52
不随意運動　74
付加　103, 151
付属管腔　26, 39, 48, 52, 56
部位別治療方法　19
舞踏病　96
復唱　149
腹式呼吸　30, 45, 279, 283
複数系の損傷　2
分節的特徴　58
分節的要素　51

ヘ

ベッドサイド　229
平均時間率　104
閉鎖音　65, 66, 69
閉鎖期　48
閉小期　48
壁側胸膜　28
変換運動障害　93
変声　50
変性疾患　236, 237, 253, 268, 273, 323
片側麻痺　125
弁別機能　171
弁別的特徴　26, 51

ホ

ホルマント　60, 67
ホルマント周波数　60
ホルマント遷移　66
ホルマント・ローカス　66
ボランティア　325
ポーズ　52, 56
補助呼吸筋　32
補足運動野　79
母音　56, 59, 60, 61, 63, 176
母音4角形　62
放射特性　60
放線冠　89
傍水道灰白質　83
膀胱直腸障害　99

マ

マウス・スティック　250
マグネトメータ　205, 206
摩擦音　57, 65
摩擦操作　134, 186, 296
末梢神経系　71, 74
慢性炎症性脱髄性多発神経炎　9

ミ

ミオクローヌス　95, 193
ミトコンドリア脳筋症　11
味覚　42

ム

無髄線維　71
無声　131
無声音　51
無声喉頭摩擦音　110
無声歯茎破擦音　65
無声摩擦音　65
無動　95
無力声　223
無力性　102

メ

メジャートランキライザー　240
メトロノーム　272,309
明瞭度　159
迷走神経　37

モ

モーラ　104
モチベーション　130

ヤ

薬剤によるポリニューロパチー　9

ユ

有意味語　171

有髄線維　71
有声　131
有声音　51,60,66
有声開始時間　65
有声摩擦音　62
指鼻試験　93

ヨ

予後　16
拗音　59
抑鬱期　210
抑制　270
抑制（damping）　63
抑揚　51

ラ

ラポール形成　145
乱流雑音　66

リ

リスクファクター　234
リズム　169,171
リズム障害　110
リハビリテーションの総合的方策　18
リラクセーション　270,271,273
離散的　26,52,58

両側性上位運動ニューロン損傷　2
両唇音　65
両唇鼻音　66
両側性支配　80
輪状咽頭筋　40
輪状咽頭筋枝　118
輪状咽頭筋切断術　19,241
輪状甲状関節　33,34,35
輪状甲状筋　35,109
輪状軟骨　33
輪状披裂関節　34
臨床心理士　319

レ

レティナ　257
レンズ核　81
連合線維　73
連合野　79
連続的　26,52

ロ

老人性萎縮　107
肋軟骨　29
肋骨　29

ワ

話声位　50

欧文索引

A

AAC 243
adiadochokinesis 110
ADL 142, 254, 301
amyotrophic lateral sclerosis；ALS 7
APQ 162

B

Bernoulli 効果 48
BI（バーテルインデックス） 142

C

cluttering 105
CPG 116
CSS 13

D

DAB 分類 86
DAB 方式 86, 152
dysarthria 86
dysarthria の原因疾患 6
dysarthria の種類 3
dysarthria の定義 3
dysarthria の 6 種類 2
dysarthria 有病者 6
dysarthria clumsy hand syndrome 87
dysarthria‐clumsy hand 症候群 94
Dysarthrie 4
dysarthrophonia 86
dysfluency 105
Dysglossie 4
Dyslalie 4

F

facilitation technique 20
FIM 142

G

Galen の係蹄 39

Guillain-Barré 症候群 92
Guillain-Mollaret の三角 96

H

H/N 比 161
Horner 症候 92
Hunt 症候群 9
Huntington 病 97

I

icing 20
IPA 58, 64, 65

J

Jackson 症候群 10

K

Kayser-Fleischer 輪 100

L

lacunar infarction 89

M

Marchiafava-Bignami 病 105
MND 98
Motor Speech Disorders 4
MSA 94
MSW 319
Myerson 反射 95

O

oral diadochokinesis 174

P

PAG 83
Parkinson 症候群 95, 100
Parkinson 病 95, 111, 112, 159, 163, 167, 203
PGG 207
PLP 255
PPQ 162
PSD 207
pure dysarthria 89

Q

QOL 145, 227, 228, 229, 231, 237, 243, 254, 316, 320, 321, 323, 327
QOL 確保 127
QOL の確保 318

R

Ranvier 絞輪 71

S

scanned 110
scanning speech 110
Schwann 細胞 71
Shy-Drager 症候群（SDS） 8, 100
slurred speech 110

T

titubation 110

U

undershoot 108
unilateral upper motor neuron［UUMN］dysarthria 106
UUMN 86, 108

V

verbal diadochokinesis test 111
Visi-Pitch 161, 174
voice onset time 65
VOT 65, 166

W

Wallenberg 症候群 10, 91, 241
Wilson 病 8, 100

X

X 線マイクロビームシステム 202
X 線マイクロビーム装置 55

【著者略歴】

廣瀬　肇
- 1957年　東京大学医学部卒業
- 1962年　東京大学大学院博士課程修了，医学博士
  東京大学医学部助手（耳鼻咽喉科）
  ニューヨーク大学レジデント（耳鼻咽喉科）
- 1970年　東京大学医学部講師（耳鼻咽喉科）
  エール大学ハスキンス研究所客員研究員
- 1972年　東京大学医学部助教授（音声言語医学研究施設）
- 1983年　東京大学医学部教授（音声言語医学研究施設）
- 1993年　東京大学名誉教授
  北里大学教授（医療衛生学部）（〜2003年）

柴田貞雄
- 1960年　順天堂大学医学部卒業
- 1963年　東京大学医学部耳鼻咽喉科助手
- 1966年　ウィチタ州立大学大学院言語障害学修士課程卒業
- 1968年　国立聴力言語障害センター言語課長
- 1980年　国立身体障害者リハビリテーションセンター学院学院長
- 1998年　国立身体障害者リハビリテーションセンター病院病院長
- 2003年　九州保健福祉大学保健科学部言語聴覚療法学科教授
- 2007年　日本福祉教育専門学校校長
- 2011年　弘前医療福祉大学保健学部医療技術学科（言語聴覚学専攻）教授
- 2013年　水戸メディカルカレッジ言語聴覚療法学科非常勤講師
- 2014年　武蔵野大学客員教授（言語聴覚障害学）（〜2017年）

白坂康俊
- 1977年　パリ大学第3学部（東洋言語学）卒業
- 1979年　パリ大学第7学部（言語学）修士課程修了
- 1981年　国立身体障害者リハビリテーションセンター病院　言語訓練専門職
- 2000年　同　副言語聴覚士長
- 2002年　同　言語聴覚士長
- 2009年　弘前医療福祉大学保健学部医療技術学科准教授　副学科長
- 2013年　同　教授
- 2017年　福井医療大学保健医療学部リハビリテーション学科教授
- 2021年　群馬パース大学リハビリテーション学部言語聴覚学科教授　学科長

言語聴覚士のための運動障害性構音障害学　ISBN 978-4-263-21114-4

2001年 3月10日　第1版第1刷発行
2025年 1月10日　第1版第22刷発行

著者　廣瀬　　肇
　　　柴　田　貞　雄
　　　白　坂　康　俊

発行者　白　石　泰　夫

発行所　医歯薬出版株式会社

〒113-8612　東京都文京区本駒込 1-7-10
TEL.（03）5395-7628（編集）・7616（販売）
FAX.（03）5395-7609（編集）・8563（販売）
https://www.ishiyaku.co.jp/
郵便振替番号　00190-5-13816

乱丁・落丁の際はお取り替えいたします　　印刷・壮光舎印刷／製本・愛千製本所

© Ishiyaku Publishers, Inc., 2001. Printed in Japan

本書の複製権・翻訳権・翻案権・上映権・譲渡権・貸与権・公衆送信権（送信可能化権を含む）・口述権は，医歯薬出版（株）が保有します．

本書を無断で複製する行為（コピー，スキャン，デジタルデータ化など）は，「私的使用のための複製」などの著作権法上の限られた例外を除き禁じられています．また私的使用に該当する場合であっても，請負業者等の第三者に依頼し上記の行為を行うことは違法となります．

JCOPY ＜出版者著作権管理機構　委託出版物＞

本書をコピーやスキャン等により複製される場合は，そのつど事前に出版者著作権管理機構（電話03-5244-5088，FAX 03-5244-5089，e-mail：info@jcopy.or.jp）の許諾を得てください．

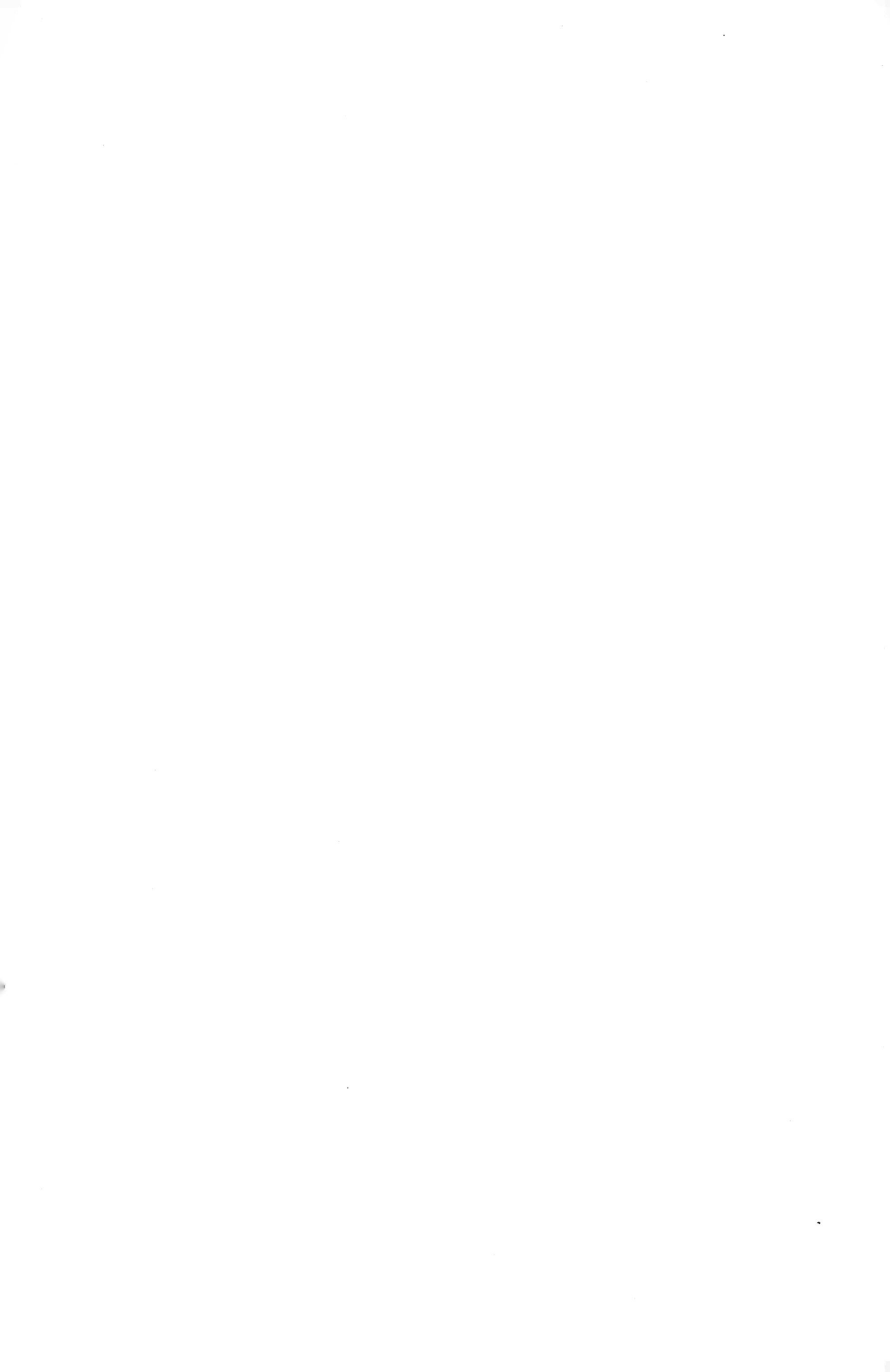